心理学译丛

Groups: Process and Practice, 10e

Marianne Schneider Corey
Gerald Corey
Cindy Corey

团体心理治疗

（第10版）

[美] 玛丽安娜·施奈德·科里　杰拉尔德·科里　辛迪·科里　著
涂翠平　夏翠翠　张英俊　译

中国人民大学出版社
·北京·

推荐序

这本由著名心理咨询教育家科里夫妇和他们的女儿一起编写的第10版《团体心理治疗》汇集了他们几十年心理咨询师教育、培训和实务的丰富经验及与时俱进的创新，是一本关于团体心理咨询师养成的不可多得的好书。无论对学习团体咨询的新手来说，还是对在团体咨询领域有经验的资深专家来说，这本书都将带来许多新的启迪和参考，提供完整和全面的学习资料。

团体咨询是在关系层面上工作，关系贯穿每个人的一生，中国文化中对关系的强调恰好与团体咨询中对关系的关注有很好的呼应。当下，中国社会发展进入新时代、新阶段，国家层面提出了构建和谐社会，加强社会心理服务体系建设，培育自尊自信、理性平和、积极向上的社会心态，满足人民群众对美好生活的需要等议题。团体咨询创造了一个真实的社会生活情境，在这个神奇的圆圈中，个体的心态在团体的互动中得以转化，并将团体中的积极体验带入现实生活中，让生活发生积极改变。团体咨询独特的助人作用正在日益彰显，团体咨询正在以其不可替代的优势和魅力服务于新时代。

1991年，我国从国外引进并开始推广团体咨询，1996年，我撰写的国内第一本团体心理咨询专著《团体咨询的理论与实践》出版，团体咨询在我国已经有30年的发展历史了。我很欣慰地见证了团体咨询在中国的心理健康服务领域从逐渐扎根、不断发芽、茁壮成长，到目前迅速发展的过程。经过心理咨询专业人员多年的努力，2011年，中国心理卫生协会团体心理辅导与治疗专业委员会成立，推动了团体咨询的研究、教学，培训和临床实践，团体领域的国际学术交流和合作也在持续展开，这些都给团体咨询在中国的发展提供了广阔的应用空间。但是，由于团体咨询过程复杂多变，对团体带领（领导）者的要求很高，能够胜任团体咨询工作的带领者人数不足制约了团体咨询的应用。虽然20多年来我撰写了多本团体咨询的专著和教材，但总体来看，国内团体咨询相关的专业著作和教材还是很少，对培养专业的团体带领者而言，既有专业的理论阐述，又有实际操作性强的方法的著作更少。这本《团体心理治疗》（第10版）的翻译出版无疑为我国的团体咨询领域的专业化发展增添了又一力作。

本书作者玛丽安娜·施奈德·科里和杰拉尔德·科里是一对夫妻，过去的40年间，两人在心理咨询领域包括团体咨询方面持续耕耘，具有丰富的团体领导工作经验，在团体的理论和实践领域都建树颇丰，尤其是一起持续对心理健康从业人员进行了大量团体咨询训练，这进一步丰富了他们对团体工作的理解和领悟，这些宝贵的经验都融汇到了本书中。本书作者辛迪·科里是玛丽安娜和杰拉尔德的女儿，她将多元化的最新应用整合到团体工作实践中，她的多元文化咨询视角为本书增添了丰富性和独特性。在人类命运共同体构建的进程中，中国的社会也在发生着巨大变化，更加包容、多元、整合，培养出更多拥有多元文化视角的团体带领者也是时代发展的要求。

全书内容丰富、体例新颖、结构独特、阐述翔实，尤其是多元文化的视角、对团体咨询伦理规范与法律的关注、对团体过程理论与实例的兼论、实践中针对不同群体的应用实例，都是本书非常精彩的地方。全书共三部分十一章。第一部分涉及团体工作中的基本议题，如团体工作的多元文化视角、团体工作者的角色、团体协同领导模式、团体咨询的伦理规范和法律问题，以及团体咨询的理论和技术等；第二部分探讨了团体进展中不同阶段的团体过程，包括团体的组建、初始阶段、过渡阶段、工作阶段，以及结束阶段；第三部分展示了团体在学校和社区机构中的应用，并示范了针对儿童和青少年、成人、老年人等不同群体的团体方案设计，具有极强的实践指导性。

学习团体咨询，成为一名具有胜任力的团体咨询师，除了系统的理论学习外，更重要的是实践能力的提高。在这方面，本书兼顾了理论与实践的结合，通过开篇案例情景引入，结合“在行动中学习”和“练习”，将理论观点与实践思考、团体技巧及应用反思等融为一体，特别适用于团体咨询师的培养。

特别要提到的是，本书的三位译者都是在心理咨询领域有着丰富经验的咨询师，都经过团体咨询系统培训，有多年丰富的临床经验。其中，涂翠平和张英俊都是我指导的博士生，一直跟随我在团体咨询领域学习和实践，博士论文都涉及团体辅导与咨询的应用，目前分别在北京邮电大学心理素质教育中心和北京师范大学心理健康教育与咨询中心工作，担任专职心理咨询师；另一位译者夏翠翠副研究员是北京师范大学心理健康服务中心的资深老师，一直在心理咨询领域不断积累，也跟随我学习过积极心理团体辅导。感谢三位博士通力合作，专业、精准地完成翻译这本译著的重任，让同行能够享用他们的劳动成果。我为他们感到骄傲。

本书作者们随着实践的积累和时代的变革，以开放的态度和与时俱进的精神，孜孜不倦地对团体咨询的内容细致地打磨，犹如工匠精心雕琢自己的作品，使其历久弥新，散发着迷人的光彩，引领学习团体咨询的专业人员踏上更科学规范的成长之路。我极力推荐这本书，相信它对想要在团体辅导、团体咨询及团体治疗领域发展的同行们来说是福音，是甘露，是指路明灯。

樊富珉

清华大学心理学系教授、博士生导师

北京师范大学心理学部临床与咨询心理学院院长

中国心理卫生协会团体心理辅导与治疗专业委员会荣誉主任

2021 年 12 月 12 日

于清华园

关于作者

玛丽安娜·施奈德·科里（Marianne Schneider Corey）是加利福尼亚州的执业婚姻家庭治疗师，也是美国国家认证心理咨询师。她在查普曼大学获得了婚姻、家庭和儿童咨询硕士学位。她是团体工作专家协会的会员，在 2001 年获得该协会的杰出职业生涯奖。她也是美国心理健康咨询师协会的会员，2011 年获得了该协会的终身成就奖。同时她还是美国心理咨询协会、美国团体心理治疗协会、团体工作专家协会、多元文化咨询和发展协会、咨询师教育和督导协会、西部咨询师教育和督导协会的会员。

玛丽安娜从事不同人群的团体领导工作，开办团体过程的培训和督导工作坊，领导咨询专业研究生自我探索团体，并协助领导团体咨询师的训练团体和为期一周的住宿式个人成长工作坊。玛丽安娜和杰拉尔德·科里（Gerald Corey）在美国、德国、爱尔兰、比利时、墨西哥、中国和韩国都开办过训练工作坊、继续教育研修班，创建过个人成长团体。

除了本书（已被翻译为韩语、汉语和波兰语）外，玛丽安娜还在圣智学习出版公司（Cengage Learning）与人合著了以下著作：

- 《我从来不知道我有选择》（*I Never Knew I Had a Choice*），第 11 版［2018，与杰拉尔德·科里和米歇尔·穆拉托里（Michelle Muratori）合著］（已翻译成汉语）；
- 《成为一名助人者》（*Becoming a Helper*），第 7 版（2016，与杰拉尔德·科里合著）（已翻译成韩语和日语）；
- 《助人职业中的伦理议题》（*Issues and Ethics in the Helping Professions*），第 9 版［2015，与杰拉尔德·科里、辛迪·科里（Cindy Corey）和帕特里克·卡拉南（Patrick Callanan）合著］（已翻译成日语和汉语）；
- 《团体技术》（*Group Techniques*），第 4 版［2015，与杰拉尔德·科里、帕特里克·卡拉南和迈克尔·拉塞尔（Michael Russell）合著］（已翻译成葡萄牙语、韩语、日语和捷克语）。

玛丽安娜还为圣智学习出版公司制作了教育视频（附有学生工作手册）：《团体实操：发展与挑战 DVD 和工作手册》（*Groups in Action: Evolution and Challenges DVD and Workbook*）［2014，与杰拉尔德·科里和罗伯特·海恩斯（Robert Haynes）合作制作］；《团体咨询操作伦理：DVD 和工作手册》（*Ethics in Action: DVD and Workbook*）（2015，与杰拉尔德·科里和罗伯特·海恩斯合作制作）。

玛丽安娜和杰拉尔德于 1964 年结婚。他们有两个成年的女儿——海蒂（Heidi）和辛迪，两个孙女——凯拉（Kyla）和基冈（Keegan），以及一个孙子——科里（Corey）。玛丽安娜在德国长大，并一直与德国的家人和朋友保持着密切联系。在空闲时间，她喜欢旅游、读书，和朋友一起访友、骑行和徒步旅行。

杰拉尔德·科里（Gerald Corey）是加利福尼亚州立大学富勒顿分校人类服务与咨询系的名誉教授。他在南加州大学获得咨询专业博士学位。他是咨询心理学领域的专业认证者，美国专业心理学委员会的咨询心理学家，注册心理学家，国家认证心理咨询师。他还是美国心理学会（17分会咨询心理学分会，以及49分会团体心理治疗分会）、美国心理咨询协会、团体工作专家协会的会员。

他也是美国团体心理治疗协会会员，美国心理健康咨询师协会会员，咨询的精神、伦理和宗教价值协会会员，西部咨询师教育和督导协会会员。杰拉尔德·科里和玛丽安娜·科里都获得了2011年度美国心理健康咨询师协会的终身成就奖和2001年度美国团体工作专家协会的杰出职业生涯奖。杰拉尔德·科里于1991年在加利福尼亚州立大学富勒顿分校获得当年的杰出教授奖。他常年为本科生和研究生讲授团体咨询和心理咨询伦理课程。他出版了15本心理咨询的教材（包括合著），发表了超过60篇论文和书籍的章节。他的大部分书都被翻译成了其他国家的语言，《心理咨询与心理治疗的理论及实践》（*Theory and Practice of Counseling and Psychotherapy*）一书被翻译为韩语、汉语、西班牙语和俄语，《助人职业中的伦理议题》一书被翻译为韩语、日语和汉语。

在过去的40年里，杰拉尔德·科里和玛丽安娜·科里一起创办了对心理健康从业人员进行大量团体咨询训练的工作坊，有些在美国的大学里，在加拿大、墨西哥、中国、韩国、德国、比利时、英国和爱尔兰等国家也有。闲暇时间，杰拉尔德·科里喜欢在山间和沙漠徒步、骑行，还喜欢开他那辆1931年的A型福特车去兜风。

最近杰拉尔德·科里出版的书包括（所有书均在圣智学习出版公司出版）：

- 《团体心理治疗》（*Groups: Process and Practice*），第10版（2018，与玛丽安娜·施奈德·科里和辛迪·科里合著）；
- 《我从来不知道我有选择》，第11版（2018，与玛丽安娜·施奈德·科里和米歇尔·穆拉托里合著）；
- 《心理咨询与心理治疗的理论及实践》，第10版（学生手册）（2017）；
- 《团体咨询的理论与实践》（*Theory and Practice of Group Counseling*），第9版（学生手册）（2016）；
- 《成为一名助人者》，第7版（2016，与玛丽安娜·施奈德·科里合著）（已翻译成韩语和日语）；
- 《助人职业中的伦理议题》，第9版（2015，与玛丽安娜·施奈德·科里、辛迪·科里、帕特里克·卡拉南合著）；
- 《团体技术》，第4版（2015，与玛丽安娜·施奈德·科里、帕特里克·卡拉南和迈克尔·拉塞尔合著）；
- 《心理咨询和心理治疗案例分析》（*Case Approach to Counseling and Psychotherapy*），第8版（2013）；
- 《整合性心理咨询的艺术》（*The Art of Integrative Counseling*），第3版（2013）。

杰拉尔德·科里是以下书的共同作者：《心理咨询的界限问题：多重角色和责任》（*Boundary Issues in Counseling: Multiple Roles and Responsibilities*，第3版，2015）和《美国心理咨询协会伦理准则案例》（*ACA Ethical Standards Casebook*，第7版）[两本书均与芭芭拉·赫利希（Barbara Herlihy）合著]；《助人职业的临床督导：实践指导》（*Clinical Supervision in the Helping Professions: A Practical Guide*，

第 2 版，2010)(与罗伯特·海恩斯和米歇尔·穆拉托里合著);《创造你的职业路径：我的经验教训》(*Creating Your Professional Path: Lessons from My Journey*，2010)。这四本书都是由美国心理咨询协会出版的。

他还录制了大量咨询实践的教育 DVD：(1)《团体咨询操作伦理：DVD 和工作手册》(2015，与玛丽安娜·施奈德·科里和罗伯特·海恩斯合作制作)；(2)《团体实操：发展与挑战 DVD 和工作手册》(2014，与玛丽安娜·施奈德·科里和罗伯特·海恩斯合作制作)；(3)《心理咨询与心理治疗的理论及实践 DVD：斯坦和莱克彻瑞茨的案例》(*DVD for Theory and Practice of Counseling and Psychotherapy: The Case of Stan and Lecturettes*，2013)；(4)《团体咨询的理论与实践 DVD》(*DVD for Theory and Practice of Group Counseling*，2012)。所有这些 DVD 都可以通过圣智学习出版公司获得。

辛迪·科里（Cindy Corey）是一位执业临床心理学家，在加利福尼亚州圣迭戈的一个私人诊所执业。她在圣迭戈州立大学担任心理咨询和学校心理学系专职客座教授，在社区为基础的街区婚姻家庭治疗项目工作了十多年。她在圣迭戈州立大学获得了婚姻家庭治疗的硕士学位和多元文化社区临床心理学博士学位（心理学博士）。她是美国心理咨询协会、团体工作专家协会、美国心理学会以及圣迭戈心理协会（SDPA）的会员。她还担任 SDPA 同性恋、双性恋和变性委员会的主席，也一直是多元文化委员会、妇女委员会的会员。

辛迪的大部分工作都集中在心理咨询师教育领域，特别是多元文化培训、社会公正和社区外联方面。除了在圣迭戈州立大学教书外，她还在阿尔罕布拉联合国际大学的心理学博士项目兼职教书。她还是国际酷刑幸存者工作的签约临床医生，主要致力于帮助苏丹青年难民适应在美国生活、就业和上大学。

辛迪是一名多元文化咨询师，为圣迭戈地区的各类学校、企业和组织创建临床干预计划，编写培训手册，开设多元化课程。她的个人实践主要是在咨询项目中对女性、夫妇、咨询师和研究生开展工作。

序言

本书讨论了团体工作的基本议题和关键概念，并为团体领导者如何在各类团体工作中运用这些概念提供了指导。在很多方面，这是一本“如何做”的书，但它也是一本关于“为什么”的书。

当一本书的新版本出现时，教授们经常会问：“这个版本有什么新的地方？”自 1977 年第 1 版以来，本书中的团队工作理念一直保持一致。然而，《团体心理治疗》（第 10 版）包含了许多微妙的变化：我们讨论的主题在每一章都有，我们对许多章进行了相当大的修改，增加了新的材料。在过去的 40 年里（从最初的版本开始），我们的思想随着我们的团体工作实践和教学在不断精进，而且我们试图使每一个新版本都与该领域的最新实践保持一致。

从第 8 版开始，我们将合著者辛迪·科里的成果加了进来，她把她在多元文化咨询方面的专业知识带到了团体工作的实践中，并写进了这本书。辛迪将多元化的最新应用整合到团队工作实践中，并拓展了早期版本中提出的主题。对众多评论者和本书用户的调查结果表明，他们重视团体的实践，他们建议我们增加更多的临床实例，使讨论的主题更为生动。第 10 版包含许多新的、聚焦团体工作多元化的拓展案例。

《团体心理治疗》第 10 版有哪些新内容?

第 10 版的每一章都经过了仔细的修订、更新，以呈现当前的思想和实践趋势。以下内容重点介绍第 10 版中添加、更新、扩充以及修订的部分。

在第一部分，我们讨论团体工作中的基本议题。这些议题在前 4 章中都提到了。

- 第 1 章（团体工作简介：多元文化视角）概述各类团体工作，包括对短程团体的最新讨论以及我们对多元文化团体工作的看法，如何成为一位精通文化的团体咨询师，其中包含一些新的材料。
- 第 2 章（团体咨询师）将团体咨询师视为普通人和专业人士，这个主题列举了很多例子来说明。这一章讨论了团体领导的技巧和协同领导模式。有关团体工作的研究趋势和研究方法的新材料可以强化团体实践，这些材料尤其强调治疗关系等普通因素。
- 第 3 章（团体咨询的伦理规范和法律问题）已修订得符合 2014 年美国心理咨询协会关于团体工作的伦理规范。本章包括团体咨询的伦理和法律方面的最新材料，以及在团体辅导课程教学中使用体验法培训团体工作者的伦理问题、评估能力、管理多重角色和关系。这一章的特色是社会公正团体工作中的问题和使用团体技术时的伦理问题。
- 第 4 章（团体咨询的理论和技术）强调理论和技术之间的关系，并讨论诸如理论作为路线图、有效运用团体技术之类的问题，并发展团体实践的整合性疗法。本章包括四种团体理论：心理动力学疗法，体验和关系取向疗法、认知行为疗法和后现代疗法。团体实践的具体理论包括精神分析疗法、阿德勒疗法、存在主义疗法、人为中心疗法、格式塔疗法、心理剧、行为疗法、认知疗法、理性情绪行为疗法、现实疗法、焦点解决短程疗法、叙事疗法、动机访谈、女性主义疗法、多元文化视角。动机访谈部分是本版的新内容。本版也包括如何发展团体咨询的整合性疗法的简短讨论。

在第二部分，每个单独的章节讨论了团体进展中不同阶段的团体过程。主题包括设计和开始团体，在团体不同阶段与协同领导者有效合作，成员角色和团体领导者的功能，可能发生在团体不同阶段的问题，促进团体过程的团体技术和流程。在第 5 ～ 9 章我们考虑了多元化如何影响团体的过程和结果，使用了很多从多元化视角看团体发展各阶段的关键挑战的案例。本版第 5 ～ 9 章新增部分的特色包括以下内容：

关键事件（critical incidents）说明了与团体中某个阶段相关的情境。对这类情境进行简要的描述，提出问题，给出临床反思，并提出可能的干预措施。这个活动的目的是激发课堂讨论，批判性分析关键事件。这么做主要是为本章的材料提供临床情境。

在行动中学习（learning in action）提供了整合各章节的活动，这些活动可以在班级同学中、团体中或在家里开展。这些活动在学术环境中有多种用途，而且许多都适合团体成员一起在临床环境中使用。

日志提示（journal prompts）是一种促进读者的专业和个人成长的方法，也可以与团体成员一起在团体的各个阶段使用。

- 第 5 章（组建团体）呈现了谨慎的思考和规划对于打下团体的坚实基础有多重要。强调的因素包括为团体开发方案，吸引成员，筛选成员，以及团体定向过程。
- 第 6 章（团体的初始阶段）阐述了团体发展早期阶段具体的团体过程概念。具体讨论了文化因素、隐藏议题、团体领导者自我表露的作用，以及在团体早期建立信任的方法。
- 第 7 章（团体的过渡阶段）提供了对阻抗的重新定义和再认识，并提供了对困难团体行为的理解和治疗性工作方法。我们更强调理解并尊重来访者的阻抗，以及动机访谈的新内容，以此来化解矛盾情绪和促进动机的转变。我们强调了解文化因素的必要性，并解释可能出现问题的行为表现，从文化的角度思考冲突和对抗。本章有更多的团体领导者行为和成员行为的案例，用来说明如何处理团体中的不信任问题以及如何增加信任。另有一个移情与反移情作用的扩展讨论，包括有效处理反移情的指导方针。
- 第 8 章（团体的工作阶段）包括对团体中的治疗因素的扩展讨论。特别需要关注的因素包括成员自我表露和团体领导者自我表露的指导原则、反馈、面质和团体凝聚力。
- 第 9 章（团体的结束阶段）讨论结束团体体验的任务。更加强调处理团体结束的情绪反应和处理未完成事件。

第二部分包括大量的例子，这些例子描述了团体领导者针对团体工作中经常遇到的问题而采取的干预措施，所谓经常遇到的问题是在将第 4 章所述的理论方法与团体各个阶段的不同主题相结合时遇到的问题。我们还将第 10 章和第 11 章所述的团体方案与选定的主题联系起来，以便读者能够看到所讨论概念的实际例子。这部分的每一章都总结了特定阶段的特点，以及团体发展各个阶段的成员职责和团体领导者职责。每章以几个练习作为结束，这些练习既可以在家里做，也可以在课堂上进行。我们整合了相关的引文以备不时之需，我们可以在团体中分享自己的研究和经验，也可以分享对所探索主题的观点。我们试图保持读者友好型写作风格，这种风格是学生们喜欢的。

在第三部分，我们将展示在第二部分中讨论的基本概念如何能够应用于学校和社区机构中的特定类型团体。我们为想要设计不同环境中的儿童、青少年、成人和老年人团体的团体领导者提供指导。这 12 个团体方案侧重于每一类团体的独特需求以及如何满足这些需求。

- 第 10 章（学校的团体咨询）包括 5 个针对儿童和青少年的团体方案。本章整合了早期版本中的两章材料，并更加关注儿童和青少年的工作指南。

- 第11章（社区情境中的团体治疗）为处于不同发展阶段、有特定生活问题的成人群体提出了7个团体方案。增加了一项关于治疗物质使用障碍者的新方案。

本版与咨询及相关教育项目资格认定委员会（CACREP，2016）的团体咨询和团体工作标准一致；所有章节都涉及具体的标准。我们为所有章节制定了学习目标，并特别注意为每章确定CACREP标准。

《团体心理治疗（第10版）》面向心理学、社会学、咨询学、临床心理健康咨询、社会工作、婚姻家庭治疗、教育和公共服务专业正在学习团体咨询或团体领导课程的研究生和本科生。这本书也可能会对社会工作者、康复顾问、教师、牧区顾问、矫正工作者、婚姻家庭治疗师开展工作有帮助。

致谢

第10版的审稿人对我们决定保留或添加哪些关键元素起了重要作用。大约有16位教授完成了修订前的调查，提供了有用的反馈，我们在进行修订时考虑了这些反馈。祖德·奥斯汀（Jude Austin）（旧多米尼克大学）和朱利叶斯·奥斯汀（Julius Austin）（尼科尔斯州立大学）担任本版的专家评审员，并提供了他们在临床和多元文化方面的专业知识，形成了这本书的思想和特色，增加了许多课堂测试的新功能，并给我们提供了得以纳入最终手稿的反馈。此外，他们还为本书的MindTap在线视频节目做出了重大贡献。

其他教授团体辅导的教员审阅了修改后的手稿，提供了许多有用的修改建议，并在各个章节中对新材料给出了具体的反馈，特别是关键事件、日志提示和课堂活动部分。那些慷慨自愿奉献时间的人是：

米歇尔·穆拉托里，约翰·霍普金斯大学（Michelle Muratori，Johns Hopkins University）

朱莉娅·惠森亨特，西佐治亚州立大学（Julia Whisenhunt，University of West Georgia）

伊丽莎白·凯勒–杜普雷，俄克拉何马州东北州立大学（Elizabeth Keller-Dupree，Northeastern State University，Oklahoma）

利·德洛伦齐，佛罗里达州斯泰森大学（Leigh DeLorenzi，Stetson University，Florida）

克里斯汀·狄更斯，佐治亚南方大学（Kristen Dickens，Georgia Southern University）

克里斯汀·文森茨，宾夕法尼亚州洛克·海文大学（Kristin Vincenzes，Lock Haven University，Pennsylvania）

保罗·布利萨，阿肯色大学（Paul Blisard，University of Arkansas）

来自中佛罗里达大学的马克·杨（Mark E.Young）回顾了部分章节，并邀请他的博士生将他们作为团体促进者在工作中遇到的重要事件发给我们。我们感谢佛罗里达大学以下博士生的贡献：克里斯蒂娜·纳尔逊（Kristina Nelson）、伊丽莎白·克鲁克（Elizabeth Crunk）、娜奥米·惠勒（Naomi Wheeler）、科拉里斯·所罗门（Coralis Solomon）、萨姆·比尔布鲁尔（Sam Bierbrauer）、谢万娜·哈里斯（Shaywanna Harris）和克里斯托弗·贝尔瑟（Christopher Belser）。

以下审稿者为我们提供了改进本修订版的反馈：

格温·海伦，辛克莱社区学院（Gwen Hellon，Sinclair Community College）

彼得丽娜·福勒，肯尼索州立大学（Petrina Fowler，Kennesaw State University）

布兰迪·菲奇，艾维科技社区学院（Brandie Fitch，Ivey Tech Community College）

莱斯利·卡萨雷斯，安吉洛州立大学（Lesley Casarez，Angelo State University）

布赖恩·巴格韦尔，丹佛大都会州立大学（Brian Bagwell，Metropolitan State University of Denver）

葆拉·海勒·加兰，北得克萨斯大学（Paula Heller Garland，The University of North Texas）

玛丽·马约尔加，得克萨斯州农工大学（Mary Mayorga，Texas A&M University）

斯蒂芬·卡霍，埃尔帕索社区学院（San Antonio Stephen Kahoe，El Paso Community College）

托马斯·麦克尔弗雷斯，辛克莱社区学院（Thomas McElfresh，Sinclair Community College）

伊丽莎白·安德鲁斯，托马斯·纳尔逊社区学院（Elizabeth Andrews，Thomas Nelson Community College）

德布拉·贾拉米塔，纽约大学：斯塔顿岛学院（Debra Giaramita，CUNY：The College of Staten Island）

约翰·肯尼迪，特雷维卡·拿撒勒大学（John Kennedy，Trevecca Nazarene University）

李松（音译），加利福尼亚州立大学弗雷斯诺分校（Song Lee，California State University，Fresno）

雷·哈迪，加德纳–韦伯大学（Ray Hardee，Gardner-Webb University）

本·贝汀，西东大学（Ben Beitin，Seton Hall University）

特邀撰稿人在第三部分向我们提供了团体方案，描述了他们设计的团体。我们感谢以下人员分享他们对团体的描述：卢佩（Lupe）和兰迪·阿勒·科利斯（Randy Alle Corliss）、杰米·布鲁德沃斯（Jamie Bludworth）、特雷莎·克里斯滕森（Teresa Christensen）、凯西·埃尔森（Kathy Elson）、艾伦·福里斯特（Alan Forrest）、保罗·雅各布森（Paul Jacobson）、卡伦·克拉姆·劳登斯拉格（Karen Kram Laudenslager）、希拉·莫里斯（Sheila Morris）和杰森·索尼耶（Jason Sonnier）。我们希望他们富有创意的团体方案能启发您思考如何设计自己的团体。

最后，正如我们所有的书一样，《团体心理治疗（第10版）》是团队努力的结果，包括圣智学习出版公司的几个人的共同努力：产品总监乔恩·古德斯皮德（Jon Goodspeed）；咨询、社会工作和人力资源部产品经理朱莉·马丁内斯（Julie Martinez）；社会学、咨询和社会工作产品开发助理亚历山大·汉考克（Alexander Hancock）；艺术总监弗农·伯斯（Vernon Boes）；本书内容设计和封面设计珍妮·卡拉布里斯（Jeanne Calabrese）；内容项目经理丽塔·贾拉米洛（Rita Jaramillo）。感谢塞维奥出版公司（Cenevo Publisher Services）的本·科尔斯塔德（Ben Kolstad），他在这本书的出版中起到了协调作用。本版的编辑凯·迈克尔（Kay Mikel）应受到特别表彰，他出色的编辑工作使本书能继续保持读者友好性。苏珊·坎宁安（Susan Cunningham）更新了教师资源手册和其他补充资料，创建和修改了测试项目，并编制了索引。所有这些人的努力和献身精神为本版的高质量做出了贡献。

玛丽安娜·施奈德·科里

杰拉尔德·科里

辛迪·科里

目录

第一部分　导论：团体工作中的基本议题

第 1 章　团体工作简介：多元文化视角 / 3

前言 / 4
团体类型概述 / 4
团体工作的多元文化视角 / 8
成为精通文化的团体咨询师 / 10
记忆要点 / 16
练习 / 17

第 2 章　团体咨询师 / 18

前言 / 19
作为普通人士的团体咨询师 / 19
作为专业人士的团体咨询师 / 26
协同领导模式 / 33
发展以研究为导向的团体实践 / 36
记忆要点 / 38
练习 / 39

第 3 章 团体咨询的伦理规范和法律问题 / 41

前言 / 42
涉及团体成员的伦理问题 / 43
保密 / 48
团体领导者的价值观在团体中的作用 / 52
跨文化团体咨询中的伦理问题 / 53
团体咨询中的社会公正方法 / 55
与性取向有关的特殊问题 / 57
与团体技术的使用有关的伦理问题 / 58
团体咨询师的能力和训练 / 59
合乎伦理和法律的团体实践指南 / 64
记忆要点 / 66
练习 / 67

第 4 章 团体咨询的理论和技术 / 70

前言 / 71
理论作为路线图 / 71
有效运用团体技术 / 76
多元文化视角下的团体 / 78
理论与技术的关系 / 79
心理动力学疗法 / 79
体验和关系取向疗法 / 83
认知行为疗法 / 89
后现代疗法 / 95
整合性疗法 / 102
记忆要点 / 103
练习 / 103

第二部分　团体过程：发展阶段

第 5 章　组建团体 / 107

前言 / 108
开发团体方案 / 108
吸引和筛选团体成员 / 110
在组建团体的实践中需要考虑的问题 / 113
利用团体前的会谈 / 115
评估团体的工作 / 119
组建团体中的协同领导问题 / 119
记忆要点 / 121
练习 / 122

第 6 章　团体的初始阶段 / 124

前言 / 125
团体初始阶段的特征 / 125
建立信任：团体领导者和成员的任务 / 132
确定和澄清目标 / 138
初始阶段的团体过程概念 / 140
有效的治疗性关系：研究发现 / 145
帮助成员从团体体验中获益最大化 / 146
初始阶段团体领导者面临的问题 / 152
记忆要点 / 158
练习 / 159

第 7 章　团体的过渡阶段 / 161

前言 / 162
过渡阶段的特征 / 163
给团体领导者带来挑战的团体成员 / 175

治疗性地处理防御行为 / 185
处理整个团体的回避行为 / 187
处理移情和反移情 / 190
过渡阶段的协同领导问题 / 195
记忆要点 / 196
练习 / 197

第 8 章

团体的工作阶段 / 200
前言 / 201
进入工作阶段 / 202
团体领导者处理成员恐惧的干预措施 / 203
工作阶段的任务 / 205
团体运行的治疗性因素 / 212
工作阶段的协同领导问题 / 225
记忆要点 / 226
练习 / 227

第 9 章

团体的结束阶段 / 229
前言 / 230
团体结束阶段的任务：巩固学习 / 230
团体体验的结束 / 231
团体体验的评估 / 241
团体结束阶段的协同领导者议题 / 242
后续行动 / 243
记忆要点 / 244
练习 / 245

第三部分　团体咨询在学校和社区机构中的应用

第 10 章　学校的团体咨询 / **249**

前言 / 250
学校背景下的团体咨询 / 250
儿童和青少年团体工作的指导方针 / 251
儿童和青少年团体中的游戏治疗 / 256
青少年发展性主题 / 273
带领青少年团体的特殊议题和挑战 / 274
帮助青少年处理愤怒和冲突 / 279
大学心理咨询中心团体 / 282
记忆要点 / 283
练习 / 284

第 11 章　社区情境中的团体治疗 / **285**

前言 / 286
女性团体工作 / 286
男性团体工作 / 290
家庭暴力罪犯的团体治疗 / 294
物质使用障碍者的团体治疗 / 297
老年人团体工作 / 301
老年人团体工作中实际而专业的问题 / 303
健康老年人团体 / 304
哀伤团体的治疗性价值 / 309
记忆要点 / 320
练习 / 320

参考文献 / 322
译后记 / 332

第一部分

导论：团体工作中的基本议题

组建并带领团体需要相当大的投入，我们相信这些付出对于成功开展团体工作是很关键的。运作良好的团体为成员提供了一个空间，让成员可以给予彼此反馈并接受反馈，从而对他们的人际动力有所觉察，应对他们生活中想要改变的方方面面。我的一个同事曾经说："在关系中受的伤，可以在关系中得到疗愈。"团体咨询为疗愈提供了一条途径。成员可以重新书写他们的生命脚本，并练习与他人建立关系的新方法。团体可以带来治愈，也可能带来伤害。有效的团体领导者提供了安全的空间，鼓励成员充分参与和冒险。团体可以提供的东西有很多，但在各种不同的情境中设计团体、开展团体工作是一项复杂的任务。在这本书中，我们提供了一些关于建立和带领团体的构想，这将提供一定程度的帮助。

第一部分讨论团体工作的基本原则，并为你开始带领团体提供一些指导。这些章节强调了发展团体领导者个人风格和将团体实践中的方法概念化的重要性。作为团体领导者，在工作中我们积极促进团体工作，特别是在团体的开始和结束阶段。大多数团体是有时间限制的，我们的干预和建构的目的在于协助成员充分利用团体过程实现个人目标。在初始阶段，我们会花时间教成员如何从团体体验中获益最多。在团体结束阶段，我们会协助团体成员学习如何将所学概念化，使他们的收获实现最大化，能将新的行为方式应用于日常生活中。

第 1 章

团体工作简介：多元文化视角

前言
团体类型概述
团体工作的多元文化视角
成为精通文化的团体咨询师
记忆要点
练习

本章学习目标

1. 简要介绍团体工作的基本议题
2. 描述团体类型和不同情境中带领团体的注意事项
3. 明确短程团体治疗的重点
4. 介绍团体工作中多元文化视角的基本观点
5. 讨论如何成为一名精通文化问题的团体工作者
6. 明确设计和促进团体中的伦理和文化准则（CACREP，2016，标准 G）

你是一名大学心理咨询师，与教育机会项目中处于留校观察期的学生一起工作。这些学生遇到了学业困难，因此团体的众多主题呈现了出来。你决定组建一个团体，每周一次，帮助这些学生获得学业成功。你会提供哪种类型的团体——开放式或是封闭式团体，短程或是长程团体，支持性或是心理教育性团体，结构化、非结构化抑或是合作性领导风格——你会怎么决定呢？从社会文化方面考虑一下大一学生可能会遇到的问题，列出你能想到的最有效的、能够在不同情境下解决这些问题的方法。

- 在家庭和学校中，这些学生会面临哪些内在的和外在的问题？
- 哪种类型的团体会对这些学生有最大的影响力？
- 你具有哪些与这个团体工作相关的优势？
- 你可能需要哪方面的提升或训练？

前言

团体咨询是帮助人们解决内在和外在问题的绝佳方式。目前各类相关机构都会为各类来访者提供心理咨询团体。大部分是针对特定来访者专门开设的短程团体，少部分才是非结构性的个人成长团体。这些团体的目的是治疗特定的问题或者预防这些问题。心理咨询团体中的大部分问题是在建立或维持亲密关系上有困难。人们常常认为他们的问题是特殊的，因此在做出改变上没有太多选择。他们可能在与爱人相处上一团糟。团体提供了一个自然的实验基地，类似于社区，可让成员感受到他们不是孤单的，创造新生活是有希望的。

你将在下面的章节中看到，这些团体如此有效的原因之一是成员有机会尝试各种不同的策略，以解决他们长期存在的问题。

团体类型概述

治疗团体（therapeutic group）的广泛目的是增强成员的自我认识，增加对他人的认识，帮助他们厘清最想在生活中做出的改变，提供他们所需要的帮助，促使他们发生改变，支持他们的改变。在信任和接纳的环境中，通过与他人互动，参与者有机会尝试新行为，并接受来自他人对其行为的诚实反馈。由此，个体可以了解他们是如何影响他人的。

多种不同类型的团体要求团体领导者具有不同的能力水平和受训经历，但所有的团体领导者都必须具备一些共同的基本能力。区分团体类型和目的，以及为机构匹配合适的团体领导者，是很重要的。这样，潜在的团体成员可以了解哪一类团体是他们会考虑加入的。在接下来的章节中我们将明确一些不同类型的团体，但这些团体会有相当多的重合。美国团体工作专家协会（ASGW，2000）明确了常规团体工作需要具备的一系列核心能力。这些标准清楚地表明，掌握了团体领导者需要具备的所有基本知识和技能，并不意味着团体工作者在任何团体专业领域都具备独立从业的胜任力。除了这些核心能力之外，从业者还必须具备与专业相关的高级能力。该协会（ASGW，2000）已经明确了四个在专业化发展上走在前列的实践领域，分别是：（a）任务团体；（b）心理教育团体；

（c）咨询团体；（d）心理治疗团体。

任务团体

任务团体（task group）或任务促进团体在大多数组织和机构中都很常见，包括任务团体、承诺团体、计划团体、员工发展团体、治疗会议、社区组织团体、社会行动团体、讨论团体、研究圈、学习团体、学校团体，以及其他类似的组织。任务团体在社区、商业机构和教育机构中都很常见。任务团体领域的专家具有组织评估、训练、项目发展、咨询和项目评估方面的技能。这些团体专注于应用团体动力和团体过程推动实践，促进团体工作目标的达成。

任务团体的带领者和参与者都倾向于快速地开始工作，但只专注于手头任务（内容）会带来问题。带领者不太考虑此时此刻的因素可能导致团体只关注内容方面，而很少关注过程因素。如果团体内的人际因素被忽略的话，合作将无从谈起，人际问题可能会更严重，团体目标将很难实现。关键在于团体领导者能意识到这个过程和关系对于这类团体的目标实现是很重要的。团体领导者的任务之一是帮助参与者理解人际氛围对实现团体的目标有多重要。当参与者能在团体情境中练习人际交往技能时，团体工作中的人际交往技能也能得到提高（Falco & Bauman，2004）。

心理教育团体

心理教育性质的团体专家通常的工作对象是自我功能相对良好的成员，这些团体成员可能缺少某一特定领域的知识，如父母养育或愤怒管理技能。心理教育团体通过团体会谈中的一些结构化设置，聚焦于发展成员的认知、情感和行为技能。团体的目的在于向组员提供有目的的教育，包括分享各种各样的心理议题或共享信息。这类团体致力于传授、讨论和整合事实性信息。新信息通过有计划的技能训练得以整合。**心理教育团体**（psychoeducational groups）的一个例子是物质滥用预防团体。基于心理教育框架的干预策略越来越多地应用在健康看护机构（Drum，Becker，& Hess，2011；McCarthy & Hart，2011）和夫妻关系教育项目中（Carlson，Barden，Daire，& Greene，2014）。

虽然主题各式各样，但心理教育团体的目的都是增加成员对生活问题的觉察，向成员提供一些技能训练以帮助他们应对现实情境。这些团体在巩固或增强成员已有的能力方面是很有效果的。通常，团体会谈为每周 2 小时，持续 4 ～ 15 周。但是，一些团体会谈可能时间更短，比如 30 ～ 45 分钟，特别是以儿童为对象，或者以注意时间更短或只具备基本认知功能的来访者为对象的团体，更是如此。

心理教育团体具有短程性和经济性的特征，能更好地应用于当前的医疗保健管理机构。因为同样的原因，学校也经常采用心理教育团体。这些团体在时间上是有限制的，并有特定的目标。他们通常关注症状的缓解，教授参与者解决问题的策略，以及使参与者发展出能够促进个人改变的人际关系技巧。

心理教育干预的整合性咨询在社会机构和学校的学术发展团体中都是很有效的（Steen，Henfield，& Booker，2014）。这种整合性的团体咨询方法提供了自我觉察和展示能力的机会，比如，沟通和社会技能团体、交友团体、预防欺凌团体、职业决策团体。心理教育团体向学生们提供了学习新知识和新技能的机会。团体领导者经常将成员联系在一起，这样成员可以看到其他人也有同样的困扰（Falco & Bauman，2014）。

在心理教育团体的初始阶段，成员需要填写一个量表，以了解他们的现实应对水平。这些团体的工作包括结构性的练习、阅读、家庭作业和团体契约。当团体结束时，成员需要再填写一个量表，以评估他们的进步。心理教育团体对大部分问题都是有用的，包括压力管理、物质滥用和酗酒问题、人际暴力、愤怒管理和行为问题。在大学里，宿舍管理者可能会从心理教育团体中获益——获取与解决大学生问题相关的知识和技能。

在心理教育团体中，成员有机会通过行为再现、技能训练和认知探索来获得和完善社会技能。心理教育团体使用的干预策略大多是基于信息的知识传授，这些改变的发生与教授过程有关。团体领导者的主要任务是提供指导，创造积极的、安全的学习氛围（Drum et al.，2011）。第 10 章和第 11 章针对学校和社区机构中的心理教育团体提出了一些建议。

咨询团体

擅长咨询团体的团体工作者，帮助参与者解决常见的，但是通常存在困难的生活问题。这通常会涉及职业、教育、个人、社会和发展问题。这类团体不同于心理治疗团体，它更多处理意识层面的问题，不以人格改变为主要目的，通常针对的是特定的短期问题的解决，不涉及更严重的心理和行为失调问题的治疗。这些团体通常开设在普通高校的心理中心、教堂以及社区精神卫生诊所和相关机构。

咨询团体（counseling groups）聚焦于人际过程和问题解决策略，这些策略强调有意识的想法、感觉和行为。虽然强调的是意识层面的内容，但无意识层面的内容呈现也并不罕见。团体领导者需要准备好应对团体中出现的与团体的宗旨和目标一致的问题。咨询团体一般是出于预防、发展或调整之类的目的。它们强调互动过程，这对于正在经历人生转折的参与者，对于探索个体或人际问题的参与者，对于想要提升人际关系应对水平的参与者而言，都是适用的。咨询团体可以帮助参与者解决生活中的问题或处理发展方面的问题。这种团体也使用互动反馈和支持性方法，聚焦于此时此刻。团体的焦点往往由成员决定，他们基本上是功能良好的个体，而团体的主要特征是成长取向。咨询团体对于成员理解人际关系问题是有指导作用的。咨询团体强调发现个人的内在资源，强调建设性地处理阻碍最佳发展的障碍，成员们可以拓展他们的人际交往技能，以更好地应付目前的困难和未来的问题。这些团体为诚实的自我探索提供了必要的支持和挑战。参与者可以从别人的反馈中获益，他们可以将自己的感知与他人对自己的看法进行比较，但最终成员必须自己决定他们将如何处理这些信息。

咨询团体的范围广泛，有些具有开放式结构，成员决定团体的方向，有些则有非常具体的主题。但它们都有这样的目标：

- 帮助人们培养更积极的态度和更好的人际交往能力；
- 利用团体过程促进行为的改变；
- 帮助成员将学到的技能和行为应用到日常生活中。

团体咨询师的工作是组织团体的活动，保证良好的团体氛围，促进成员之间互动，提供信息，帮助成员观察与他们一贯的行为模式不同的新行为，鼓励成员将他们的洞察力转化为具体的行动计划。很大程度上，咨询团体中领导者的角色是教导团体成员投入团体过程，包括理解团体的规范，了解团体的凝聚力水平，信任是怎样产生的，治愈是如何发生的，如何给予和接受反馈，团体发展的不同阶段。团体领导者示范合适的团体行为，帮助成员实现个人目标，为团体提供方向。

咨询团体就像一个社会的缩影，其成员是多元化的，但也有共同的问题。团体过程提供了一个现实的样本，人们在团体中经历的挣扎与他们日常生活中的冲突类似。成员学会尊重不同文化和价值观的差异，并发现在深层次上，他们的相似性大于差异。虽然每个人的个人情况可能不同，但他们的痛苦和挣扎是具有普遍性的。

咨询团体可以面向儿童、青少年、成年人和老人，也可以在学校和社区中创建。第 10 章讲述了以受虐待儿童为对象的团体，面向高中生的愤怒管理团体，以及在大学心理咨询中心创建的各类团体。社区中的咨询团体面向特定的来访者，帮助成员发展面对某一具体问题的应对技能。中学或大学的咨询团体帮助学生探索人际问题，提升社交技能，获得他人的支持，提高对自己和他人的理解能力。在大学里，这些团体对大一新生特别有益，他们可能处于转折期或有自我认同的问题。丧亲团体帮助人们表达哀伤，与其他经历过类似哀伤反应的成员建立联结。学校中的丧亲团体的目标包括使哀伤过程正常化，帮助学生更好地理解他们对丧失的感受，发展积极应对丧失的方法（Falco & Bauman，2014）。

第 11 章包括乱伦幸存者女性支持团体、社区男性团体、家庭暴力实施者团体、物质使用障碍者团体、健康老年人团体、居丧团体和住院老年人团体。一些团体兼具心理教育和咨询团体的特色，比如男性团体。这些团体通常有结构化的话题或主题，以帮助成员探讨他们的个人问题，然而这些团体也具有一定的教育目的，成员可以学习一些知识技能，并在处理个人问题时使用这些知识技能。

心理治疗团体

专门从事**心理治疗团体**（psychotherapy groups）工作的团体工作者帮助团体成员解决生活中的心理问题和人际问题。团体成员通常有急性或慢性的精神或情感问题，这些问题通常是令他们痛苦的，或使其功能受损，或两者兼而有之。由于其心理障碍的程度和影响面非常明显，这类团体的主要目的是帮助个体重塑人格。心理治疗团体中成员之间的交流被认为是促成改变的工具。这种互动提供了一定程度的支持、关怀、面质，以及其他在个人治疗中未发现的东西。在团体的情境中，成员能够练习新的社交技能，应用学会的新知识。在社区精神卫生机构中有各种各样的心理治疗团体，包括人际暴力罪犯团体。

人们通常通过参加团体心理治疗，来缓解特定的症状或减少心理问题，如抑郁、性障碍、饮食失调、焦虑或心身疾病。心理治疗团体应用了多种方法，包括象征性地重复以往经验，以及运用无意识动力学进行工作。治疗师通常对创造某种氛围感兴趣，并利用这种氛围来促进对某个问题领域的理解和探索。在针对扎根于过往经历的心理障碍进行工作的过程中，常常涉及探索梦、解释阻抗、处理移情的出现，以及帮助成员发展新的视角，以重新看待与重要他人关系方面的“未完成事件”。

短程团体

短程团体（brief group therapy，BGT）通常是指专业人员带领的、有时间限制、有预定的结束时间和过程导向的团体。在一个有时间限制的团体中，清晰的团体规则很关键，团体领导者为团体过程提供了一个框架（Shapiro，2010）。许多心理教育团体和心理咨询团体也整合了短程团体的一些特点。

目前，短程团体的应用越来越普遍了，主要是因为它非常经济便捷（Shapiro，2010）。实证研究指出它很有效，它对大量临床问题和多种情境都有很强的适用性（Piper & Ogrodniczuk，2004）。短程团体在社区和学校里都很流行，因为时间是有限制的，而且其短程的框架能够整合到教育和治疗项目中。短程团体需要带领者为组员设置清晰的、现实的治疗目标，建立清晰的团体结构，领导者担任更主动的角色，在一定的时间内带领团体成员共同工作。

团体咨询的有效性研究主要来自有时间限制的封闭式团体。元分析研究为这类团体的价值提供了强有力的支持。短程治疗团体的效果得到了积极的证据支持（Shapiro，2010）。在对团体的文献综述中，有研究者得出以下结论：团体治疗（包括短程团体）对广泛的临床问题都有积极的效果（Fuhriman & Burlingame，1994）。其他对团体文献的综述也对短程团体的有效性和普及性给出了有力的证明（Burlingame，MacKenzie，& Strauss，2004；Piper & Ogrodniczuk，2004）。短程团体常常是关注解决特定问题的来访者的首选，如复杂的哀伤反应、心理疾病、人格障碍、创伤反应，或适应问题（Piper & Ogrodniczuk，2004）。

虽然短程治疗团体的临床优势很明显，但也有一些局限性。这种方法不应该被当成灵丹妙药或者被期待能产生持续性的人格改变。为了团体的效果，短程治疗团体的领导者必须在团体过程和短程治疗两个领域受训。短程治疗团体对团体实践者有特定的要求，需要他/她们具有特定的技能（Piper & Ogrodniczuk，2004）。

团体工作的多元文化视角

不管你是否意识到，文化都会影响你和来访者的行为。

文化（culture）包含了一个团体中的成员所共有的价值观、信仰和行为。但是文化不仅仅是民族或种族的传承，它也可以涉及一个团体的年龄、性别、性别认同、宗教或社会经济地位。文化是在团体中学习到的，比如家庭这样的团体，当个体在团体中与他人互动时，彼此之间就会有文化的学习。你属于一个特定的文化群体，你的来访者也是这样。不管你是否意识到，文化都会影响你和来访者的行为。

每个人都是带着自己的独特视角来参与团体的。有学者强调了开发一套工具的必要性，以及在治疗设置下充分尊重、处理和探索与他人的差异的方法（DeLucia-Waack，2010）。增加对自己的文化价值观和个人假设的了解，将有助于你与不同文化背景的来访者有效地合作。这种自我意识是发展多元文化团体工作能力的必要条件，但不是充分条件。根据该学者的说法，具有多元文化经验的团体咨询师需要做到以下几点：（1）意识到自己的价值观、态度、偏见、假设；（2）对各成员的不同背景将如何影响团体进程有一个大致的认识；（3）能够采取适应团体成员生活经验的干预措施。

与团体成员讨论你的世界观是如何影响你的信念和团体实践过程的很重要。具有文化经验的领导者会对团体过程进行自我反思，努力提高多元文化工作能力，包括检验自己对人们如何从文化和理论的角度去学习和改变的信念。思考来自其他文化的人可能会如何看待这个团体过程是很有必要的。例如，咨询师的目标可能是让成员向彼此提供具有挑战性的反馈。然而，来自某种文化的团体成员认为具有挑战性的反馈是一种侵犯或羞辱的形式，可能对此感到不舒服。领导者不需要阻止成员的自主性交流，但是应该对部分成员在自主性交流中的任何犹豫行为进行分析，看看这种不情愿是否可以在文化背景中进行解释。

无论你的民族、文化或种族背景如何，如果你希望自己和与你不同的团体成员有更多的相互理解，你就必须意识到你可能拥有的特权地位，以及你在团体中所扮演的角色。我们希望你进行批判性思考，进行与不同的来访者建立联结的能力的自我探索，并采取措施提高建立有意义联结的能力。

思考我们的来访者和我们自己之间差异的有效方法是考虑我们每个人拥有的多重身份。我们的身份塑造了我们看待他人的方式，也塑造了他人对我们的看法。我们每个人都有性别、性别认同、人格、能力 / 局限、社会经济地位、人际关系状况、特权等级和父母地位方面的特征。每一个因素都影响着我们如何看待这个世界，我们是谁，以及我们的行为举止，就像它们也会影响别人对我们的看法以及与我们交往的方式一样。我们把这些个人的维度带到了我们作为团体领导者的角色中，我们的身份在我们生活的不同阶段也会发生变化和发展。反思一下，在你当前的生活中，哪些身份是最重要的，考虑一下它们会如何影响你作为一名团体咨询师的角色。

我们的身份塑造了我们看待他人的方式，也塑造了他人对我们的看法。

在行动中学习

身份反思

所有个体都有多重交叉的身份，属于不同的文化群体。随着时间的推移，我们的一些身份会发生变化或发展，但也有一些是不变的。我们多重身份的交集往往和个人身份本身一样具有强大的影响力。请在对你当前生活影响最大的身份旁边做个标记：

__________性别

__________性取向

__________社会经济地位

__________种族

__________文化习俗

__________体能

__________身体健康状况

__________心理健康状况

__________身材

__________宗教信仰

__________家庭关系（收养 / 独生子女等）

__________感情状态

__________父母地位（母亲、父亲、祖父母等）

__________年龄

__________教育水平或地位

__________专业水平或立场

__________政治立场

__________其他对你当前生活有影响的身份__________

讨论

选择一个对你重要的身份进行分析。在转到下一个问题之前，依次回答每个问题，并在团体中讨论你的回答。

1. 在你当前的生活中，最重要的两种身份是什么？__________，__________。

（用其中一个身份填写下面的空格。）

2. 你认为自己是一个__________的人。
3. 别人认为你是一个__________的人。
4. 你觉得自己作为__________有多少权力？
5. 你认为别人认为你作为__________有多大的权力？
6. 简单地陈述一下哪个身份在社会中给你最多或最少的权力。__________。
7. 作为__________，我认为别人对我的最大误解是__________________________。
8. 你觉得自己作为__________的身份是如何影响你与他人建立关系的能力的？
9. 我听别人说过的那些拥有我__________身份的人经历过的最痛苦的事是__________。
10. 伴随__________的身份最大的特权是____________________________________。

对团体讨论的反思

1. 你之前对某些身份的看法是否有改变、受到挑战或需要确认？
2. 你与他人的互动是如何基于从成员那里学习到的技能或你的个人洞察而改变的呢？

你可以通过多种方式对你的团体成员做出文化适合性的回应。你可以制订一项计划，通过诚实的自我评估、督导和来自同事的反馈，增强你的多元文化意识、知识和技能。我们相信，如心理咨询师培训中的其他领域一样，从事围绕多元文化议题的工作是你开启多元文化学习旅程的好方法。从事这项工作的理想环境通常是与多元化人群一起工作。许下“从不舒服感中学习”的承诺。我（辛迪）回忆起我作为一名多元文化咨询师开始工作时，体会到很多成长的痛苦。我得到了来自导师和其他老师的安慰：那些经常体会到的不安全感和时而强烈的不舒服感，是我确确实实在提高能力水平的信号。

> 许下“从不舒服感中学习”的承诺。

运用团体的方式与多元文化群体一起工作，有优势也有局限。有利的一面是，团体成员可以从团体反馈中获得力量。他们可以支持与自己的行为模式相似的人。当成员看到同伴挑战自己并在生活中做出符合期待的改变，他们会产生希望，认识到改变对他们来说也是可能的。

有一点很重要，就是意识到团体并不一定适合所有人。有些人可能不愿意暴露个人信息或者分享家庭冲突。他们甚至会认为有个人问题是羞耻的，在陌生人面前谈论这些问题更是羞耻的。来自某些文化的人信赖家庭成员、神职人员或者本地的治疗师甚于信任专业助人者。有些人在团体中可能感觉不自在，甚至不愿意成为心理咨询团体的一员。

成为精通文化的团体咨询师

本节我们提出一个概念性框架，将多元化、多元文化和社会公正咨询能力组织为四个领域：信仰、态度、技巧和行动。在你阅读这部分内容时，尝试更加深入地了解你的世界观、价值观、信仰以及基于文化背景的偏见。多元文化对所有来访者来说都是非常重要的议题。如果我们仅仅在与特定群体一起工作时才考虑文化的影响，那么我们很可能漏掉理解和帮助来访者的关键因素。一名精通文化的咨询师会探索文化因素对来访者生活各个方面的影响。

有关多元化、多元文化和社会公正能力的内容已被纳入许多专业组织的伦理守则。要成为一名精通文化的团体工作者，就必须了解人与人之间的差异和共同点。为此，团体咨询师应努力做到以下几点：

- 了解一些可以在团体中有效地探索性别和性取向议题的方法。
- 考虑不利的社会、环境和政治因素对问题评估和团体干预方案设计的影响。
- 意识到权力、特权、社会地位和压迫会如何影响一个团体的进程。
- 在理解团体成员世界观的过程中，要有觉察能力、有专业知识、有技巧并以行动为导向。
- 尊重家庭和社会阶层在团体成员文化中的角色。
- 尊重成员的宗教和精神信仰以及价值观。
- 了解与特权阶层和边缘群体一起工作的优势和局限性。
- 让团体成员了解团体过程所隐含的基本价值观和期望（比如自我表露、反省自己的生活和承担风险）。

起点：理解自己的文化

有效的团体咨询师必须对其自身的文化背景、来访者的文化背景以及他们所处的社会政治系统有一定程度的认识。从实践来说，这意味着，如果你相信男女平等，那么你的世界观将与你遇到的一些来访者有很大的不同。如果你不能认识到你的价值观不是绝对的真理，而只是你的文化教养的产物，那么你很可能会把自己的世界观和价值观强加给你的团体成员，而且可能会造成伤害。我们需要谨慎地确定什么是有问题的，尤其是在我们以自己认为健康或不健康的标准进行判断的时候。

德卢西亚 - 瓦克（Delucia-Waack，2014）指出，每种文化都有自己的一套关于痊愈、荣耀和家庭的信念，而这些信念会影响到团体工作。通过从文化以及理论取向的角度审视自己对学习与改变的信念，团体领导者开始意识到来自不同文化的人是如何看待团体过程的。有效的团体领导者可以使成员意识到自己和他人都是某种文化背景中的个体。多元文化和多样性是所有团体工作的内在议题，因此，德卢西亚 - 瓦克建议“团体领导者根据个体及其世界观之间的相互作用来选择干预和改变的方法”（p. 193）。

团体的目标和进程应符合该团体中成员的文化价值观。如果你真诚地尊重团体成员之间的差异，那么所有的成员都将受益于这种文化多元化。要意识到来访者（对尊重这种差异）的犹豫，不要急于去解释。我们经常提醒学生，作为治疗师，我们的工作就是持续地投入到与来访者的互动过程中，同时，对来访者的决定和生活保持开放的态度，要知道是来访者自己需要承受行为的后果，而不是我们。

你愿意将自己置身于领导者角色之外的不同文化情境中，将有助于你意识到自己的盲点和假设，了解你可能需要努力的方向。

重要的是，团体领导者对待成员的方式要避免让他们觉得，他们必须教给你所有关于他们文化的知识。在许多场合，我们都听到一些团体成员说他们对不得不教他人了解自己的文化，或在具有相同文化背景的人面前充当专家这一点感到很沮丧。团体领导者既需要向每个人学习他或她的具体经历，又需要拓展外在的学习，以获得有用的信息，使自己成为精通各种文化的团体领导者。

理解差异的个人视角

我（辛迪）的身份发展探索一直有助于我找到合适的方式与和自己背景截然不同的人一起工作。

了解我如何看待世界，了解他人如何通过完全不同的视角来看待同一个世界，对我来说至关重要。我了解到，我不能太快地向不同于我的来访者证明自己；相反，我必须相信关系的建立需要过程。行动胜过语言，是我的所作所为使我得到了不同群体成员的尊重和信任。不同肤色的学生常常告诉我，他们第一次见到我时，他们不太信任一个“享有特权的白人女人”会理解他们或关心他们的事业。我清楚地意识到，这些学生将他们过去与其他白人打交道的经验一起带到了他们与我最初的互动中，而且我知道，我过度防御，或者在意他们最初对我的反应，并不会有所帮助。随着我们逐渐相互了解，他们对我的态度经常会发生转变，因为他们开始感到被理解和关心，尽管我们有明显的差异。

通过教授多元文化咨询课程，我了解到每个人在多元文化学习过程中都有不同的节奏。我的多元文化之旅与我的拉美裔或非洲裔美国同事截然不同。虽然我们很可能会遇到类似的问题，但我们的历史、世界观和理解复杂多样性问题的背景是不同的。正如团体成员处于文化意识和身份发展的不同阶段一样，咨询专业的学生也处在不同阶段。如果他们在团体中探索，这些差异可以为学习提供有效的催化剂。

许多临床工作者表达过，他们在尝试与不同来访者和团体成员建立信任上面临挑战。我（辛迪）也认为确实如此，但是能够克服这些最初的感受与团体成员一起工作，并且帮助治愈众多来自不同文化的人，是一种巨大的满足。关键是要清楚自己的身份，以及自己对其他人的影响，并不断努力保持我的“主义”，不让个人议题妨碍团体工作。团体领导者知道自身的盲点在哪里，并去努力开发这些领域是非常重要的，这样我们的来访者就不会成为我们学习文化多元化要求助的主要对象。

多元文化和社会公正的咨询能力

专业助人者的训练和实践如果只强调单一文化，就会让许多助人者不善于处理文化多元化问题（Sue & Sue，2013）。虽然转介有时是适当的做法，但这并不能解决从业者培训不足的问题。

因为团体领导者和团体成员之间的价值冲突而转介被认为是不合适和不合伦理的。而且，助人者缺乏文化知识不是转介的理由，因为这可以通过继续教育和督导或咨询来弥补。

期望专业人员对所有文化背景都有深入了解是不现实的，但大体掌握与不同文化背景的来访者成功合作的一般原则是可行的。如果你对多元化视角下的价值观持开放态度，你便会找到避免文化禁锢的方法。发展多元文化和社会公正的咨询能力需要终身的努力。

我们关于多元化能力的观点受到了撰写多元文化咨询能力的写作者的影响。有研究者在三个领域制定了多元文化咨询能力及其标准的概念框架（Sue，Arredondo，& McDavis，1992）。第一个领域涉及助人者对种族、文化、性别和性取向的信念和态度上的自我觉察；第二个方面涉及对助人者的世界观以及他/她的工作对象群体的理解；第三个领域涉及为不同来访者群体提供服务所需的技能和干预策略。多元文化咨询和发展协会与美国咨询心理协会于2015年批准的《多元文化和社会公正咨询能力》[多元文化咨询和发展协会（AMCD），2015]是对苏、阿雷东多和麦克戴维斯（Sue，Arredondo，& McDavis，1992）提出的多元文化咨询能力的修订和扩展。美国团体工作专家协会（ASGW，1999，2012）通过了关于多元文化咨询能力的两个文件：《团体工作者的文化多元化原则》和《团体工作者的多元文化和社会公正能力原则》。这些标准作为一个模型，反映了成为具有文化能力的团体从业者的目标。

我们精选了文件中多元文化和社会公正咨询能力的部分，加以修改，以适合团体从业者使用。我们更喜欢“精通文化的团体咨询师”（culturally skilled group counselor）这个术语，因为我们认为有效地与不同的个体一起工作是一段旅程，而不是一个目的地。以下指南描述了多元文化背景下有效开展团体实践的领域。用它们来评估你的优势，并识别你需要在哪些领域学习额外的知识和技能。

精通文化的团体咨询师的信念和态度　胜任的团体领导者可以认识并理解他们对其他种族或族群的先入之见。对自己可能以直接或间接的方式疏于对多元文化背景的团体成员进行回应上，他/她们是有觉察的。精通文化的团体咨询师具有以下信念和态度：

- 承认他/她们的假设、价值观、信仰和偏见，同时避免将他/她们的世界观强加于团体成员。
- 不会让他/她们的个人偏见、价值或问题干扰他/她们与不同来访者一起工作的能力。
- 了解他/她们自己的文化背景和经历是如何影响态度、价值观以及对心理健康的人的偏见的。
- 从毫不知情到日益意识到自己的种族、民族和文化遗产、性别、社会经济地位、社会身份、性取向、能力和精神信仰，并重视和尊重这些差异。
- 不断核对和理解来访者的世界观。尊重来访者的宗教、精神信仰和价值观。
- 意识到他们对种族、民族、文化和信仰方面的差异感到不自在的原因，努力学习如何处理这些不自在，以及随之而来的权力、特权和压迫等问题。
- 对来访者的世界观、假设、态度、价值观、信仰、偏见，以及与权力、特权和压迫相关的体验有所觉察和了解。欢迎多元价值取向和对人类行为有多种假设的团体领导者，与那些被文化禁锢的团体领导者不同，他/她们有更充分的准备去分享来访者的世界观。
- 接受并重视文化多元化，而不是坚持自身文化传统的优越性。他/她们能够识别和理解团体成员的主要文化，避免做出不适合团体成员的行为。
- 通过咨询、督导和进一步培训或教育，监督自身发挥的作用。他/她们会意识到团体咨询可能不适合所有的来访者或所有的问题。他/她们会意识到系统内存在的问题会带来社会不公。

我们十分鼓励团体领导者提高他/她们的文化效能，通过在智力、政治、情感和心理上的自我挑战，对来访者做出合适的回应。

精通文化的团体咨询师的常识　精通文化的团体咨询师了解他/她们自己的种族和文化传统，也了解它们对自身工作的影响。此外，胜任的团体咨询师还有如下常识：

- 理解压迫、种族主义、歧视和刻板印象是如何在个人和专业层面影响他们的。他们不会将自己的期望强加于不同文化背景下的来访者，并且避免对来访者产生刻板印象。
- 理解来访者的世界观，了解来访者的文化背景。因为他们理解团体治疗过程背后的基本价值观，他们知道这些价值观可能与不同群体的文化价值观相冲突。
- 意识到存在妨碍边缘群体积极利用各种资源的体制障碍。
- 掌握与他们一起工作的成员的相关知识和信息。至少包括不同文化背景的团体成员的价值观、生活经历、家庭结构、文化传统和历史背景。
- 了解社区的特点，以及社区资源和家庭资源。
- 以积极的眼光看待文化多元化，以便与广泛的来访者群体一起工作时能应对出现的挑战。

精通文化的团体咨询师的技能和干预策略　胜任的团体咨询师具有多样的技能，能够应用于多样的来访者群体。精通文化的团体咨询师具有如下技能：

- 熟悉影响不同来访者群体心理健康的相关研究和最新进展。
- 积极寻求教育培训，提升他们的知识和技能，以便为不同群体提供服务。
- 能够使用方法和策略，并根据团体成员的生活经历和文化价值确定团体目标。他们能够修改和调整团体干预措施，以适应文化差异。

- 不固定使用一种方法促进团体工作，能认识到助人风格可能会受文化约束。他们能够使用各种适合文化的、相关的干预措施，其中可能包括借鉴传统治疗师、宗教和精神疗愈者的方法。
- 能够积极与团体外（社区活动、庆典、有社会和政治职能的团体，以及社区团体）的来访者互动。
- 为教育成员团体是如何运作的担起责任，使用正确的伦理操守促进文化多元化团体的工作。
- 通过与来访者合作来确定影响治疗关系的因素。
- 采取行动，邀请展开对话：讨论文化、刻板印象、偏见、歧视、权力、特权和压迫是如何影响咨访关系，如与享有特权的来访者和边缘化来访者的咨访关系的。

现在是整理你当前的意识水平、知识和技能的好时机，这些与你在多元文化环境下有效工作的能力有关。反思这些问题：

- 你所在的文化以何种方式影响你思考、感受和行动的方式？
- 了解并与不同文化背景的来访者合作，你做了哪些准备？与特定群体工作，你感觉自在吗？你会如何提高与这些群体一起工作的舒适度和技能？
- 你认为需要哪些意识、知识和技能，以便在不同来访者团体中有效地开展工作？
- 你的哪些人生经历有助于理解和咨询师具有不同世界观的人？
- 你是否可以识别出任何可能妨碍你与不同于你的人有效合作的文化偏见？如果是这样，你会采取什么措施来克服你的偏见？
- 你是否熟悉各种文化群体是如何看待或回应你所在的文化群体，以及如何看待和回应他们自己的文化和种族群体的？如果来访者与你分享这些反应或刻板印象，你会有什么感觉？
- 你可以试着问最熟悉你的人，他们是否能识别出有哪些偏见或价值判断可能会影响你作为团体咨询师在工作中保持中立的能力？
- 你在理解自己的文化背景上有哪些特别的优势？
- 你在与文化多元化团体工作时有哪些提高效率的方法？
- 你愿意采取哪些步骤成为更精通文化的团体领导者？

邀请团体成员参与关于文化的对话

将多元文化视角积极融入领导工作的一种方法是与团体成员围绕文化差异的问题展开公开讨论。团体成员可能不愿意与他们所属文化群体之外的人讨论某些话题。询问成员是否在团体内提出某些问题时犹豫不决，以及导致这种不情愿的原因。处理沉默的议题可以成为展开有意义的、困难的对话的催化剂。在下列情况下，我们可以看到另一种承认文化差异的方式：一位波斯女人谈论她会感到孤独和被隔离，但她没有提到任何与文化有关的事情。团体领导者问："你认为你的文化身份与你的孤独或隔离感有关吗？"邀请她就这个话题展开讨论，看看是否让她产生了共鸣，但同时也给她表达不同意见的空间。此外，团体领导者可以向团体成员示范，我们可以谈论敏感话题。有时我（玛丽安娜）会与犹太来访者谈论我是德国人的事实，特别是当我感觉他们对我的身份有所反应时。如果我身上有他们祖先遭受暴行的表征，他们不可能相信我。尽管我不必为这些历史事件承担直接责任，但非常认真和感同身受地倾听这些来访者的心声对我来说非常重要。

不能诚实地谈论种族问题可能是影响多元文化咨询有效性的主要障碍（D. W. Sue，2016）。若不能妥善处理关于种族的讨论，则常常会产生误解，参与者之间的对抗会增加学习的障碍。苏（Sue）

认为，若能巧妙地处理关于种族的谈话，则可以改善沟通，促进学习和对话，增强种族和谐，并提高个体对种族和文化的认同。

苏明确了五种促进文化和种族对话的有效策略：

- 理解你自己的种族和文化身份；
- 识别并对自己的种族偏见保持开放态度；
- 鼓励讨论感受；
- 关注种族对话的过程甚于内容；
- 鼓励和支持那些有意愿冒险表达自己的人（pp. 45-46）。

苏指出，如果咨询专家愿意挑战与种族和文化有关的沉默，那么就可以将棘手的种族和文化对话变成教育机会。精通文化的团体领导者会主动为不同文化背景的人创造安全的团体氛围，以鼓励成员诚实地表达自身的经验和观点。

有学者争辩说，与成员之间展开关于文化的对话会改善治疗关系，促进开展更好的治疗（Cardemil & Battle，2003）。我们相信他们的建议可以应用到你与不同群体一起工作的实践中。

- 搁置对来访者或其家庭成员的种族偏见。避免对可能妨碍治疗关系发展的团体成员做出错误的假设。在团体的早期阶段，询问成员是如何认同他们的文化和种族的。
- 如果你参与团体成员关于文化和种族的谈话，那么你产生刻板印象和做出错误假设的可能性就会降低。
- 请注意，在与种族、文化、性取向和种族有关的谈话中，你越自在，团体成员越容易对那些对这种讨论感到不适的人做出恰当的反应。
- 解决你和你的成员之间的差异问题可能会影响团体的过程和结果。虽然不太可能确认每次团体治疗过程中的团体差异，但关键因素是你愿意考虑自己和成员的种族差异与治疗的相关性。
- 认识权力、特权和压迫是如何影响与来访者的互动的，承认这种影响。讨论这些话题对于增进团体中的人际关系是非常宝贵的。
- 对于文化因素对团体工作的影响，保持持续学习的开放态度。虽然获取各种种族和族群的知识是很重要的，但这还不够。重要的是，你愿意认同和审视自己的世界观、假设和对其他种族、族群的个人偏见。要知道，这项技能不可能不经过努力就迅速得到发展，你将在咨询师生涯中不断提高这些技能。

> 团体成员会听你说的话，也会看你怎么做。

团体领导者会通过多种方式来解决领导者和成员之间的种族差异和文化差异问题。有些团体领导者忽视了这些差异，除非有成员对此十分关注，有些团体领导者会询问成员对差异的感受，有些团体领导者则会直接与成员讨论他们对差异的感受。团体领导者需要在文化差异的讨论上保持弹性，使讨论具有多元性。最初的步骤是通过语言沟通，告诉成员你对团体中的多元性有所了解，它可能会影响已经形成的团体关系。然而最重要的部分是你的行动。团体成员会听你说的话，也会看你怎么做。他们常常更关注非言语沟通传达的信息，因为他们已经学会了从非言语中判断一个人的真实想法和感受。在处理文化差异或者对性别角色、性别认同、社会身份和文化身份的假设上，如果我们错失了机会，在与团体成员沟通时就不太可能理解他们的经验世界。

与团体成员就他们的文化身份开始谈话时，对他们的种族和文化背景有基本的理解是很必要的。当团体成员谈论种族和文化上相关的差异和这些差异对他们的意义时，我们需要认真地倾听。如果我们给对方机会，创造了让对方感觉安全的氛围，那么团体成员也会向我们提供一些对他们有效开展工作所需要的信息。

在一个多元文化背景的团体中工作，有助于评估你的文化适应能力和身份认同的发展。这对那些有过多元文化生活经验的人而言尤其如此。移民者经常忠诚于自己的家族文化，但也会发现新文化中有吸引力的地方。他们在整合两种文化的过程中，可能会经历一些价值冲突。如果团体领导者和成员尊重这种文化冲突，便可以在团体中建设性地探讨这些核心冲突。一个曾和我们一起工作的团体成员在团体会谈中积极讨论了自己的冲突。他说他对以某种方式分享自己感到有压力，这个团体对他而言是非常陌生和不舒服的。如果他敞开心扉，分享他的感受，那么当他回到故乡后他可能不知道什么时候应该停止这种做法，因为故乡的人很可能并不赞成这种方式。这是一个来自不同种族的成员可能面临的共同挣扎：一种文化中视为成功的东西在另一种文化中却不被认可。

我（玛丽安娜）生活在两种文化之间。当我在德国时，我倾向于少说话。当我说英语时，我则比较健谈。在周围是美国人时，我更倾向于向家庭外的人公开情感和个人信息。这些披露在德国是不被赞成的。在两种文化之间转换时，我意识到我做出了一些调整。在这两种文化中，我说的话和我说话的方式是不同的。几年前，我作为一个新加入的成员参加治疗团体，当别人透露他们的家庭信息时，我感到非常尴尬。当被问到此类问题时，我感到非常不自在。团体领导者和成员共同面临的挑战是帮助人们找到方法，去定义对他们来说在不同的环境中开放性是怎样的。如果想要有所不同，该如何去做?

意识到我们的局限性 我们并不总是能意识到我们能力的不足，所以来自同事和来访者的开放性反馈是至关重要的。在必要时，我们应积极寻求咨询和督导，以及额外的资源，以打破我们的局限性，并对我们的行为可能导致团体的停滞不前进行批判性的思考。提高文化能力的最有效方法是参与各种体验活动，把握个人成长的机会，全身心地投入到学习中。如果我们不深入探索文化，世界上的文化知识就不能为我们的团体成员服务。我们越能让自己沉浸在多元文化和丰富的环境中，就越有可能增强多元文化的反应能力。

如果你要与来自不同种族、民族和文化的来访者一起工作，那么你可以从阅读本章中获益。我们还要推荐一些书和期刊文章，介绍如何与不同群体的来访者一起工作。你可以在本书末尾的参考文献中找到下列资料：Chung & BeMak，2014；DeLucia-Waack，2010，2014；DeLucia-Waack，Kalodner，& Riva，2014；Ivey，Pedersen，& Ivey，2008；McWhirter & Robbins，2014；Pope，Pangelinan，& Coker，2011；Salazar，2009；Singh & Salazar，2010a，2010b，2010c；Steen，Shi，& Hockersmith，2014；Sue & Sue，2013；Torres Rivera，Torres Fernandez，& Hendricks，2014；Vacha-Haase，2014。

▼ 记忆要点

团体工作简介：多元文化视角

下面是一些需要记住的要点，接下来许多章节都是基于这些基本概念而展开的。

- 团体可以带给成员很多帮助，团体工作所需要的核心能力和专业能力方面的培训，对于在不同设置中设计团体。成功地开展团体工作都是至关重要的。
- 有各种不同类型的团体——任务团体、心理教育团体、咨询团体和心理治疗团体。每一种都需要特定训练，包括团体工作需要的核心能力和专业能力。团体的目标、领导者角色和成员的功能依据团体类型的不同而各有差异。

- 短程团体咨询在经济和理论方面都具有优势。
- 短程团体咨询在社区和学校里都很受欢迎，主要是因为有时间限制，而短程团体框架可以嵌入到社区及学校的教育和治疗项目中。
- 注意团体中存在的多元文化，帮助成员意识到他们的多元文化背景是如何影响他们的价值观和行为的。当会谈中出现文化议题时，要给予高度重视。
- 有效的团体工作包括考虑成员的种族和文化身份。你面临的挑战是如何调整自己的工作策略以适应不同成员的需要。
- 成为精通文化的团体咨询师，你需要拥有一系列的知识和技能。当你意识到自己在理解多元文化群体方面有局限时，应寻求咨询和督导。
- 团体技能不是速成的，你需要在咨询师生涯中不断精进你的技能。

▼ 练习

每一章后面的练习可以由团体成员独立完成或在团体中完成。练习的目的在于提供机会，让成员去体验习得的技能，了解自身的议题、团体过程和团体发展的不同阶段可能存在的潜在问题。当你阅读每章后面的练习时，请重点关注那些对你来说最有意义的部分。

问题讨论

1. 你有哪些团体经验？这些经验会对你开展团体课程产生哪些影响？
2. 在组建和领导团体时，哪种团体是你最感兴趣的？
3. 你认为团体的设置对于成功地开展团体工作有哪些好处？
4. 团体适合所有的来访者吗？你有多大兴趣去调整团体结构以满足特定成员的需求？
5. 如果你要建立一个由多元文化成员组成的团体，你会考虑哪些因素？
6. 当你的团体中出现种族和文化方面的讨论时，你会采取哪些具体步骤以促进会谈？
7. 你自身的文化背景可能会影响你与多元文化群体一起工作的能力，你对这些有多少觉察呢？哪些态度和信念可能有促进作用？哪些态度和信念可能有阻碍作用？

第 2 章 团体咨询师

前言
作为普通人士的团体咨询师
作为专业人士的团体咨询师
协同领导模式
发展以研究为导向的团体实践
记忆要点
练习

本章学习目标

1. 探索新手团体领导者面临的共同问题
2. 识别有效的团体领导者的特征和职责（CACREP，2016，标准 D）
3. 描述有效促进团体所需要的主要技能
4. 提供团体领导技能自评的理论基础和方法
5. 讨论一些选择协同领导者并实现良好协同的方法
6. 介绍团体协同领导的优点
7. 介绍团体协同领导的缺点
8. 介绍团体工作中研究取向的价值
9. 从国际视角考虑团体研究的现状
10. 详细阐述团体工作中的常见因素
11. 展示研究如何提升团体实践
12. 阐述研究与实践相结合的挑战

你与一位成年男性协同领导一个团体，有几次你觉得协同领导者自我表露太快，没有适当地把握界限。你向协同领导者分享你的顾虑；他非常具有防御性，并声称自我表露是他学过的咨询理论的一部分。他还告诉你，他对其中一名成员有很多负面反应，因为那名成员总是让他想起自己的前妻。他想邀请这名团体成员与他一起进行角色扮演，要求她扮演他前妻的角色。他相信这将帮助他更有效地处理他的投射反应。

- 关于在这个团体中使用自我表露的利弊，你可能会对你的协同领导者说什么？
- 你认为什么样的自我表露适合与团体成员分享？
- 你会尝试解决与协同领导者之间的分歧，还是对你的反应保持沉默？
- 你是否会在团体中处理你对协同领导者的想法和反应？为什么会或者为什么不会？

前言

本章介绍团体咨询师对团体发展方向的影响，无论作为普通人士还是作为一位专业人士。首先，我们将团体咨询师视为一个普通人，介绍新手团体领导者要面临的问题以及有效领导所需要的个人素质。然后，我们将团体咨询师视为专业人士，考虑有效领导任何团体所需的特定知识和技能。我们会讨论协同领导的基本原理，包括协同模式的优点和缺点。我们还将介绍研究如何提升团体工作，以及将研究与团体实践相结合的挑战。

作为普通人士的团体咨询师

团体专业实践是团体咨询师作为个体的功能。事实上，带领者与团体成员建立牢固关系的能力可能是促进团体过程的最重要技能。作为一名带领者，你可以将个人品质、价值观和人生体验带到团体中。例如，如果带领者与完美主义做斗争，那他可能会在来访者身上施加不切实际的标准或目标，却没有意识到自己正在这样做。带领者的自我理解力越强，对团体成员的伤害就越小。一般而言，有效的团体咨询师具有高度的自我觉察，并能持续地进行自我反思。我们介绍了新手团体领导者面临的一些典型挑战，但对这个行业来说，“新”也有很多好处。我们发现，我们的学生和实习生拥有巨大的活力、创造力和强大的动力来帮助他们的来访者 。新手团体咨询师经常有新视角，这有助于冲抵他们在经验和技能方面的欠缺。

如果你希望激励他人从生活中获得最大的利益，你必须注意保持自己的活力，并在职业生涯中学会自我照顾。当你在专业工作中遇到各种挑战时，如何处理培训项目的压力和焦虑，对你作为一个团体咨询师有着重要的影响。

新手团体咨询师要面临的问题

那些刚刚开始带领团体的人通常被他们所面临的问题困扰。那些对团体工作不熟悉的人常会问自己如下这类问题：

- 我将如何开始建立一个团体？

- 我应该使用什么技术？
- 我应该等待团体发起活动吗？
- 一旦开启了一些话题，我会知道如何跟进吗？
- 如果我不喜欢某个成员，该怎么办？
- 如果我犯了错误怎么办？我能伤害我的成员吗？
- 如果长时间沉默，我该怎么办？
- 我是否应该打断说话太快或太久的团体成员？
- 如果团体成员根本没有加入进来，我该怎么办？
- 我应该在多大程度上以个人的方式参与我带领的团体？
- 我是否具备与团体成员有效合作的知识和技能？谁与我有文化差异？
- 我是否能处理好团体中的文化议题并对团体的多元化保持敏感？
- 如果一个成员挑战我或不喜欢我，该怎么办？
- 如何了解团体是否正在帮助成员改变？
- 如何才能同时和几个人一起开展工作？
- 作为一名团体领导者，我应该隐藏焦虑或悲伤的感觉吗？
- 如果我情绪激动地和我的团体成员一起哭泣，我该怎么办？

无论是新手还是经验丰富的团体咨询师，都无法保证团体的成功。在督导团体咨询师时，我们听他们表达过对犯错误的恐惧。在某种程度上，恐惧和焦虑是正常的，即使是经验丰富的从业者也是如此。尝试利用你的焦虑，让它激励你而不是限制你。当我们示范如何在一个课堂上带领团体时，我们要求学生分享他们在团体工作中的观察。通常学员们都非常有见识，但他们仍然会对自己的观察和见解有所保留，因为他们担心自己会说错话或做错事。我们发现最有用的往往是他们思考事情的方式，而非作为团体领导者的发言。

我们鼓励你用督导和咨询的方式说话，看看你的干预思路是否有治疗性。在每次团体会谈后，记下你未说出的一些想法和感受。在督导的帮助下，你可能会开始找到方法将你的临床预感转化成语言。在一次督导中，我（辛迪）的一个学生描述了她因一名特别的团体成员感到有多沮丧。利恩（LeAnn）发现自己很难与来访者建立关系，因为这名成员说话很快并常常让其他人没有分享的机会。利恩本应分享她的反应，但她什么也没有说，她和团体成员越来越沮丧。利恩的内心对话是这样的：“这个人真的很烦人，只是不停地说话。许多成员看起来很烦，而且很不安。”我并不鼓励利恩不假思索地表达她的感受，但我建议她可以使用她的感受给那位来访者提供反馈。我鼓励利恩聚焦于她对团体成员的观察，并解释这对于她与来访者建立关系的影响。这样，利恩可以运用自己的反应，而不是评判她，或者告诉她她说得太多了。通常，只需要我们在观念上进行微小的调整，咨询师的内部对话对于我们与来访者的工作就会很有帮助。不是责怪成员的行为，而是告诉他这种行为如何影响了你。这样做可以开启不同的对话，通常成员的阻抗会减少。

作为一名新手团体咨询师，你可能面临的一个问题是处理成员的负面反应。你需要学习如何建设性地面对那些有这些反应的人。如果你有阻抗，那么反过来这些成员会增加阻抗。允许未解决的问题继续存在会妨碍进一步的工作。在本节的后面和本书其他不同位置，我们将会提出处理这些情况的方法。

允许未解决的问题继续存在会妨碍进一步的工作。

发展团体领导者技能需要时间，而且新手团体领导者在带领几次团体之后，可能会想要放弃。有些人正在与不确定性做斗争，这是学习如何很好地带领团体的一部分。没有人会期待在上了几次课后就能在任何技能（如滑雪、弹吉他、制作陶器）方面都表现很完美，成为一名成功的团体领导者也不例外。那些最终在这些努力中取得成功的人已经有了持续的进步。

可能没有比经验更好的老师了，但毫无向导的经验可能无法令人满意。我们特别强调有经验的团体领导者进行督导的重要性。来自督导师、协同领导者或训练团体中的其他学生的即时反馈可以使团体领导者从经验中获益。团体督导为团体领导者在认知和情感方面的学习提供了独特的机会，因为它提供了一种途径，去体验团体过程，观察团体协同模式，并从多个角度接受反馈。由于团体咨询的实践正在迅速发展，因此团体领导者必须具备能力和伦理。团体督导是一种培养有胜任力的团体领导者的途径（Riva，2014）。

有效团体咨询师的人格特征

我们认为，团体咨询师是怎样的人是影响团体成败的重要变量之一。大量研究表明，治疗师的中心地位是成功治疗的主要因素，与心理治疗结果的关系密不可分（Elkins，2016）。在与我们的一些同行讨论有效的团体工作者的人格特征时，我们发现，很难一一罗列成功的团体领导者的所有特征，更难以在成功的团体领导者人格类型方面达成一致。以下部分将讨论我们认为特别重要的团体领导者的一些人格特征。在了解这些人格维度时，请对照自己反思一下。考虑一下在成为成功的团体领导者的道路上，你在这些人格特征方面的发展可能性。

勇气 勇气是有效团体领导者的关键人格特征之一。勇气是表现出这样的意愿：（a）偶尔表现出脆弱，允许犯错误和不完美，敢于冒险——至少和你期待团体成员敢冒险的程度一样；（b）面质他人，但在处理冲突时确保当下的你与他们“在一起”；（c）根据你的信念和直觉行事；（d）投入感受，愿意被他人的情绪触动，并利用自己的经验去理解他们；（e）反思自己的生活；（f）以一种关怀和尊重的方式坦率而真诚地面对团体成员。

愿意示范 塑造成员期待行为的最佳方法之一是在团体中做出示范。通过你的行为传达的态度，你可以创建团体的规则，如开放性、目标的严肃性、接纳他人、尊重多元价值观，以及鼓励冒险。请记住，你在很大程度上是通过示范来教导成员的——你期待成员做什么，你自己就要做什么。认识到你的角色与团体成员的角色不同，但不要让自己隐藏在专业面具的背后。坦诚、恰当、及时的自我表露，是发挥团体领导者示范功能的好方法。

自我表露对成员行为的反应以及分享你的看法，可能会给为成员提供有用的反馈。例如，对于一个讲话很多但很少讲她的感受的成员，你可能会说：“当我听你说的时候，我不确定你想让我们听到什么。当你讲述你的故事时，我很好奇你的感受是什么，你身体的感觉是怎样的。”当一个团体成员说话很多，但说出的信息很少时，其他团体成员可能不想再听，并可能表现出挫折感和缺乏兴趣。团体领导者的回应挑战了这位健谈的成员，并邀请该成员体会自己的情绪，同时向其他成员进行了示范，可以面质他人，而无须对他们进行评判或回避。邀请成员从感兴趣之处而不是在批评中探讨她的内心体验。

在场 与团体成员在一起的能力非常重要。在场意味着团体领导者被他人的痛苦、挣扎和快乐触动，但同时并不会被团体成员的痛苦淹没。在场意味着要充分关注当下正在发生的事情。一些成员可能会引起团体领导者的愤怒，其他成员可能会引发痛苦、悲伤、内疚或幸福的感受。通过密切关注自己的反应，你会变得更加感性。

> 在场意味着要充分关注当下正在发生的事情。

这并不意味着你一定要谈论自己生活中引起你痛苦或愤怒的情景。这意味着你允许自己体验这些感受，即使只是片刻。充分体验情绪让你有能力体谅他人，共情他人。如同你会受他人经验的影响，保持界限并避免自己陷入来访者的处境同样重要。

为了提高你的在场能力，要尽可能在带领团体之前花点时间独处，排除内心的干扰。通过思考团体成员以及如何增进与他们的关系，可以更好地让自己做好准备。

善意、真诚与关怀 对他人福祉的真诚关注是团体领导者的基本素质。你在团体里的主要工作是帮助成员达到他们的目的，而不是妨碍他们进步。关怀包括尊重、信任和认可人的价值。关怀某些成员可能更难，但我们希望你有关怀的意愿。重要的是你要意识到你容易关怀什么样的人，关怀哪类人会让你觉得有挑战。如果你能理解这些透露了你与他人建立联系或产生疏离的倾向，那么对你也是有帮助的。

有各种方式可以表达关怀的态度。一种方式是邀请来访者参与到团体中，并允许他决定要走多远。或者你可以观察来访者的言语和行为之间的不一致，并面质他，但要注意确保面质的方式不会增加来访者的恐惧和阻抗。表达关怀的另一种方式是只有当你真正有所感受时，给予其温暖、关爱和支持。即使在你感受不到温暖时，也至少要给予来访者尊重和关爱。

相信团体过程 我们深信对团体过程的信任水平与建设性结果的好坏呈正相关。你必须相信你所做的事情，并相信团体的治疗性力量。我们确信，我们的热情和强有力的信念吸引着来访者，有助于强化其咨询动机。

团体工作中最艰难的时刻经常是迎接挑战，这些挑战包括我们是否信任团体的过程，是否相信我们有能力帮助团体成员解决冲突，以及是否能把握住团体工作中经常呈现的巨大动力。渡过这些艰难时期后，团体成员经常会体验到一种更接近彼此的亲密感和一种更深刻的自我觉察，而不仅仅是团体过程中的成长痛苦。

开放 开放意味着你充分地自我表露，向团体成员展现你是一个什么样的人。这并不是说你要表露个人生活的方方面面。如果你适当地表达对团体成员的反应以及他们是如何影响你的，那么这种开放可以促进团体过程。你的开放可以促进团体成员的开放，使团体成员对自己的感觉和信念变得更加开放，使团体过程变得具有流动性。

自我表露不是作为一种技术使用的，它是在合适的时机自然而然地发生的。下面举一个例子，当一个很聪明的来访者表达了他的感受，团体咨询师可以这样说："我真的很尊敬你的理性，我知道理性对你来说很重要。但此时你可以与我们分享自己的感受，我深深地被触动。很高兴能感受到你感性的一面。"团体咨询师这种真诚、自发的表露强化了团体成员表达个人感受的行为，他正在做的表达感受的行为是其个人目标。这种表露也认可了来访者重视的理性的部分。赞美并没有削弱一方而加强另一方。通过分享个人感受和对成员的反应，团体领导者示范了一种自我表露的方式。

非防御性地应对批评 坦诚地应对批评与开放相关。团体领导者可能面临众多挑战，这需要他们有强大的自我。如果你很容易感到被威胁，在领导团体工作中感到不安全，或者对负面反馈过于敏感，高度依赖团体成员的赞许，那你就会在履行团体领导职责时遇到很多问题。成员可能会责备你不够关爱他人、偏心、活动的结构化太强或者未提供足够的指导。某些批评可能是公正的，而另一些不公正的批评可能是在表达嫉妒情绪、试探权威或者是将对他人的感受投射到你身上。对你而言，关键是要抱着非防御性的态度与团体一起探索批评背后的感受。

如果成员冒险面质团体领导者，却因此受到斥责，那么他们很可能感到冒险会受责备，因而变得退缩。而且，团体中的其他成员也可能接收到这样的信息：开放和坦诚并非那么有价值。即使有人对你进行言语攻击，也要避免以同样的方式回敬对方，这样做并不会对治疗有好处。相反，你可以示范如何有效且非防御性地表达自己的想法和感受。坚持对团体成员有治疗作用的立场并不意味着你不受一些行为的影响，有时是困难行为，有时甚至可能是攻击或语言上的辱骂。你可能会说："我不喜欢你这样叫我的名字。我愿意和你一起探索，了解我做了什么让你对我有这样的反应。"如这个例子所示，你可以告诉这个人你的反应，让他或她知道你是如何受到面质影响的。通过示范如何有效表达愤怒或沮丧，你为团体成员提供了一种以尊重的态度表达感受的方式。

觉察微妙的文化议题 我们大部分人认为自己是开放的、不存在偏见的。然而，成长于一个充满文化偏见的社会，而对不同于我们的人没有一点偏见或误解，这几乎是不可能的。许多文化错误会无意识地伤害到团体成员，你可能并不是有意的，因此增强自我觉察、挑战自己的世界观和价值观是很重要的。对我们自身的无意识保持觉察，需要深入的、批判性的自我分析。我们的行为不是有意的，所以造成的伤害对个人来讲不算太严重。

作为团体领导者，增强对自己的偏见的觉察，我们可以有更好的机会在团体中处理好偏见的态度或言论。即使团体成员认为他们是开放和有文化觉察力的，出现与种族或文化有关的不敏感的言论也是很常见的。团体领导者或者团体成员的种族主义言论会潜在地影响团体过程。当这些微妙而明显的言论出现时，正是团体领导者学习如何促进团体过程的好时机。如果有人发表带有性别歧视、仇视同性恋或有种族歧视的言论而不去处理，则可能会在团体中造成不信任的气氛，使成员产生愤怒的情绪。

理解来访者的痛苦 期待我们和来访者经历一样的问题是不现实的，但人类的情感是共通的。我们都经历过心理痛苦，尽管这种痛苦的原因可能是不同的。理解来访者的基础是对自己生活中的痛苦来源保持开放的心态，但又不被这种痛苦淹没。我们愿意自我反思，这可以激励我们的来访者去探索他们的个人问题。

多年来，我们发现通常是我们经历过的最艰难的时刻和忍受过的巨大的痛苦帮我们调整了具有临床效果的直觉。经历了艰难的时期，而且愿意对这些经历进行批判性思考，有助于有效地领导团体。例如，如果你经历过离婚的痛苦，有许多未消化的悲伤，或者小时候经历过乱伦，但并没有针对这方面进行过妥善的个人处理，那么，如果你的来访者也带着类似的问题，则很可能会影响到你与他们工作的效果。但是，如果你处在个人的治愈过程中，你可能更能理解来访者的情况，并保持一定的敏感性，而这些将在你与团体成员的工作中有所体现。

个人力量 个人力量不是指控制或操纵成员走向团体领导者的目的地。相反，个人力量是团体领导者具有的重要的动力特征，是了解自己是谁和想要什么。这种个人力量包括自信心。这些团体领导者的生活就是自我力量的表达。自信并不等于自大，不等于觉得自己没什么需要学的。自信并不意味着我们作为团体领导者不犯错误。自信意味着相信自己的能力但同时会不断完善自己，不管是作为普通人，还是作为专业人士。简而言之，如果我们觉得有力量，将有助于促进团体成员为自己赋权意识的发展。

有自我力量的人在人际关系中是坦诚的。虽然他们也可能对自己的某些特质感到害怕，但这并不会让他们回避对这方面的审视。有个人力量的人会承认和接纳自己的弱点，而不会耗费能量去骗自己或者在别人面前刻意掩饰。相比之下，缺少力量的人特别需要自我防御地回避自我认识。他们的表现常常就像是害怕自己的脆弱被人发现一样。

有时来访者会把团体领导者视作完美的人。他们经常贬低自我力量，把自己的领悟和改变全部归功于团体领导者。团体领导者要警惕过快地接受来访者的反馈和赞美。有个人力量的团体领导者一方面承认自己的确促进了成员的改变，同时鼓励来访者认可他们自己在自我成长中的作用。

毅力　团体领导者的工作既可能是令人激动和充满活力的，也可能是负担沉重和令人耗竭的。因此，你需要有生理和心理上的毅力，要顶住压力以在整个团体过程中保持活力。了解你自己的能量水平，并寻找补充能量的方法。如果你主要依靠团体的成功来维持能量，那么你就会面临供给不足的风险，从而失去毅力。从团体外的其他途径获得能量补给是至关重要的。如果你主要与非常有挑战性的团体工作，那么势必会影响你的能量水平。不现实的高期望也会影响你的毅力。期待立即改变的团体领导者往往会对自己感到失望，并且很快断定自己能力不够。意识到"团体应该是什么"和"实际发生什么"的不一致，团体领导者可能会失去热情，开始责怪自己，同时也会责怪团体成员缺乏改变。如果你的热情开始消退，要意识到这是一个很好的开端。审视你的期望，如果它们是不现实的，则努力去获得一个更现实的视角。

承诺自我照顾　如果我们希望保持我们的毅力，我们就需要照顾好自己。我们这些从事助人职业的人被社会化了，总是去想别人，常常忽略自己的需要和照顾自己。有时我们可能会把精力耗尽，在这个过程中忽视了对自己的照顾。越来越多的研究揭示了心理健康从业者有中度抑郁、轻度焦虑、情绪衰竭和关系紊乱等症状（Norcross & Guy，2007）。为了能够完成作为团体领导者所面临的许多任务，我们需要致力于制定有效的自我照顾策略。自我照顾不是奢侈品，而是伦理使命。《学校咨询师职业道德标准》［美国学校咨询师协会（ASCA），2010］指出，自我照顾是保持专业能力的先决条件："专业的学校咨询师要监控自身的情绪和身体健康，保持健康，以确保最佳效果。"他们需要保持身体和精神的健康，以确保在任何时候都能胜任工作。美国心理咨询协会的伦理规范（ACA，2014）指出了如何对待心理障碍："心理咨询师通过自己的身体、心理或情绪问题来监控倦怠迹象，并避免在身心受损时提供专业服务。"（C. 2. G.）

> 自我照顾不是奢侈品，而是伦理使命。

自我照顾有助于发挥你的长处，使你更有效地处理工作压力，预防职业倦怠的风险。在个人和职业生涯中保持活力，并不是自动发生的事情，而是致力于养成良好的思维和行动习惯的结果。自我照顾包括学习关注和尊重自身的需要，这是一项终生的任务。如果我们不能滋养好自己，那我们就不能为团体中的人提供营养。如果我们承诺要照顾好自己，我们就为团体成员示范了"自己是很重要的"的重要功课。有效的团体领导者通过他们的行动表现出热情的能量和活力。关于这个话题的精彩讨论，我们推荐诺克罗斯和盖伊（Norcross & Guy，2007）的书《办公室内：心理治疗师自我照顾指南》（*Leaving it at the office: a guide to psychotherapist self-care*）。

自我觉察　心理治疗师的核心特征之一就是自我觉察，觉察的内容包括个人身份、文化视角、权利和特权、目标、动机、需要、局限、力量、价值观、感受和问题。如果你对"自己是谁"的了解有限，你可能无法推动来访者的自我觉察。正如我们已经提到的，保持对新生活经验的开放是拓展自我觉察的途径。个人或者团体体验都能拓展你的自我觉察，特别要觉察自己的反移情以及学习如何管理这些反应。你需要了解自己的个人特点；未解决的议题可能对你作为团体领导者的工作有帮助或有阻碍作用。意识到你为什么选择成为团体领导者是至关重要的，包括了解工作满足了你的哪些需要。如果连你都在犹豫要不要接纳自己，那么又如何鼓励别人冒险自我发现呢？反思你与团体成员的互动，这是你可以获得丰富的自我信息的潜在来源。

幽默感　我们总会发现幽默感会让我们在团体成员面前更真实，使他们不那么害怕分歧。然而，任何我们所做的和所说的，也都有可能有治愈或伤害作用。虽然使用幽默通常会引起积极的反应，但它也可能会引起一些来访者的负面反应。这并不意味着你应该回避使用幽默，但要注意它对成员的潜在影响。你可以观察团体成员的非言语反应，或者通过与团体成员进行语言沟通以核对他们对你的反应，尤其是当你和他们开玩笑或使用幽默时。当幽默是自发的，而不是强迫或提前计划的，它可以带来积极的影响。一些学生分享说，当团体领导者很有趣时，会让人感觉他们更加平易近人，不那么吓人。使用幽默时保持对团体成员的尊重是很重要的，要避免使用弱化他们的痛苦或贬低他人的语言。关键是要与团体成员保持真实、一致的关系。不过度使用幽默来与团体建立融洽的关系。

创造性　创造性是自发的，重要的特征是可以激发每个团体中的新鲜观点。特别是如果你经常带领团体，那新意并不容易保持。通过此时此刻的互动进行创意实验，创新带领团体的方法很重要。与协同领导者合作提供了获取新想法的另一个来源。

如果你倾听团体成员，你会发现发掘他们创造性的机会。如果一个成员是艺术家或诗人，则鼓励他或她向团体分享他或她的工作，或者带领团体参与创造性艺术活动。在持续数小时的特别紧张的团体会谈中，团体成员和团体领导者决定走出去呼吸一下新鲜的空气。其中一名成员，碰巧是一名足球教练，他教其他成员一些足球动作，大家一起踢球。这可以高度有效地释放紧张情绪，摆脱当前的困境，使一个平时害羞的成员承担了团体领导者的角色。团体成员玩得很开心，这对接下来的继续交谈有更积极的影响。预先计划的练习和活动可能是有用的，但通常最好的创意来自团体成员自己。团体领导者创造一个空间，让这种创造力得到重视并得以探索。

个人投入和责任　成为一名优秀的专业人士意味着你要有理想，明确生活的意义和方向。这对带领团体有直接的帮助。如果你相信团体辅导过程的价值，如果你深刻地理解团体赋予个人力量的方式，那么你就更能坚持渡过团体发展的艰难时刻。如果你拥有一种引导者的视角，你就能协助成员聚焦主题，在困难重重时依然和团体成员行走在正确的道路上。

对团体成员保持好奇的态度，鼓励他们也这样做。如果我们选择这样看的话，那么所有成员的行为都是有意义的和有目的的。即使最难以靠近的成员也能而且应该是可以接近的，虽然他们可能会给关怀他的人带来众多挑战。据说，“面具揭示了他们想要隐藏的东西”。我们把这解释为人们为了自我保护，隐藏关于他们是谁，他们的害怕、痛苦和愿望的真相。如果个人想要努力变得更真实，我们可以帮助他们抛弃面具，以更真实、更直接的方式展现自己。我们只有足够投入才能帮到他们，不管他们是戴着面具还是卸下面具。我们需要向团体成员传递接纳和承诺，特别是当他们行为困难时。

> 最好的老师总是在学习，永远不会认为自己什么都知道。

成为一名敬业的专业人士还意味着要谦逊，这意味着你要乐于接受反馈和想法，愿意探索自我。谦逊是真理。这并不意味着要自我贬低。谦逊是傲慢自大的对立面，后者意味着自认为已经全知全能，没什么可学的了。最好的老师总是在学习，永远不会认为自己什么都知道。事实上，我们这个行业最重要的礼物之一就是允许成为更好的自己。此外，职业承诺还需要我们在专业领域里与时俱进，阅读期刊和书籍，并参加专业的研讨会。

作为专业人士的团体咨询师

团体领导技术概览

人们普遍认为，积极的治疗关系是必要的，但不足以引起患者的改变。当然，团体领导者了解团体如何最好地发挥作用，以及能够及时、有效地进行干预，这些都是很重要的。创造一种培养人际关系规范的团体氛围，如开放、直接、尊重和关心他人，这些将带来成员之间的治愈性互动。团体领导者的人际关系技巧、真诚、共情和温暖是成功创造团体氛围的重要因素。除了这些个人特征外，团体领导者还需要掌握团体工作的知识和技能。咨询技巧是可以传授的，但是如何敏感和及时地使用这些技巧是一种艺术。学习如何使用这些技能，以及何时使用这些技能，受督导、实践、反馈和信心的影响。在第 10 章和第 11 章中，我们会叙述领导不同年龄群体的一些基本技能。

关于接下来要讨论的一些技术，需要澄清几点：第一，这些技术位于能力连续体上，而不是可学或不可学的。对于这些技术，团体领导者可以充分掌握，敏感而恰当地应用，也可以只是学到一点皮毛。第二，这些技术不仅是可以学习的，而且是可以通过训练和督导得到提升的。以成员的身份参加团体十分有助于你了解团体的运作。另一种学习和提高团体领导技术的极佳途径是在督导指导下带领团体或者协同带领团体。第三，团体领导者必须能够进行多任务处理，不断扫视房间，观察成员们的口头和非口头沟通，以及追踪团体过程和内容。一开始这可能会让人筋疲力尽，但随着你经验的增加，就会变得更加容易。如果有可能，安排一位协同团体领导者来分担这些任务是很有帮助的。第四，这些技术并非具体实物，它们之间存在着大量的重叠。例如，积极倾听、反思和澄清是互相依存的。因此，在发展某些技术的同时，其他技术也一定同时得到了提升。第五，这些技术与“你是一个什么样的人”是分不开的。第六，选择学习和应用哪些技术实际上是你的人格特征和领导风格的体现。

下面我们会介绍一些技术，它们是你成为一个有能力的团体领导者需要掌握的，会让你不断提高。

积极倾听　学习在交流时完全关注他人是最重要的，这个过程不仅仅是听其表达的字面意思，还包括理解言语的内容，注意手势，以及声音和表达方式的微妙变化，感受字面后的意思。团体领导者首先可以通过识别那些会分散注意力的障碍来提高倾听技能。有些拦路石是：不真正倾听别人，无法集中注意力在对方身上，而是在想接下来自己该怎么说；过分关注自己的角色，或者关注自己看起来怎样，在进行判断和评估，而未能设身处地站在别人的立场上。如其他任何治疗技术一样，积极倾听也存在程度上的差异。熟练的团体领导者对团体成员的言语和身体语言、手势、语言习惯以及声调变化之间的差异很敏感。例如，一位男性正在谈论对妻子的温暖和爱，但其身体却显得十分僵硬，双手紧握拳头；一位正在回忆痛苦经历的女性可能一边微笑一边强忍着眼泪。团体领导者除了要认真倾听成员的表达，更重要的是要教会成员如何积极地倾听彼此的表达。

反馈　反馈技术依赖于积极倾听，反馈是将他人所表达的内容本质传达出来，并让对方意识到。许多缺乏经验的团体领导者发现，他们与团体成员之间的互动停留在简单的思考上。当成员继续表达时，团体领导者就继续反馈。然而，反馈到了极致，可能是没有太多意义的。例如：

成员：今天我真的不想来参加团体了。我感到很厌烦，我认为这几周以来我们没有任何进展。

团体领导者：你不想来参加团体，是因为你感到厌烦，你认为团体没有取得任何进展。

实际上，这名成员已经为团体领导者提供了丰富的素材，团体领导者可以以个人化的方式回应，也可以进行某种面质，或者邀请对方和其他成员一起来看看团体中发生了什么。从一个反思的层面开始可能有价值，但如果只停留在这一层面就十分单调乏味了。团体领导者用以下这种方式回应可能会更好。

团体领导者：听起来你没有信心在团体体验中有所收获。

然后，团体领导者可以挑战这名成员，请对方觉察其言语背后的情绪，这样的过程可以开启有意义的沟通。

澄清　澄清技术在团体的初始阶段非常有应用价值，它包括聚焦关键的潜在问题，厘清混乱和冲突的感受。例如：

成员：我对父亲感到愤怒，但愿我再也不会见到他。他总是伤害我。可是当我有这样的感觉时，我会有罪恶感，因为我还爱他，还希望他可以欣赏我。

团体领导者：你对父亲有爱和愤怒，同时有这两种感受让你很不舒服。

澄清可以帮助来访者厘清自己的感受，使他最终能体验到爱与恨，而不是感到愧疚。然而，他需要一些时间来接纳这种矛盾的感受。

总结　团体开始阶段，成员签到之后，总结技术是特别有用的。当团体过程陷入停滞或支离破碎时，总结往往有助于决定团体下一步的方向。例如，在几名团体成员表示他们希望能着手处理某个特定的个人问题时，团体领导者可以指出这些问题的共同特点，使成员可以彼此联结。

在一次会谈结束时，团体领导者可能进行总结或邀请某个团体成员进行总结。例如，团体领导者可以说："在结束之前，我希望每个人都对今天参与团体的体验做一个简短的分享。"团体领导者可以请成员思考，下一次会谈前他们可以做什么以巩固团体的收获。最好是团体领导者先做总结，这样可以为成员做出示范。

促进　团体领导者可以通过以下方式促进团体沟通：（1）协助团体成员开放地表达恐惧与期待；（2）积极建立安全、接纳的团体氛围，使成员在这种氛围中彼此信任，进行建设性的互动；（3）当团体成员在探索非常个人化的问题或尝试新行为时，提供鼓励和支持；（4）通过邀请，有时甚至可通过挑战促使成员参与，在团体互动中与尽可能多的成员联结；（5）鼓励团体成员直接交流，减少他们对团体领导者的依赖；（6）鼓励开放地表达冲突和争论；（7）帮助团体成员克服障碍，坦率地沟通。使用促进技术的目的往往在于帮助团体成员实现他们的目标。从根本上来说，这些技术帮助开启了团体成员之间的无障碍沟通，增加了他们对于团体前进方向的责任感。

共情　善于共情的团体领导者能够感受到来访者的主观世界。技术要求团体领导者具有前面提到的关爱和开放的性格特征。团体领导者必须也具备丰富的生活经验，为更好地理解他人打下基础。而且，团体领导者不仅需要识别语言直接传递的信息，还必须能够识别微妙的非言语信息。完全了解他人正在经历的东西是不可能的，但敏感的团体领导者能有所感受。然而对于团体领导者来说，同样重要的是应避免由于过分认同团体成员而导致自己迷失。共情技术的核心在于既能开放地领会他人的体验，同时又能保持个人的独立性。

解释 指导性强的团体领导者可能会经常使用解释技术，对成员的特定行为或症状进行可能的解释。如果解析得有道理并且时机恰当，那么它们也许能帮助成员走出困境。团体领导者没必要总是为来访者进行解释；在格式塔治疗中，来访者自己解释自己的行为是被鼓励的。团体领导者还可以依据直觉进行解释，然后请来访者评估其真实性。例如，团体领导者可以这样进行解释："哈里，当团体中有人谈到一些痛苦的事情时，我注意到你总是跳出来进行干预，去安慰别人。这种做法经常会中断对方的情感体验和探索。你是否注意到了这一点？这样做对你意味着什么呢？"重要的是，解释应当以假设而非事实的形式呈现，以便对方有机会评估其效度。在解释时，团体领导者还必须考虑文化背景因素，避免错误地解读成员的行为。例如，某位成员的沉默可能与文化有关，而并非缺乏信任或阻抗的信号。这个文化意义可能是"别人不说话时不要开口说话"，或者"不要引起他人的注意"。直接将一个人的沉默解释为是缺乏信任的表现，而没有在文化层面了解行为背后的含义，是错误的。

除了对个人进行解释外，对整个团体进行解释也是合适的。例如，团体领导者指出团体中有多少人可能试图将一位成员排除在外。团体领导者可能会认为从整个团体的角度来看，这种行为是一种回避模式。这种解释对于转换阶段和工作阶段的团体意义是很不同的。当团体领导者解释成员的行为时，需要考虑团体的发展水平。

提问 许多团体领导者会过度使用提问。轰炸式提问很少能带来建设性的结果，反而常常会分散成员的注意力。如果一名成员正在体验强烈的情感，提问会降低其感受性。询问"你为什么会有这样的感受"很少会有帮助，因为这种提问从情感层面跳跃到了认知层面。但是，在恰当的时机对成员提一些"什么"和"怎样"之类的问题的确能够起到强化体验的作用。例如："当你谈到孤独时，你感觉身体有怎样的变化？""在这个团体中，你有多害怕被拒绝？""在团体中表露自己的问题时，你想象会发生什么？""你是如何应对因不能信任一些成员而产生的担忧的？""父亲的称赞对你来说意味着什么？"这些开放式问题可以引导对方强化当下的觉察。团体领导者需要发展提出这类问题的技能，避免提出使人远离自我的问题。封闭的、无效的问题还包括追溯行为原因、探究个人信息以及诸如"你为什么会感到悲伤""你为什么不离开家"之类的问题。

团体领导者需要发展向成员提问的技能，也需要提高在团体层面提问的技能。团体过程相关的问题是那些建设性地将团体视为一个整体的问题，如："在这个话题上，团体的进展如何？""我注意到你们中的多数人是沉默的。我很好奇什么是不能谈的？""此刻你积攒了多少能量？"这些问题可以协助成员在不同的时间点上回顾团体发生了什么。

联结 重视互动的团体领导者，即重视成员之间的沟通甚于团体领导者与成员之间的沟通的团体领导者，会经常使用联结技术。联结是一种能促进成员参与的重要技术。这种技术要求团体领导者具有洞察力，能找到某种方式将一名成员正在做或者说的与其他人的关注点联系起来。假设凯瑟琳（Katherine）正在描述她的感受：她不会被爱，除非她是完美的。该如何做？如果帕米拉（Pamela）曾经表达过类似的感受，团体领导者就可以邀请帕米拉和凯瑟琳在团体中互相交流这些感受。敏感地捕捉线索，发现成员共同关注的话题，这样团体领导者可以促进成员之间的互动，提高团体的凝聚力。恰当的提问也可以增强团体成员之间的联结，如："还有人有过和凯瑟琳相似的感受吗？""还有谁被帕米拉和凯瑟琳之间的交流触动，你愿意告诉她们你是怎样被触动的吗？"

面质 新手团体领导者常常害怕面质团体成员，因为他们担心这样会伤害对方、会犯错误或者招致反击。攻击或批评他人并不需要多少技术。然而，当成员的行为破坏了团体的功能，或者当他们传达的言语信息和非言语信息存在不一致时，的确需要关注如何进行恰当的面质，也需要关注面质的技巧。在面质成员时，团体领导者应当注意：（1）面质具体的行为，避免贴标签；（2）分享对这位成员行为的感受。例如，有位团体成员在活动中总是特别安静，丹尼（Danny）一直在针对她。团体领导者可以这样干预："丹尼，与其告诉她应该发言，不如让她知道她的沉默是怎样影响你的，你愿意这样做吗？"

正如其他技能一样，团体领导者需要学习如何面对成员个人和整个团体。假设某个团体的能量看起来很低，仅仅停留在表面的讨论水平，那么团体领导者可以鼓励团体成员谈论他们在团体中看到了什么，并决定他们是否想要改变这种状况。

支持 支持技术要求团体领导者能分辨什么时候支持是治疗性的，什么时候支持是起反作用的。常见的错误是在参与者有机会充分体验冲突或者某些痛苦感受前就给予他们支持。有时候虽然干预的意愿是好的，但会抑制成员原本需要体验的感受。团体领导者应该记住，太多的支持传递出来的信息是，成员没有能力支持他们自己。当成员们正面临危机，正冒险探索令人恐惧的领域，尝试建设性的改变却感到没有把握，以及正在努力摆脱旧有的局限性的模式时，支持是恰当的。这种支持不会打断正在进行的工作。例如，艾萨克（Isaac）在讲述他可怕的难民经历时，几个成员坐在他身边，专心致志地倾听，他感到很受支持。他们的在场使他感觉不那么孤独了。

阻止 团体领导者有责任阻止团体成员的某些活动，如提问、调查、说闲话、侵犯他人隐私、打击信心等。阻止有助于建立团体规范，在团体的初始阶段这种干预尤其重要。如果一名或多名成员用提问来轰炸另一名成员，并促使该成员暴露个人隐私，团体领导者就应该进行干预，请提问的人反思自己的意图和这种参与方式带来的后果，帮助被询问的成员表达他们有保留隐私的权利。此外，团体成员有时候会推动他人分享隐私，作为不暴露自己的方式。团体领导者需要学会的技巧是阻止非建设性的行为，而不攻击提问者。这要求团体领导者敏感而坦率。下面提供了一些需要制止的行为的例子：

轰炸式提问。团体领导者可以要求成员进行直接的陈述。表达是哪些想法和感受促使他们提出这些问题。

非直接沟通。如果有成员和别人谈论这里的另一位成员，团体领导者可以要求此人直接对他谈论的对象说话。

讲故事。如果有成员在讲冗长的故事，团体领导者可以干预，要求这名成员分享一下，这些故事与其当下的感受和事情有什么联系，为什么他讲述的故事中的人，也就是那个不在团体中的人是重要的。

破坏信任。成员可能在无意中谈起另一个团体发生的情形，或者提到以前参加的团体如何。破坏信任的结果和影响需要充分地被谈论。团体领导者需要告诉成员如何在维护他人隐私的前提下分享他们的经验。

评估 评估技术包括的不仅仅是识别症状和分析行为的原因的技能，还包括评估特定行为问题和选择合适的干预方式的能力。例如，团体领导者判断一名成员有愤怒情绪，此时他必须考虑鼓励该成员释放积愤是否安全和恰当。团体领导者需要发展的评估技术还包括判断一个特定的团体是否适合某个成员，获得必要的知识以便进行合适的转介。团体领导者必须能够评估成员是否能得到团体帮助或是否会受到伤害。

示范 团体领导者教导成员理想行为的最佳方式之一就是做出示范。如果团体领导者重视冒险、开放性、坦率、敏感、真诚、尊重和热情，那么自己就必须表现出和这些价值观相一致的态度和行为。通过在团体中以身作则、亲身示范，团体领导者可以最有效地培养成员的这些品质。团体领导者可以直接示范的一些行为包括尊重多元化、恰当而及时的自我表露、给予恰当的反馈、卷入团体过程、在场和以直接而关爱的方式挑战他人。

建议 团体领导者可以提供建议，帮助成员发展思维和行为的替代选择。建议的形式有很多种类，例如提供信息，要求成员考虑一项特定的家庭作业，要求成员创造他们自己的行为实验，以及协助成员从新的角度审视其所处的环境。

团体领导者还可以让成员互相给对方提恰当的建议。虽然建议可以促进成员发生改变，但一定要警惕，不要太随意地给予建议，而且建议可能会缩短成员探索自我的过程。建议和“开处方”之间有一条清晰的界限，技巧在于要使用建议去促进个体发展出独立决策的能力。

启动 当团体领导者积极地为成员指出方向、提出某种结构和采取需要的行为时，他们是在帮助团体保持对任务的关注。团体领导技术包括使用催化剂使成员聚焦于个人目标，协助成员打破僵局，帮助成员识别和解决冲突，懂得如何使用技术提高工作成效，将团体活动的不同主题衔接起来，以及帮助成员承担自我指导的责任。团体领导者使用启动技术太频繁可能会破坏团体的创造性，而使用启动技术太少则可能会导致部分成员消极怠工。

评价 对正在持续发展的团体过程和动力进行评估是一项非常重要的领导技术。每一次团体会谈结束后，团体领导者都应该认真评估这次会谈中发生的事情，无论这些事情是发生在个体成员身上还是成员之间，团体领导者都需要思考下次团体活动时要使用哪些干预。团体领导者应有向自己提问的习惯：“团体正在带来哪些改变？”“团体中治疗性和非治疗性的力量分别是什么？”

团体领导者有责任教导参与者如何进行评估，这样他们就能够自己评估团体动态和发展方向。一旦整个团体对某次会谈或系列会谈进行了评估，团体成员就能决定他们是否需要改变，需要的话应如何改变。例如，在某次会谈即将结束前的评估过程中，团体领导者和成员都认为这个团体整体上不够主动。这时，团体领导者就可以说：“我们每个人都可能会反思在团体中的行为，每个人都对团体中发生的事情有责任。我们每个人愿意做哪些改变以使团体更成功？”

结束 团体领导者必须学会在适当的时候，以适当的方式结束个体和团体的工作。需要发展其相应的能力来判断和宣布何时团体会谈应当结束，何时个人已经做好准备离开团体，以及何时团体已经完成了它的使命，并且需要学习如何处理各种类型团体的结束。当然，在每次活动结束后，团体领导者都创造一种能鼓励成员承诺在会谈之间继续工作的氛围，这会对成员有很大的帮助。这将帮助成员在团体结束时建立其需要的技能。通过把成员聚焦在每次会谈的结束，将能更好地为最后一次团体的结束做准备。

帮助成员结束团体的技能包括：（1）建议成员将在团体中学会的东西迁移到日常生活中；（2）帮助成员准备好面对离开团体时可能会出现的心理适应问题；（3）安排对团体进行追踪；（4）告诉成员他们在哪里可以得到额外的治疗；（5）在团体结束时团体成员可以继续和团体领导者进行个别交流。追踪和评估活动是非常重要的，它是团体领导者了解团体效果的途径。

团体领导者反思自己关于丧失的体验，了解团体结束阶段可能触发的问题，这一点很重要。在

第 9 章中，我们会探讨团体领导者可以采用的一些创造性方法，以促进团体积极、健康地结束。

领导技术的整合观

有些团体咨询师教育项目聚焦于发展咨询技术和评估各种能力，而另一些项目则强调个人品质是使用这些技术的基础。理想的情况是，团体领导者训练项目中对这两个方面都给予应有的重视。在第 3 章关于培训团体咨询师的职业标准的讨论中，我们将会更详细地讨论团体工作者需要掌握的知识和技术。

当你想起有效团体领导者需要掌握的所有技术时，你可能会觉得自己有点不堪重负。记住这一点可能会对你有所帮助：正如生活中的其他领域一样，如果你试图关注该领域的所有内容，你可能会产生挫败感。你可以期待逐渐地完善自己的领导风格，并在逐步有效运用团体领导技术过程中找到自信心。

在行动中学习

团体领导者技能自我评估

这个自陈量表可以帮助你识别作为团体领导者的优势和不足。阅读对每项技术的简单描述，然后在每个维度上评价自己。思考每项技术下列出的问题。设计这些题目的目的在于帮助你评估团体领导技术的发展现状，并确认你可以在哪些方面提高各项技术。

在团体会谈之前和之后回顾这一检核表，你能持续受益。如果你正在和一位协同团体领导者一起工作，也可以由他对你做出一个单独的评定。这些问题提供了一个框架，借助此框架可以与你的同行、督导师或者导师一起探索你当前的技能发展水平。

你的以下各项技术的水平如何？（在学期初自评时填写，在之后再次填写。）使用三点量表进行自我评估。

3 = 我总是擅长这样做。

2 = 我有时能这样做。

1 = 我偶尔勉强可以这样做。

__________1. 积极倾听（active listening）。听到并理解直接表达和非言语传递的微妙信息，并就听到的信息与他人进行交流。

a. 我能够倾听直接表达的信息和非言语传递的微妙信息吗？

b. 我要教导成员如何倾听和回应吗？

__________2. 反馈（reflecting）。捕捉话语和感受背后的含义，并自然地表达出来。

a. 我的复述增加意义了吗？

b. 我能既反馈想法又反馈感受吗？

__________3. 澄清（clarifying）。聚焦于根本问题，协助他人更加明确自己的想法和感受。

a. 我的澄清能帮他人厘清互相矛盾的信息吗？

b. 我的澄清能促进成员进行更深入的自我探索吗？

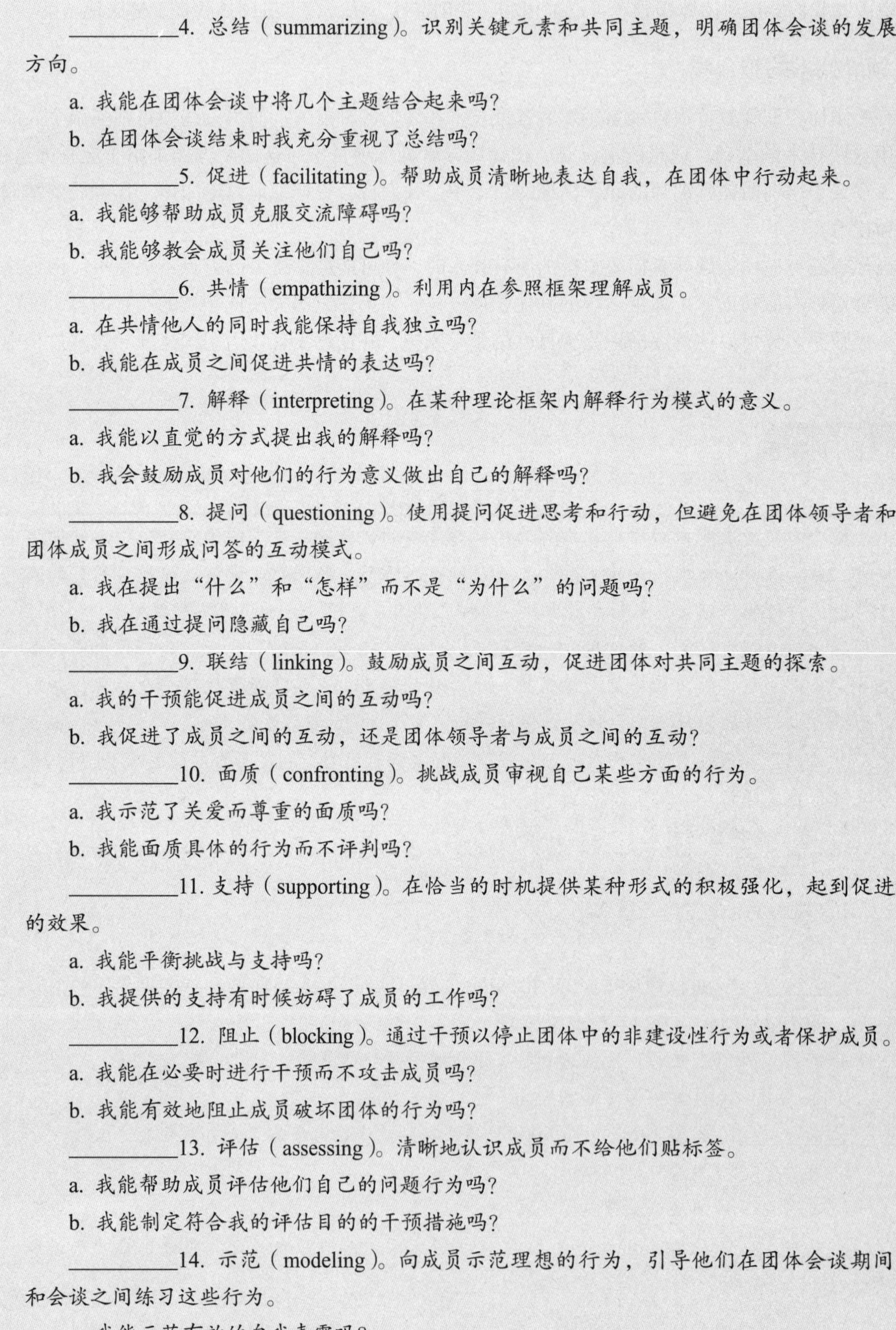

__________4. 总结（summarizing）。识别关键元素和共同主题，明确团体会谈的发展方向。

a. 我能在团体会谈中将几个主题结合起来吗？

b. 在团体会谈结束时我充分重视了总结吗？

__________5. 促进（facilitating）。帮助成员清晰地表达自我，在团体中行动起来。

a. 我能够帮助成员克服交流障碍吗？

b. 我能够教会成员关注他们自己吗？

__________6. 共情（empathizing）。利用内在参照框架理解成员。

a. 在共情他人的同时我能保持自我独立吗？

b. 我能在成员之间促进共情的表达吗？

__________7. 解释（interpreting）。在某种理论框架内解释行为模式的意义。

a. 我能以直觉的方式提出我的解释吗？

b. 我会鼓励成员对他们的行为意义做出自己的解释吗？

__________8. 提问（questioning）。使用提问促进思考和行动，但避免在团体领导者和团体成员之间形成问答的互动模式。

a. 我在提出"什么"和"怎样"而不是"为什么"的问题吗？

b. 我在通过提问隐藏自己吗？

__________9. 联结（linking）。鼓励成员之间互动，促进团体对共同主题的探索。

a. 我的干预能促进成员之间的互动吗？

b. 我促进了成员之间的互动，还是团体领导者与成员之间的互动？

__________10. 面质（confronting）。挑战成员审视自己某些方面的行为。

a. 我示范了关爱而尊重的面质吗？

b. 我能面质具体的行为而不评判吗？

__________11. 支持（supporting）。在恰当的时机提供某种形式的积极强化，起到促进的效果。

a. 我能平衡挑战与支持吗？

b. 我提供的支持有时候妨碍了成员的工作吗？

__________12. 阻止（blocking）。通过干预以停止团体中的非建设性行为或者保护成员。

a. 我能在必要时进行干预而不攻击成员吗？

b. 我能有效地阻止成员破坏团体的行为吗？

__________13. 评估（assessing）。清晰地认识成员而不给他们贴标签。

a. 我能帮助成员评估他们自己的问题行为吗？

b. 我能制定符合我的评估目的的干预措施吗？

__________14. 示范（modeling）。向成员示范理想的行为，引导他们在团体会谈期间和会谈之间练习这些行为。

a. 我能示范有效的自我表露吗？

b. 我能示范关爱的面质吗？

__________15. 建议（suggesting）。提供信息或者行动的可能性，然后成员就可以利用它们做出独立的决策。

a. 我的建议能鼓励成员更加主动吗？

b. 我如何判断什么时候给建议，什么时候避免给建议？

__________16. 启动（initiating）。表现出一种积极的姿态，在恰当的时机干预团体。

a. 我能主动采取行动以避免团体停留在非建设性的水平上吗？

b. 我在教导成员如何在团体会谈中启动他们自己的工作吗？

__________17. 评价（evaluating）。评价正在进行的团体过程，以及个体和团体的动力。

a. 我使用哪些标准来评价团体的进展？

b. 为了帮助成员评价自己的收获以及他们对团体的贡献，我对成员提出哪些类型的问题？

__________18. 结束（terminating）。创设氛围，鼓励成员在团体会谈结束后继续工作。

a. 我帮助成员为团体的结束做好准备了吗？

b. 我能帮助成员将他们在团体中学到的东西迁移到日常生活中吗？

完成这份自评问卷后，把你最需要提高的项目圈出来（得分为“1”或“2”的所有项目）。圈出对你最有意义的以及需要注意的问题前的字母。想一想你能制定哪些具体策略来提高你自评为最薄弱的技术。你最好至少做两次——在课程开始之前做一次，之后再做一次。

协同领导模式

协同领导的基础

众多团体领导者教育培训领域的专家赞成在团体工作实践中运用协同领导模式。这个模式对相关人员而言具有众多优点：团体成员可以获益于两位团体领导者的视角；协同团体领导者可以在每次团体会谈之前和之后进行商议，彼此学习；在协同团体领导者接受训练期间，督导可以密切地与他们一起工作，为他们提供反馈。

无论是促进团体还是训练和督导团体领导者，我们都偏爱协同领导模式，我们两人也经常以团体的形式开展工作。虽然我们每人有各自独立的职业活动（包括偶尔会单独带领团体），但很享受协同领导团体的过程，我们不断彼此学习，同时也向和我们一起工作的其他同事学习。然而，我们并不希望你认为协同领导就是唯一可接受的模式；许多人独立促进团体的工作也是非常有效的。正如我们在这之前讨论过的，团体领导者在即将第一次开展团体工作时经常体验到自我怀疑和焦虑。如果他们可以与一位自己信任和尊重的协同团体领导者一起主持新团体，这个任务就显得不那么可怕了。

在训练团体工作者运用协同领导模式时，我们发现一个有用的做法是观察学员的协同领导，然后讨论他们在促进团体工作时的实际表现。在为他们提供反馈之前，我们往往要求他们彼此分享协同领导的感受，以及他们对刚才这次团体会谈的想法。协同团体领导者之间的反馈应该兼具支持性和挑战性，交流观点的过程能提高他们作为协同团体领导者有效开展工作的能力。

学生在最初承担领导责任时经常犯以下这些错误：

- 不与协同团体领导者坐在一起或者不与协同团体领导者保持眼神交流；
- 为团体制订计划或目标但不与他们的协同团体领导者沟通；
- 与他们的协同团体领导者竞争；
- 越权于协同团体领导者；
- 试图以协同团体领导者的失误为代价，做一个对的团体领导者；
- 轮流领导而不是合作；
- 保持沉默，让协同团体领导者做大部分工作。

这些行为可能是新手协同团体领导者讨论的话题，也可能是在督导会谈中讨论的问题。

协同团体领导者的选择是一个关键的变量。仔细选择协同团体领导者，花时间一起沟通是很重要的。如果两位领导者不匹配，他们的团体一定会受到负面影响。例如，协同团体领导者之间的权力斗争就可能使整个团体分裂。如果协同团体领导者之间冲突不断，就提供了一种糟糕的人际交往模式，这将影响到团体的进程。这种冲突通常会导致团体内存在没有得到表达的情况，进而妨碍工作的有效进行。当然，协同团体领导者的观点会有分歧，有时也会发生冲突。以尊重的方式解决这些争端，会给协同团体领导者提供一个向成员示范如何应对人际冲突的机会。如果冲突是在团体中产生的，那么它也应当在团体中解决。

我们认为重要的是，两位协同团体领导者在决定团体协作方面都有发言权。否则，有可能对团体成员和协同团体领导者造成伤害。不能自主选择协同团体领导者会产生问题。如果你发现与你的协同团体领导者之间的关系不是建设性的，请考虑以下步骤：

- 找出困扰你的协同领导者的具体特征或行为，并反思为什么这些对你来说是有问题的。
- 寻求督导和咨询，使你能够处理这些问题。
- 以开放的、非评判的方式将你的感受传达给你的协同团体领导者，并讨论你需要什么来发展更有效的工作关系。
- 增加你和协同团体领导者一起准备和汇报团体工作所花费的时间。
- 如果你、你的协同团体领导者，或者你的上级确定这些冲突可能会对团体成员造成伤害，请考虑更换协同团体领导者。

有研究者总结了协同领导模式的一些潜在问题，并注意到这些问题经常涉及团体领导者之间的关系问题：人际冲突、团体领导者之间的竞争、过分依赖协同团体领导者、团体领导者之间未解决的冲突（Luke & Hackney，2007）。如果这些问题被团体领导者认识到并解决了，他们的关系会得到强化，这会对团体产生积极的影响。协同团体领导者不能解决他们的关系问题或者不能就他们的差异达成相互理解，这对于促进团体工作是没有好处的。

> 为了避免对团体产生消极影响，协同团体领导者需要监控并讨论他们的工作关系。

为了避免对团体产生消极影响，协同团体领导者需要监控并讨论他们的工作关系。协同领导关系的一个关键部分包括对他们自身问题的觉察，这可能导致竞争、表现焦虑，以及权力和控制权的斗争。如果协同领导者关心团体的福祉，那么他们必须致力于探索和解决他们之间可能存在的冲突，或者其他任何问题。

选择协同团体领导者时要考虑的一个主要因素是相互尊重。两名或更多团体领导者一起工作必然会存在领导风格上的差异，且他们并不会总是赞成彼此，并不总是持有同样的看法和理解。然而，如果他们能够相互尊重和理解，他们就能合作而非竞争式地开展工作，他们会感到足够安全，因而可以从证明自我的需要中解放出来。

你不必与你的协同团体领导者成为最好的朋友，你需要的只是一个良好的工作关系，这是只要花时间充分地互相交流就能达到的目标。虽然我们十分享受各自的个人关系和专业关系，但必要时我们也乐意共同参与有难度的工作，这对于我们成为成功的搭档是很有必要的。我们鼓励协同团体领导者在每次团体会谈前和会谈后花一些时间讨论他们对团体中正在发生的事情的反应，也可以讨论协同团体领导者之间的工作关系。

协同领导模式的优势

在承认自己对协同领导团体的偏好后，我们总结了运用协同领导模式的主要优势：

（1）与协同团体领导者一起工作可以大大降低职业耗竭的可能性。特别是当你与高需求人群一起工作时，例如，一些随时会离开的心理障碍者、在会谈中出现幻觉的人、退缩或冲动的人。在这些团体中，可以由一名团体领导者关注某些问题成员，另一名团体领导者维持团体的正常工作。

（2）如果团体中有一名或更多的成员在表达强烈的情绪，那就可以由一名团体领导者注意这些成员，而另一名团体领导者扫视房间，留心其他成员的反应，之后邀请他们分享这些反应。或者，如果可能的话，协同团体领导者可以找到一种方式使这些成员参与。当团体领导者能敏感而和谐地作为团体开展工作时，他们就会发现许多新的可能性，如联结成员，促进成员之间的互动以及使团体流畅地运作。

（3）协同领导者的同辈督导显然也可以让他们受益匪浅。协同团体领导者可以成为彼此的回音墙，互相检查客观性，提供有用的反馈。然而，需要强调的是，团体领导者往往有必要在团体会谈中表达和处理这些感受，特别是当它们在团体情境中被唤起时。例如，如果你意识到自己不断因某名成员的行为而感到困扰，你可能需要将它当作团体内的事来处理。这时，一名称职和值得信任的协同团体领导者尤为重要。

（4）当团体领导者对成员产生反移情的时候，协同领导的一个重要优势就凸显出来了。反移情会破坏一个人的客观性，干扰有效的团体领导工作。例如，你的协同团体领导者总是带着厌烦或某种强烈的感受回应一名你们眼中的问题成员。也许此时你能够更好地接触这名成员，那你就可以成为他的主要辅导者。你可以成为有价值的协助者，帮助你的协同团体领导者讨论甚至解决其对这名成员的反应问题。

同样，当一名团体领导者成为一个成员表达愤怒或挫败情绪的目标时，协同团体领导者也能够促进团体成员和这名团体领导者之间的讨论。虽然你不太可能同时处于问题者和解决者的位置，但不在同一时间担任两种角色可能是有助益的。协同团体领导者的优势在于，对方可以在这个过程中协助你。

（5）协同领导模式的另一个优势与权力差异有关，与文化、种族、宗教 / 精神取向或性别角色认同上的特权差异有关。如果一名团体领导者以某种特定的方式表现出特权而影响到团体成员，那么，另一名协同团体领导者，特别是当他不处于同样的社会地位时，可能会对团体过程有帮助。

协同领导模式的不足

即使你选择和一位你尊重且喜欢的协同团体领导者一起工作，偶尔仍有可能产生分歧。观点和意见的差异并不一定会成为缺点或问题。它反而可以对协同团体领导者双方都有利，因为通过差异和建设性的挑战，你们能使自己保持专业的警觉性。协同领导团体导致的大多数问题都与协同团体领导者选择不当有关，如随意指派另一名团体领导者，或者两位团体领导者不能定期进行讨论。

（1）如果协同团体领导者很少见面，就会出现问题。结果很可能是两人缺乏同步性，甚至两人朝着不同目标而非一个共同目标前进。团体领导者需要花些时间一起讨论他们之间的差异。例如，我们曾见过这种情形：一位团体领导者认为所有干预都应该是积极的、支持性的和邀请式的，而另一位团体领导者的工作假设却是成员需要被推动和直接面质，以及难题应该被提出来。两种互不相容的领导风格导致团体变得支离破碎，在两个极端之间摇摆。

（2）一个相关的问题是竞争和对抗。例如，一位团体领导者可能过分需要占据领导的核心位置，在任何时候都处于支配地位，以及被人看作控制者。很明显，协同团体领导者之间的这种关系一定会对团体产生负面影响。有时候，成员可能会对团体产生负面反应，感到这里只有冲突和权力斗争。

（3）如果协同团体领导者的关系并非建立在信任和尊重的基础上，或者他们不认可彼此的能力，那他们就会不信任彼此的干预。每位团体领导者都坚持按照自己的直觉进行干预，并认为对方的想法没有价值。

（4）一位团体领导者可能和成员站在一起反对另一位团体领导者。例如，假设阿尔塔（Alta）带着强烈的负面情绪面质另一名男性团体领导者，而他的协同团体领导者（女）却加入阿尔塔，表达自己对男性团体领导者的看法，甚至请其他成员一起对这名团体领导者给出反馈。这种做法会导致团体分裂，成员各自站在他们自认为“正确”的一边。如果一位团体领导者以前从来没有对另一位做出过负面的回应，却利用这一情境来“宣泄”感受，那就尤其有问题。

（5）有亲密关系的协同团体领导者，如果试图利用团体活动时间来处理他们自己关系中的矛盾，则可能会陷入一些麻烦。虽然有些成员可能支持团体领导者在团体中处理自己的问题，但大多数来访者很可能会憎恨协同领导者，因为他们放弃了自己的领导职责，利用团体来满足个人的需要。

发展以研究为导向的团体实践

目前我们开始重视研究者揭示的那些与团体的积极效果有关的因素，有研究者说，“从以往的研究文献得出，团体心理治疗的功效是不可否认的”（Barlow，Fuhriman，& Burlingame，2004，p.5）。研究者追踪团体咨询和治疗的研究趋势，并总结出一些广为认可的因素，比如有经验的团体领导者、适合的团体成员、既定的目标，创造了积极的团体效果。一项超过40年的调查提供了充分的证据：团体咨询和治疗方法与来访者在不同情境、不同设置下的状况改变相关（Barlow et al.，2004；Burlingame，Fuhriman，& Johnson，2004a）。

团体治疗不再被视为第二选择，相反，它被视为一种强有力的改变途径。团体治疗已经被证明和个体治疗一样有效，甚至在某些情况下更为有效（Barlow，2008）。心理从业者要能评估来访者是接受团体治疗更为合适还是接受个体治疗更为合适。心理从业者应该了解有哪些团体可提供，以及某个团体是否适合特定的来访者。

有研究者对“团体治疗如何在世界范围内广泛应用”很有兴趣，他们调研了 14 个国家的团体治疗贡献现状（Weber & Weinberg，2015）。他们询问研究指导团体实践的方法，并发现研究者最广泛使用的团体治疗理论模型是认知行为疗法。但是，除德国、挪威和加拿大外，他们得出的结论在国际上并不适用。

虽然团体治疗是基于一些其他的理论方法，但是认知行为疗法和心理动力疗法是世界上使用最多的。在瑞典和挪威，认知行为疗法是主要理论取向。在以色列，团体治疗主要受到传统精神动力学派的影响。德国强调住院团体治疗，德国的研究人员和临床医生在过去的 20 年里已经开展了一项强有力的网络研究。挪威已经完成了几个重要项目的比较，采用随机和对照研究设计，来比较短程与长程心理动力团体的治疗效果。韦伯和温伯格（Weber & Weinberg）是 2015 年 10 月出版的《国际团体心理治疗杂志》（*International Journal of Group Psychotherapy*）的客座编辑，这期特刊详细回顾了国际团体治疗的进展。

共同因素研究

坚实的理论基础对于团体实践者指导团体是至关重要的（见本书第 4 章），因为理论可以帮助实践者决定在团体中使用哪种干预方法是有效的。但是，从治疗效果的解释来说，**理论中的共同因素**（common factors approach）比不同理论中的独特因素要重要得多。共同因素侧重于跨理论系统的共同成分，例如，移情倾听、支持、温暖、建立工作联盟、宣泄、练习新行为、反馈、对来访者抱有积极期望、解决个人冲突、理解人际动力和内心动力、治疗室外的变化、来访者因素、治疗师效应，以及学会对工作进行自我反思（Norcross & Beutler，2014；Prochaska & Norcross，2014）。与共同因素相比，特别是与治疗关系相比，特定的治疗技术之间的效果差别并不大（Elkins，2016）。

心理咨询中所有共同因素都没有得到比促进性治疗关系更多的关注和认可（Lambert，2011）。治疗联盟是已证实的有效治疗的关键成分。研究证实，来访者与治疗师的关系是治疗的核心，而且是治疗持续有效的重要预测因素（Elkins，2016；Miller，Hubble，& Seidel，2015）。新兴的人际神经生物学领域的脑成像技术证实，当来访者感受到与关爱他的咨询师之间温暖的、非评判的、共情的关系时，大脑会发生治愈性的变化（Badenoch，2008；Fosha，Siegel，& Solomon，2009）。

研究是如何促进团体实践的

目前短程治疗强调减轻来访者症状或者解决特定问题，对团体领域研究的了解正逐渐成为团体实践的重要组成部分。通过对团体会谈的追踪和对团体成员的个体访谈，研究可以帮助你更好地理解促进或者阻碍团体工作的具体因素。在学校或者代理机构中，你需要对你领导的团体负责任，研究团体的过程和结果。系统的观察和评估是团体实践的基本组成部分。应用研究可以帮助你完善你的干预措施，并确定影响团体效果的因素。

团体实践者可以开始考虑传统科学方法的替代方案，而不是仅仅从严格的经验研究角度进行思考。有研究者强调招募来访者积极参与治疗的重要性（Miller，Hubble，Duncan，& Wampold，2010）。他们建议，系统地收集和使用正式来访者的反馈，以提供信息、指导和评估治疗。通过收集每位成员团体体验的系统数据，来监控每位成员的进步，进而帮助团体领导者调整干预措施，促进团体进程。

有研究者建议团体实践者在团体中加入**循证实践**（practice-based evidence，PBE）以补充他们的临床判断（Jensen & Colleagues，2012）。例如，要求成员在每次团体结束时填写一份简短的评定量表，为团体领导者提供关于团体进展的信息。直接收集成员关于团体体验的数据是开展循证实践的重要部分。循证的方法提供了一个有帮助的工具，不仅可以帮助治疗师评估整个团体过程对于成员的价值，而且可以在团体结束阶段评估成员的团体体验。团体工作者有伦理上的责任，决定一个团体如何开展工作，并愿意利用成员的反馈来完善对团体的干预措施。

整合研究和实践的挑战

理想的情况是，理论指导实践，实践提高你的团体工作能力。将研究和实践相结合需要知识和技能，但也有额外的收获。临床工作在很大程度上得益于研究，临床工作也可以为研究提供信息（Stockton & Morran，2010）。既要做一名团体实践者，又要做一名研究人员，这是一个艰巨的任务。如果你没有做研究的时间或所需的专业知识，将别人的研究成果整合到你的团体实践中也是有所帮助的。

无论团体工作者是否一起开展研究，更重要的总是他们有意愿随时了解团体工作的研究进展，以及如何将这些研究成果应用到实践中。至少，团体咨询师需要了解研究对实践的影响。亚隆（Yalom，2005b）认为团体受训者需要了解的不仅仅是如何在团体中运用技术，他们也需要了解如何学习。亚隆说研究方向可以使团体治疗师在整个职业生涯中保持灵活性，对新情况做出恰当的反应。缺乏研究方向的实践者在批判性地评价团体工作领域的新进展时是没有根据的。缺少统一的框架来评估该领域工作创新的有效性，团体实践者将不得不接受运用新方法带来的风险。

团体咨询的研究和实践之间存在差距，要消除这一差距需要克服一些主要的障碍。其中一个关键的问题是研究者和实践者之间缺乏合作。研究者通常并不能真正理解可以从临床经验中学到什么，实践者通常认为研究与临床实践是无关的。只有少部分团体实践者持续地运用研究成果或者从事自己的研究。由于实验研究的限制影响了其在现实世界中的适用性，因而研究发现往往并未被整合到临床实践中。尽管实验研究可能具有内在的有效性，但对团体工作者来说可能没有什么实用价值。如果知识鸿沟有待弥合，实践者和研究者便需要相互尊重，尊重彼此能提供的东西并加强合作（Stockton & Morran，2010）。在报告意大利团体治疗研究现状时，有研究者确认了方法学问题和临床工作者对研究的不信任是导致团体效果的实证研究不足的因素（Giannone，Giordano，& Di Blasé，2015）。为了应对这一挑战，意大利的研究者和团体的临床医生一直在寻求彼此合作的方式。实践者可以从研究者那里获得他们在机构中带领的团体效果方面的有用信息。研究者将同样受益于合作研究：通过接触各种现实世界的团体，进而开展研究。有关团体治疗研究证据的更多信息，请参见G.科里和M.科里（G. Corey & M. Corey，2016）的研究。

▼ 记忆要点

团体咨询师

团体实践者的概念和指导方针：

- 人格和个性特征是有效的团体领导者最重要的因素。团体领导者缺乏自我认识，或者不愿意做他们要求团体成员做的事情，或者专业训练不够，这些缺陷都是技术无法弥补的。反思自己的个性特征，试着判断哪些是你从事团体领导的优势，哪些会成为你的阻碍。

- 有效的团体领导者具备对团体动力的深刻理解和丰富的领导技术。利用本章末尾的自我评估问卷，思考自己需要提高和发展哪些技术。
- 作为团体领导者，你必须清楚你和成员各自对团体承担多少责任，团体在多大程度上是结构性的以及哪种类型的结构是最适合的，哪种自我表露是最理想的，你将承担哪些角色和功能，以及你如何在团体实践中平衡支持和面质。
- 在一个治疗性团体中，参与者可以深入了解自我，探索内心的冲突，学习新的社交技能，获得反馈以了解自己的行为对他人的影响，以及尝试新的行为。团体是一个微型社会，团体成员可以在这里学习更有效地与他人共处的方式。依据团体的类型，在年龄、性别、性取向、文化背景、种族和哲学观上具有异质性的团体有一些明显的优势。
- 建立团体的行动指南，并教导成员学习这些规则。需要强调的一些行为是：在团体活动中遵守保密原则、尊重成员之间的差异、承担自己的责任、在团体中投入、聆听以及表达个人想法和感受。
- 团体应该发挥治愈作用，而不是成为帮助成员改变的替代选择。
- 领导团体时，寻找能有意义地将研究和实践结合起来的方法。

▼ 练习

我们鼓励你在尝试带领团体之前先完成这些练习，到学期末再做一遍。将两次练习的结果进行对比，你就能清晰地看到自己的态度和想法在学习中发生了怎样的变化。

团体领导者态度问卷

这个问卷不适合客观评分。它的目的是帮助你澄清你对团体领导的态度。将你的结果与同行比较，有助于你们了解彼此，并可能带来富有成效的合作性讨论。阅读这些关于团体领导者角色和职责的陈述，请利用下面的四点量表确定你在每条陈述上的位置。

阅读下面这些与团体领导者角色和职责有关的陈述。请利用以下四点量表确定你在每条陈述上的位置：

1 = 强烈赞成

2 = 比较赞成

3 = 比较反对

4 = 强烈反对

________1. 确定团体规则是团体领导者的工作。

________2. 团体领导者应该教成员学习如何观察团体的发展状况。

________3. 团体领导者工作的最佳方式是成为团体的一员。

________4. 对团体领导者而言，在团体中暴露私人生活和个人问题往往是明智的。

________5. 团体领导者的首要任务是作为一名技术专家发挥作用。

________6. 好的团体领导者必须有明确的理论框架，并能利用该框架指导他们的团体实践。

________7. 调动成员是团体领导者的职责之一，要确保沉默的成员也参与进来。

________8. 与团体领导者运用的技术相比，他们的示范对团体成员的影响更大。

________9. 对团体领导者而言，赋予成员一些责任的同时还保留一些责任往往是最好的。

________10. 团体领导者的一个主要任务是使团体聚焦在此时此地。

________11. 允许成员讨论过去或在团体外发生的事情是不明智的。

________12. 最好把决定团体方向的大部分责任交给成员。

________13. 团体领导者最好只自我表露与团体当下的工作有关的内容。

________14. 如果团体领导者总是开放的，并能自我表露，那么成员就不会产生移情。

________15. 产生反移情的团体领导者不够资格带领团体。

________16. 基于多种途径形成的观点，团体领导者可以被期待发展出有个人风格的领导模式。

________17. 有效的团体领导者必须明确自己想成为团体领导者的原因。

________18. 团体领导者的部分任务是要为参与者决定具体行为目标。

________19. 团体领导者的理论模型对团体的互动方式的影响很小。

________20. 如果团体领导者掌握了可靠的技术技巧，他们就没有必要在一个理论框架的指导下工作。

________21. 有个人力量的团体领导者往往会操纵整个团体，并利用这种力量胁迫成员。

________22. 在团体工作中幽默感没有多少用武之地，因为团体工作是件严肃的事。

________23. 团体领导者不应期待参与者做团体领导者自己不愿意做的任何事。

________24. 团体领导者有责任坚持对每次团体会谈进行书面记录和总结。

________25. 如果协同团体领导者要一起有效地开展工作，他们的领导风格必须相同。

________26. 在选择协同团体领导者时，应考虑价值观、生活哲学和生活经验的相似性。

________27. 如果协同团体领导者不尊重和信任对方，将很可能给团体带来负面结果。

________28. 协同团体领导者之间最好在技能、经验和地位上大体相当。

________29. 协同团体领导者永远不应在团体活动过程中公开反对彼此，因为这会导致团体内部的分裂。

________30. 团体一定会受到协同团体领导者示范的影响。

完成问卷后，建议你把班级分成几个小组进行讨论。这个问卷也可以作为与你的协同团体领导者讨论的依据。

问题讨论

1. 你已经具备了什么样的知识和团体领导技能？

2. 你最需要掌握或提升的团体技能是什么？你能用哪些方法来学习这些技能？

3. 在一个团体中，害怕犯错误会在多大程度上阻碍你激发团体的创造力？

4. 当你想到设计和领导团体时，你预测会遇到哪些潜在的问题？你将如何应对这个挑战？

5. 在领导一个具有多元化特征的团体时，你面临的主要挑战是什么？你在多大程度上相信自己有能力领导一个文化多元化的团体？

6. 当和不同文化背景下的团体成员一起工作时，你最需要获得哪些知识和技能来提高工作效率？成为一个精通文化的团体领导者，你需要有哪些经验？

7. 对团体成员和团体领导者来说，协同领导团体有什么好处和坏处？

8. 在挑选一个协同团体领导者时，哪些特质对你来说最重要？

9. 如何发展一个研究方向来推动你的团体实践？

10. 在团体工作中，有哪些方法可以将研究与实践结合起来？

第 3 章 团体咨询的伦理规范和法律问题

前言
涉及团体成员的伦理问题
保密
团体领导者的价值观在团体中的作用
跨文化团体咨询中的伦理问题
团体咨询中的社会公正方法
与性取向有关的特殊问题
与团体技术的使用有关的伦理问题
团体咨询师的能力和训练
合乎伦理和法律的团体实践指南
记忆要点
练习

本章学习目标

1. 识别与团体成员有关的主要伦理问题
2. 界定和探讨知情同意在团体中的作用
3. 识别和讨论参与团体的心理风险
4. 界定和探索保密原则在团体中的作用
5. 解释团体领导者的价值观在团体工作中的作用
6. 讨论如何依据伦理规范处理价值观冲突。
7. 探索跨文化团体咨询中的伦理问题
8. 解释团体工作中的社会公正方法
9. 识别与性取向有关的团体伦理问题
10. 描述与团体技术的使用相关的伦理问题
11. 识别团体咨询师的能力与训练方面的关键问题
12. 明确设计和促进团体中的伦理和文化准则（CACREP，2016，标准 G）
13. 描述学生可以通过参加团体活动来获得直接体验的一些方式（CACREP，2016，标准 H）
14. 讨论培训团体咨询师的关键伦理问题
15. 解释法律责任和渎职行为
16. 列出团体实践工作的法律保障

作为一名协同团体领导者，你已经带领一个大学生团体10周了。在某次团体会谈中，你了解到其中一名团体成员和你的一个朋友是同事。你的朋友将要结婚，你了解到你和这名团体成员都被邀请去参加婚礼。在这种情况下你需要知道哪些关键问题？思考你将要怎么做时，请参考下面这些问题：

- 你有没有告诉来访者你和她有一个共同的朋友，你也被邀请参加婚礼了？
- 你对邀请你和你的来访者的朋友说过什么吗？如果已经说了，你说了什么？如果没有，你的理由是什么？
- 如果你去参加婚礼，你会考虑带上你的配偶或亲戚吗？
- 在婚礼上你愿意和这名成员交谈吗？
- 你会在酒会上喝酒吗？
- 你如何处理这个场景中可能出现的伦理冲突？

前言

本章中，我们将介绍伦理、法律、临床和文化问题。**伦理问题**（ethical issues）规范了专业人员的行为标准。这些标准在各种专业组织的伦理准则中可以找到。**法律问题**（legal issues）界定了社会能够容忍的最低标准，这些标准由地方、州和联邦政府强制执行。例如，精神卫生专业工作者有报告涉嫌虐待儿童的法律义务。所有的伦理准则都包含这样的说明条款：从业者必须按照联邦和州制定的相关法规及政府规章行事。从业者必须能够识别他们工作中出现的问题的合法性，因为他们遇到的很多涉及伦理和专业判断的情况，也会产生法律影响（Corey，Corey，Corey，& Callanan，2015）。**临床问题**（clinical issues）需要根据你的专业判断来决定该如何按照伦理和法律规定行事。例如，在报告涉及你的来访者虐待儿童时，只遵循法律是不够的。你必须掌握必要的临床技能以帮助来访者。在解决临床问题时，文化动力经常发挥作用。**文化问题**（cultural issues）影响我们理解和干预来访者问题的方式，包括诸如个人的种族背景、性别、性取向、宗教信仰、价值观等因素。从业者必须学会以临床相关的方式处理文化问题。例如，在非专业环境中交换服务、送礼以及与团体成员互动可能在一种文化中被视为是不符合伦理的，而在另一种文化中则被视为是符合伦理的。我们的职业伦理准则无法考虑到所有的文化差异。在整个职业生涯中，你可能都会遇到引发伦理和法律困境的临床和文化问题。

本章的目的是强调伦理问题对于团体工作者的重要性。团体咨询中的主要伦理问题自20世纪80年代以来被研究者持续地关注，包括团体领导者的价值观、团体成员的筛选和取向、知情同意、成员是否志愿参加、团体领导者的准备和行为、保密、团体工作中的多重关系、多元文化、咨询记录保存和收费（Rapin，2010，2014）。

团体具有的独特治愈力能有效促进来访者的成长和改变，但团体也可能给来访者带来伤害。作为团体咨询师，你的咨询技术、风格、人格特征和能力都是决定团体效果的重要因素。如果在设计时充分考虑伦理和法律的基本原则，那么与设计时未做这种考虑或者考虑不充分的团体相比，这些团体取得有效结果的可能性要大得多。

对准备成为团体领导者的人而言，完善的团体工作伦理基础训练与坚实的心理知识和技术基础一样重要。专业工作者和学生受训者都必须非常熟悉本专业的伦理标准。他们学习伦理决策的过程既可以在团体课程中完成，也可以在督导下的实践中完成。批判性地研究复杂的伦理困境会培养更具临床能力和文化敏感性的临床医生。教导学生在伦理、法律、临床和文化方面进行思考是维护社会公正的一种方式。这种包容性的伦理和法律决策方法可以提升我们的专业效果，因为我们在致力于实现理想的专业实践。作为一名伦理从业者，不仅仅涉及专业法律标准的基本知识。从伦理上讲，我们应在个人和专业方面都有高度的自我觉察。

> 从伦理上讲，我们应在个人和专业方面都有高度的自我觉察。

在学习伦理规范时，学生有机会将批判性思维应用于看似简单的规则，并拓宽看待伦理问题的专业角度，特别是从文化的角度来看。虽然我们注意到这样一种教学趋势——基于规则的伦理强调正确和错误的行为，但我们认为鼓励学生学会应对工作中遇到的复杂情境和灰色地带是很重要的。例如，多重关系应该避免存在伦理问题，这样的判断过于简单化。教师发现自己担任着多个角色，既是学生的老师，也是学生的导师；在农村社区工作的导师可能会发现自己是来访者的客户或同一教会的成员。现实世界是不断变化的，导师无法通过遵循一个简单的规则来解决许多问题。我们并不是建议你忽略专业的基本规则和指导方针；这些规则是你开始执业的起点。但要遵循伦理进行实践，提高你的临床效果和多元文化咨询能力，你需要发展更深入地理解伦理问题的技能。

作为一位团体领导者，你需要学习如何将已有的伦理规则应用到解决广泛的实践问题中。《团体最佳实践指南》（ASGW，2008）包括团体领导者如何制订计划，带领和评估团体，但这种伦理守则和实践指南通常只为负责任的实践提供广泛的准则。个人诚信成为伦理实践者的关键素质。在你的日常生活和职业生活中，审视你的伦理行为和意图是一个很好的起点。意识到在具有挑战的情境中你的个人偏见和决策风格，将有助于你在团体工作中避免不符合伦理的做法。

伦理决策是一个持续的过程。决策过程的一部分包括当你面临伦理困境时，了解你可以利用的资源。尽管你最终要为伦理决策负责任，但你不是孤立无援的。你可以与同事协商，接受持续的监督，接受新手团体领导者的系统培训，了解本领域的最新趋势，以及参加相关的研讨会和工作坊。

有些新手团体领导者总是期待自己能在任何情况下都做“正确的”事情，这给他们带来了沉重的心理负担。实际上，大多数问题的解决空间都是比较大的，恰当的处理方式往往并非唯一的。我们希望你逐步修正自己对本章提出的问题的立场，这要求你愿意保持开放的态度，采取一种质疑而又负责任的态度。我们认为这些问题不可能一劳永逸地得到解决；这些复杂的问题将随着你带领团体的经验的积累而呈现出新的面貌。

涉及团体成员的伦理问题

开始讨论与团体工作有关的伦理问题之前，我们建议你花点时间思考每一节开头的问题，以增加你对于成员接下来会经历的情况的理解。这些自我反省的问题可以帮助你思考你的立场。

知情同意

回想一下：你是一名团体成员或者刚开始一门课程，你被要求开放地分享个人信息，并探索你的人际动力。作为一名团体成员，你有什么顾虑？你有什么与保密有关的问题吗？你想知道什么，以便在向团体成员和团体领导者进行个人表露时感到安全？

知情同意（informed consent）是向潜在的团体参与者提供关于团体基本信息的过程，以协助他们决定是否加入团体以及如何加入。向团体成员提供一份专业的公开声明是一个合理的策略，该声明包括与团体性质有关的各种主题的信息。这些信息通常包括团体治疗师的资格、在团体中经常使用的技术，以及参加团体的风险和利益。重要的是，要及时传递关于其他主题的信息，如团体治疗的替代办法，预约、收费和保险政策，团体保密的性质和局限。这个声明要使一个考虑加入团体的人能理解。此外，知情同意还包括来访者的保密权和保密原则的局限性。

认识到知情同意是一个持续的过程，而不是一次性的事件，是很好的。在成员参加团体之初获得其知情同意是伦理和法律的要求，而在团体的不同阶段还可能需要重新审议知情同意涉及的各个方面。当知情同意得到有效落实时，它将有助于增强个人自主权，促进成员在团体中的合作，并降低剥削或伤害的可能性（Barnett，Wise，Johnson-Greene，& Bucky，2007；Wheeler & Bertram，2015）。

当个人掌握了充分的信息，他们就可以决定是否要加入一个团体。其他与这个话题有关的信息可以在第5章找到（见“宣传团体和招募成员的指导方针”）。对知情同意更具体的讨论信息见下列论文：Corey，Corey，Corey，& Callanan，2015。

非自愿成员

你被要求参加一个团体。你的第一反应是什么？你会期待了解哪些信息？

理想的情况是成员参加团体是自愿的，但事实并不总是如此。特别当成员是被强制参加时，团体领导者必须将许多信息清晰且充分地告知成员，包括团体的性质和目标、团体流程、成员有拒绝参加某项活动的权利、保密的限制，以及积极参与团体活动会如何影响他们在团体外的生活。关于这一点，美国心理学会（APA，2010）提出如下指导方针：“当心理服务是由法庭指定或者强制时，心理学家应在一开始就告知个体即将为其提供的心理服务的性质，包括这些服务是否由法庭指定或强制，以及保密的限制。”（3. 10. c）

领导团体需要相当的技能和知识，即使这个团体是由高度积极的参与者组成的。由非自愿成员组成的团体会更难带领，而且会在团体进程中创造新的动力。知情同意是指团体领导者使成员认识到他们作为团体参与者的权利和责任。因此，在强调自我表露和个人探索的强制团体或被要求参加的团体中，建议团体领导者特别注意向成员通报团体参与的情况。应事先告知如果他们加入了一个团体，缺席情况会记录在他们的记录或临床档案中。团体领导者应努力帮助非自愿成员了解他们的选择和不遵守治疗方案的后果（Rapin，2014）。

向非自愿成员展示他们将如何从团体中受益，可以提高他们参与团体的自愿性。有时，成员们不愿意参与，是因为他们对治疗的性质有错误的认识或刻板的看法。他们可能不信任团体领导者，或者不相信团体的进程。他们中的许多人对向别人敞开心扉持保留态度，他们可能担心他们披露的信息被窃用或被滥用。成功地领导一个非自愿团体的主要因素之一是，不让某些成员的消极态度影响到整个团体成员的体验。

团体领导者会公开处理这些问题。虽然团体领导者无法给予成员退出团体的选择自由，但团体领导者能提供必要的支持使成员充分理解他们的恐惧和阻抗，而不是任凭成员在团体活动中不停地发牢骚。团体领导者可以向成员保证，由他们自己决定要讨论哪些个人话题，要对哪些话题保密。换言之，团体领导者应当明确让这些成员知道，他们拥有和其他任何团体成员一样的权利——唯一的例外是，如果他们选择不参加将导致一定的后果。

有一点很重要，那就是团体领导者不能在开始工作之前就假设非自愿团体的来访者一定缺乏动机，因为这种观念一定会对团体成员产生消极的影响。相反，团体领导者要以尊重的态度去对待成员开始时的不信任，因为通过探索可以有效增进信任。有时，即使人们是被强制参加团体的，他们也能在生活中发生显著的改变。第 11 章列出了家庭暴力团体的团体方案，以及这类团体的一些治疗效果。

退出团体的自由

在你带领的团体中，有一名成员突然毫无预兆地站起来，走了出去。对此，你会有什么反应？你打算说什么或者做什么？如果你是团体成员而非团体领导者，你会做何反应？

充分的准备和筛选可以降低成员草率离开团体的概率。团体领导者应当明确有关政策：成员出席、承诺至少参加一定次数的团体会谈，以及如果成员不喜欢某次团体会谈而选择离开。在最初的团体会谈中，团体领导者需要对所有成员说明离开团体的具体流程。在理想的情况下，团体领导者和成员双方应该共同判断某次团体经历对某人是否会有帮助。虽然成员有离开的权利，但重要的是他们要在做出最终决定之前告知团体领导者和其他成员。

如果有成员施加压力迫使想要离开的成员留下，团体领导者就必须进行干预。在离开之前，成员应当说明他们不想继续参加团体的原因。很多时候，我们看到的成员在团体中的行为反映了他们在日常生活中的行为。有些人很难处理冲突或处理强烈的情绪，这些成员可能会谈论说要离开团体，或可能会真正地离开。有些参与者会在团体中出现，但在情感上却并不真正参与团体过程。成员的行为有许多值得探索的原因。如果你太快允许一个成员放弃，你就可能错失看到他的觉察和个人成长的绝好机会。

我们不赞成在不考虑环境因素的情况下强迫成员留在团体中。在个别筛选会谈和团体前的介绍活动中，我们十分重视让候选成员了解团体的性质。在限时的、封闭式的团体中，我们还会对参与者强调认真承诺履行义务的重要性。我们强调成员应充分表达他们对团体的困惑和担心，而不是憋在心里。成员需要了解，耐心交流往往是处理人际冲突或者对团体不满的最佳方式。如果成员只是简单地退出而不做出任何解释，则会破坏团体信任的发展和团体凝聚力的建立，给团体工作带来困难。

此外，如果一个人在欠缺仔细考虑和不做任何解释的情况下离开团体，则可能会给留下的成员和离开的成员双方都带来消极的后果。一些成员可能会感到愧疚，会因为自己说过“错话”或做过“错事”导致别人决定退出而责备自己。而离开的成员很可能还有未表达的感受以及本来可以在团体中得到处理的未解决问题。如果成员愿意讨论他们想离开的原因，这就可以成为相关人员探索未完成事件的好机会。

有时候意料之外的情境，例如家庭危机可能导致一名成员不得不突然离开团体，可能是暂时的也可能是永久的。如果这个成员不能向团体解释原因，不再联系团体领导者，团体领导者可以先联系这个成员以了解他或她缺席的原因。做这些事情是有用的，不仅仅是为了离开的成员，也是为了缓解留下来的成员因有成员不再继续参加团体而产生的焦虑。

成员的心理风险

作为一名团体成员，你会遇到哪些特殊风险？作为团体领导者，你在筛选面试中可能会与潜在成员探讨哪些风险？

治疗团体具有强大的工作力量。它们可能产生建设性的、正面的改变，也可能带来一定的风险。期待团体没有任何风险是不现实的，然而团体领导者具有伦理责任确保潜在的团体成员了解潜在的风险，并采取预防措施，考虑降低潜在风险的方法。

美国心理咨询协会（ACA，1995）提出的伦理规范这样描述："在咨询中，咨询师应采取恰当的预防措施，使来访者的身心免受伤害。"（A.9.b）这包括讨论潜在生活变化的影响，以及帮助团体成员做好准备应对这些变化，至少团体领导者要和团体成员讨论加入这个团体的利弊，要使成员做好准备应对在参与团体时可能产生的任何问题，并对成员可能未表达出的恐惧和怀疑保持警觉。遭遇伤害性冲突和虐待的成员可以在与他人一起解决困难的过程中学到新方法，找到治愈的途径。他们也可能会对自己应付各种情绪的能力产生信心。

团体领导者必须广泛和深刻地了解团体运作的力量，以及如何以合乎伦理的方式调动这些力量。如果团体领导者不谨慎行事，那么成员将不仅可能错过他们本来可以从团体中得到的收获，而且会受到心理上的伤害。降低风险的办法包括了解每位成员的能力、局限，尊重他们的愿望，形成邀请式的风格而不是独裁专制的风格，避免粗暴的言语面质，描述行为而不是评判，多提一些试探性的想法而不是强迫成员接受自己的解释。在初始阶段的团体会谈中，团体领导者就应当和参与者讨论这些风险，并一起思考如何尽量降低风险。例如，一位乱伦幸存者女性支持团体的领导者说："当你开始公开童年时的痛苦回忆和曾遭受的虐待时，你暂时可能会感到比加入这个团体之前更加沮丧和焦虑，特别是当你有想退出的想法时。你愿意在团体里谈论这些感受是很重要的。"成员会担心是否能够把团体中学会的东西迁移到日常生活中，团体领导者也应当帮助他们就此进行探索。

在经历一次卷入强烈情绪的团体会谈后，参与者往往可能做出鲁莽的决定，这些决定不仅会影响他们自己的生活，而且会影响他们家人的生活。个体可能会认为这些决定是他们重新找回自主性或者决断性的结果，实际上却往往只是人们在团体氛围中能量爆发后一时冲动的想法而已。例如，一位已经结婚 20 年的女性开始认识到她和丈夫的极度疏离，因此她可能会带着离婚的决定离开团体。此时，团体领导者应当提醒她务必注意，在一次团体会谈后就太快做出决定是很危险的。如果这位女性在团体中实现了改变，她就能够用与以前不同的方式和丈夫相处；但如果她太快行动，就可能没有机会让行为得以改变。虽然来访者的决定并不是团体领导者的责任，但是团体领导者有责任提醒成员不要不考虑后果就采取草率行动。在完成重要的宣泄工作，如角色扮演之后，一个比较好的做法是，团体领导者提醒成员注意，不要团体会谈一结束就对重要他人说出一切，就像他们在团体治疗情境中象征性地做过的那样。团体领导者可以协助成员明确自己最想交流的内容，并找到最可能获得成功的方式表达其想法和感受。

成员有时会担心自己在参与团体活动时发生状况，因而感到十分害怕。例如，一些成员可能认为，如果他们允许自己感受痛苦，就会失控或陷入深深的沮丧中无法自拔；还有一些人相信，如果他们放弃了自我控制，就会失去正常生活的能力；另一些人害怕让别人了解自己，因为他们认为自己会遭到拒绝。这些恐惧应当及时得到探索，这样成员就能判断其合理性以及他们在团体中应如何应对这些恐惧。团体领导者应当强调，团体成员有权利决定自己要探索什么以及走多远。团体领导者需要对团体中的压力水平保持警觉，及时制止成员迫使他人做不情愿事情的行为。

在团体工作中涉及的一种略有不同的风险是，成员可能滥用团体的目的。例如，当我（辛迪）

在大学里帮助一个饮食紊乱者团体的时候，我注意到成员们通过分享燃烧卡路里和减肥的技巧来互相学习自毁的行为。这种滥用并不常见，但它提示你需要注意筛查团体成员，以确定他们是否更适合个人咨询，而不是在团体环境下工作。

在本书第 6 章中，我们将对这些问题进行更详细的说明，介绍帮助参与者从团体经验中获得最大利益的指导方针。现在，让我们先简单地看看在治疗团体中可能经常出现的一些风险，这个问题可以作为知情同意的一部分，与参与者讨论。

（1）自我表露有时会被团体成员误用。团体领导者要努力预防破坏团体体验的行为。团体领导者需要意识到最大化利用自己力量的公开和隐含的方式。例如，团体领导者的性别或文化认同可能影响到团体成员对团体领导者的归属感。团体治疗师凭借其领导才能和专业知识技能，拥有合法的权力。理想的情况是，团体领导者将利用他们的力量帮助成员发现自己的内在资源和能力，从而增强团体成员的力量。这种权力是为成员的利益服务的，是可以共享的。这就是合作关系的意义所在。

（2）自我表露有时会被团体成员误用。成员有时会将团体规范错误地理解为自我表露得越多越好。自我表露是任何工作团体的必不可少的一部分，但它只是实现更充分的自我理解的一种手段，不应被过度美化。重要的是，必须谨记在某些种族和文化群体中自我表露是被禁止的。有些成员可能会被过去的自我表露伤害，而其他人可能不愿意做任何个人表露。团体成员可能通过保持沉默、允许其他成员交谈以及埋头工作的方式来避免参与团体。

（3）遵守保密原则可能在每个团体中都会面临潜在的危险。在某次会谈中的自我表露可能会遭到泄露。团体领导者需要不断强调遵守保密原则的重要性。然而，即使这样强调了，仍然不能完全排除一些成员会在团体外不恰当地讨论团体内容的可能性。

（4）替罪羊可能出现。偶尔会有成员成为整个团体的替罪羊。其他团体成员可能“合伙欺负”这个人，对其发泄敌意或发动其他形式的攻击。毫无疑问，团体领导者能够而且应当采取坚决的措施以杜绝这种情况发生。一般来说，团体领导者在把注意力集中到替罪羊身上之前，先去探究被当作替罪羊的那个人发生了什么，是一个很好的做法。

（5）面质是一种在任何团体中都有价值的强有力的工具，它可能被误用，特别是当它被破坏性地使用时。侵略式的干预、过度面质的领导策略，以及推动成员做超出他们能力范围的事情，往往都会产生负面的结果。在这里再次强调，团体领导者（团体成员也一样）要预防可能对团体参与者造成严重心理危害的行为出现。为了减少无效面质的危害，团体领导者可以示范恰当的面质：针对具体行为进行面质，避免对成员本人做出评价。这种类型的面质对团体领导者如何提供支持和共情提出了直接的挑战。

期待排除所有个人风险是不现实的，如果团体领导者发出这样的暗示就是在误导未来的成员。然而团体领导者必须使成员了解主要的风险，给予他们机会讨论其应对风险的意愿和能力，以及在团体框架内融入尽可能多的预防措施。

订立契约是使团体中的心理风险最小化的一种方法，在契约中，团体领导者应详细地说明自己的责任，成员也要具体地承诺他们愿意在团体中探索什么以及做什么。这种契约降低了成员被利用的风险，或者带着负面的体验离开团体的可能性。

保密

你是一名团体成员，团体领导者告诉你："在这个团体中提及的一切事情都不能说出去。"这是否能打消你对保密的所有疑虑？

保密是有效开展团体工作的必要条件之一。特别重要的是，团体领导者不仅要保护成员的隐私，还有责任让所有成员互相为对方保密。你必须注意自己遵守保密原则，同时也要应对团体中出现的泄密问题，有时这些问题会超出你的掌控，在团体成员之间弥漫。在团体治疗中，有时可能无法阻止个别成员泄露团体中其他人的个人信息。团体领导者对团体过程、表露的性质和深度、会谈之间发生的事情控制力比较弱时，尤其会涉及泄密问题。

团体成员可能在非团体成员面前谈论团体成员的个人信息和团体细节，从而违背保密原则。当成员来自一个在工作或学校中认识的团体时，就会出现更微妙的泄密情况。一位成员可能会在同事或伙伴面前对另一位成员说，她将在团体中见到他。这种偶然的违反保密原则的行为可能是无意的，但它破坏了保密原则，这名成员可能不希望别人知道他或她在进行团体咨询。

有研究者指出，当一位咨询团体的成员运用社交媒体时，泄密的风险就会增加（Wheeler & Bertram，2015）。团体咨询师应该通过知情同意书解决相关网络行为问题，并制定基本规则，使成员同意不在网络上公开有关图片、评论或任何形式的与他人有关的隐私信息。制定在团体外进行在线讨论的规则，应当是知情同意的一部分，也是有关团体规范的讨论的一部分。成员与团体之外的其他人分享经验的一种方式是，谈论自己的经验、反应和见解，而不提其他成员或团体中其他人的名字。团体领导者可以教导成员谈论自己，而不是讲述其他成员的故事。例如，一个成员可能会说："在团体讨论中，我注意到了自己的一件事，那就是我倾向于等待团体领导者来询问我，而不是让自己承担加入团体的责任。"另一名成员可能会说："我意识到我们中有多少人在类似的冲突中挣扎。"

教导成员保密原则

团体领导者不时地提醒团体参与者他们可能会不经意间以微妙的方式泄露自己的秘密，这种提醒是可取的。让成员了解保密原则是如何无意中被违反的至关重要。团体领导者负责教导团体成员，了解对团体信息进行保密的重要性和益处（Rapin，2014）。如果保密是一个令人关注的问题，则应在团体会谈中充分讨论这一问题。例如，成员披露了诸如有外遇等个人信息，可能会对与他人分享这些信息产生担忧。团体领导者可以提醒成员注意保密，以此来安慰正在自我表露的成员。

对团体保密的文献回顾显示，团体成员和团体领导者对保密原则及其局限性缺乏明确的理解。充分讨论保密原则至关重要，不仅因为它尊重团体成员自主选择的权利，还因为它能够影响整个团体的体验。团体领导者很好地表达了保守秘密的重要性，让成员们签署同意保密的协议，甚至对违反保密协议的人实施某种形式的制裁。可取的做法是制定关于保密原则的声明，并在适当的时候重新调整。

示范维护保密原则的重要性对于设置成员应遵循的规范是至关重要的。如果团体成员感到团体领导者很重视保密，他们也更有可能对此放心。尽管团体领导者的作用是教导成员保密原则和监督表露的保障情况，但成员也有责任尊重和保障其他成员在团体中的共同利益。关于这个话题，美国学校咨询师协会（ASCA，2010）有这样的标准："专业的学校咨询师在团体设置中确立明确的期望，并明确指出在团体咨询中保密是无法完全得到保障的。"（A.6.c）

保密的伦理与法律问题

在与团体合作时，必须保障所有成员的保密权。团体领导者有责任与团体讨论任何违规行为，并在成员违反保密规定时采取行动。美国心理咨询协会（ACA，2014）的伦理守则就保密问题发表了声明："在团体工作中，咨询师明确地解释对特定群体保密的重要性和原则。"（B.4.a）

团体咨询师在伦理和法律上都有责任让团体成员了解泄露他人隐私的潜在后果。团体领导者应对成员说明，除非得到当地法律许可，否则在团体治疗中不能违反保密原则（ASGW，2008）。在机构、机关和学校的团体里，成员可能彼此认识并在团体之外经常接触，或者接触彼此的同事，在这种情况下，保密原则就显得尤其重要，也更难遵守。例如，在一所高中的某个青少年团体中，就必须十分小心地确保在团体活动中讨论的所有内容不能被带出团体。团体领导者必须避免未经成员同意而与其父母和老师交流相关情况。如果有些成员散布了在团体里发生的事情，团体工作将可能因此陷入停滞。除非成员十分确定他们可以信任团体领导者，其他成员一定会保护他们的隐私，否则他们不会说出任何有关自己个人生活的重要信息。

我们当然期待成员和他们生活中的重要他人交流自己的团体经历。然而，我们会提醒他们务必注意在这个过程中保护别人的隐私。我们希望他们小心谨慎，避免提及团体里其他人的身份，或者谈论别人说过的话和做过的事。但是，如果谈到自己如何获得领悟或者怎样和别人在团体中互动，则很可能在无意中泄密。例如，格尔德（Gerd）在一次团体活动中意识到他请女成员们关心他，却又因为她们像对待孩子般对待他而憎恨她们。他可能会这样对他妻子说："我认识到，我常常憎恨你只是因为你做了我期望你做的事。"这个表达是可行的，但是如果他继续描述自己是如何通过团体练习在其他几位女士的帮助下产生这一领悟的，就很可能会违反保密原则。

一些团体成员可能会试探团体领导者。例如，在一所青少年矫正机构里，团体咨询师告诉团体成员在团体里讨论的所有内容都是保密的。但这些年轻人并不相信，为了确定团体领导者是否真的信守承诺，他们会以多种微妙的方式进行试探。因此，对可能被要求报告的那些信息，团体领导者绝对不能承诺在团体内保密。

应在知情同意过程中概述保密原则的局限性，在强制性团体中，咨询师应向成员通报要求他们遵守的任何报告程序。团体领导者还应向成员提及可能要求他们保密的任何文件或记录保存程序。美国心理咨询协会（ACA，2014）关于保密的准则如下："咨询师保护未来和当前来访者的保密信息。咨询师只有在获得知情同意或有合理的法律或伦理理由的情况下才能披露信息。"（B.1.c）

通常，注册心理学家、精神病学家和临床社会工作者都被法律赋予了沟通的特权。在许多州，注册的职业咨询师也拥有这一沟通特权。**特权沟通**（privileged communication）意味着这些专业人员不能泄露来访者的隐私，除非出现下列情况：（1）根据他们的判断，来访者很可能会对自己、他人和 / 或财物造成很严重的伤害或损害；（2）怀疑虐待儿童或老人；（3）法庭要求提供信息；（4）他们是督导关系中的被督导者；（5）来访者给出书面许可。然而，在专业人员开展团体工作时，有许多州并不适用这种法律的特权。美国团体心理治疗协会（AGPA，2002）声明："团体治疗师应了解特权沟通的局限，因为他们会将其应用于团体治疗，并告知团体成员这些局限性。"（2.2）团体治疗师需要知道他们的州是否保护团体中的特权沟通。如果特权没有得到保护，团体领导者则需要向团体成员解释这一特殊情况。没有特权沟通并不能免除保密的伦理责任（Wheeler & Bertram，2015）。尽管无论是伦理上还是法律上都要求团体领导者必须保守秘密，但团体成员泄露他人的信息，却不用承担任何法律后果（Lasky & Riva，2006）。

在行动中学习

检索你的同学

作为咨询师，我们都必须遵守专业标准，不仅承担专业角色，而且承担助人者角色。无论公平与否，咨询师往往被视为榜样。我们在私人场合的表现会直接影响到别人对我们（和我们的职业）的看法。

随机选择一位同学的名字，并对他进行搜索。在Facebook、Twitter和其他社交媒体网站上寻找这个人。如果这个人是你的咨询师，你看到或读到哪些信息会对你产生积极或消极的影响？告诉对方你发现了什么，问他或她是否愿意让潜在的来访者或团体成员看到这些信息。和调查你的人进行同样的讨论。依据你从这个活动中学到的，你是否认为你会调整你的隐私设置或重新考虑你发到社交媒体网站上的帖子？

保密的多元文化视角

必须从文化角度看待保密问题："咨询师应对保密和隐私的文化含义有所觉察和保持敏感性。咨询师对信息表露持有不同的看法。咨询师应该与来访者就如何、何时以及与谁共享信息进行持续讨论"（ACA，2014，B. 1. a）。在美国团体工作专家协会（ASGW，2012）针对团体工作者的多元文化和社会公正能力原则中，涉及种族、民族、社会经济阶层、年龄、性别、性取向、宗教和精神等广泛领域。在多元文化和社会公正咨询能力方面，多元文化咨询和发展协会（AMCD，2015）强调采取行动促进社会公正，并强调应教来访者如何为自己辩护。

文化可能以下列方式影响成员对保密的看法：

- 有些文化认为治疗是可耻的，而且治疗只适用于精神病患者。为使违反保密原则的风险最小化，在成员与家人同住时，要避免留下电话信息或寄信至其家庭住址。
- 团体成员可能没有合法身份或居住资格，可能对提供个人资料持谨慎态度。
- 寻求庇护或具有难民身份的成员可能有严重的信任问题，并可能提供虚假的个人资料以保护自己和家人。
- 有些文化鼓励与家人分享所有个人信息，成员可能迫于压力而不得不与家人分享细节。
- 语言障碍或阅读困难可能导致成员不能充分了解保密的重要性和违反保密原则的后果。团体领导者应确保所有成员都充分理解知情同意的内容。

未成年人团体的保密

一个特别微妙的问题是如何在团体中保守未成年人的秘密。父母是否有权获得其子女在团体中表露的信息？这个问题的答案取决于我们是从法律、伦理，还是临床的角度来看待它。各州的法律在未成年人咨询方面有不同的规定。重要的是，团体工作者要了解其所在州开展未成年人工作有关的法律，以及为在校工作者制定的地方政策。未成年人可在未经父母同意的情况下寻求专业机构的帮助，如何界定未成年人的操作定义，或父母（或法定监护人）是否有权查阅其未成年子女获得专业帮助的记录，这些情况根据各州法规而有所不同。

加利福尼亚州最近的一项法规允许12岁或12岁以上的未成年人接受咨询，只要咨询师能确定该未成年人足够成熟，能够明智地参与门诊治疗或心理健康咨询即可。该法规确实也要求父母（或监护人）参与对未成年人的治疗，除非治疗师在与未成年人协商后发现在这种情况下父母参与是不适当的。治疗师有责任在来访者的记录中注明下列信息：他们是否试图与未成年人的父母或监护人联系，以及这一尝试成功与否，或不适合进行联系的原因。该法规保护某些青年群体寻求治疗的权利，如移民家庭的青年、无家可归的青年、同性恋和文化背景不允许接受心理健康服务的青年（Leslie，2010）。

在任何未成年人加入一个团体之前，最佳做法是学校咨询师通知家长或监护人，他们的孩子正在参加团体咨询（ASCA，2010）。即使这不是一项法律要求，获得家长或监护人的书面许可，也是一个好的策略，特别是对学校咨询师而言。声明可能包括简短地描述该团体的目的，介绍保密作为实现这些目的的前提条件的重要性，以及治疗师不违反任何保密原则的意图。虽然向父母 / 监护人提供有关其孩子的信息可能是有益的，但这要建立在不违反保密原则的基础上。家长 / 监护人可询问其孩子在团体中讨论了什么，团体领导者有责任事先告知他们保密的重要性。父母 / 监护人可以被告知该团体的目的，他们可以得到有关其孩子的一些反馈，但必须注意不要透露孩子所提到的具体情况。一种向父母或监护人提供反馈的方法是召开由家长 / 监护人、孩子和团体领导者组成的联席会议。咨询师简单介绍团体会谈，介绍团体的目的，并就家长 / 监护人与孩子之间进一步讨论的问题和话题提出建议。这对社会技能团体和其他有儿童青少年的心理教育团体特别有用。

在有儿童和青少年参与的团体中，团体领导者有责任采取措施增强保密性。用未成年人能够理解的词汇来教他们了解保密的性质、目的和局限性是很有用的。事先通知未成年人，并与他们讨论他们对保密的担忧以及如何保密，特别是在学校环境中。让未成年人了解保密的局限性是非常重要的。这种做法可以增强他们对团体咨询师的信任。当保密成为一个问题时，团体领导者鼓励成员们讨论保密问题，是一个好主意。

必须与父母和法定监护人合作，并争取未成年人的信任。想象一下，你正在带领一个青少年团体，你的一个成员的祖父母放学后来看你，坚持要了解他们的孙子在团体中讨论了什么。

- 在考虑如何回应祖父母时，你最关心的是什么？
- 你有哪些法律和伦理上的考虑或义务？
- 从你与青少年以及与其祖父母的关系来看，你需要考虑什么？
- 祖父母和青少年的文化背景会以某种方式影响你的反应吗？

如果父母一再坚持，从事儿童工作的团体咨询师可能被期待要向家长透露一些信息；假释人员的团体领导者也会被要求向该成员的假释官透露他在该团体中获得的有关某些刑事犯罪的任何信息。因此，让成员们知道团体领导者可能被要求在法庭上作证，证据可能会不利于他们，是一个很好的政策。

关于保密的简要指导方针

关于保密，团体领导者需要认真考虑的还有很多，如下述这些指导方针：

- 保密对于团体的成功十分重要，但团体领导者无法保证所有成员严格遵守保密原则。团体领导者只能保证自己，但无法保证团体里的其他任何人都遵守保密原则。
- 团体领导者必须十分熟悉影响团体实践的地方和州立的法令法规，尤其是在涉及儿童性骚扰，忽视、虐待老年人和儿童，或者乱伦等情况时。
- 团体领导者从一开始就应明确介绍各方的任务和责任，以及保密的局限性（APA，2010，标准 10.03）。

- 应该告知成员保密的局限性，以便他们确定在团体会谈中表露个人信息的时间、内容及表露程度。
- 团体领导者有责任帮助成员以及未成年人的父母或监护人了解保密和保护其他成员的个人隐私的重要性。
- 一种明智的做法是要求参与者签订契约，承诺不在团体之外议论或者用文字描述团体活动中发生的事情，或谈论在场的人。

在团体发展的不同阶段，团体领导者都必须强调坚持遵守保密原则的重要性。这个问题应当在个别筛选会谈时就引入，并在初始阶段的团体活动中进一步解释和澄清。在团体进行中的恰当时机，团体领导者还要不时提醒成员避免在团体外讨论其他人的身份或具体情况。任何时候任何成员表现出不尊重隐私的迹象，团体领导者都有责任尽快和整个团体一起探讨这个问题。

团体领导者的价值观在团体中的作用

作为团体领导者，你会挑战团体成员的哪些价值观，即使成员明确表示不想改变它们？如果有人质疑你的价值观，你会做何反应？

意识到自己的价值观，以及自己可能影响团体成员的各种微妙和直接方式，有助于我们提高团体领导工作的有效性。如果我们能够欣赏来访者的世界观，并努力理解他们的价值体系，我们就能更好地帮助来访者发现什么是适合他们的。我们可能持有一套非常不同的价值观，但我们的伦理义务是协助团体成员达到符合他们世界观和价值观的治疗目标，而不是我们自己的。团体过程的重点是来访者。我们的来访者，而不是我们，要承担在团体中所做的改变的后果。只有当成员认识到他们目前的行为无法帮助自己从生活中得到想要的东西时，团体才能成为他们改变态度和发展新的行为方式的理想场所。

与团体领导者价值观有关的伦理

美国心理咨询协会（ACA，2014）的伦理守则提醒我们要对自己的价值观有所了解：“咨询师应意识到并避免将自己的价值观、态度、信仰和行为强加于他人。咨询师应尊重来访者、受训者和研究参与者的多样性，并在他们可能将其价值观强加于他人的领域加强培训，尤其是在咨询师的价值观与来访者的目标不一致或存在歧视的情况下。”（A. 4. b）团体成员常常将很多与价值观有关的问题带入团体：宗教、灵性、性取向、堕胎、离婚和家庭问题。团体的目的是帮助成员澄清他们的信念，并检验最符合他们自己价值体系的选择。团体咨询不是团体领导者将其价值观强加于成员的地方，也不是任何成员将其价值观强加于他人的地方。

价值观往往以微妙的方式传递，人们甚至意识不到。例如，你可能坚定地认为有些价值观对所有人都好，是普适的，如自主、个人决策的自由、关系中的平等和独立。但某些团体成员很可能遵循一套完全不同的文化价值观，影响他们的行为的价值观可能恰恰是互相依赖、合作、忠诚于家庭、对父母尽责任和义务，以及将家庭福祉置于个人利益之上。如果你主观假设这些成员改变价值观会好得多，你就很可能会伤害他们。虽然你也许不会把自己的价值观直接强加给他们，但你干预的出发点很可能是促使他们做你自认为对他们最好的事情。例如，假设你的价值观认为女性应该主要负责照顾孩子。你有一个女性来访者对自己因为工作而不能花更多时间照顾孩子感到内疚。你可能会鼓励她减少工作或者回归家庭以减少她的内疚感。因为你自己的偏见，你可能错过帮助她找到她内疚的根源和意义的机会。

应对价值观冲突

当你发现自己面临价值观冲突的伦理困境时，最好的做法是寻求咨询，从而就这一状况提供适当的服务标准（Kocet & Herlihy，2014）。如果团体领导者公开他们的个人价值观，那么容易受影响和依赖他人的成员可能会不惜一切代价取悦团体领导者，从而自动接受团体领导者的价值观。如果你很难保持价值中立，这就是你的问题，而不是来访者的问题。督导或个人咨询可以帮助你理解为什么你的个人价值观不适合带入你的专业工作中。有时候，你可能会因为你自己的价值观和某些团体成员的价值观存在巨大差异而面临伦理问题。例如，某些文化背景的成员可能使用体罚来确保其子女服从和遵守某些文化价值观。承认他们对惩罚的看法在他们的文化中是规范的，这对你来说可能是个挑战，或者你可能想通过鼓励采用更积极的养育行为来进行干预。

团体领导者必须清楚自己的价值观，并且在与价值观和自己不同的人打交道时保持客观性。我们必须学会尽可能地把个人价值观从咨询过程中分离出来（ethical bracketing）。有学者将有意抛开个人价值观，把提供符合伦理的、恰当的咨询视为伦理保障（Kocet & Herlihy，2014）。我们需要考虑我们可能有意或无意地影响来访者的方式。有学者强调咨询师有必要监测他们向来访者传达其价值观的各种方式，“并了解咨询关系中存在的权力差异如何导致强加价值观的可能”（Francis & Dugger，2014，p.132）。花点时间考虑一下伦理问题和价值观，你会发现在你与团体成员的工作中，这些问题和价值观特别具有挑战性。想想这些个人冲突是如何渗透到你的专业工作中的，以及你如何才能最好地预防这种情况发生。

考虑这样一种情况：一位年轻的女士正苦恼于该上大学还是辍学结婚。她告诉大家她家人对女性持传统观点，在她们的文化中，结婚比受教育更重要。她感到矛盾，因为她喜欢上学，但她不希望家人对她失望。你和其他团体成员所持有的价值观将影响你与她的关系，以及对她的回应；然而，团体不应该被用来说服她接受你（或他们）的观点。你的价值观可能赞成不惜一切代价留在大学，但他们可能赞成辍学使她的家庭幸福。关键是作为团体领导者，你不能替她做决定，即使她要求你这样做。你的职责是提供让她能够审视自己的感受、价值观和行为的环境，最终促使她做出她能够接受的决定。我们面临的挑战是如何在不违背家庭或文化价值观的情况下支持来访者。

另一个需要考虑的因素是一些成员倾向于提出建议，并将他们的价值观强加给其他成员。团体成员之间经常在价值观上发生冲突。当这种情况发生时，团体领导者有责任进行干预，使团体成员不将自己的价值观强加于团体中的其他人。

跨文化团体咨询中的伦理问题

有学者认为，关注团体心理治疗的文化多元性体现了进行团体实践的基础胜任力：“由于大多数从事心理健康职业的人已经从异性恋、白人、中产阶级的世界观中认识到他们自己的内隐思想，因而强调多元文化能力在临床工作中的重要性已经成为一个伦理要求。”（Debiak，2007，p.10）处理文化多元化问题既是一项伦理任务，也是有效开展团体工作的途径。

价值观和跨文化团体工作

当团体领导者带着自己的价值观进入团体时，必须清楚地认识到当代社会的多元性。如果忽略了人与人之间的一些基本差异，团体领导者的工作就很难符合来访者的最佳利益。美国团体工作专家协会（ASGW，2008）的操作指南指出，符合伦理的团体实践要求团体领导者认识到团体工作中的多元文化背景，在下述建议中有所体现：

> 团体工作者在实践中要对来访者的差异保持高度敏感性，不仅包括民族、性别、宗教、性、心理成熟度、社会经济地位、家族历史、生理特征或生理缺陷方面的差异，还包括地理位置方面的差异。团体工作者要不断通过与成员交流以及利用外界资源来获得有关成员的多元文化背景信息。（B. 8）

有些与团体参与有关的团体规范，可能与某些来访者的文化规范和价值观相冲突。鉴于他或她的文化背景不同，一名成员的分享可能不同于其他人。团体参与者不必具有相同的价值观。重要的是团体领导者应提供一种环境，使成员相信他们能从团体参与中获益，他们也可以将所学所感运用到日常生活中。

我们将在第 6 章提出一部分团体规范，包括专注于此时此地、表达感受、表达自己的需要、直接和坦诚、与他人分享个人化的问题、让别人了解自己、愿意冒险、改善人际沟通、为他人提供个人化的反馈、学习主动发起谈话、直接处理冲突、愿意面质他人和为自己做决定。有些人可能对直接交流感到困难，因为他们的文化倡导委婉的沟通方式。有些人可能对占用团体时间感到困难，因为他们的文化告诉他们这样做是粗鲁的、不善解人意的和自我中心的。与其告诉这些成员表达出来，或者请他们自我表露，不如让他们考虑一下分享他们对某个成员的发言的感受。通过提供某种结构，你可以鼓励成员用一种不太有侵略性的方式来表达自己。在强调尊重权力和地位的文化中，具体的要求比泛泛的要求更能提高参与的可能性。

另一些成员对不考虑大家庭而自己做决定感到不舒服。虽然一些团体干预措施的设计目的是帮助成员更自由地表达感受，但某些成员会感到这是不礼貌的。因为他们的文化背景，某些人很可能对开放地表达情绪或者谈论家庭问题表现得十分迟疑。他们从小就被教导要学会控制自己的情感，公开表现情感反应是不恰当的。

一位和我们一起工作的团体成员说，团体中的分享方式对她来说是不现实的。她说，如果她在原籍国这样说话，人们就会躲开她。另一名团体成员面对因团体成员和团体领导者要求她发言而产生的压力，感到非常受挫。她对大家说，若要听懂她的话，他们必须先听懂她的沉默。这是一个强大的沟通团体。通过尊重她保持沉默的理由，成员们能够与她保持联结，并学习到她认为沉默在她的文化中的价值，以及在团体中的价值。探索文化差异最终并不一定要消除差异。然而，如果这些微妙和更明显的文化因素被成员忽视或被团体领导者忽视，则可能会对这些成员参与团体产生消极影响。此外，这意味着我们没有在团体工作中应用多元文化的能力。

文化多元化不仅影响成员将哪些问题带入团体讨论，而且影响他们乐于还是不乐于探索这些问题的表现方式。作为一名团体咨询师，最重要的是，如果成员想要谈论文化怎样影响他们的投入，你要敏感地捕捉他们发出的这些信号。你应和团体成员一起决定他们想要改变的是哪些特定行为。

即使你个人非常欣赏坦率和果断，但作为团体领导者，你也不能坚持让成员认同你欣赏的品质。团体领导者应当和团体成员一起工作，让他们确定他们想从团体中获得什么。

团体咨询师培养及实践伦理和标准

现在大多数专业组织的伦理规范都强调从业者有责任对来访者的文化价值观有基本的理解，这样他们的干预才能符合来访者的世界观。下面介绍跨文化团体工作的主要指导方针，这些方针是我们从各种专业协会得到的，如 ACA（2014），ASGW（2012）和 AMCD（2015）。请再回顾一下我们在第 1 章中谈到的，成为精通文化的团体咨询师有关的自我认识、知识、技能。在与文化多元化的团体工作时，咨询师需要了解他们基于种族、民族或者性取向等因素对人们所做出的假设。重要的是，团体目标和进程要符合团体成员的文化价值观。团体工作人员面临的挑战是监测自己对待他人的刻板印象。为了做到这一点，团体领导者首先需要意识到他们自己在年龄、残疾、种族、性别、宗教、社会地位和性取向方面存在的偏见。审视自己偏见的最好方法是进行经验练习和其他有意义的接触。这需要批判性的思考和自我反省。对大多数人来说，最深刻的自我发现往往发生在与他人，尤其是那些与我们很不同的人的关系中。如果只与和我们相似的人打交道，我们就很难根除自己的偏见（和其他“主义”）。

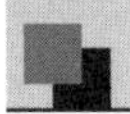

团体咨询中的社会公正方法

> 作为社会的缩影，团体为解决权力、特权、歧视和压迫问题提供了环境。

社会公正（social justice）的概念“基于这样一种理念：社会给予个人和团体公平的待遇，使其平等分享利益、资源和机会”（Chung & Bemak，2012，p.26）。作为社会的缩影，团体为解决权力、特权、歧视和压迫问题提供了环境。美国学校咨询师协会（ASCA，2010）伦理标准提供了如下有关社会公正的指导方针：“专业的学校咨询师监督并提升大家对于多元文化和社会公正的宣传意识、知识和技能。学校咨询师确保不把个人的看法或价值观强加于学生或其他利益相关者，通过这样的方式努力示范多元文化能力。”（E. 2. a）

团体工作往往为推进社会公正议程提供了潜在平台。有学者称，团体工作者需要寻找创新方法，以提升其处理社会公正问题——如不公平待遇或种族主义、性别歧视、社会经济地位差异、性取向问题、残疾人歧视和其他影响生活质量的“主义”形式——的能力，因为它们经常以团体形式出现（MacNair-Semands，2007）。这些社会不公正问题往往因为不能容忍差异而导致歧视、压迫和偏见，有时还会导致人际暴力。团体领导者有机会改变团体中的有害互动，促进团体治疗工作。团体领导者可以帮助团体成员拓展多元文化视角，以理解具有文化多元性的成员在互动中的细微差别。

许多参加团体的人受到歧视和压迫，因此，他们可能会对参与团体有着正常的怀疑。意识到这些系统对成员的心理健康产生的影响，我们就可以确保团体体验不会成为另一种压迫力量。可以鼓励个人谈论他们所遭遇的痛苦和社会不公正。团体中可能存在权力和特权，但团体也是一个可以探索和解决力量失衡问题的场所。那些拥有权力的人可能有意或无意地使社会不公正永久化。在任何团体中，都可能存在掌握权力的人和被剥夺权力的人。当团体中的权力动力出现时，人们肯定会谈论它。

团体的主要目标是提供一个安全的场所，让成员们可以谈论痛苦的、有害的事件，并体验到治愈的力量。有学者认为，如果一个团体内部具有多样性，而团体领导者没有采用多元文化去评估、诊断、制订计划，那么团体有可能对成员造成很大的伤害（Anderson，2007）。安德森说："多元文化团体工作者应敏锐地意识到权力、地位和财富的差异可能导致迫害。"（p.232）

安德森（Anderson，2007）认为，多元文化团体工作可能是最有力的治疗干预之一，团体可以成为成员的治愈力量，并促进其发展。同时，团体可能具有迫害性："违反团体工作的最终伦理是允许团体的力量成为伤害来访者的工具——这是迫害性的。"（p.231）有学者强调了勇气的重要性："勇气是维护多元文化团体的社会公正的基石。勇气是消除恐惧的良药，而恐惧在当今世界上永远存在。"（Bemak，2012，p.266）有研究者认为，团体工作为社会公正问题的"勇敢对话"提供了一个平台。当团体中出现这些因素时，就有机会解决权力、特权以及社会不公正的问题（Singh & Salazar，2010c）。

具有伦理抱负的团体咨询师需要参与反对一切形式的歧视和压迫，并致力于挑战社会制度中固有的不平等。社会公正是"在社会中，不分种族、性别、能力状况、性取向、宗教或精神背景，公平、公正地向所有人分配权力、资源和义务"（Hage，Mason，& Kim，2010，p.103）。当来自不同文化背景的人加入团体时，社会公正问题往往会浮出水面。重视社会公正的团体承认来自不同社会身份的人，并赋予他们权力。这些团体还创造了身份确认的环境，倡导为边缘化的个人和社区赋权（Hage et al.，2010）。

社会公正的视角包括以非传统的体系看待心理治疗职业和伦理。它呼吁团体咨询师在团体实践和日常生活中认识到并解决社会特权和权力等级结构问题（Hage et al.，2010）。关注社会公正的心理咨询需要转变范式。传统的帮助范式侧重于改变个人的思想、感觉和行为，而社会公正范式则超越了个人，超越了来访者生活中其他具有高度影响力的因素（Chung & Bemak，2012）。为了能够将这种范式转化到团体实践中，团体工作者必须具有社会公正能力和宣传能力。心理咨询专业"必须超越传统的帮助范式，并积极主动地进行宣传和社会变革"（p.42）。

> 关注社会公正的心理咨询需要转变范式。

社会公正的实践、培训和研究是相互依存的。如果团体工作人员希望了解和解决团体工作所涉及的社会公正的多层次复杂问题，就必须进行有效的培训。有学者讨论了将社会公正融入团体工作中的方式（Hays，Arredondo，Gladding，& Toporek，2010）。为了有效整合社会公正，团体工作者必须留意团体中的社会公正部分。他们为将社会公正纳入团体工作提出以下建议：

- 团体领导者必须找到新途径，以促进团体中公平、机会、参与及和谐的发展。
- 团体领导者必须通过教育团体成员了解他们的权利，并协助他们在实现社会变革方面发挥积极作用来促进平等主义发展。
- 团体领导者有责任鼓励成员讨论身份发展进程、文化议题、特权和压迫，以及这些因素是如何影响团体进程和团体成员的。
- 团体领导者应注重来访者所生活的社会系统是如何影响团体进程和团体成果的，并对团体所有成员进行文化评估。
- 团体领导者可以利用团体个别成员的优势和整个团体的资源，增强团体成员的力量。

总的主题是，多元文化能力是有效开展以社会公正为导向的团体工作的基础。要深化团体领导者的社会公正意识，把社会公正作为基本的价值观念，就必须创造出一种鼓励社会公正议题的公开讨论氛围。

与性取向有关的特殊问题

美国心理咨询协会（ACA）、美国心理学会（APA）和美国社会工作者协会（NASW）的伦理规范都明确指出对少数族群的歧视——种族、民族、性别和性取向——是不合伦理的和不可接受的。这包括对女同性恋、男同性恋、双性恋和跨性别的性少数群体的社会地位的轻视，或者质疑他们的性取向（Goodrich & Luke，2015）。辅导女同性恋、男同性恋、双性恋和跨性别者以及性少数群体（LGBTQ），给持传统价值观的团体咨询师提出了巨大的挑战，我们必须警惕不要把自己的价值观和态度强加给团体成员。团体领导者有权拥有自己的价值观和态度，但作为咨询师，不管是所扮演的角色还是所拥有的权利，都没有理由将我们的价值观和态度强加给团体成员。被认定为性少数群体的团体成员常常有受虐史和被抛弃的恐惧。作为团体领导者，不能用批判的眼光看他们，也不应该拒绝他们。我们明白，为性少数群体社区及其成员服务的义务可能会与一些咨询师的宗教和伦理标准发生直接冲突。当我们的个人价值观与我们的伦理义务相冲突时，临床医生必须与督导、同事合作，或通过个人咨询，找到方法将个人信念与对来访者的义务区分开来。

性取向被泄露的方式有多种，从公然的歧视到更为微妙和隐蔽的反对信息都有。无论攻击性如何，结果都会对团体成员和团体咨询师的职业地位造成损害。一些咨询师向来访者表示，他们不赞成来访者的性别认同和性取向，因为伦理或宗教信仰问题他们不能继续工作下去。那些被认定为性少数群体的人的无数故事表明，他们感觉自己因为性别认同和性取向而被心理医生评判、嘲笑、羞辱以及施加压力，使他们不能做自己。除非团体咨询师意识到自己对性取向的偏见和对同性恋的恐惧，否则他们很可能会以微妙的方式将自己的误解和恐惧投射到团体成员的身上。重要的是，团体工作者愿意批判性地审查自己对性别认同和性取向的个人偏见、迷思、恐惧和刻板印象。

我们可以理解实习生和治疗师面临的深刻的价值冲突，但底线总是一样的：在治疗中，重要的不是我们，来访者的需要和福祉才是首要的。这种关系不是一种平等的关系，也不是一种要求我们作为临床医生对来访者的选择感到满意的关系。我们扮演治疗师的角色，为我们的来访者服务，帮助他们以最符合他们价值观的方式而不是符合我们自己的价值观的方式，去解决他们的冲突，促进他们疗愈和成长。在我们看来，当涉及堕胎、宗教、离婚和同性关系等话题时，团体领导者是不适合表露自己的价值观的。我们应当按照来访者的节奏工作，而不是执着于一个特定的结果。在某些情况下，自我表露可能是适当的，甚至是促进性的，但我们提醒团体领导者要对自我表露的好处和坏处进行权衡。反思自我表露的目的，并问问自己自我表露或不进行自我表露，哪个更可能让你后悔。如果你不能避免将自己的公开的或隐藏的价值观带入工作中，你很可能会打破职业伦理准则和标准。与同行或督导进行磋商，可以帮助你认识到自我表露的潜在好处或后果。

美国心理学会第 44 分会针对女同性恋、男同性恋和双性恋来访者的心理治疗制定了一系列指导方针（APA，2000），在很多方面，对男女同性恋、双性恋和跨性别者的团体工作和异性恋的团体工作是一样的，但一些伦理问题增加了（Goodrich & Luke，2015）。与性少数群体来访者工作的团体实践者有责任理解来访者的特殊困扰，并有义务发展为这些群体服务的知识和技能。我们需要有意愿并有能力认真倾听来访者，鼓励他们帮助我们理解他们对世界的独特体验。能够这样做通常需要持续的教育、寻求督导并愿意接受咨询。

性少数群体咨询协会（ALGBTIC，2008）列出了胜任的团体咨询师的品质：

- 当团体中只有一个少数民族文化代表时，咨询师应对团体形成中的动力非常敏感。
- 咨询师建立团体规范并进行干预，以增强性少数群体团体成员的安全感和融入感。
- 咨询师努力建立团体规范，创造一种允许性少数群体来访者自愿自我认同和自我表露的氛围。
- 当其他成员对性少数群体成员公开或隐蔽地表示不尊重时，咨询师持积极的立场。

你的哪些态度、信念、假设和价值观可能会妨碍你有效开展性少数群体的团体？如果此刻意识到个人的某些局限，你考虑怎样去改变？你会如何挑战你对上述任何指导方针的某些态度和假设？有关该主题的更多信息，我们推荐《性少数群体的团体咨询》（*Group Counseling with LGBTQI Persons*，Goodrich & Luke，2015）、《性少数群体的咨询和心理治疗手册》（*The Handbook of Counseling and Psychotherapy with Lesbian, Gay, Bisexual and Transgender Clients*，Bieschke，Perez，& DeBord，2006），以及《性少数人群和他们的家庭》（*Casebook for Counseling Lesbian, Gay, Bisexual and Transgender Persons and Their Families*，Dworkin & Pope，2012）。

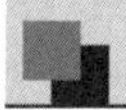

与团体技术的使用有关的伦理问题

团体技术可以促进团体的工作，加深和强化某些感受。尽管期望团体领导者总是能确切地知道干预结果是不现实的，但他们应该知道如何应对意外的结果。对于团体领导者来说，使用每种技术都有明确的理由是非常重要的。这是一个理论可以为实践提供有益指导的领域。

技术可能被滥用或以违反伦理的方式使用。以下团体领导者使用技术的这些方法可能是不符合伦理的：

- 使用他们不熟悉的技术；
- 利用技术增强其力量；
- 使用技术的唯一目的是在成员之间或在团体内制造紧张；
- 使用技术对成员施加压力，即使他们表示不愿意参加某项活动；
- 利用技术改变团体成员的个人价值观或信念。

团体领导者有责任在使用团体技术时保持谨慎，特别是当这些技术的使用可能会引发紧张情绪时。重要的是，团体领导者已经接受了适当的训练，以应对某些角色扮演活动可能引发的强烈感觉。例如，通过幻想回到孤独的童年，或是通过体育锻炼来释放愤怒，都会引发强烈的情感体验。如果团体领导者使用这样的技术，他们必须准备好处理任何情绪释放问题。团体领导者需要意识到鼓励成员进行情绪宣泄，有时是为了满足他们自己的潜在需求。有些团体领导者鼓励人们表达愤怒，他们利用一定的技术促进成员的情绪宣泄。虽然这些都是正当的感情，但与满足成员的需要相比，在团体中表达愤怒可能更能满足团体领导者推动团体议程的需要。这个问题应该经常提出："谁的需求是首要的，谁的需求正在得到满足——是成员的还是团体领导者的？"如果鼓励成员表达强烈的情绪，你知道一旦情绪被释放，该怎么处理吗？

另外一种与团体技术使用有关的主要伦理问题是，为在团体会谈中或结束时表现出极端压力的成员提供及时的帮助，特别是在使用团体技术促进团体成员释放紧张情绪时。虽然一些未完成事件可以促进个体的成长，但要避免来访者在团体结束时因为团体时间结束而产生强烈的被抛弃感。团体领导者必须注意给予足够的时间，以充分处理在团体会谈中激发的强烈情绪。在没有足够时间处理可能产生的感觉时，或者在没有隐私的场所，或者环境设置使得运用某些技术可能会造成伤害时，在团体会谈中引入情绪宣泄技术是不明智的。需要给每次团体会谈的结束分配足够的时间。

团体领导者需要了解某些技术的潜在不利影响。学习领导团体的方法之一就是自己参加团体。通过成为团体成员，并首先体验一系列的技术，咨询师可以培养出一种健康的尊重，用适当的技术来满足来访者的需要。在为团体领导者举办的培训班上，我们鼓励自发地、创造性地使用技术，但我们也强调平衡创造性和自发性的重要性。

> 团体技术是达到目的的手段，而不是目的本身。

不负责任的从业者的行为损害了团体工作的声誉，他们大多是在没有明确理由或对潜在结果没有任何了解的情况下随意使用技术的人。如果团体领导者有较强的学术背景，有广泛的团体指导经验，自己参加过治疗或有自我成长体验，并对来访者有基本的尊重，他或她就不太可能滥用团体技术。团体技术是达到目的的手段，而不是目的本身。要更深入地了解如何以合乎伦理的、有效的方式使用团体技术，请参见《团体技术》（*Group Techniques*）（Corey，Corey，Callanan，& Russell，2015）。

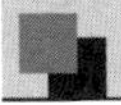

团体咨询师的能力和训练

无论你是有经验的团体领导者，还是新手团体领导者，你提供的服务和使用的技术都必须是你通过接受训练和积累经验能够胜任的。选择从事与自己能力相匹配的专业服务是你的责任。虽然鼓励创造性地对跨文化群体开展工作，但我们也强调，必须接受足够的训练和督导才能带领这类跨文化团体。如果团体实践范围明显超出了你的训练和经验背景，就会产生伦理上的问题，也会使你面临渎职的风险。

专业能力的发展是一个持续的过程

不同的团体要求具有不同的团体领导者资格。有些有资格带领大学生团体的专业工作者未必有资格带领儿童团体。例如，接受过心理教育团体培训的专业工作者可能缺乏对门诊病人进行团体治疗所需的培训或经验。基本问题是：谁有资格领导由这类成员组成的团体？

能力是团体工作中的重要伦理问题之一。由于缺乏足够的训练或经验，一些团体领导者没有认真筛选成员或者帮助成员为团体做好准备就急于招募团体。许多实习生，甚至一些专业工作者可能被安排在这样的环境中：尽管他们几乎没有或根本没有接受过培训，但仍被要求带领团体。专业的团体工作者了解自己的局限。他们熟悉转介资源，不会盲目接待超出他们能力范围的需要特殊帮助的来访者。美国学校咨询师协会（ASCA，2010）指南中有这样一条："专业的学校咨询师发展自己的专业能力，并接受适度的教育、训练和督导，以便更好地促进团体和任何特殊议题的团体工作。"（A. 6. e）而且，负责任的团体工作者能敏锐地认识到继续教育的重要性。即使是已经取得职业资质且经验丰富的专业人员，也应该经常参加研判会和工作坊、学习课程，寻求咨询和督导且不时地参加专业培训项目。

专业能力的发展并非一劳永逸，而是一个持续的过程，将贯穿整个职业生涯。《团体最佳实践指南》（ASGW，2008，A.8）为团体工作者提高能力水平提供了一些通用的建议：

- 紧跟领域前沿，通过参加活动如持续教育、专业督导和个人与专业发展活动等增长知识和技能。

- 当伦理问题妨碍到你有效带领团体时，寻求咨询和督导，以确保有效地进行专业实践。
- 你自己的个人问题或个人冲突可能损害你的专业判断或团体促进能力时，应以开放的态度寻求专业帮助。

真正胜任的团体工作者开展每个团体活动都有明确的理由。他们能对来访者说明自己开展团体工作的理论基础，以及该理论与其实践方式之间的关系。他们能明确地告诉成员团体的目标，陈述带领团体的方式和目标之间的关系。有效的团体领导者对团体过程具有深刻的概念化的理解，并将他们的团体工作与这个概念模型对应起来。他们根据自己的模型不断修正自己的技术。

团体咨询师的职业训练标准

为了培养专业精通的团体领导者，训练课程必须把团体工作放在优先位置。各种职业协会都规定了团体咨询师的培养标准。《团体咨询师职业训练标准》（ASGW，2000）规定了两级能力水平和相关训练。一系列的核心知识和技能是进一步的专业化训练的基础。为了帮助学生掌握带领团体所需的基本知识和技能，训练计划至少应包括一门团体课程。掌握团体技术的最佳途径是在督导之下实习，包括观察和参与团体工作。

咨询及相关教育项目资格认定委员会（CACREP，2016）确定了以下专门用于开展团体工作的标准，学生在团体带领训练中需要发展一套相应的能力：

a. 团体咨询和团体工作的理论基础；

b. 与团体进程和发展有关的动态；

c. 治疗因素及其对团体有效性的贡献；

d. 有效团体领导者的特征和职能；

e. 形成团体的方法，包括招募、筛选成员的方法；

f. 在不同设置下影响分组的团体类型和其他因素；

g. 设计和促进团体工作的伦理和文化相关策略；

h. 学生直接作为团体成员参加正规的团体活动，每学期至少10个小时。

团体领导者培训项目的补充

我们强烈推荐将以下三种体验作为团体领导者培训课程的补充：个人心理治疗、团体治疗或自我探索、团体监督。

团体领导者的个人心理治疗 受训者参加个人心理治疗，是很重要的。他们可以探索一些重要的主题，例如，可能阻碍他们洞察来访者的个人偏见，可能导致他们曲解来访者的未完成事件，可能促进或阻碍团体过程的其他心理需要，当前的心理冲突，以及如何充分认识和利用他们的优势的方法。简言之，团体咨询师应当表现出一种勇气，即去做任何他们期待成员去做的事情。

团体领导者的团体治疗或自我探索 我们发现参与自我探索团体（或其他类型的互动性的过程导向的团体）对于丰富来访者的实习培训体验是非常有价值的。新手团体领导者通常体验到很多胜任焦虑，他们与成员的互动经常带出自己未解决的过去或现在的问题。治疗性团体为受训者提供了探索这些个人问题的机会。这类团体除了具有治疗价值，对受训者来说还是非常有用的教学工具。

团体领导者的团体监督 团体咨询师的团体督导为受训者提供了许多体验团体过程和团体发展

的机会。团体督导对于培训团体领导者和监测团体的服务质量来说同样重要（Riva，2014）。有学者强调，受训者有很多机会通过参与和观察来学习（Christensen & Kline，2000）。他们的研究支持了团体监督的诸多好处，其中包括提高知识和技能、在安全和有利的环境中练习团体技巧、将理论和实践相结合、对团体动态模式有更丰富的理解、有机会检验自己的假设、通过与他人的联系实现个人发展、有机会自我表露、给予和接受反馈。在一个督导团体中，受训者通过提问和讨论不仅可以从督导师那里也可以从团体成员身上进行学习。

团体督导可以采用角色扮演技术，使受训者能够意识到潜在的反移情问题，并在与他们认为“困难”的团体成员合作时获得不同的视角。受训者可以扮演团体中的一员，而督导师则演示如何处理团体中有行为问题的成员。督导团体的成员可以担当不同的角色，进而引发丰富的讨论。角色扮演时不仅谈论问题，往往还带入具体的生活情境。受训者不仅能与来访者谈论问题，还可以把他们关心的问题带入此时此地。

虽然督导团体不是治疗团体，但它能给成员带来深刻的见解和洞察。学员可以学到很多，例如，他们对批评的反应、竞争意识、对认可的需要、嫉妒、对能力的焦虑、对所领导团体中某些成员的感觉、与协同团体领导者或团体成员一起所做的努力。受训者可以深入了解他们的个人动力，例如，潜在的反移情领域，这可能影响他们的团体效能。通过确定可能导致反移情的领域，受训者能够在团体之外的治疗中处理个人问题。

团体咨询师训练中的伦理问题

团体领导者的训练课程往往结合体验式和讲授式教学方法，由此却产生了一个有争议的伦理问题。我们认为团体咨询课程中的体验成分是必不可少的。对未来的团体领导者而言，努力信任一个由陌生人组成的团体、承担受伤害的风险、接受来自他人的真诚支持、和同伴发展良好的工作关系以及被他人挑战而去审查自己的行为对他人所产生的影响，这些都是十分重要的学习经验。我们认为团体体验对团体领导者是绝对必要的，因为它提供了另一个设身处地理解来访者的机会。

在团体课程中，把讲授和体验两种方式结合起来是十分常见的做法，但这要求团体领导者必须考虑许多伦理上的问题。开始学习前，学生有权了解课程的性质和要求。在体验式训练中，参与者在一个训练团体里进行自我探索和应对人际问题，同时学习如何有效促进团体工作。我们认为，作为讲授式教学方法的补充，体验式团体活动给参与者带来的好处完全可以抵消其潜在风险。许多团体工作教育者认为，体验式教学可以协助学生掌握有效领导团体所需的技术。

教育者对多重角色的管理 团体工作教育者必须管理多重角色，对受训者履行许多职责，而受训者中可能包括团体促进者、教师、评价者和督导者。团体课程的教师不可能限定在单一的教学角色上。在不同时期，教师要教授团体过程的概念，在课堂上带领一个演示团体，组织练习和示范各种团体干预方法，以及评价学生的表现。

虽然运用体验式训练方法的确有一些伦理上的问题，但我们认为这并不能得出体验式训练不恰当或不合乎伦理的结论。对问题或者潜在伤害似乎不宜矫枉过正。通过为学生提供亲自参与的机会来教授团体过程，是最终教会他们建立团体和促进团体工作的最佳方式。我们认同斯托克顿等人的观点（Stockton，et al.，2014），他们指出，在提供体验式活动和预防利用相关信息评价学生之间存在着一条清晰的界限。使用体验式方法的教师往往需要平衡多重角色，这确实要求不断监控边界。那些拥有更大权力的人，需要谨慎行事才能为学生提供既合乎伦理又有效的训练机会（Stockton et al.，2014）。当开展体验式活动时，教师可以在活动开始时讨论学生自我表露的界限和局限性，同时在整个团体过程中强调自我反思的重要性。

体验式团体训练的优点 咨询及相关教育项目资格认定委员会（CACREP，2016）的标准要求学生至少有10个小时参加团体的体验。通过把体验式团体作为团体咨询课程的一部分，这个要求通常可以实现。学生经常有团体体验的机会，有时会促进这个团体的进程。在体验式学习环境中，教师和学生有很多的自我表露，也存在着双重关系，学生需要知道他们可以信任教师的技能、伦理和专业性。参与体验式训练的学生必须愿意进行自我表露，成为人际互动中的积极参与者，并在情绪和认知层面均有投入。

在过去的十年里，将体验式团体纳入培训计划的研究有所增加。圣皮埃尔大学（St. Pierre's，2014）对美国心理咨询协会成员的研究发现，让学生在团体体验中感到舒适的一个关键因素是教师的能力。有研究者认为“要坚信学生有能力克服最初不愿公开分享的困难，坚信他们可以相互信任，特别是这也是他们在领导团体时要求成员做到的”（McCarthy，Falco，& Villalba，2014，p.187）。还有研究者发现，参与体验式团体对个人来说有许多好处（Luke & Kiweewa，2010）：除了提供学习团体过程的机会外，还会促进个人成长和自我觉察。在一项由研究者和博士生共同主持的体验式团体的定性研究中，发现硕士生体验到了个人成长、专业成长，并对团体过程有了更好的理解，在自我觉察、对未来来访者的共情，以及给予和接受反馈的能力方面都有所提高（Ieva，Ohrt，Swank，& Young，2009）。

在一项以博士生为对象的团体领导者培训的认识和体验的研究中，有学者报告了参与者对在团体、社区和学校中有机会获得实践和承担责任表示赞赏（Ohrt，Frier，Porter，& Young，2014）。虽然最初对被要求加入一个团体犹豫不决，但参与者学到了有价值的知识，包括团体动力学、团体领导、有效管理冲突的方式，以及一个团体的各个阶段是如何展开的。参与者很高兴有机会与经验丰富的团体领导者合作，并从他们的示范中学到了很多。

保持团体课程的正确目的 必须牢记的是，团体咨询课程的主要目的是教授学生团体领导技术和促进他们对团体过程的理解。虽然团体课程的主要目的不是为成员提供个体治疗，但参加体验式团体应该是具有治疗性和成长性的，可以丰富学习经验。鼓励学生自己决定他们要分享哪些个人重要事件，自己决定自我表露的程度，这会带来更丰富的团体体验，同时突出了让来访者和团体成员自己决定自我表露的性质和程度的重要性。

尽管团体课程不是自我深入探索的替代品，但是通过个人积极参与团体课程，可以提高团体工作能力。如果学生想冒险，他们就要学会忍耐偶尔的不舒适感。乐于探索成员们的不舒适感，而非想方设法追求舒适感，可以使团体领导者深刻洞察他们未来的来访者在开始接受咨询时是一种什么样的感受。如果团体领导者有能力，专业，有丰富的处理团体复杂问题的经验，那么他们就可以为团体成员创造一个安全的空间。团体领导者应当时刻牢记团体课程的目的和目标，以及参与者的最大利益。

参加团体课程的受训者可以聚焦于此时此地发生的事情。团体成员中发生的事情可以提供丰富的素材。例如，一些人发现在处理冲突时感到很困难和不舒服，这可能是因为冲突在他们的原生家庭里是被压抑的。通过鼓励这些成员在团体中直接地表达冲突，并化解冲突，受训者可以看到面对（而不是逃避）冲突的价值，并获得矫正性体验。通过学习作为团体成员如何管理冲突，学生在个人成长和专业上都会受益。受训中的咨询师需要理解他们对冲突的反应，并看到健康的、建设性的冲突化解过程。如果成员们能够开诚布公地相互交流，他们将会在学习如何为团体提供便利以及如何改善自己的人际关系上取得长足的进步。

处理团体中出现的问题行为　教育者也有监督（或“守门”）的职责，尤其是当学生表现出不健康、无效或有害的行为，无法给予或接受适当的反馈，或无法与他人有效沟通时。当学生在团体课程中表现出他们个人不适合从事团体工作时，团体领域的教育培训对学生、未来的来访者、行业、社区和培训机构负有一定的责任。有研究者曾写过一篇文章，讨论如何处理在体验式团体中问题行为学生的伦理问题（Goodrich & Luke，2012）。团体工作不可避免地会暴露出学生不健康的一面。当出现这种情况时，团体咨询师 - 教育工作者负有多重责任：（a）针对表现出问题行为的个别学生的；（b）针对体验式团体中的其他学生的；（c）针对培训项目的。

大量的问题行为会破坏一个团体的凝聚力，妨碍其他成员的学习。有这样的行为模式的成员可以在体验式团体中得以识别和探索：（a）习惯性地向他人提供建议却不让别人了解自己的成员；（b）敌对并使他人难以感到安全的成员；（c）带有主观判断和批评的成员；（d）傲慢的成员，认为他们在体验式团体中学到的不多；（e）在团体中垄断时间的成员；（f）很难照顾他人的成员。团体提供了学习处理这些挑战性行为的绝佳机会。一个有效的干预就是简单地邀请其他成员向表现出问题行为的成员提供即时反馈。指导老师或团体促进者必须在成员提供反馈时阻止无效的互动，以防止团体成员成为替罪羊或被负面反馈淹没。有一点很重要，那就是让团体成员了解他或她的行为的影响，而不是让成员变得更具防御性。尽管当时可能很困难和紧张，但团体中的每个人都可能从成功化解冲突的体验中受益。

当学生在团体中表现出问题行为时，教师负责向学生提供诚实、温和的反馈，就如何补救问题行为提出建议，并解释为补救这种情况而制定的政策和程序。要做到这一点，教师需要有相应的技能，从团体领导者角色转换为咨询师 - 教育者 - 看门人角色，再回到团体领导者角色。学生有些行为模式可能会持续，他们可能不会进行自我反省和接受改变。教师有责任保护其他团体成员，可以安排一个单独的会议与学生讨论他或她的互动是如何给团体过程带来伤害的，并提供支持以帮助学生继续获得个人和专业方面的经验。

知情同意和经验学习　学生有权在参加一个课程之前获知课程的具体性质和要求，并意识到课程的许多方面都涉及以个人参与的方式了解自己和学习咨询的艺术。申请咨询项目的学生必须知道这样的事实，即咨询涉及个人的投入，而不仅仅是获得知识和掌握技能。学生需要认识到，他们在许多课程中（以及在整个职业生涯中）都会受到个人的影响。学生有权获知在学术环境中自我表露个人信息的后果，以及个人参与课程的理由。可能需要建议对这种学习方式持消极态度的学生，去探索其他的不需要太多个人投入的教育机会或职业道路。

有研究者建议体验式团体应包含详细的知情同意过程，并让学生在这样的团体中学习什么是适当的自我表露（Shumaker，Ortiz，& Brenninkmeyer，2011）。必须制定明确的指导方针，让学生了解自己的权利和责任。我们认可从始至终的知情同意过程的重要性，并认识到这会给教师和学生带来压力，因为这需要诚实、成熟和专业性。即使有相应的保障措施，如果学生在团体经验中对保密性过度恐惧，他们也可能不愿意分享有意义的个人信息。团体领导者应该理解，并为处理这种犹豫做好准备，尊重学生的顾虑。此外，教师的自我反省是增强体验式团体的积极体验的关键成分。

在我们教授的团体课程的第一节课上，我们讨论了一些潜在的问题、挑战，以及课程学习本身对专业和个人的好处。我们告诉学生，即使在有督导的情况下，领导团体的经验也经常会以个人的方式触动他们，并将他们的个人挣扎呈现出来。学生意识到其在学习团体咨询时以个人方式参与的原因。学生们认识到，如果没有觉察到自己未解决的个人问题，没有觉察到个人的痛苦，他们就无法鼓励未来的来访者处理生活中的痛苦。我们鼓励参加团体课程的学生，考虑寻求某种形式的个人咨询，以处理他们作为团体受训者可能出现的个人问题。

在我们的团体咨询课程中，我们要注意将体验和讲授两方面结合起来，因为我们相信这种平衡对于学习如何领导团体是至关重要的。尽管成员参与这些团体在情绪上很紧张，但我们并没有放弃教育。我们的前提是学生可以参与个人的自我探索，并且仍然将他们的学习置于认知框架内。学生既有机会成为成员，也有机会与另一名学生合作，还总是会与团体中的一名督导师合作。在团体会谈结束后，为学生提供自我反省的时间，使他们能够整理自己的协同领导经验。学生通常会在开始时有所保留，但是当他们挑战自己这一点时，就获得了信心。在谈论他们的恐惧、怀疑和顾虑时，他们完全存在于团体中，并且见证了许多团体过程概念的产生。一旦学生经历了一个团体过程，他们就可以更有意义地谈论如何在团体中建立信任，如何邀请成员真诚互动，如何挑战不情愿的行为，如何建立有用的团体规范，以及如何组建一个有凝聚力的团体。

合乎伦理和法律的团体实践指南

多数专业组织认为，从业者应意识到普遍标准和偏离标准操作将导致的潜在后果。伦理问题和法律问题经常纠缠在一起，因此，团体从业者不仅必须遵守本专业的伦理规范，更要了解所在州的法规以及自己的法律边界和责任。

对儿童、青少年和某些非自愿群体开展团体工作的团体领导者要特别注意了解团体工作的相关法规。团体工作者必须非常熟悉的领域包括保密、家庭许可、知情同意、记录、保护成员的福祉和住院病人的公民权。大多数团体工作者并不具备详尽的法律知识，因此他们最好了解一些与团体流程和操作有关的法律信息。持有与团体工作有关的法律权利和责任意识不仅能保护来访者，而且能保护团体实践者避免因过失或无知而被卷入不必要的诉讼。

法律责任和渎职行为

那些不够谨慎和不够诚信的团体咨询师相对比较容易惹上民事官司。带领团体的专业人员应在本专业伦理规范的框架内开展工作，同时要遵守法律。从业者可能会因为没有对来访者做正确的事情或者犯了错误而承担民事责任。如果团体成员可以证明个人损害或心理伤害是由于团体领导者存在过失或无知而未能提供恰当的服务造成的，那么团体领导者将面临一次渎职事故的起诉。过失意味着偏离“保护的标准”，也就是说，违反治疗师的基本职责，未能提供行业普遍认可的操作方式，导致对来访者产生伤害。

团体实践指南的标准涉及仔细做记录、必要时寻求咨询，以及保存好咨询记录。咨询并记录团体中涉及的所有的伦理和法律问题，以及在团体中出现的临床意义。在多数情况下，与至少三位同事协商，确保你的案例记录中引用的是已经过协商的内容，这些都是好的办法。在文档和记录保存方面，要了解团体工作的指南和对设置的要求。有各种各样的方法可以用来保存团体记录。有些团体领导者保存团体过程记录，并简单地列出每位参与成员的名字。另一些团体领导者为每个成员撰写个人记录，并把这些记录分开保存。有学者指出，虽然关于整个团体的记录可能在一个团体中的不同时间点捕捉到关键的主题，但这些笔记可能会损害个别团体成员的隐私和保密性（Knauss，

2006)。该学者建议团体从业者为每个团体成员保留个人记录。不管记录的方法是什么，重要的是要有一些关于团体会谈、治疗目标和结果的记录。

团体从业者在法律上的预防措施

避免渎职官司的关键是坚持合理、正规和谨慎的工作方式。下面的团体领导者行动指南把合理、正规和谨慎转化成了具体行动。

(1)要花时间认真、细致地筛选团体成员。

(2)为未来团体成员提供充足的信息，以便他们能明智地选择是否参加团体，并使团体过程去神秘化。在团体一开始就征求书面知情同意，经常和成员回顾这些信息。这样有助于营造互相信任的团体氛围。

(3)团体有少数未成年人时要获得父母或监护人的书面知情同意。即使所在州的法律不要求，这通常也是十分可取的做法。如果未能得到父母一方或监护人的知情同意，那未成年人便不能参加团体咨询活动。

(4)在伦理规范和法律政策允许的范围内做团体会谈记录。记录与每位团体成员和每次团体会谈相关的记录，特别是在对某个团体成员有特别的担忧时。

(5)如果必须违反保密原则，那么要和来访者讨论并得到一份书面许可。

(6)根据你的教育、训练和经验背景，将工作范围限定在相应的来访者群体中。

(7)了解限制你的团体实践的州法律和各个专业组织的伦理法则，以及所在机构的相关政策，在法规和政策允许的范围内开展工作。让团体成员知道这些政策、法律及伦理的限制条件。

(8)当存在潜在的伦理、法律和临床问题时，及时和同事或临床督导讨论，清晰地记录讨论的相关情况。

(9)在你的专业实践中有保护成员的明确标准，并让成员了解这一标准。避免承担法律责任的最佳保障措施是为来访者提供良好的服务。

(10)记录团体成员终止、转介或推荐成员的理由。

(11)不要对团体成员承诺无法做到的任何事情。帮助他们认识到他们的付出和参与意愿是决定团体结果的关键因素。

(12)不要与现在或以前的团体成员发生性关系。

(13)经常评估整个团体的进展情况，教成员学习如何评估个人目标的实现程度。

(14)如果你在为一个机构或组织工作，要签订合约以明确雇主对你的职业行为所承担的法律责任。

(15)了解在团体参与者对自己或他人构成威胁的情况下如何评估和干预，注意一定要把你采取的措施记录在文件里。

(16)知道在何时将团体成员转介去接受另一种形式的治疗是合适的。

(17)对可能阻碍团体过程的个人反应保持警觉，在自己出现反移情反应时寻求督导。

(18)谨防以牺牲团体成员为代价满足自己的需要。

(19)将已经建立的伦理标准整合到你的团体工作实践中。遵循职业组织的伦理准则是重要的。

(20)保护自己免受医疗事故诉讼的最好方法是采取预防措施，比如不在你的能力范围之外开展工作，并与团体成员建立合作关系。

（21）定期参加风险管理工作坊，目的是让自己熟悉当前的行业实践标准。

（22）意识到无论你多么有能力，多严格遵循伦理准则，你永远不能完全避免潜在的索赔或诉讼。然而，积极主动的风险管理战略可以降低这种索赔的可能性。购买医疗事故保险。

对团体工作涉及的伦理和法律问题展开的讨论，并不会增加你的焦虑，或使你过分小心翼翼地避免冒任何风险。带领团体是一项在冒险的同时获得职业回报的事业。你一定会一次又一次地犯错误，但犯错误不一定是致命的：你必须愿意承认自己的错误，再从错误中学习。通过督导，你不仅能从各种似乎是错误的表现中进行学习，而且可以把伤害来访者的概率降到最低。因为需要知道所有事情而焦虑，或者因为害怕卷入诉讼而不敢进行干预，这些只会造成更大的问题。认为团体成员是脆弱的，从不挑战他们，对他们是有害的。发自内心地想做对来访者有益的事情，这也许才是预防渎职行为的最佳方式。我们鼓励你在整个职业生涯中经常问自己这些问题：我在做什么？我为什么这样做？如果有同事观察到我的职业行为，会怎么样？有关伦理和法律问题的更详细的讨论，请参考下列论文：Corey，Corey，Corey，& Callanan，2015。

以下是可以应用到风险管理实践中的一些有用资源：Kennedy，Vandehey，Norman，& Diekhoff，2003；Bennett，Bricklin，Harris，Knapp，VandeCreek，& Younggren，2006；Wheeler & Bertram，2015。

▼ 记忆要点

团体咨询的伦理规范和法律问题

你面临的挑战是要在与团体工作者角色有关的基本职业问题上明确立场。在阅读后面的提要内容时，下面的指导方针将为你提供一个简要的参考。呈现这些指导方针的目的是为你提供一个结构性的框架，以引导你在领导团体时做出明智的决策。

- 认真思考你的个体同一性，特别是当它受你的职业工作影响时。反思你的需要和行为风格，以及这些因素对团体参与者的影响。你必须明确自己在团体中的角色和职责，这样你才能和成员就它们进行交流。
- 各专业组织都有自己的一套伦理规则，加入这些组织的专业人员必须受这些规范约束。你应该熟悉这些公认的伦理规范和那些可以影响团体实践的法律规定。
- 明确你正在设计的团体类型和选择这种形式治疗的原因。能表述团体的目标和潜在来访者的特征。
- 意识到文化多元性对团体设计和指导成员适应团体过程分别意味着什么。
- 告诉未来的成员你对他们的期待，鼓励他们签订团体契约，这将为他们实现个人目标提供动力。
- 让未来的来访者了解他们将要参加的团体中要用到的技术和各种练习。为他们提供团体活动的基本准则。
- 积极营造尊重多元文化的团体氛围。
- 一开始就明确团体的中心。
- 避免承担超出你的训练和经验的项目。为团体参与者提供一份你的胜任资质的书面说明。
- 在成员加入之前以及在团体发展全程中的恰当时机，都要向成员指出团体参与中涉及的风险。你的责任是帮助成员识别和探索他们应对这些潜在风险的意愿。将风险降到最低也是你的工作。
- 保护成员的自主决定权，他们在团体中有权决定自己分享哪些内容和参加哪些活动。敏锐地觉察任何形式的违反个体自主决定原则的团体压力和低估个人自我感觉的活动，如替罪羊或刻板印象。

- 明确所运用的团体练习的理论基础，并能清晰地表述。在团体中只运用你熟悉且擅长的技术，最好是你曾作为团体成员亲身体验过的。
- 理论结合实践，保持开放，在实践中整合多种方法。及时了解有关团体过程的最新研究发现，利用这些信息提高团体实践的有效性。
- 按时开始和结束团体。确保团体会谈在一个安全、私密的地点举行，避免干扰或中断。
- 了解作为团体领导者的你所拥有的权力，并逐步向团体成员赋权。
- 在团体开始前、进行中和结束前，向参加团体的成员强调保密的重要性。
- 向团体成员解释法律权利（保密性）不适用于团体咨询（除非州法律有相关规定）。
- 避免将自己的价值观强加给团体成员。认识到文化和社会化在成员价值观形成过程中的作用。尊重来访者的自主思考能力，并确信成员彼此之间给予同样的尊重。
- 敏锐地觉察团体成员心理耗损的症状，这可能表明他们应当终止团体参与。为需要进一步的心理帮助的团体成员提供转介资源。
- 鼓励参与者讨论团体经历，帮助他们评估个人目标的实现程度。在每次团体会谈结束时留出一些时间，让成员有机会表达其对活动的想法和感受。
- 不要期待成员会将团体学习成果自动迁移到日常生活中。协助成员应用他们学到的东西。当成员尝试把团体学习成果迁移到日常生活中时，他们很可能会遇到挫折或反复，要帮助他们做好准备。
- 开发评估方法，判断你所使用的程序的有效性。即使是非正式研究也能帮助你判断自己的领导方式效果如何。

▼ 练 习

课堂活动

1. **面质闲聊**（confronting gossiping）。你注意到有些成员一直在闲聊你正带领的这个高中生团体里发生的事情，你会私下还是在团体中处理这些违反团体规则的成员？你会说什么？

2. **保密的局限性**（limits of confidentiality）。你计划带领一个高中生咨询团体，学校的政策是任何教师或咨询师一旦发现有学生正在使用药物，就应该报告给校长。在这种情况下，你将如何处理？

3. **应对家长的要求**（dealing with parents）。你正在某家庭诊所里主持一个儿童自我探索团体。其中一名儿童的父亲要求和你见面，他希望了解孩子的表现。你会告诉他什么？你不会告诉他什么？你打算与这位父亲和他的孩子一起会谈吗？如果同样的要求由离婚父母中的非监护人一方提出，你会如何处理？

4. **组建团体**（forming a group）。作为私人执业者，你想协同领导一个每周开展一次活动的决断训练工作坊。你会怎样宣传这个工作坊？怎样筛选潜在成员？你会拒绝哪些人加入这个工作坊？为什么？

5. **应对阻抗**（coping with reluctant group members）。你受聘于一所精神病院，在青少年病房担任咨询师。你的职责之一是带领一个由年轻人组成的团体，这些成员都是被要求必须参加团体的。你感觉到了成员的阻抗。这种情况涉及哪些伦理问题？你会怎样应对阻抗？

6. **带领非自愿团体**（leading an involuntary group）。你被要求带领一个由非自愿来访者组成的团体。因为成员的参与是强制性的，所以你想要采取行动，清晰而充分地告知他们有关团体的过程、成员的权利和责任、你对他们的期待以及保密规定等事项。如果你计划撰写一份简短的知情同意书，你最想在其中加入哪些内容？

7. **面质对团体不满的团体成员**（confronting an unhappy group member）。你正带领的团体里的一名成员在一次会谈结束后走过来对你说："下个礼拜我不想来了。在这里我们似乎没有什么收获，因为大家全都在不停地互相贬低。我不相信这里的任何人！"在之前的几次会谈中她从未提及这些，而团体已经开始五周了。你会说什么或者做什么？你会努力说服她留下来吗？为什么或为什么不？

8. **团体领导者的价值观**（leader's values）。思考下面列出的你和成员的价值观可能产生碰撞的一部分领域。你如何应对这些在团体中可能出现的情形？

a. 一位成员说她对一段正在发生的婚外恋感到兴奋，她很困惑自己是否应该继续和伴侣共同生活下去。

b. 一位女士的文化背景和你的以及其他团体成员的都不同，她说很难表达自己的需要和采取果断的行动（在团体中和家中都如此）。她说自己从小被教育要考虑他人的利益，而不是关心自己的需求。

c. 一位青少年说，如果没有毒品，他的生活就是一片空白。

d. 一位怀孕的16岁少女正犹豫是该去做流产还是生下后把婴儿送到一所收养机构。

e. 一位长期抑郁的男性谈到他想通过自杀摆脱绝境。

f. 一位男性说他在婚姻中很不幸福，但他不想离婚，因为他害怕孤独。

g. 一位成员来自与其他成员不同的文化，他说自己在团体中感到很不舒服，因为他不习惯如此自由或开放地谈论家庭问题。

9. **应对多样性和社会公正的指导方针**（diversity and social justice guidelines）。你是某委员会的成员，为了帮助咨询专业的学生学习如何有效地应对团体中的多样性，你们需要制定一些指导方针。最需要提出的是哪些问题？针对这些问题你会提出哪些指导方针？哪些经验可以帮助学生考虑自己对待多样性的态度和信念？你认为学生最需要哪类信息？他们怎样才能获得这些知识？在发展可以领导多元文化团体的技术方面你有什么建议？

10. **知情同意**（informed consent）。为一个团体设计一份知情同意书。你觉得哪些内容是一定要包括在内的？你如何判断成员是否理解了你告知他们的各项内容？

11. **体验式学习**（experiential work）。你认为一门大学课程应告知学生哪些有关体验式学习的信息？就这个问题展开团体讨论。简要陈述学生可以期待从体验式课程学习中得到哪些收获。你如何确认学生在报名参加之前就已经了解了必要的信息？

12. **联系美国团体工作专家协会**（contacting the Association for Specialists in Group Work，ASGW）。有关ASGW的信息详见其网站主页（www.asgw.org）。下面的这些标准和指南也能从网站上下载。

- 《团体咨询师职业训练标准》（ASGW，2000）
- 《团体最佳实践指南》（ASGW，2008）
- 《团体工作者的多元文化和社会公正能力原则》（ASGW，2012）

在学习第2章和第3章时都可以讨论这些材料。

13. 联系多元文化咨询和发展协会（contacting the Association for Multicultural Counseling and

Development，AMCD）。关于多元文化咨询和发展协会的信息主要可在其网站上（www. multiculturalcounseling. org）查阅。多元文化和社会公正咨询能力于 2015 年得到了多元文化咨询和发展协会以及美国心理咨询协会的认证，这种能力强调采取行动促进社会正义，并强调教导来访者如何为自己辩护。

问题讨论

1. 在教导团体成员保密方面，你会强调哪些要点？如果成员们对保密表示担忧，并怀疑他们是否能相信团体中的发言，你会如何回应？
2. 你会采取哪些措施来确保团体的保密性？你会怎么处理违反保密规定的成员？
3. 在什么情况下，你必须违反咨询团体中对成员的保密规定？你会怎么处理这种情况？
4. 怎样才能最有效地取得所属团体成员的知情同意，关于这点你有什么想法？
5. 带领由非自愿成员组成的团体时，会出现哪些特别的伦理问题？
6. 哪些心理风险与团体成员有关？如何最大限度地降低这些风险？
7. 多元文化和社会公正问题与遵循伦理的团体实践有何关系？
8. 你会用哪些准则来确保团体工作中使用的技术符合伦理？
9. 你的个人价值观会以怎样的方式影响你与团体成员的工作？当你和团体成员一起工作时，你会以什么样的方式关注你的个人价值观？
10. 如果在你和团体成员之间出现了价值观冲突，你将采取哪些具体步骤来处理这种冲突？
11. 你是否认为学生应该参加体验式团体，作为他们成为团体工作者的培训的一部分？
12. 作为一个学生，你在团体咨询课程中有过怎样的体验？你从这些体验中学到了什么？
13. 作为团体课程的一部分，你可以在体验式团体中预见到哪些有利之处和可能的不足之处？
14. 你认为本章列出的作为团体咨询师法律保障的风险管理程序，哪些是特别重要的？
15. 作为一名团体工作者，你最关心哪些法律责任和渎职问题？

第 4 章 团体咨询的理论和技术

前言
理论作为路线图
有效运用团体技术
多元文化视角下的团体
理论与技术的关系
心理动力学疗法
体验和关系取向的疗法
认知行为疗法
后现代疗法
整合性疗法
记忆要点
练习

本章学习目标

1. 为理论应用于实践提供总框架
2. 了解团体技术与团体理论的联系
3. 考虑如何从多元文化的视角看待团体
4. 概述团体咨询和团体工作的理论基础（CACREP，2016，标准 A）
5. 描述精神分析疗法团体的关键概念和团体技术
6. 描述体验和关系取向疗法团体的关键概念和团体技术
7. 描述认知行为疗法团体的关键概念和团体技术
8. 描述后现代疗法团体的关键概念和团体技术
9. 探讨如何发展整合性的团体咨询方法

这是你在住院治疗中心实习的第一周。你的督导刚刚通知你，下周你将要开始带领一个辩证行为疗法取向的团体，面向六到八个边缘型人格障碍女性开展工作。

- 你对领导此类团体的第一反应是什么？
- 如果辩证行为疗法是或者不是你的咨询理论取向，你将如何带领这个团体？
- 哪些理论最吸引你？为什么？
- 你使用的理论如何与你的个性进行匹配？
- 你自己的文化背景、身份和生活经历会如何影响你的理论取向？

前言

本章我们会对团体咨询的主要理论进行简要介绍。在每个理论部分的最后，我们会列出一些有用的阅读清单。为了便于将理论应用于团体实践，你需要广泛了解感兴趣的理论和有用的技术。我们的主要目的是提出一个在团体中应用技术的理论框架，并展示理论与技术之间的联系。

你可能会问为什么理论很重要，以及为什么我们用整章来阐述这个主题。因为理论提供了一个结构，用于设计适当的干预措施，并从整个团体和个体成员的角度评估团体的效果。这是从团体的多元互动中获得信息的一种方法。我们认为，特别重要的是，你要发展适合自己的团体咨询实践的个人风格，并且足够灵活，以满足该团体成员的独特需求。

理论让你了解如何促进团体工作，指导你与成员工作的方式，并定义你和成员在团体中的角色。理论为理解和评估来访者的世界提供了参考框架，特别是在建立融洽关系、做出评估、定义问题以及选择适当的团体技术以实现成员的目标时。团体领导者在缺少明确理论基础的情况下去进行团体干预和运用团体技术，就像试图在没有蓝图的情况下建造房屋一样。如果你无法用理论来支持你的干预措施，那么你的团体可能无法实现最大获益。

理论不是一套严格的结构，逐步规定你作为团体领导者发挥作用的方式和方法。相反，理论是一个通用框架，可以帮助你理解团体过程的多个方面，为你在团体中的言行提供方向感。理论可以帮助你思考干预的可能结果。能够阐明你的理论立场对来访者来说也是有益的，因为它有助于确定团体成员的角色和期望。

理论作为路线图

理论可以引导你，像一个路线图，或者导航工具。理论的系统指导会告诉你要从哪里开始，到哪里结束，以及这个过程的每一步是怎样的。如果没有导航工具，你可能会迷路或者在寻找道路的过程中浪费时间。然而，即使有了方向指引，你也会遇到弯路和意料之外的情况。虽然你有一个计划，但是你需要灵活地调整达到目标的方法。在这一章中，我们将描述我们自己开发的整合性疗法，强调思维、感觉和行为在人类行为中的作用，这是基于这里介绍的大多数理论而选择的观点。

有许多不同的理论方法可以用来理解团体过程是如何工作的，以及变化是如何发生的。不同的团体实践者在处理团体中出现的相同主题时，主要基于他们的理论取向而选择以不同的方式工作。

一些团体领导者关注感受，认为成员们最需要的是识别和表达被压抑的感受；其他团体领导者强调获得洞察力和增强自我意识。对一些团体领导者来说，重点是在团体中练习新的行为，并帮助成员制订具体的行动计划来实现他们期望的行为改变；另一些团体领导者鼓励团体成员检查他们对自己和世界所持的信念，这些团体领导者认为，如果团体成员能够消除不准确的想法，用建设性的想法和自我对话来取代它，改变就会发生。每一个选择都代表了特定的理论方向，而不同的理论方法可以协同工作，加深你对团体工作方式的理解。

团体咨询师可能会主要关注时间框架：过去、现在或未来。重要的是要考虑你是否将过去、现在或未来视为团体工作最有成效的焦点。如果你认为成员的过去是一个需要探索的重要方面，你的许多干预措施可能旨在帮助他们理解过去是如何与现在的行为联系在一起的。如果你认为成员的目标和奋斗很重要，你的干预可能会集中在未来。如果你关注的是现在，你可能会强调成员们此刻的想法、感受和行动。有了这种以现在为中心的定位，你可能会要求成员们把过去的事件和对未来的担忧带到当下。

我们的理论取向

我们有时被要求要确定我们遵循的理论。我们都清楚没有任何一个理论能具备整体性。相反，我们在整合的理论框架内运作，在实践中不断发展和调整这个理论框架。我们借鉴了大多数当代治疗模型中的概念和技术，并使它们适应我们自己独特的个性、治疗风格以及特定群体成员的需求。我们假设“我是谁”与我们掌握的咨询理论知识和技能水平同样重要。当然，团体咨询的专业技能和团体技术是关键的。我们可以运用团体技术进行实践并改进它，团体技术的发展又相应提高了团体实践水平。尽管有效使用团体技能和技术至关重要——并且可以从理论基础中获取一系列团体技术——但这种能力并不代表全部。团体成效关键取决于我们与成员建立的治疗关系的质量。方法和选择的理论是重要的变量，但是关系因素是团体工作有效开展的基础。我们利用团体技能提高与团体成员建立联系的能力。基于这种关系基础，我们的概念框架考虑了人类经验的思维、感觉和行为层面。

团体实践的整合性疗法 我们建议你对所有的当代理论都有所涉猎，在此基础上决定哪些概念和技术最适合整合到你的领导风格中。发展咨询理论是一个过程，可能需要数年，随着经验的积累你会不断进步，并最终形成适合你个人的临床风格。在发展你的整合性疗法并进行概念化时，在选择一系列对来访者最有效的概念和技术时，要考虑你的个性、人际优势、生活经历和世界观。为了做出有效的选择，你需要在许多理论中打下良好的基础。对这些理论的共通性保持开放的态度，并检验你的假设，以确定它们的有效性如何。定期从团体成员那里获得反馈是评估你的干预措施效果的最佳方式之一。

整合性疗法包括从各种系统中选择概念和方法的过程。实现这种整合有多种途径，最常见的两种是技术整合和理论整合。**技术整合**（technical integration）倾向于关注差异，使用从许多疗法中提取的技术，并且基于技术进行系统选择。这个途径结合了来自不同流派的技术，而不一定认同产生这些技术的理论立场。相反，**理论整合**（theoretical integration）指的是概念或理论创新，而不仅仅是技术的融合。这个途径的基本假设是，整合两种或多种理论方法中最好的部分会比将实践局限于单一理论提供更丰富的可能性。整合性咨询是有意识地从各种治疗系统中选择概念和方法的过程。整合性观点非常适合满足成员的不同需求，这在许多团体中是常见的。知道何时以及如何在团体会谈中使用特定的治疗干预是一门艺术，也是将知识应用于实践的过程。首先你可以问自己以下问题：

- 什么在团体中持续发生?
- 我正在与团体成员发展什么样的关系?
- 我在团体中扮演什么角色，这是如何影响团体进程的?
- 我对哪些技术感兴趣，我能解释为什么我会使用各种技术吗?
- 我如何评估来访者的优势和资源，界定问题和解决方法，并思考期望的结果?

这些问题的答案将有助于你勾勒出自己作为团体领导者的形象。

我（辛迪）借鉴了各种理论，但是我在“我是谁”“我如何理解我的来访者的世界”以及“我如何介入来访者的故事”中保持了一条连续性的线索。我受格式塔疗法和多元文化咨询与治疗理论的影响最多，但我也运用认知行为干预和系统思维。我非常关注我与来访者的关系。我相信他们与我交往的方式代表了他们与外部世界打交道的方式。我也用我自己和我对来访者的反应作为反馈，这是建基于格式塔取向的疗法。例如，我可能会要求来访者观察他们想要改变的特定想法或行为。这种认知行为技术基于格式塔疗法，它意味着干预不是预先确定的任务，而是来自自发的、此时此地的与来访者的互动。

此外，我经常发现自己会通过多元文化和系统的视角来看待来访者的困境，在这种视角下，我将他们和他们提出的问题纳入系统中进行考虑。借鉴女性主义治疗方法，我关注性别和权力动力在一个团体中是如何运作的，我倾向于考虑系统、文化和动力的影响而做出诊断。这些做法有助于我远离对受害者的指责，来访者可以看到他们的症状往往与环境有关。我发现这有助于增强个人的力量，使其能够改变生活，尽管外界有挑战和阻碍。

一个思维、感觉和行为模型　我们（玛丽安娜和杰拉尔德）把团体实践建立在整合观的理论基础上。在带领一个团体时，我们会关注团体成员的想法、感受和行动，这需要我们关注认知、情感和行为领域。人们在想什么，会影响他们的感觉和行为，这两者之间存在互动；我们的感觉会影响我们的思维和行为；而我们的行为方式会影响我们的感觉和思维。将这三个领域结合起来便是一个强大而全面的咨询实践方法的基础。从我们的角度来看，排除其中任何一个维度，治疗方法都是不完整的。

我们俩（玛丽安娜和杰拉尔德）都借鉴了认知领域的方法，这些方法侧重于团体成员的思维或思维过程。我们通常会要求成员思考他们早期做出的决定。我们关注成员的自我对话：“成员的问题实际上是如何由他们对自己、他人和生活的假设引起的？”“成员们的问题是如何由他们的信念导致的？”“他们是如何通过批判性地评价自我对话变得更自主的？”我们的许多团体技术可以挖掘成员的思维过程，帮助他们反思生命事件，反思如何解释这些事件，并探索他们的信念，因而他们可以向自己期望的方向改变。在早期阶段帮助成员明确他们参与团体的具体目标时，以及在团体结束阶段，我们帮助成员巩固收获并制订运用到日常生活中的行动计划时，我们都倾向于采取认知行为疗法。

情感领域聚焦在团体成员的感受上。在我们带领的团体中，我们会帮助成员识别和表达他们的感受。如果成员能体验到他们的感受，并谈论某些事件对他们的影响，他们的治愈过程就会变得更顺畅。如果成员感到被倾听、理解和接纳，他们就更有可能表达自己的感受。虽然团体成员可以从表达压抑的情感中受益，但是如果想受益更多，一些认知工作是必不可少的。因此，我们将认知和情感工作整合到我们的团体中。我们邀请成员反思他们的情感，并讨论他们的情感体验如何与他们对自己、他人和生活事件的一些信念相关联。

认知和情感领域是治疗过程的关键部分，但行为领域（行动和做）是改变过程的核心。获得洞察力和表达压抑的情感往往很重要，然而在某些时候，成员们需要参与一个以行动为导向的改变计划。团体领导者可以问成员一些有用的问题，比如："你在做什么？""你现在的行为是否有可能帮你得到你现在想要的东西，它会带你找到你想要的方向吗？"如果团体的工作重点放在成员在做什么上，成员们就更有可能改变他们的想法和感觉。

除了突出思维、感受和行为领域，我们还帮助成员巩固他们的收获，鼓励他们将新行为应用到日常生活中。我们使用的一些策略有契约、家庭作业、行动计划、自我监控技术、支持系统和改变的自主计划。这些方法都强调了承诺在成员践行新行为、落实切实可行的改变计划，以及在日常生活中执行实践计划方面的作用。

不考虑家庭、社会团体、社区、教会和其他文化等系统对个人的影响，就无法理解团体成员。为了保证团体过程的有效性，了解个人是如何影响社会环境以及如何被他们生活于其中的社会环境影响的至关重要。有效的团体领导者需要获得一种包含所有人类经验的全面的方法。通过观察成员如何在团体中互动，团体领导者对成员如何在他们的生活中与其他系统互动有了洞察。

我们（玛丽安娜和杰拉尔德）的哲学观倾向于存在主义疗法，它主要强调选择和责任在治疗过程中的作用。我们请成员去看看他们所做的选择——尽管有很多限制，然后承担起所做选择的责任。因此我们鼓励成员识别和澄清他们的思维、感受和行为，而不是试图改变他人的生活。我们团体中的大多数工作是基于这样的假设，即人们有能力改变他们的生活处境。我们帮助成员发现他们的内部资源，并学习如何利用资源解决困难。我们并不为团体成员提供答案，但我们会促进改变的过程，引导他们进一步认识到他们可以利用知识和技能来解决当前和未来的问题。

有效的治疗关系有利于培养创新精神，创新精神集中于开发旨在提高觉察力的技术，从而使团体成员能够改变他们的思维、感受和行为。循证研究表明，治疗关系、治疗师使用的方法都与治疗结果直接相关。研究人员持续发现，积极的治疗联盟和协作的治疗关系是治疗结果的最佳预测因子（Elkins，2016；Hubble，Duncan，Miller，& Wampold，2010）。一些神经科学的研究表明，基于共情理解的积极治疗关系为大脑的神经整合奠定了基础，可促进来访者改变其处理问题的方式（Badenoch，2008；D. Siegel，2010）。

治疗关系的一部分涉及倾听来访者关于治疗过程的反馈。来访者反馈可用于告知、指导和评估治疗过程。成员在团体中扮演的积极角色，以及他们在团体早期阶段经历的有意义的改变，是团体能取得积极结果的最有力的贡献者。提高任何形式的心理治疗有效性的最好方法之一是以来访者为导向的、有结果反馈的治疗（Duncan，Miller，& Sparks，2004；Miller et al.，2010）。

当我们在团体中引入团体技术时，我们考虑了关于来访者群体的一系列因素。我们考虑成员面对问题的态度，成员的文化背景和价值体系，以及成员对我们作为团体促进者的信任。指导我们实践的总体目标是帮助成员识别并体验他们所感觉到的一切，确定他们的假设是如何影响他们的感受和行为的，以及试验其他可替代的行为模式。我们使用的团体技术有一定理论基础，我们的干预通常根据本章描述的一些理论进行。

本章对理论取向只做了简短的介绍。有关如何将各种理论取向应用于团体咨询的更详细的介绍，请参见《团体咨询的理论与实践》（*Theory and Practice of Group Counseling*，Corey，2016）。有关咨询理论的其他著作，我们推荐《心理咨询和心理治疗的案例分析》（*Case Approach to Counseling and Psychotherapy*，Corey，2013b）、《心理咨询与心理治疗的理论及实践》（*Theory and Practice of Counseling and Psychotherapy*，Corey，2017）、《心理咨询和心理治疗：理论和干预》（*Counseling and Psychotherapy: Theories and Interventions*，Capuzzi & Stauffer，2016）、《当前的心理治疗》（*Current Psychotherapies*，Wedding & Corsini，2014）、《应对多元化世界的当代心理治疗》（*Contemporary Psychotherapies for a Diverse World*，Frew & Spiegler，2013）、《心理咨询理论和实践》（*Counseling Theory and Practice*，Neukrug，2011）、《心理治疗系统：跨理论分析》（*Systems of Psychotherapy: A Transtheoretical Analysis*，Prochaska & Norcross，2014）和《心理治疗和咨询理论：概念和案例》（*Theories of Psychotherapy and Counseling: Concepts and Cases*，Sharf，2016）。

发展自己的团体实践理论

你的理论需要适合你的来访者群体、情境和你带领的团体类型，但是理论不能脱离你本身。最终，最有意义的理论是你个性的延伸。最好的情况是，理论成为你自己的一个组成部分，是你个人独特性的一种表达。

本书从头到尾都强调你的生活经验和个人特征是一种强大的治疗工具。特别重要的是，你愿意意识到并审视自己的行为、性格、文化背景、地位和特权地位是如何加强或阻碍你的团体领导工作的。全面理解理论如何运用于团体工作、技能获得和督导实践，可以为成为一个有效的团体领导者打下良好的基础。然而，你也必须愿意诚实地审视自己的生活，以确定你是否愿意做自己期待团体成员做的事情。如果你目前是一名在校学生，开发一个整合的、有明确定义的理论模型可能需要广泛的阅读和多年的团体实践经验。我们建议你与其他团体工作者交流想法，根据知识的更新调整已有的团体实践经验，随着时间的推移做出改变。

在我的教学中，我（杰拉尔德）鼓励学生尽可能多地学习各种理论，然后开始在几种途径中寻找可借鉴的方法，以发展用于指导团体实践的整合性理论观点。关于开发整合性理论指导的更详细的治疗方法，请参阅《整合性心理咨询的艺术》（*The Art of Integrative Counseling*，Corey，2013a）。

在行动中学习

识别你的个人理论

为了发展心理咨询的个人理论，检查你的世界观、信念和个人成长史是非常重要的，这些都与人们如何成长、治愈和改变有关。许多学生很难找到最符合他们信念和行为的理论。对自己的个人咨询理论有深入的理解，对于我们开展面向新手的工作很有用。下面的例子说明了生活经历是如何影响我们的世界观的。你会发现本章介绍的不同咨询理论更有可能与拥有特定的生活经历的个人的世界观产生共鸣。当你审视这些例子时，想想你自己的生活经历教会了你什么。

例 1

生活经历：芬恩（Finn）回想起自己还是一名大学生时，曾投入到几次有情感和身体虐待的关系中。她描述了受到创伤的感觉，并发现这些关系很难治愈这些创伤。

生活教训：“我被困住了，我想要伤害我的人向我道歉，但是我无法从那个人那里得到我想要的东西。在某个时刻，我意识到我的痊愈不必和伤害过我的那个人有关联。这让我得以继续我的生活。我没有等待伤害我的人承认错误或道歉，而是收回了我的权力，并通过其他关系治愈了自己。”

心理咨询理论的应用：许多心理咨询理论关注的是在关系中得到治愈。在关系中受伤的人可以在关系中得到治愈。作为团体领导者，我们可以与来访者或团体成员建立健康的关系，帮助他们治愈旧伤。以人为中心的心理治疗师非常重视治疗关系，这种治疗关系基于这样的假设，即来访者可以将他们在治疗中的体验应用到他们的个人生活中。花点时间看看这本书中的咨询理论，找出那些强调关系发挥疗愈作用的理论。

例2

生活经历：瑞安（Ryan），35岁的专业人士，由于不健康的关系，未化解的怨恨和愤怒，以及一份要求高但没有回报的工作，他长期以来一直生活在压力下。他与许多身体症状做斗争，包括头痛、慢性呼吸道感染、胃溃疡、消化问题、睡眠障碍、体重增加、抑郁、焦虑，最终还患了癌症。

生活教训：我的身体向我发出了警告信号，但我没有给予足够的关注。我的身体疾病最终导致癌症，这才引起了我的注意。是时候改变我的生活方式了。我从中学到的教训是，“如果你不尖叫，你的身体就会尖叫”。

心理咨询理论的应用：几种理论取向聚焦在与来访者一起工作的整体方法上，关注来访者的身体症状、态度和行为。格式塔取向的治疗师可能会将来访者的颈部疼痛视为其在生活中受某件事或某个人困扰的症状。格式塔取向的治疗师帮助来访者倾听他们的身体，让他们与身体症状对话。认知行为疗法关注思维、感觉和行为的整合。具有认知行为治疗取向的从业者可能会帮助来访者识别他们的信念和思维模式是如何影响他们的行为和感受的。

指导

花几分钟时间来反思你生活中发生的重大事件或关键事件：这可能是你的父母离婚，虐待性的关系、失业、生孩子，或者其他一些事件。

生活经历：简要描述大小事件，什么时候发生的，发生了什么，以及为什么它对你来说意义重大或改变了你的生活。

生活教训：这个事件的结果是什么，它对你的情感、认知和行为有哪些影响？它如何影响你看待世界或他人的方式？你从这次经历中发展出了怎样的信念或世界观？

心理咨询理论的应用：在你的导师或同学的帮助下，讨论因为有这些生活体验，哪些咨询理论最符合你现在的信念或世界观。尝试结合人生体验的练习，看看由此产生的信念和生活体验是否会引领你走向特定的心理咨询理论。

有效运用团体技术

团体技术是团体领导者实施的干预，目的在于促进团体的进展。团体领导者做的任何一件事情几乎都可以被视为一种团体技术，包括保持沉默，提出关于新行为的建议，请成员自己处理冲突，向成员提供反馈，提供解释，在团体会谈中建议完成家庭作业等。团体技术是指一位团体领导者对一名团体成员（或所有成员）的明确和直接的要求，目的在于聚焦在事件上，增强或夸大感受，实践行为或者巩固洞察力和新的学习。团体技术可能包括当团体似乎失去能量时要求团体澄清接下来的方向，邀请成员分享一个重要的故事，要求成员扮演一个特定的角色，要求成员练习一种新的行为，要求成员将过去已经发生的事件带到当下，鼓励一个人重复某些单词或完成一句话，帮助成员总结他们从团体会谈中学到的知识，与成员合作设计家庭作业，挑战成员的信念体系，以及处理影响成员行为的认知观念。

在促进团体工作的过程中，我们使用了各种各样基于不同理论模型的团体技术。团体技术的使用要适应团体参与者的需求，我们考虑了以下几个因素：团体的目的和类型、成员处理个人问题的意愿、文化背景、价值体系以及对团体领导者的信任。我们在选择适当的干预措施时也会考虑团体的凝聚力水平以及团体成员之间的信任度。我们鼓励团体参与者觉察到他们的感受，识别他们的假设是如何影响其感受和行为的，以及尝试不同的行为模式。

那些旨在帮助团体领导者了解他们可能与团体一起努力的方向的程序，也被视为团体技术。在许多不同类型的团体中，最有用的团体技术都是从团体参与者的工作中发展出来的，并且是针对特定会谈中不断变化的情况定制的。团体技术是用来促进团体进程的工具和干预措施。例如，如果团体成员保持沉默，团体领导者可能会要求每个人来补充句子，“现在，让我保持沉默的一件事是……”。

使用团体技术的理由

如果团体技术是由团体成员的共同工作发展出来的，并根据团体会谈中的特定情况进行灵活调整，那么这些团体技术是最有用的。作为团体领导者，我们必须考虑使用特定技术的基本原理，并考虑该技术是否有可能促进来访者的自我探索和自我理解。如果督导或领导问我们使用某种团体技术的理由，我们应该能够回答这些问题：

- 我们为什么使用这种特定的团体技术？
- 我们希望通过使用这种技术来完成什么？
- 我们期望团体成员从干预中学到什么？
- 我们选择这种团体技术的理论基础是什么？

以下案例可作为考虑实施团体干预的理论依据。

丽贝卡（Rebecca）是一名带领团体的受训者，督导问她：“当团体的能量似乎很低，成员不愿意参与时，你在团体会谈时介绍这项练习的理由是什么？”丽贝卡有点防御，她说她遵循直觉，认为团体的再次前进需要动力。当督导和丽贝卡一起探讨她的理论如何影响她的干预时，她回答道：“我不认为理论是真正必要的。我有一个技术工具库，我有信心在成员需要的时候从这个工具库中选取。我更喜欢根据团体的需要使用技术，而不是把我的理论强加给一个团体。”

督导向丽贝卡解释说，理论提供了一个总体框架，可以帮助她理解团体中正在发生的事情，理论也可以为她在团体中的言行提供方向感。丽贝卡坚持认为试图借鉴理论会限制她的创造力，并可能导致机械性的团体干预。丽贝卡认为用理论来指导她的工作没有什么价值。她宁愿依靠自己的临床直觉，创造出“感觉正确”的干预措施。

你对丽贝卡所说的有什么反应？相信你的临床直觉，同时思考你干预的理论基础，是可能的。

理论可以提供信息和一个框架，它有助于表达你对一个团体的临床印象和解释团体中发生了什么。如果督导问你，你最喜欢的理论是什么，你能描述一下吗？你认为你在团体中使用的技术需要理论基础吗？

重要的是，要使用你熟悉的团体技术，最好是那些你亲身体验过或者在使用中接受过督导的团体技术。我们在团体实践中使用以下指导方针，以提高团体技术或任何结构化练习的有效性：

- 所使用的团体技术具有治疗目的，并以一些理论框架为基础。
- 技术（和练习）以邀请方式呈现；成员们可以自由参加或不参加某项实验。
- 及时、敏感地引入团体技术，如果这些技术不起作用，就放弃不用。
- 调整团体技术以适合来访者的文化和种族背景。
- 团体参与者有机会分享他们对使用的团体技术或活动的反馈。
- 培养来访者的自我探索和自我理解能力。

多元文化视角下的团体

所有人都是由多重身份组成的，文化影响行为是显而易见的。为了与不同文化的团体成员有效地工作，除了你的理论观点外，与身份有关的所有方面，包括年龄、性别、性取向、社会地位、能力和宗教信仰，都必须加以考虑。团体领导者需要意识到团体成员经常赋予自己的权力，并认识到，对一些成员来说，团体领导者可能代表着各种压迫机构。当介绍团体的练习或建议做某种行为实验时，团体领导者必须注意用邀请的方式，不要滥用团体成员赋予自己的权力。

如果一个团体领导者无法相信和理解成员被歧视和被压迫的经历，那么就很难与有色人种或其他受压迫群体的成员建立信任和融洽的关系。成员们遭遇的痛苦必须在他们陷入困境之前得到解决。一些理论方法要求来访者审视他们解释生活事件的方式，并控制他们的想法和感受；其他理论则强调识别和表达情感。

来自某些文化背景的一些成员可能会发现情感表达的目标与他们的文化教养和性别角色规范不相容。例如，如果一个男性团体成员被教导不要在公共场合表达自己的感受，那么快速引入旨在让情感浮出水面的技术可能是不合适的，也是无效的。在这种情况下，重要的是先了解这位成员是否有兴趣探索从自己的文化中学到的表达自己感受的方式。团体领导者必须尊重成员的文化价值观和个人经历，但同时他们可能会邀请成员思考自己的价值观、生活经历、社会化和教养将如何继续影响自己的行为和选择。如果成员们表示他们想谈论他们的文化背景是如何影响他们的，那么团体领导者可以帮助成员们审视做出行为改变的利弊以及付出的成本。

西方治疗模式反映了一些价值观，如选择权、个人的独特性、自信、个人成长和强烈的自我意识。治疗结果包括通过改变环境、改变自己的应对行为和学会管理压力来提高应对技能。西方治疗模式——如认知行为疗法和关系取向的疗法——关注个体的改变。相比之下，许多非西方文化的治疗模式注重社会框架甚于个人的发展，教导相互依存的价值，淡化个性，思考集体利益，并强调在社区中康复。亚裔人、拉美裔人和非裔美国人往往来自集体主义文化。许多亚洲文化强调自力更生，一些来自亚洲的团体成员可能保持沉默，而不会透露他们的个人问题或他们家庭的细节（Chung & Bemak，2014）。团体中所使用的目标、结构和技术需要不断调整，以使团体在文化上适合并包容成员的多元世界观。在一个日益多元化的社会中，伦理上有必要避免强迫所有来访者适应可能不适合他们文化背景的工作模式。即使在西方文化中，规范也可能不同。例如，美洲土著文化强调家庭和社区，而较少强调个人主义。

作为团体的督导，我们需要了解，我们的假设和潜在的理论取向是如何影响我们对不同来访者的工作实践的。正如我们作为团体领导者需要关注我们与来访者的文化是否契合一样，我们使用的理论和技术也需要调整和定制，以适应成员的文化和种族背景。愿意根据成员的需要调整干预方法，才有可能获得积极的结果。

理论与技术的关系

一些技术突破了各种理论，有些则与特定的理论方法联系在一起。下面几节讨论心理咨询理论的一些关键概念和技术，我们将这些理论分为以下四类。

（1）心理动力学理论（精神分析疗法和阿德勒疗法）在治疗中强调洞察力。

（2）体验和关系取向的理论（存在主义疗法、人为中心疗法、格式塔疗法和心理剧）强调感觉和主观体验。

（3）认知行为的理论（行为疗法、认知疗法、理性情绪行为疗法和现实疗法）强调思考和行为的作用，倾向于行动导向。

（4）后现代疗法（焦点解决短程疗法、叙事疗法、动机访谈和女性主义疗法）强调理解主体世界，来访者利用现有资源改变个人内在。

虽然我们已经将理论分成四大类，但是这种分类是随意的。重叠的概念和主题使得精确划分这些理论取向很困难。

参考《团体实操：发展与挑战 DVD 和工作手册》（*Groups in Action: Evolution and Challenges DVD and Workbook*）第三部分，书中的讲座对团体工作的主要理论方法进行了概述，并提供了许多可以应用于各种团体的技术示例。这一个小时的讲座涵盖了本章简要描述的四类理论的基本概念。

心理动力学疗法

首先，我们研究团体心理咨询的心理动力学方法。**精神分析疗法**（psychoanalytic therapy）主要基于洞察力、无意识动机和人格重建。精神分析模型对所有其他正式的心理治疗系统都产生了重大影响。一些治疗模式基本上是精神分析理论的扩展，有的是对精神分析的概念和精神分析的过程做了调整，还有一些理论是基于反对精神分析而建立的。心理咨询和心理治疗的众多理论借鉴和整合了精神分析理论的原理和技术。

阿德勒疗法（Adlerian therapy）与精神分析疗法有很大的不同，但可以从广泛的心理动力学的角度来看待这个疗法。阿德勒疗法关注的是意义、目标、有目的的行为、有意识的行动、归属感和社会兴趣。尽管阿德勒理论通过研究儿童时期的经历来解释当前的行为，但是它并不关注无意识的动力学。

精神分析疗法

精神分析疗法的关键概念 精神分析疗法认为人们受到无意识动机和早期儿童经验的显著影响。因为行为的动力潜藏在无意识中，所以精神分析取向的团体治疗通常对根植于过去的内在冲突进行漫长的分析。长程分析性团体治疗主要是一个重构人格的过程，它的治疗目标比大多数疗法都更广泛。短程心理动力性团体疗法在有限的时间框架内达成中期性的目标。

精神分析取向的团体治疗侧重于过去对当前人格功能的影响。生命前6年的经历被视为当前问题的根源。当代精神分析取向的团体从业者对成员的过去感兴趣，但他们将这种理解与现在和未来交织在一起。过去之所以重要，是因为它影响着现在和未来，从这个意义上说，这三者都在团体治疗中占有重要地位（Rutan，Stone，& Shay，2014）。

精神分析疗法的治疗目标 一个主要的目标是使无意识意识化。这个目标是对人格进行重构，而不仅仅是解决当前的问题。精神分析疗法的成功结果是，显著地改变个体人格和性格结构。

治疗关系 精神分析取向的团体治疗师的领导风格各有不同，从以客观、中立和匿名为特征的领导者到倾向于与团体成员建立合作关系的角色都有。精神分析取向的团体治疗的一个重要发展是治疗关系的重要性日益得到重视。与客观、中立的精神分析师的经典模式相比，当代治疗模式更强调治疗联盟。建立一种治疗师可以传达关注、兴趣，并融入成员之中的工作关系，是现在首选的治疗模式。

团体技术 主要的团体技术包括维护精神分析的框架、自由联想、解释、释梦、阻抗分析和移情分析。这些技术旨在提高来访者的自我意识，获得洞察力，并进入修通阶段进而重塑人格。精神分析取向的团体治疗的两个关键特征是当下治疗情境中出现的移情和反移情。

团体提供了探索当下关系中移情反应的机会。团体情境容易发生多重移情，重现过去未完成的事件，尤其是当其他成员激起某个成员心中强烈的感情，可能会使他/她在其他成员身上“看到”一些重要人物的影子，例如父亲、母亲、兄弟姐妹、生活伴侣——配偶、前情人，或老板。心理动力治疗团体的一个基本原则是，团体成员通过互动重塑他们的社会处境，这意味着团体成为他们日常生活的一个缩影。团体领导者的任务是帮助成员发现他们对团体中其他人的过度激烈的反应，就好像这些成员是他们的父母或兄弟姐妹一样。精神分析团体提供了一个安全、中立的环境，成员们可以在其中表达自发的想法和感受，而且团体是重新处理过去重大事件的理想环境。例如，如果一名女性成员对某位男性成员有强烈的反应，她可能会发现她正在把挑剔的父亲带给她的一些伤害投射到这位男性成员身上。如果两名成员都愿意探索各自的移情，她便可以深入了解她是如何将过去她与父亲的关系带入现在她与某些男性的关系中的。

团体也可以为成员在团体外的行为提供动力学解释。通过移情过程释放过去的情绪，成员可以对过去如何阻碍当下有更多的觉察。通过处理自己的移情反应，成员会越来越了解过去的事件是如何干扰他们进行自我评价以及处理现实问题的能力的。

成员的移情反应的另一个方面是团体领导者的反移情：团体领导者的感受可能与成员的治疗关系纠缠在一起，妨碍其客观性。反移情可以被看成是团体治疗师当下体验到过去的感受，这些感受是被团体成员重新激活的（Rutan et al.，2014）。从更广泛的意义上说，反移情涉及团体治疗师对成员的全面情绪反应。在某种程度上，反移情是当下的，团体治疗师对成员的反应就好像成员是他们自己原生家庭中的重要人物一样。团体领导者需要警惕自己未解决的冲突，这些冲突可能干扰团体领导者的工作，并导致成员被用来满足团体领导者自己未满足的需求。例如，一个在个人生活中感到不受他人欣赏的团体领导者可能在与某些成员一起工作时会遇到困难，比如那些高要求的成员和认为团体领导者未能满足他们的需求的成员。困难之处在于识别自己的反移情，以及意识到专业地处理反移情的必要性，这些可以为团体领导者体验他们自己的治疗提供理论基础。个体治疗在帮助领导者识别反移情的迹象以及发现他们自己的需要和动机是如何影响他们的团体工作方面很有价值。通过对反移情的管理和利用来增进团体成员的利益是至关重要的。当团体治疗师研究自己的内在反应，并利用它们来理解团体成员时，反移情就可以极大地推动治疗工作的进展。

精神分析疗法的多元文化应用　精神分析取向的团体治疗将重点放在团体成员的过去经历是如何影响他们的个性上。短程心理动力疗法会考虑来访者的文化背景和早期经验，从而可以提供对当前问题的新理解。通过这种短程的精神分析取向疗法的治疗，来访者可以放弃旧的模式，并在他们目前的行为中建立新的模式。

进一步学习精神分析疗法的更多团体实践内容，请参考下书：《精神分析疗法》（*Psychodynamic Group Psychotherapy,* Rutan et al., 2014）。

阿德勒疗法

阿德勒疗法的关键概念　根据阿德勒疗法，人主要是一种社会存在，受社会力量的影响和驱动。人性被认为是创造性的、积极的和决定性的。这种疗法关注个人的统一性，理解个人的主观观点，以及指导行为的生活目标的重要性。阿德勒认为，内在的自卑感激发了自然的努力，以提高能力，实现对生活更强的掌控。每个人对自己努力的具体方向做出的主观决定构成了个人生活方式（或人格风格）的基础。生活方式包括我们对他人、世界和我们自己的看法。这些观点决定了我们在追求生活目标时采取的独特行为。我们可以通过积极、勇敢地承担风险以及面对未知的后果做出决定，从而影响自己的未来。个体不会被视为是"病态"或患有精神病理障碍的、需要被"治愈"的。

精神分析派和阿德勒派经常在很多方面重现原生家庭，这使成员能够重新体验源于原生家庭的冲突。由于家庭式的氛围，该类团体提供了唤起对原生家庭和当前生活经历的联想的机会（Rutan et al.，2014）。阿德勒派学者强调家庭环境是影响一个人生活方式的关键因素。团体被视为社会的缩影，它允许成员通过看到家庭动态模式在团体中重现进而更好地理解他们自己的动力。

在阿德勒取向的团体中，成员能够将他们的个人经历带到现在的团体中。成员可以通过采用新的行为模式进行实践，好像他们已经做出了他们最渴望的一些改变。例如，达琳（Darlene）在日常生活和团体中都难以有效地表达自己的自卑感。有趣的是，大多数成员认为她非常聪明，能够清晰地与人交流。他们鼓励她多说话，因为他们喜欢她说的话。团体领导者向达琳建议，让她在团体会谈中做一次实验，表现得好像她具有其他成员在她身上看到的所有属性。实验的结果是，达琳开始认识到并欣赏她自己的才华。她被鼓励在她的现实生活中继续练习新的行为一周，并向团体报告她的体验是怎样的。

阿德勒疗法的治疗目标　阿德勒团体的关键目标是培养成员关注**社会兴趣**（social interest），或增进与他人的联系。阿德勒疗法的团体领导者希望培养成员为他人的福利做贡献的愿望，增强对他人的认同感和共情能力，以及增强对团体的归属感。为了实现这一目标，阿德勒疗法的团体领导者营造了民主的团体氛围。阿德勒疗法的团体并不筛选成员，因为筛选成员被认为是不符合民主和平等精神的。有学者认为筛选过程本身不能为那些最需要团体经验的人提供机会（Sonstegard & Bitter,

2004）。他们认为，进行筛选更多的是为了让团体领导者感到舒适，而不是确保可以从团体中获益最多的人被纳入团体。

心理咨询不仅仅是专家治疗师开出改变处方的问题，而是团体成员和团体领导者一起合作，共同努力以达成相互接受的目标。成员认识到他们需要对自己的行为负责。阿德勒疗法主要关注挑战来访者错误的观念和错误的假设。咨询与治疗会鼓励、支持团体成员改变他们的认知观点和行为。

治疗关系 阿德勒疗法的治疗关系的基础是合作、相互信任、尊重、信心、协作和共同的目标。阿德勒疗法特别看重团体领导者的沟通模式和真诚的行为方式。从团体开始，团体领导者和成员之间是合作的关系，其特点是朝着已经明确的具体目标前进。阿德勒疗法的团体咨询师努力建立和维持平等的治疗联盟，以及团体中人与人之间的关系。

团体技术 阿德勒疗法的治疗师发展了各种治疗技术和治疗风格，他们不局限于特定的程序，而是创造性地将这些技术应用到最适合的来访者身上。他们经常使用的一些具体技术是参加、对抗和支持、总结、收集生活史数据、生活方式分析、家庭经验解读和早期的回忆、建议、鼓励、布置家庭作业，以此帮助团体成员寻找新的可能性。阿德勒疗法具有心理教育的性质，关注现在和未来，是一种简短的或有时间限制的疗法。

解释是阿德勒疗法团体咨询师使用的一项关键技术，是指团体领导者对成员当下行为的基本动机的解释。解释从不强加于团体成员，而是暂时以假设的形式呈现。示例如下："你在团体中频繁感到被忽视是否与你小时候被家人忽视有关？""我有预感，我想与你分享。""在我看来，你更愿意帮助这个团体中的其他人，而不是照顾你自己。""可能你能够接受这样的想法，即等到会谈结束提出你的担忧，会使自己受到伤害。""我得到的印象是，无论人们多少次告诉你他们喜欢听你讲话，你仍然坚信自己无话可说。"

解释是临床预感的开放式呈现，可以在团体会谈中得到探讨。解释最好在团体合作中实现，由团体成员提供关于他们自身行为意义的预感。这个过程的最终目标是让团体成员对自己有更深刻的理解：让成员更深入地了解自己在形成问题中的作用，他们维持问题的方式，以及他们可以做些什么来改善他们的生活状况。

在阿德勒团体的高级阶段（重新定位阶段），鼓励成员运用他们从团体参与中学到的知识采取行动。由于成员人际关系的改善，团体成为改变的推动力。团体过程使成员能够像其他人一样看待自己，并识别他们的错误自我概念或错误目标。希望的出现促进了改变。

在阿德勒团体的行动阶段，成员做出新的决定，并调整他们的目标。为了挑战自我设限的假设，成员们被鼓励表现得如他们希望成为的人一样。阿德勒疗法的咨询师经常使用这种以行动为导向的技术来促进个人看法的改变，使成员能够反思他们的不同之处。

团体成员可能会被要求在重复那些导致无效行为或自我挫败行为的旧模式的过程中"觉察自己"，例如，在会谈中有许多的**触动**（catching oneself），但不能口头表达出来。觉察自己的技术包括帮助个人识别问题行为或与情绪相关的信号。如果成员希望改变，他们需要为自己设定任务并针对自己的问题采取相应的具体行动。此外，他们需要承诺将新的领悟转化为具体行动。

阿德勒疗法的短程团体咨询在有一定时间限制的框架内应用一系列技术。这种短程疗法的特点包括初步建立治疗联盟，确定目标问题和一致性目标，快速评估，积极的指导性干预，关注成员的优势和资源，以及强调现在和未来。阿德勒疗法的咨询师可以灵活地调整干预措施，使之适应每个团体成员独特的生活情境。

阿德勒疗法的多元文化应用　这种方法提供了一系列认知和行动导向的技术，以帮助人们在文化背景下探索他们的关注点。阿德勒疗法的团体咨询致力于帮助他人，关注社会兴趣，追求生活的意义，关注归属感和团体过程中的合作。这种方法重视家庭在人格发展中的影响力，重视社会联系以及在社区中建立有意义的关系。阿德勒疗法的治疗师倾向于聚焦合作和社会取向的价值观，反对竞争和个体取向的价值观。阿德勒疗法的治疗师可以灵活地调整他们的干预方案以适应每个来访者独特的生活情境。这种疗法具有心理教育性质，关注现在和未来，是一种短程的、有时间限制的疗法。阿德勒疗法的所有特征使它具有广阔的应用空间，适用于处理来访者的广泛问题。

进一步学习阿德勒团体工作的一个极好的资源是《阿德勒疗法团体咨询与治疗：逐步推进》（*Adlerian Group Counseling and Therapy: Step-by-step*，Sonstegard & Bitter，2004）。

体验和关系取向疗法

治疗通常被视为是咨询师和来访者共同开启的一段旅程，这段旅程深入到来访者感知和体验的世界。这一旅程受到治疗情境中咨询关系质量的影响。治疗关系的价值是所有治疗流派都非常看重的，但有些疗法比其他疗法更重视关系在治愈中的作用。存在主义疗法和人为中心疗法都将咨询关系放在突出的位置。强调治疗关系的人性化降低了将团体咨询视为机械过程的可能性。不是咨询师使用的技术使治疗产生差异，而是与团体成员的关系促进了治愈过程。如果团体的成员能够感知到咨询师的存在以及咨询师打算建立真正联系的意图，则将为随后工作的开展打下坚实的基础。

关系取向的疗法（有时称为体验式疗法）最看重的是治疗关系的质量，技术是次要的。符合这个基本框架的有存在主义疗法、人为中心疗法、格式塔疗法和心理剧。在体验和关系取向的疗法中，团体领导者不受特定团体技术的限制。他们使用团体技术来拓展团体成员的生活方式。团体技术是帮助成员了解他们的选择和行动潜力的工具。

体验式疗法的基础是治疗关系可以培养创造性精神，创造旨在提高觉察力的技术，使个体能够改变他们的一些思维、感觉和行为模式。

所有体验式疗法共有的一些关键概念包括：

- 在治疗情境下团体领导者与成员关系的质量是积极变化的催化剂。
- 重点在于团体领导者有营造可以促进成员之间真实交流的氛围的能力。
- 咨询关系（真正的人与人之间的关系）使成员能体验到冒险行为所必需的安全感。
- 觉察出现在团体领导者与成员真诚相遇时，或出现在真实的关系中。
- 团体领导者的主要职责是与成员一起参与团体。增强成员参与感的一种方法是领导者适当地自我表露。
- 团体领导者示范真实的行为是对成员参与团体的最好的邀请。
- 咨询师的态度和价值观与他或她的知识、理论或技术一样重要。
- 不能敏感地根据成员的反应调整自己的团体领导者可能更像是技术人员，而不是成熟的团体咨询师。
- 团体的基本工作由团体成员完成。团体领导者的工作是创造成员可能愿意尝试新的生活方式的环境。

- 感受的参与是改变一个人的思想和行为的有效途径。

关系取向的咨询师对是否运用了“正确的技术”不那么焦虑。他们的团体技术更多用于提升来访者的体验，而不仅仅用于改变来访者的思维、感觉和行为。

存在主义疗法

存在主义疗法的关键概念　**存在主义的视角**（existential perspective）认为我们通过选择来定义自己。尽管外在因素制约着我们选择的范围，但终究我们才是自己生活的缔造者。因为我们有觉察的能力，我们基本上是自由的。我们有选择的自由，也要承担随之而来的责任。我们的任务是创造有意义的存在。存在主义的团体实践者认为，来访者往往经历的是“受限制的存在”，在处理生活状况时几乎没有其他选择，并且可能感到被困或无助。团体经验可以帮助成员识别以往的生活模式，并承担改变未来的责任。例如，如果你在童年时体验过强烈的拒绝，那你可能会坚持认为自己是不被接受的，尽管许多团体成员都接受你，并声称他们欣赏你。

存在主义疗法有六个核心命题：（1）我们有自我觉察的能力。（2）因为我们基本上是自由的，所以我们必须接受与自由相伴的责任。（3）我们关注保持自身的独特性和身份；我们通过了解他人，与他人互动，从而了解自己。（4）存在的意义和生命的意义不可能一劳永逸地获得；相反，我们通过参与团体项目重新创造自己。（5）焦虑是人类存在的一部分。（6）死亡也是一个基本的存在命题，死亡的现实增强了我们的终极孤独感。死亡的现实可以使我们意识到我们不可能永远存在。对死亡的觉察可以为生命带来意义。

存在主义疗法的治疗目标　存在主义团体的主要目标是帮助来访者认识并接受他们有成为自己生命主人的自由。团体领导者鼓励成员审视他们逃避自由和随之而来的责任的方式。

存在主义取向的团体呈现了微缩的来访者的生活世界。团体假设：随着时间的推移，来访者的人际关系问题和存在问题在当下的团体互动中会变得日益明显。这类团体的核心目的是让成员通过分享他们的存在问题来发现自己。

治疗关系　存在主义疗法主要强调理解成员当前的体验，而不是使用治疗技术。治疗关系至关重要，因为咨询关系（团体中的人际关系）提供了改变的环境。存在主义团体咨询师充分重视当下，并努力与团体成员建立真诚的关系。治疗是一种协作关系，在其中成员和团体领导者都加入了自我发现的旅程。

团体技术　存在主义疗法反对将治疗视为系统性技术的倾向；它肯定了那些将我们视为普通人，并基于此展开治疗的独特特征。存在主义的团体治疗师可以自由地根据自己的个性和风格调整干预措施，并关注每个团体成员的需求。存在主义的团体领导者不受任何规定程序的约束，可以使用其他治疗学派的技术；然而，他们的干预是以“人类的存在意义”为哲学基础的。

存在主义疗法的多元文化应用　因为存在主义疗法是基于普遍的人类存在的意义的命题，并且它没有规定观察现实的特定方式，所以它非常适用于在多元文化背景下开展的工作。诸如关系、寻找意义、焦虑、痛苦和死亡等主题是超越了文化界限的。存在主义疗法的来访者被鼓励审视他们目前存在的方式是如何受社会和文化因素影响的。存在主义疗法与多元文化情境特别相关，因为它没有强加特定的价值和意义；相反，它关注团体成员的价值观和意义。存在主义团体治疗师尊重构成成员生活哲学的不同要素。他们尊重每个来访者的独特性，并不会将他们的文化价值观强加于人。通过对不同世界观的理解，团体领导者能够与成员建立共同目标，为改变提供方向。

如果你有兴趣了解更多关于存在主义疗法的团体工作，我们推荐《存在人本主义疗法》（*Existential-Humanistic Therapy*，Schneider & Krug，2010）、《存在主义心理治疗》（*Existential Psychotherapy*，Yalom，1980）和《叔本华的治疗》（*The Schopenhauer Cure: A Novel*，Yalom，2005）。

人为中心疗法

人为中心疗法的关键概念　**人为中心疗法**（person-centered approach）基于这样的假设：我们有能力理解我们的问题并且我们拥有解决它们的资源。团体领导者关注人性的建设性方面以及人与人的关系。团体成员能够在没有团体领导者的高度结构化的框架和指导的情况下做出改变。团体领导者提供理解、真诚、支持、接纳、关心和积极关注。这种方法强调充分体验当下，学会接受自己，并决定改变的方法。人为中心疗法强调团体成员的积极作用和责任。这是一种积极、乐观的观点，并提醒人们需要考虑个体的内心和主观体验。

人为中心疗法的治疗目标　一个主要的治疗目标是在治疗性情境中创造安全和信任的气氛，以便来访者通过治疗关系进行自我探索，从而觉察到阻碍成长的因素。因为这种方法强调咨询关系是导致改变的必要和充分条件，所以它最大限度地减少了指导技巧、解释、提问、探究、诊断和收集历史信息等方法的使用。相信团体成员可以识别对个人有意义的目标，并在没有团体领导者主动、直接指导的情况下找到改变自己的方法。

治疗关系　强调咨询师的态度和个人特征的关键作用，这种方法使治疗过程以关系为中心而不是以技术为中心。决定关系的团体促进者的素质包括真实的态度、不带威胁的温暖、准确的同理心、无条件接纳和尊重来访者、关心以及将这些态度传达给来访者。

咨询师的主要功能是在团体中创造接纳和治愈的氛围。人为中心疗法更多被视为一种“存在的方式”，而不是“做事方式”。团体领导者被称为促进者，反映了团体成员之间互动的重要性以及团体领导者协助成员表达自己的能力。人为中心的团体咨询师将自己作为促进团体改变的工具。团体的核心功能是创建一种治疗性环境，使团体成员以越来越真实的方式互动。

> 人为中心疗法更多被视为一种“存在的方式”，而不是“做事方式”。

人为中心疗法强调以下这些态度和技能是咨询师风格的必要组成部分：以积极敏感的方式倾听，接受，理解，反思，澄清，总结，分享个人经历，回应，接触并邀请他人参与团体，顺应团体的自然流动而不是试图指导团体前进的方向，肯定成员的自我决定能力。人为中心疗法的咨询师所持有的其他关系的性质和态度包括接受经验、接触和参与、治疗联盟、真诚沟通、理解来访者的体验，以及对来访者建立关系的能力抱有希望（Cain，2010）。

团体技术　人为中心疗法从充满多样性、创新性、创造性和个性化的团体实践中演化而来。在人为中心疗法的新进展中，团体领导者在投入咨询关系、分享自己的反应、以关心的方式与来访者对质，以及积极参与治疗过程方面有更多的自由（Cain，2010；Kirschenbaum，2009）。目前这种方法更加重视治疗师在当下对团体内发生的事情的反应，这样可以激励成员深入地探索自己。这些变化与卡尔·罗杰斯（Carl Rogers）最初对咨询师的看法不同的是，鼓励咨询师使用更多样的方法和治疗风格。治疗师需要关注人的发展，而不只是有意拓展他们的技术。然而，重要的是要记住，有效的团体促进者要成为心理治疗的专业人士，他们还必须拥有帮助成员实现个人目标的知识和技能。

团体从业者可以使人为中心疗法适应他们的个人信念和治疗方式，将他们自己的生活经历和想法融入团体工作中。以个人为中心的整合性治疗师赞同这个基本哲学，他们可能会将存在主义、格式塔和体验式疗法的概念和方法融合起来，以促进团体的发展。

娜塔莉·罗杰斯（Natalie Rogers，2011）将表达性艺术作为一种媒介来促进个人在团体环境中的探索，为人为中心疗法的应用做出了重大贡献。以人为中心的表达性艺术疗法使用各种艺术形式——运动、涂鸦、绘画、雕刻、音乐、写作和即兴创作，朝着成长、治愈和自我发现的方向发展。这是一种融合了思想、身体、情感和精神内在资源的多模式团体治疗方法。口头表达困难的个人可以通过适用于他们的各种非语言表达方式找到自我表达的新的可能性。

人为中心疗法的多元文化应用 人为中心疗法强调普遍性，核心理念是提供理解不同世界观的框架。共情、在场以及尊重团体参与者的价值观是多元文化团体中特别重要的态度和技能。这些态度不局限于任何一种文化的团体，而是超越文化的。以人为中心的咨询师对多元化有着深深的敬意，并以接受和开放性的方式理解来访者的主观世界。这种方法的一个潜在局限性在于，某些来访者来到团体是为寻找紧急问题的解决方案。来自某些特定文化的个体可能期望团体领导者是指导性的，由这样的团体领导者扮演权威性的专家角色，提供建议并推荐具体的行动方案，当团体领导者并没有提供他们想要的结构时，抱有这样的期待的来访者可能会感到失望。

想了解更多人为中心疗法的相关信息，我们推荐参看《团体的创造性联系：治愈和社会变革中的以人为中心的表达性艺术治疗》（*The Creative Connection for Groups: Person-Centered Expressive Arts for Healing and Social Change*，Natalie Rogers，2011）、《以人为中心的心理治疗》（*Person-Centered Psychotherapies*，Cain，2010），以及《人本主义心理治疗：研究与实践手册》（*Humanistic Psychotherapies: Handbook of Research and Practice*，Cain，Keenan，& Rubin，2016）。

格式塔疗法

格式塔疗法的关键概念 **格式塔疗法**（Gestalt approach）是一种存在主义和现象学方法。该方法基于这样的假设：理解个体及其行为必须要看他们与当前环境的持续关系。团体治疗师的任务是支持成员探索他们对现实的看法。推动探索的基本方法是对内部（内在）世界的觉察以及与外部环境的接触。随着对“是什么”的觉察力的提升，改变会自然发生。提高觉察力可以使部分成员更加彻底地整合现实中的碎片或未知部分。

格式塔疗法侧重于当下、直接的体验和觉察，将未完成的事件从过去带到当下，并处理未完成的事件。这种疗法的其他概念包括能量和能量阻隔、接触和关注非语言线索。团体成员通过重新体验过去来确定他们过去的未完成事件，这些事件正在干扰他们的日常生活，就好像事件在当下发生一样。

格式塔疗法的治疗目标 格式塔疗法的主要目标是获得觉察力和更多选择。觉察力包括了解环境、了解自己、接纳自己，以及能够建立联结。帮助团体成员关注他们自己的意识过程，使他们能够负起责任，并有选择地、有区别地做出选择。

治疗关系 与其他体验式疗法一样，重点不在于治疗师采用的技术，而在于治疗师作为一个人本身的作用以及治疗关系的质量。该疗法强调的因素包括治疗师的存在、真实的对话、温柔、治疗师的直接自我表达，以及对来访者体验的信任。在团体中练习格式塔疗法可以有多种风格，但所有风格都有共同的要素：直接体验、实验，以及对什么（what）、如何（how）与当下（here）的关注。

团体技术 格式塔疗法团体领导者对实验的思考比对技术的思考更多。虽然治疗师可以扮演指导者和促进者角色分享观察结果，但治疗的基本工作是由团体成员完成的。团体领导者不强迫改变成员；相反，团体领导者在团体已有的框架内进行实验。这些实验是体验式学习的基石。格式塔疗法利用实验将团体成员从谈话转移到行动和体验上。例如，假设一名成员正在谈论与朋友之间的关系问题。团体领导者可能邀请这名成员将朋友以象征性的方式带到房间里来，或者通过与空椅子交谈或与团体中另一名扮演他朋友的成员交谈。除了强调来访者与治疗师之间的关系，格式塔疗法还有一种创新精神，即建议、创造和实施旨在提高觉察力的实验。

虽然团体领导者提出了实验，但这是一个由团体成员充分参与的协作过程。格式塔疗法的实验有多种形式：团体成员开启和他或她的生活中重要他人之间的对话；通过角色扮演来表现关键人物的身份；再次体验痛苦的事件；夸大手势、姿势或某种非语言习惯；就个人内在相互冲突的两个部分进行对话。为了有效地应用格式塔疗法，来访者必须为此类实验做好准备。

对团体成员的体验保持敏感性，包括关注成员本身，而不是机械使用团体技术以达到某种效果。真正整合性的格式塔疗法实践者能够以灵活的方式应用他们的技能，使他们的方法适用于每个人。他们在格式塔理论和实践方面都有扎实的训练，这使他们能够设计促进成员深入探索的实验。他们努力帮助成员在当下尽可能充分地体验自己。

格式塔疗法确实是一种整合性疗法，因为它关注的是个人觉察中的所有内容。从格式塔疗法的角度来看，感受、思想、身体感觉和行为都被用作了解当下每个来访者的核心途径。团体成员觉察到的任何内容都是了解他或她的世界的理想方式。通过关注口头和非口头线索，团体领导者找到了探索成员世界的起点。

格式塔疗法的多元文化应用 有很多机会以创造性的方式将格式塔疗法的实验应用于不同的来访者群体。格式塔疗法的实验可以定制，能够以适应个人感知和文化的独特方式进行。格式塔疗法的团体领导者以开放的方式对待每个来访者，没有先入之见。他们通过审视与团体成员的对话来做到这一点。这对于与来自不同文化背景的个人合作尤为重要。他们关注文化背景因素是如何成为中心或代表形象的，以及来访者赋予这些形象的意义。

因为格式塔疗法是以现象学的态度进行实践的，所以治疗师不太可能将自己的价值观和文化标准强加给他们的来访者。如果能灵活和及时地使用干预措施，格式塔疗法可以创造性地和灵敏地用于文化多元的群体。格式塔疗法实验的一个优点是，可以根据个体成员感知和解释其文化的独特方式进行定制。在格式塔疗法团体开始之前，团体成员必须做好充分准备。格式塔疗法团体实践者专注于理解人，而不是使用技术。实验是在与成员合作的过程中进行的，目的在于理解成员的文化背景。

有关格式塔疗法团体的更多信息，我们推荐参考《重新审视困境：格式塔疗法团体》（*Beyond the Hot Seat Revisited: Gestalt Approaches to Groups*，Feder & Frew，2008）和《格式塔团体治疗：实用指南》（*Gestalt Group Therapy: A Practical Guide*，Feder，2006）。

心理剧

心理剧的关键概念 心理剧（psychodrama）主要是一种行动性的团体咨询方法，来访者通过角色扮演探索他们的问题，使用各种戏剧性设备创设情境，以获得洞察力，发现自己的创造力，并培养行为技能。创设的场景就好像它们发生在此时此地一样，即使它们可能来自过去的事件或预期的情境。通过心理剧，来访者将过去、现在或预期的生活状况和角色通过戏剧化方式表演出来，以获得更深入的理解，探索感受并释放情感，找到应对问题的新方法。重要的是帮助团体成员接触未被认识和未被表达的感受，为充分表达这些感受和态度提供途径，并扩充他们扮演的角色的剧目。

心理剧的一个主要概念是鼓励成员关注当下，格式塔疗法也是如此。有时，团体成员会谈论过去或未来的情境，以保持距离并使自己避免去体验感受。通过重新创设那些问题情境——就像它们正在当下发生一样，实际的遭遇会被带入意识。当主角（作为工作焦点的团体成员）开始叙述或开始谈论问题时，心理剧导演说："不要告诉我问题是什么，给我演示发生了什么，让主角行动起来，好像事情现在正在发生。"通过将问题带入当下，团体成员摆脱了抽象的、智力层面的讨论。心理剧的一个关键概念是重温过去，重新体验场景，使成员有机会审视在事件发生时该事件是如何影响他们的，并且现在有机会对事件做出不同的处理。通过重新演示过去的事件——"好像"它就在当下发生，个人能够为该事件赋予新的含义。通过重新建构早期的情境，成员可以对未完成事件进行处理。

心理剧的治疗目标 心理剧旨在培养个人和团体的创造力，最终提高整个文化的创造力。心理剧的主要目标是促进被压抑情绪的释放、提高洞察力，并帮助团体成员发展新的和更有效的行为。宣泄是个体在团体情境中情绪的释放，通常伴随治疗的体验性层面。宣泄是心理治疗过程的自然组成部分，但它本身并不是一个目标。简单地重新发现被埋藏的情感不会带来治愈，必须通过这些感受的整合来实现治愈。对于那些已经不能觉察到自己感受来源的人，情绪释放可能会提高个人的洞察力，或者提高对问题情境的认识。心理剧的其他目标包括鼓励成员生活在当下，并自发地处事。心理剧的主要目的是解决冲突和挖掘更具创造性的未知生活的可能性。

治疗关系 心理剧的基本哲学与存在主义疗法、人为中心疗法和格式塔疗法的许多前提是一致的，都强调理解和尊重团体成员的经验，以及治疗关系作为治疗因素的重要性。虽然心理剧导演承担着积极的和指导性的角色，但当团体领导者拥有以人为中心的精神时，心理剧的技巧最能发挥效用。真实，能够与成员建立关系，能够在心理上同在，表现出同理心，并对团体成员表现出高度尊重和积极性，展现出这些特质的团体领导者能够最有效地采用一系列心理剧的技巧。

团体技术 角色扮演等主动技术对许多不同类型的团体都很有用。与成员以讲故事的方式谈论自己的情况相比，这些方法能够使团体成员更直接地体验他们内心的冲突。这种直接体验往往会带来情绪反应。通常，一个成员的深刻情感会引发其他成员的情绪反应。对成员的冲突处理可以与会谈中出现的共同主题联系起来。可以鼓励心理剧的参与者思考他们的信念和早期决定是如何影响他们在心理剧中重新体验到的一些情绪反应的。心理剧的技巧鼓励人们更充分地表达自己，探索内心冲突和人际关系问题，获得关于他们如何与他人建立关系的建设性反馈，减少孤立感，并尝试以新方式接近生活中的重要他人。

心理剧使用了许多旨在强化情感、澄清隐藏信念、提高自我觉察力和练习新行为的特定技巧。心理剧最强大的工具之一是角色转换（role reversal），其中包括团体成员扮演另一个人。通过角色转换，人们可以跳出自己的参考框架，并展现出自己很少向他人展示的一面。此外，通过扭转重要他人的角色，成员能够将重要的感受和认知领悟带入关系中。这种技术也会让成员对另一个人的立场产生共情。

对各种团体都具有许多应用价值的技术是未来预测，它旨在帮助团体成员表达和澄清他们对未来的关注。在**未来预测**（future projection）中，预期的事件将被带入当下并演出来。这些对未来的关注可能包括愿望和希望、对未来的恐惧以及为生活提供一些指导目标。成员与选定的人一起创设未来的时间和地点，将此事件带入现在，并获得看问题的新视角。成员可以表达他们希望某种情况以什么样的理想化的方式出现或者他们认为的最可怕的结果是什么。当心理剧的参与者演出预期的事件——好像这些事在此时此刻发生一样，他们会对自己的选择有更多的觉察。对未来遭遇的预演，以及建设性的和具体的反馈，对那些希望在生活中以更有效的方式与重要他人建立关系的成员具有重要的价值。

应用心理剧技巧时应谨慎。运用心理剧技巧的实践者需要花费大量时间来发展他们的技能，并在经验丰富的临床医生的督导下接受培训。心理剧最适合那些以专业判断为基础并对各种方法持开放态度的临床医生。重要的是要记住，从业者可以使用心理剧的某些部分或技术，而无须采用完整的演出。

心理剧的多元文化应用　如果团体成员在谈论深刻的个人事件时会感到不舒服，更不用说在别人面前表达自己的情绪，那么使用心理剧技巧可能不合适。心理剧的许多技术都采用认知和行为原则，可以用于问题解决类的疗法。将教导式和体验式的方法相结合，应用于由多元文化成员组成的结构化团体中，是可能的。角色扮演在处理尝试新行为的结构化情境中是非常高效的。这使某些心理剧技术与许多认知行为疗法相结合成为可能。

推荐一本通俗易懂的心理剧治疗读物：《演出：心理剧的实践应用》（*Acting-In: Practical Applications of Psychodramatic Methods*，Blatner，1996）。我们还推荐《心理剧的基础：历史、理论和实践》一书（*Psychodrama: History, Theory and Practice*，Blatner，2000）。

认知行为疗法

认知行为疗法主要包括行为疗法、认知疗法、理性情绪行为疗法和现实疗法。虽然认知行为疗法非常多样，但它们具有以下一些共同特征。

（1）团体成员和治疗师之间是一种协作关系；

（2）心理困扰主要是由认知紊乱造成的；

（3）注重改变认知，以产生影响和带来行为改变；

（4）聚焦于现在的模式；

（5）通常是有时间限制的，干预侧重于具体的、结构化的目标问题；

（6）模型依赖于对概念和技术的经验验证。

认知行为疗法基于结构化的心理教育模型，强调家庭作业的作用，强调团体成员在团体内外承担积极角色的责任，并从各种认知和行为技术中吸收经验以促进改变的发生。

认知行为疗法的一个基本假设是：大多数的问题行为、认知和感受都是通过学习习得的，也是可以通过新学习进行调整的。团体成员参与教学和学习过程，并学习如何发展学习的新视角。成员被鼓励尝试更有效的行为、认知和感受。有技能缺陷——尚未学会适应性行为或认知策略的团体成员，可以通过参与这种教育体验获得应对技能。例如，为有兴趣面对恐惧的社交恐惧症患者提供有效的社交技能训练。

认知行为疗法的优势在于参与者可以使用各种技术使他们的目标具体化，并发展实现这些目标所需的技能。认知行为疗法的独特优势在于可以帮助团体成员将模糊目标转化为具体的行动计划，使成员能够更清晰地聚焦于行动计划。

认知行为疗法（CBT）可以广泛应用于不同设置下的各种咨询团体。CBT团体咨询可有效治疗各种情绪和行为问题。已经证明，CBT团体对于诸如焦虑、抑郁、恐惧症、肥胖症、进食障碍、双重诊断和解离性障碍等特定问题有积极的治疗效果。使CBT对团体中的不同成员有效的因素包括因人而异进行治疗，重视外部环境的作用，治疗师积极指导，重视心理教育，依靠经验证据，关注当前行为，以及提供简洁的方法。

行为疗法

行为疗法的关键概念 **行为疗法**（behavior therapy）的基础是在治疗过程开始时确定具体目标，这是监控和衡量团体成员是否有进步的方式。因为治疗始于对基线数据的评估，所以可以通过将团体成员在团体中任何时点的特定维度上的行为与基线数据进行比较来评估治疗进展。团体成员经常被问到这个问题："我们的工作有助于你做出想要的改变吗？"通过这些信息，成员最能确定他们个人目标的实现程度。

应用于团体工作的行为疗法是一种系统的方法。首先是对个体进行全面评估，以确定其当前的功能水平，并将之作为制定治疗目标的前提。在团体成员确定明确、具体的行为目标后，治疗师通常会提供最适合实现这些既定目标的策略。评价是用来确定行为疗法的流程和技术的运用效果的。可选择实证支持的团体技术来处理具体问题，因为这种方法基于循证实践。**循证实践**（evidence-based practice）涉及很多方面，包括临床专业知识，最适用的研究，以及评估来访者的特征、文化和偏好。即使在行为治疗中，治疗关系也是至关重要的，对治疗的结果起着关键作用。

行为疗法的治疗目标 行为疗法的一般目标是增加个人的选择，并创造新的学习条件，目的是消除适应不良的行为，并用更具建设性的行为模式取代旧的行为模式。来访者和治疗师共同制定治疗目标，治疗目标是具体、可衡量、容易理解并得到双方一致认可的。行为治疗师和团体成员根据需要在整个治疗过程中调整治疗目标。

治疗关系 良好的治疗关系是有效的团体治疗发生的必要前提。熟练的团体领导者可以通过行为概念化，使用一系列特定的行为技巧，并利用治疗关系推动变化。团体领导者的职责是通过提供指导、建立新的行为模式和结果反馈来教授具体技能。团体领导者倾向于积极指导，并担任团体领导者和问题解决者。团体成员必须从始至终积极参与治疗过程，他们被期待在治疗期间和治疗之外都与治疗师积极合作投入治疗。

团体技术 评估在团体治疗开始时进行，以确定治疗计划。团体领导者通过干预前、干预中和干预后持续收集数据来跟踪团体成员的进展。这种方法为团体领导者和成员提供了关于治疗进展的持续反馈。行为干预是针对不同团体成员所经历的特定问题而量身定制的。

任何可以改变行为的技术都可以包含在治疗计划中。不论理论取向如何，诸如放松法、角色扮演、行为再现、教练技术、指导性练习、行为示范、提供反馈、正念技能、认知重构、系统脱敏、真实情境脱敏、满灌疗法、问题解决和家庭作业等技术都可能被纳入团体咨询师的工具箱。其中一些技术可以由团体领导者和团体中的其他成员进行演示。团体领导者和成员都可以做行为示范，比如尊重他人、打破舒适区的冒险以及表达对他人的共情。在角色扮演的过程中，成员和团体领导者都可以通过替代性和更富有成效的对话来发挥教练的作用。团体领导者和成员都可以向他人提供有益的反馈。

行为疗法的干预措施是针对不同团体成员所经历的特定问题进行个性化定制。行为疗法的团体领导者使用获得实证研究支持的策略来解决特定类型的问题。这些实证支持的策略用于提高普遍性和维持行为的改变。众多研究支持的行为干预策略可以有效地整合到其他治疗方法中。

行为疗法的多元文化应用 当适应特定文化的行为干预策略被开发出来时，行为方法可以适当地整合到具有文化多元性的来访者群体的咨询中。在为来自不同文化的来访者设计改变计划时，有效的团体实践者会对问题状况进行功能分析。该评估包括问题行为发生的文化背景，对来访者和来访者的社会文化环境的影响，环境中可促进改变的资源，以及变化可能对来访者周围环境中的其他人产生的影响。该方法强调让团体成员了解治疗过程，并强调改变特定行为方式。通过培养解决问题的能力，来访者可以学习处理其文化框架内实际问题的具体方法。行为主义的团体实践者通常会花时间为成员参加团体体验做准备工作。准备工作包括对团体过程进行答疑解惑，制定清晰明确的团体规范。这种方式很可能会吸引到那些对团体体验的价值产生怀疑但又有兴趣学习如何应对眼前问题的来访者。

关于行为疗法的进一步讨论，我们推荐《认知 - 行为团体治疗》(*Cognitive-Behavioral Therapy in Groups*，Bieling，McCabe，& Antony，2006 ）一书，书中包含如何构建和领导认知行为团体的内容，并描述了团体中各种有用的认知和行为策略。

认知疗法

认知疗法的关键概念 根据**认知疗法**（cognitive therapy，CT）的理念，心理问题源于一般思维过程，如错误的思维，基于不充分或不正确的信息做出不正确的推论，以及未能区分幻想和现实。认知疗法假设人们倾向于产生错误的、自我挫败的想法，但他们有能力改掉它们。人们自身持有的信念和自我对话使他们陷入困境。通过查明这些认知错误并纠正它们，个人可以过上更充实的生活。

自动化思维（automatic thoughts）是由导致情绪反应的特定刺激触发的个人化的想法。例如，一个团体成员的自动化思维可能是："我是愚蠢的，因为我无法听懂团体中其他人说的话。"这些负面的自动化思维非常自然地出现，发生这种情况时，团体成员会感到焦虑和尴尬。认知取向的治疗师有兴趣帮助成员识别他们的自动化思维，并教他们如何以结构化的方式评估他们的想法。这些技术旨在识别和测试成员的误解和错误假设。认知取向的治疗师不断积极地与他们的团体成员进行有意识的互动。团体领导者致力于在团体工作的每个阶段都鼓励成员积极参与和协作。

认知取向强调团体领导者发挥像教师一样的作用，鼓励团体成员学习处理生活问题的技能。重点是改变特定的行为和发展解决问题的技能，而不只是表达感情。认知取向的治疗师教团体成员如何通过评估过程识别不准确的功能失调的认知。团体领导者协助成员形成假设并检验他们的假设，这被称为**合作经验主义**（collaborative empiricism）。团体领导者很少直接挑战成员的信念，而是与成员合作，检查支持某些信念的证据，检验这些信念的有效性，并寻找更具适应性的思维方式。一个团体成员可能会说："一旦人们了解我，他们就会不喜欢我。"这种假设的有效性在团体情境中可能会受到质疑和被探讨。通过团体反馈过程，该成员可能会发现该团体中有人被他吸引并表达对他的喜爱。这种反馈可以帮助他评估他假设的价值。

通过协作努力，团体成员学会区分他们自己的想法和现实。成员知道了认知，特别是习得的歪曲信念对感受和行为甚至对环境事件的影响。

认知重构（cognitive restructuring）在认知疗法中起着核心作用。团体成员有时会沉溺于最极端消极的情境从而产生毁灭性想法。团体领导者可以通过提问帮助成员探索陷入困境并想象最糟糕的结果的那些时刻："可能发生的最糟糕的事情是什么？""如果发生这种情况，会导致什么样的负面结果？"团体参与者可以通过倾听他们的自我对话，学习新的内部对话，以及学习行为改变所需的应对技巧来做出改变。在团体情境中，成员学会识别、观察和监督他们自己的想法和假设，尤其是他们的消极的自动化思维。一旦成员发现某些信念是歪曲的，他们就会被鼓励在团体和日常生活中尝试不同的信念和行为。

认知疗法的治疗目标　认知疗法的目标是通过识别来访者的自动化思维来改变他们的思维方式，并开始引入认知重构的思想。信念和思维过程的变化往往会导致人们的感受和行为方式发生变化。成员通过学习实用的方法来识别他们潜在的错误信念，批判性地评估这些信念，并用建设性的信念取而代之。

治疗关系　团体领导者将同理心、敏感与技能结合起来，用于建立与成员的关系。治疗联盟是认知团体治疗必要的第一步，特别是在为难以接触的团体成员提供咨询时。团体领导者必须对案例进行认知概念化，具有创造性和积极性，能够通过苏格拉底式对话吸引来访者，并且在认知和行为策略的使用上具有丰富的知识和技能。

团体实践者持续积极、有意识地与团体成员互动，帮助他们建构可检验的假设。

团体技术　认知疗法是以现实为中心的，具有心理教育性质，并且是限时的。认知疗法的团体强调**苏格拉底式对话**（Socratic dialogue），并帮助团体成员发现他们对自己的误解。在团体成员深入了解了他们不切实际的负面想法如何影响他们之后，他们被训练通过检查和衡量支持和反对他们的证据来检验他们与现实不符的想法。这个过程包括通过积极尝试各种方法来以实证方式测试他们的信念，例如，与治疗师一起参与引导发现过程（或苏格拉底式对话），批判性地评估他们的信念基础，完成家庭作业，收集支持假设的数据，记录活动，并形成其他解释。通过这种**引导式发现**（guided discovery），团体领导者充当促进者和指导者，帮助成员理解他们的思想与感受、行为方式之间的联系。通过使用对话技术，成员获得了新信息，以及不同的思考、行动和感受方式。苏格拉底式对话和引导式发现的认知策略是认知疗法的核心，并且它们经常被用于认知取向的团体中。

团体领导者教团体成员如何成为他们自己的治疗师。这包括教团体参与者了解他们问题的性质和产生过程，认知疗法是如何运作的，以及他们的思维是如何影响他们的情绪和行为的。认知行为实践者充当教师角色；团体成员获得了广泛的技能，可用于解决生活问题。这种方法主要吸引了众多有兴趣学习实现有效改变的方法的来访者。家庭作业通常被用于认知疗法，该疗法针对成员的特定问题而定制，并且源于合作的治疗关系。家庭作业通常作为实验呈现，鼓励团体成员创建自助作业，作为一种继续解决团体会谈中的问题的方式。心理教育过程包括向来访者提供有关呈现问题和**预防复发**（relapse prevention）的信息，其中包括如何处理来访者在应用团体所学时可能遇到的不可避免的挫折。

认知疗法的多元文化应用　认知疗法往往具有文化敏感性，因为它使用个人的信念系统或世界观作为自我改变方法的一部分。治疗师的注意力应放在来访者对这些信念的适应性上。认知疗法的治疗师不会将自己的信念强加给团体成员；相反，他们帮助成员评估某一信念能否促进情绪健康。

认知疗法的合作性质为团体成员提供了众人期待的清晰结构，但团体领导者仍在努力鼓励来访者积极参与治疗过程。

若想要学习更多认知疗法的内容，我们推荐一些有用的资源：《认知行为疗法：超越基础》（*Cognitive Behavior Therapy: Beyond the Basics*，Beck，2011）和《针对挑战性问题的认知疗法：当基础知识失效时该怎么做》（*Challenging Problems: What to Do When the Basics Don't Work*，Beck，2005）。

理性情绪行为疗法

理性情绪行为疗法的关键概念　从理性情绪行为疗法（rational emotive behavior therapy，REBT）的角度来看，我们的问题是由我们对生活情境和思想的感知引起的，而不是由情境本身或他人引起的，也不是由过去的事件引起的。我们有责任认识并改变导致情绪和行为障碍的自我挫败思维。REBT 还认为人们倾向于将来自外部的功能失调的信念纳入其中，然后继续用这种错误的思想说服自己。为了改变不合理的思维，治疗师会使用积极的、具有指导性的治疗措施，包括教学、提建议和布置作业。REBT 强调心理教育，团体领导者是教师，团体成员是学习者。尽管 REBT 具有说教性和指导性，但其目标是让人们自己思考、感受和行动。在 REBT 团体中，始终鼓励成员做必要的事情，以实现持久的、实质性的改变。

REBT 团体实践者鼓励成员在日常情境中练习他们在团体会谈中学到的内容。他们认为团体中发生的事情很重要，但他们也意识到会谈中和结束后的艰苦工作更为重要。

理性情绪行为疗法的治疗目标　REBT 的治疗目标是消除自我毁灭的生活观，减少不健康的情绪反应，并获得更理性和宽容的哲学观念。REBT 为团体成员提供实用的方法来识别他们潜在的错误信念，批判性地评估这些信念，并用建设性的信念取而代之。团体的参与者会学习如何用偏好取代需求。

治疗关系　REBT 团体实践者努力无条件地接纳团体成员，并教他们无条件地接纳他人和自己。团体领导者不会责怪或谴责成员；相反，他们教成员如何避免给自己打分和自我谴责。REBT 团体实践者接受来访者是不完美的人，认为可以通过各种治疗技术帮到他们。

团体技术　REBT 将各种认知、情感和行为方法应用到团体成员身上。这种方法融合了改变成员思维、感受和行为模式的技巧。技术旨在诱发来访者批判性地检查他们目前的信念和行为。REBT 聚焦于在具体情境下改变团体成员自我挫败想法的具体技巧。除了改变信念外，REBT 还帮助来访者了解他们的信念是如何影响他们的感受和行为的。

REBT 团体中使用的一种认知技术是教成员学会**应对性的自我对话**（coping self-statements）。团体成员被教导如何通过理性的、应对性的自我对话来抵制错误的信念。他们通过写下并分析他们语言的性质来监控他们的说话方式。例如，一名成员可能会告诉自己："我必须表现良好，这意味着我是完美的。只有在我完美的时候，人们才会认可我，我非常需要通过别人的认可来感到自己是有价值的。"通过了解内部和外部言语的性质，她可以了解自我对话是如何让自己感觉失败的。她可以用应对性的自我对话取代这些自我挫败的对话："即使我不完美，我仍然可以接受自己。"

在 REBT 团体中，需要面对**错误的自我对话**（faulty thinking）。例如，当杰弗里（Jeffrey）说，"作为父亲我是一个失败者，我确信我的孩子永远不会原谅我所犯的错误"，杰弗里被邀请走向团体中的每个人并列出他让孩子失望的方式。团体领导者可以要求杰弗里告诉团体中的一些成员，他是如何得出"我是一个失败者"的结论，然后承认他犯了错误的。杰弗里由此可能批判性地评估他因为自己的错误而认为自己完全失败的结论。在不了解杰弗里的经历的情况下，很难评估他对自己下的结论（他让他的孩子失望，他们永远不会原谅他）的准确性。探索一些关于杰弗里认为他让孩子失望的细节可以帮助他更好地接纳自己的不完美。

理性情绪行为疗法的多元文化应用　REBT 在多元文化团体中起效的因素包括为每个人量身定制治疗方案，聚焦在当前的行为上，使用简洁的治疗方法。REBT 团体实践者像教师，聚焦于教育，吸引了众多团体成员，他们对学习带来改变的操作性和有效性方法感兴趣。REBT 强调了个体在家庭、社区和其他系统中的人际关系。这种取向与重视社区成员的多元化和个体独立性是一致的。

选择理论 / 现实疗法

选择理论 / 现实疗法的关键概念　选择理论基于这样的假设，即人是由内在驱动的，根据自身的某些目的去行动以控制周围的世界。**选择理论**（choice theory）是现实疗法实践的基本哲学，它提供了一个解释人类行为原因和方式的框架。**现实疗法**（reality therapy）基于这样的假设：人类只有在确定他们当前的行为不能得到他们想要的东西或者相信他们可以选择通过其他行为得到想要的东西时，才有动力做出改变。

采用现实疗法的团体领导者希望团体成员评估当下的行为，以确定他们当下的行为和想法是否可以帮他们获得想要的东西。团体领导者鼓励团体成员探索他们的想法，分享他们的需求，并承诺提供咨询。因为来访者可以直接控制他们的行为和思考功能，而不是感受，所以行为成为团体工作的重点。团体成员探索他们的行为方向，并评估他们正在做什么。然后，他们制订行动计划以做出他们想要的改变。选择理论 / 现实疗法的一个核心观点是，无论环境多么可怕，我们总能有所选择。现实疗法的重点在于承担个人责任和处理当前的问题。

现实疗法的治疗目标　现实疗法的总体目标是帮助人们找到更好的方法来满足他们的生存、爱和归属、权力、自由和享乐的需求。行为的变化往往带来基本需求的满足。成员的大部分工作都围绕着探索他们需求的满足程度，并找到更好的方式来满足他们的需求和他们生活中其他人的需求而展开。

治疗关系　团体成员需要知道团体领导者足够关心他们，接受他们并帮助他们满足现实世界中的需求。在团体的整个过程中，团体领导者都会表现出对团体成员的关注。一旦建立了这种治疗关系，团体领导者就会就其现实和行为的后果向成员提出挑战。团体领导者避免批评，拒绝接受成员未能遵守约定计划的借口，也不轻易放弃成员。团体领导者协助成员评估其当前行为的有效性和适当性。

团体技术　现实疗法团体的实践被很好地概括为治疗周期，其中包括两个主要组成部分：（1）咨询环境；（2）导致行为改变的具体程序。现实疗法是积极的、指导性的、说教的。团体领导者协助成员制订计划，改变他们认为不适合的行为。熟练的提问技术和各种技巧被用于帮助成员进行自我评估。罗伯特·伍伯丁（Robert Wubbolding，2011）开发了现实疗法实践的一些具体流程。**WDEP 模型**（WDEP model）总结了这些流程，该模型涉及以下策略：

W = 需求：探索欲望、需要和感知。

D = 方向和做法：关注来访者正在做的事情以及他们选择的方向。

E = 评估：建议来访者评估他们的总体行为。

P = 计划和承诺：协助来访者制订切合实际的计划并承诺实施这些计划。

在一个团体中，成员探索他们想要什么，他们拥有什么，以及他们没有得到什么。现实疗法团体的基础任务是帮助成员对他们目前的行为进行自我评估。这种自我评估为具体的改变提供了基础，使成员能够减少挫败感。有用的问题可以帮助他们确定什么是他们需要的："你希望自己成为什么样的人？""如果你已经在按照想要的方式生活了，你会做什么？""这种选择是否符合你的最佳短期和长期优势，是否符合你的价值观？"提这些问题的目的是帮助来访者从外部控制感转向内部控制感。这一类提问为在现实疗法中应用其他程序奠定了基础。

> 现实疗法是积极的、指导性的、说教的。

制订**行动计划**（action plan）是现实疗法团体过程的重要组成部分。实施计划使人们能够有效掌控自己的生活。治疗最好能为成员提供新信息，帮助他们找到更有效的方法来获得他们想要的东西。治疗时间的很大一部分用于制订计划，然后检查以确定这些计划的运作方式。在团体情境中，成员通过与其他成员和团体领导者的联系，学习如何以现实和负责任的方式进行规划。鼓励成员尝试新的行为，尝试用不同的方法来实现他们的目标，并实施行动计划。有效的计划在开始时应当是适度的，它指定要完成的工作、何时完成以及工作的频率。简而言之，计划旨在鼓励团体成员将他们的谈话和意图转化为行动。

现实疗法的多元文化应用　现实疗法假设基本需求（生存、归属、权力、自由和享乐）是普遍的，但表达这些需求的方式在很大程度上取决于文化背景。在与多元文化的来访者合作时，现实疗法治疗师通过帮助他们探索满足他们当前需求的行为，从而表现出对来访者文化价值观的尊重。在团体成员进行自我评估后，他们会确定那些不适合他们的生活领域。然后，成员可以制订符合其文化价值观的具体的、现实的计划。

有关现实疗法的更多信息，我们建议参考《现实治疗：心理治疗理论系列》（*Reality Therapy: Theories of Psychotherapy Series*，Wubbolding，2011）。

后现代疗法

后现代疗法（焦点解决短程疗法、叙事疗法、动机访谈和女性主义疗法）挑战了传统心理疗法的许多假设。后现代主义的理论基础是没有唯一的真理。后现代观点的特点是接受多元化和个人创造自己的现实的观念。后现代疗法的基本前提是人们是资源丰富的、有能力的、健康的、有弹性的，并且有能力找到改变生活方式的解决方案。每个人都是他们自己的生活方面的专家。后现代疗法的共同基本假设是我们创造故事以理解自己和我们的世界。

焦点解决短程疗法和叙事疗法的治疗师，与将自己视为评估专家和治疗专家的传统治疗师不同。焦点解决短程疗法的治疗师和叙事疗法治疗师采取"不知情"的立场，并相信团体成员是他们自己生活方面的真正专家。焦点解决短程疗法从"问题－谈话"迅速发展到"解决问题－谈话"，并致力于保持治疗的简短特点。通过谈论问题的例外情况，团体成员能够解决似乎是主要问题的问题。在叙事疗法中，人们通过学习如何将自己与问题分开而获得力量。通过强调人类经验的积极方面，来访者积极参与解决他们的问题。这两种疗法的团体实践者不是尝试改变，而是尝试创造一种理解和接纳的氛围，使个人能够利用自己的资源产生建设性的改变。

动机访谈是一种人本的、以来访者为中心的、心理社会性的和适度指导性的咨询方法，由威廉·R. 米勒和斯蒂芬·罗尼克（William R. Miller & Stephen Rollnick）在20世纪80年代初期开发出来。动机访谈最初被设计为针对酗酒问题的短程干预，但它已经有效地应用于解决广泛的问题。实践者强调来访者的自我责任，并促进与来访者的合作，为行为问题提供替代性的解决方案。

从一开始，女性主义疗法的团体就积极致力于为受虐妇女建立庇护所、强奸危机中心和女性健康与生殖健康中心。建立社区，提供真正的互相共情关系，创造社会意识，强调社会变革，这些都是这种团体工作方法的重要优势。女性主义理论拥有比大多数重视男性和女性的边缘化声音的理论都更广阔的视角。按照女性主义原则构建的团体的成员不仅要掌握解决问题的简单策略，更要为观察周围世界方式的重大转变做准备，从而改变他们认识自己的方式，改变人际关系。

焦点解决短程疗法

焦点解决短程疗法的关键概念 **焦点解决短程疗法**（solution-focused brief therapy，SFBT）团体的关键概念包括从谈论问题到谈论和创建解决方案等一系列概念。成员要学会关注哪些是有效的，然后在这些方面着力。变化是一直都有的，不可避免的、微小的变化为更大的变化铺平道路。SFBT很少关注病理学或给成员贴标签。每个问题都有例外情况，通过谈论这些例外情况，团体成员能够在短时间内解决那些看起来是主要问题的问题。

焦点解决短程疗法的治疗目标 焦点解决模式强调参与者确立自己的目标和偏好的作用。团体的大部分过程涉及成员对未来的考虑和他们希望在生活中有所不同。SFBT的团体领导者专注于明确的、具体的、可观察的、小的、现实的、可实现的改变，这些改变可能带来额外的积极效果。因为成功往往建立在自身之上，所以确立适度的目标是改变的开始。

治疗关系 SFBT提倡协同合作；团体治疗师努力与成员一起参加治疗，而不是对成员进行治疗。移情和治疗中的联盟关系比评估或技术更重要。团体领导者不是试图改变成员，而是试图创造一种理解和接纳的氛围，使成员能够利用他们的资源做出建设性的改变。团体成员是他们自己经历的主要解释者。团体成员和团体领导者共同制定明确、具体、现实和具有个人意义的目标，以指导团体的进程。这种合作精神为现在和未来的改变提供了一系列可能性。

SFBT的团体咨询师相信，对问题和解决方法的讨论方式会对个人产生影响。个人在讨论中使用的语言表明问题是如何概念化的。关怀、兴趣、有尊重的好奇心、开放性、同理心、联系，甚至魅力等概念被视为是关系的必需品。团体领导者创造了一种相互尊重、对话、探究和肯定的氛围，成员可以自由创作，也可以共同创作他们不断发展的故事。因为SFBT的咨询旨在简短地解决问题，所以团体领导者的任务是让团体成员聚焦到解决问题的方向而不是问题的方向。如果成员们集中精力谈论他们的问题，他们就很难朝着积极的方向前进。

团体技术 SFBT的治疗师使用一系列技术，包括治疗前改变、例外询问、奇迹询问、评量询问、家庭作业和总结性反馈等。一些团体领导者要求成员将问题外化，并关注自己的优势或未使用的资源；有些团体领导者则要求团体成员发现可行的解决方案。焦点技术关注未来以及如何最有效地解决问题，而不是了解问题产生的原因。

SFBT的治疗师经常在第一次会谈中问来访者这样的问题："自从你打电话预约以来，你都做了什么来解决你的问题？"询问**治疗前改变**（pretherapy change）往往会鼓励来访者减少对治疗师的依赖，而更多依靠自己的资源来实现目标。

提问（questioning）是一种主要干预技术。SFBT的团体领导者将提问作为更好地理解团体成员经验的方式，而不仅仅是为了收集信息。团体领导者不会提出他们知道答案的问题。提问出于尊重、真正的好奇心、真正的兴趣和开放性。开放式提问可以促进问题的解决，不是向成员提出封闭的、审讯式的问题，而是为成员提供被倾听的空间和反思未来的可能性。提出问题使成员能够用自己的语言描述事情："多告诉我一些你的担忧。""你认为做什么可以让工作变得更好一点？""当事情变得更好时，谁将是第一个注意到的人？他会做何反应？"

例外询问（exception questions）将团体成员引导到当他们生活中还没有出现那些问题的时候。探索例外为团体成员提供了发现资源、优势和创建可能的解决方案的机会。SFBT 的团体咨询师认真倾听，以找到与以往的问题解决方法有关、与例外情况和目标有关的迹象。例如，兰迪（Randy）说："大多数时候，我都感到疲倦和沮丧。我对我的孩子们发火，因为他们几乎每天晚上都什么也不做。"例外情况包括："这个问题何时不会出现或不太明显？""自上次团体会谈以来，有什么改变吗？"一旦发现例外情况，领导者就可以探索与例外情况有关的情境，并鼓励成员复制这些情境："昨天有什么不一样的地方让你感觉不那么沮丧？""做什么可以使抑郁更少出现？"这种以解决问题为中心的干预，目的是指导兰迪根据以往有用的做法进行自我选择。兰迪可能会被问及是什么事导致了例外情况的发生。

对例外问题的相关干预涉及改变正在做的事情。例如，团体领导者可能会问查克（Chuck）他是否愿意在下次感到忧愁和焦虑时采用不同的应对方法。在听到查克说他大部分时间都在担心并且尝试了很多方法都没有成功之后，团体领导者可能会请查克在早上安排一次 10 分钟集中担忧活动，对他的担忧给予充分的关注。如果查克去做这个实验，他很可能会发现他在某些情况下可以通过改变他的行为来控制自己的感受。

奇迹询问（miracle question）允许团体成员描述没有问题的生活。奇迹询问通常有如下方式："如果奇迹发生了，你的问题在一夜之间消失了，你怎么知道问题已经解决了，对你而言会有什么不同？"然后鼓励团体成员不考虑问题而去思考"会有什么不同"。这个问题涉及未来，重点在于鼓励团体成员考虑另一种生活，而不是被问题限制的生活。奇迹询问的重点是让来访者寻找解决方案并认识到自己在实现目标的道路上取得的小小进步。

评量询问（scaling question）要求团体成员在 0 ～ 10 的特定范围内将改变具体化。此技术使来访者能够查看在具体步骤上取得的进展。当评估某些不容易观察到的体验变化，如感受、情绪或交流时，专注于问题解决的治疗师会使用评量询问的方法。例如，一个在社交场合有焦虑情绪的团体成员可能会被问道："在 0 ～ 10 的区间里，0 代表当你第一次来到这个团体时的感受，10 代表奇迹发生你的问题消失后第二天你的感觉，你会将你现在的焦虑情绪划到哪个区间？"即使团体成员只从 0 变为 1，她也有所改善。她是怎么做到的？她需要做些什么才能提升到另一个等级水平？评量询问使来访者能够更密切地关注他们正在做的事情以及他们如何实施步骤以实现他们期待的改变。

治疗师可以以真实的肯定形式提供**总结性反馈**（summary feedback），或指出来访者所展示的特定优势。以解决问题为中心的实践者通常会在每个团体会谈中留出时间，以便彼此分享反馈。团体领导者通过问以下问题来肯定成员们做出的改变："你是如何实现这些改变的？""与以前相比，你的家人现在对待你的方式有何不同？""这些改变教会了你什么？""以往的你和现在的你最大的区别是什么？"这些问题鼓励成员利用自己的内部资源实现其所期待的改变。这种问题和反馈有助于成员将团体会谈中的收获带入日常生活中。

焦点解决短程疗法的多元文化应用　SFBT 的治疗师通过了解来访者体验世界的方式，而不是以有先入为主的观念来认识来访者。SFBT 的实践者采用将问题正常化的视角，不强调个人的问题，而强调个体的创造性。SFBT 的团体领导者试图营造一种理解、接纳的氛围，允许不同的人利用他们的资源做出建设性的改变。墨菲（Murphy，2015）声称，在 SFBT 中强调优势和资源，无论其种族和文化背景如何，都能为个人提供具有文化能力的服务，包括：（a）将每个来访者视为一个独特的个体；（b）合作实现咨询目标；（c）为每个来访者提供服务；（d）从来访者那里获得有关干预措施有用性的持续反馈，并进行相应的调整。

有关 SFBT 的更全面的说明，我们强烈推荐《学校中的焦点解决短程咨询》（*Focused Counseling in Schools*，Murphy，2015）和《焦点解决团体治疗：私人诊所、学校、机构和治疗项目中的团体理念》（*Solution-Focused Group Therapy: Ideas for Groups in Private Practice, Schools, Agencies and Treatment Programs*，Metcalf，1998）。

叙事疗法

叙事疗法的关键概念　叙事疗法（narrative therapy）很大程度上是用来检验人们是如何讲述和理解他们的故事的。每个故事对于讲故事的人来说是真实的，但没有绝对的真实。叙事疗法的一些关键概念包括讨论问题是如何干扰、支配或阻碍这个人的。治疗师试图将来访者与他们的问题分开，以便他们不从自身出发僵化地看问题。请团体成员从不同的角度看待他们的故事，并最终共同创造替代性的生活故事。要求他们找证据来支持他们的新观点，即他们有足够的能力摆脱被问题主导的生活，并鼓励他们考虑如果他们更有能力，他们期待拥有什么样的未来。本质上，是让团体成员重新书写他们的故事与他们的关系。

叙事疗法的治疗目标　叙事疗法的治疗师请团体成员重新描述他们的经历，这往往会产生更多新的可能性。从叙事疗法的角度来看，治疗过程的核心是确定人们如何通过限制和简化他们的生活方式来内化社会标准和期望。叙事疗法的团体领导者与成员在团体中合作，以帮助成员在生活中体验行动的高度自主感。要求成员找证据来支持他们的新观点，即他们有足够的能力摆脱被问题主导的生活，并鼓励他们考虑如果他们更有能力，他们期待拥有什么样的未来。

治疗关系　治疗是一个合作项目，旨在帮助团体成员构建有意义的生活目标，从而创造更美好的未来。叙事疗法的治疗师并不认为他们对来访者的生活有特殊的了解。团体成员是他们自己经历的主要讲述者。在叙事疗法中，治疗师试图了解每个团体参与者的生活经历。通过对系统过程的认真倾听，加上好奇的、持续的和带有尊重的提问，团体领导者与成员共同探讨问题的影响以及他们可以做什么来减少其影响。然后，成员与治疗师合作，共同创造积极的替代性故事。例如，团体领导者可以和莉拉妮（Leilani）一起探讨她在生活中关于勇气的体验，做决定的能力，面对不确定性的冒险意愿，以及她直面恐惧的能力。在这次讨论中，确定了莉拉妮在面对恐惧时表现出勇气的场合。其中包括决定去攻读咨询的硕士学位课程，承担离开令她窒息的工作所带来的风险，以及她有能力开展对她来说有意义的社会行动项目。团体体验为她提供了创造不断变化的身份的机会，当她更充分地投入到她喜欢的“故事”中时，团体成员为她提供了良好的支持。

团体技术　叙事疗法强调治疗关系的质量和在这种关系中技术的创造性使用。叙事疗法最显著的特征可以表述为：“人不是问题，问题才是问题。”叙事疗法的治疗师和来访者在外化对话中将问题与人的身份分开。成员们了解到他们并没有固着于他们充满问题的故事，而是可以创造替代性和更具建设性的故事。叙事疗法的治疗师以问题作为产生体验的方式，而不是作为收集信息的方式。

提问的目的是逐步发现或构建来访者的体验，以便故事向来访者喜欢的方向发展。治疗师在不知情的地方提问，这意味着他们不会提出他们已经知道答案的问题。通过提问这个过程，治疗师为来访者提供了探索其生活状况的各个方面的机会。

叙事疗法的治疗师在倾听来访者的故事时会关注细节，以证明来访者有能力对抗压迫性的问题。问题不被视为病态表现，而是普通的困难和生活挑战。在叙事疗法的治疗实践中，没有行动指南，没有固定的议程，也没有可以确保预期结果的方案。

> 人不是问题，问题才是问题。

叙事疗法的多元文化应用　叙事疗法的治疗师的工作前提是允许在社会、文化、政治和关系中识别问题，而不是从个体内部看问题，这使叙事疗法尤其适用于为多元文化的来访者提供咨询。叙事疗法实践者考虑将性别、种族、残疾、性取向、社会阶层、灵性和宗教的规范作为治疗问题。问题的社会政治概念化提供了对产生主导和压迫叙事的文化概念和实践的新理解。实践者解构或拆分了对来访者问题情境的部分文化假设。作为团体体验的一部分，成员们开始了解压迫性的社会实践是如何影响他们的，从而有可能创造替代性的故事。

有关叙事疗法的进一步信息，请参阅《学校的叙事治疗：强大而简短》(*Narrative Counseling in Schools: Powerful and Brief*，Winslade & Monk，2007)。

动机访谈

动机访谈的关键概念　动机访谈（motivational interviewing，MI）植根于以人为中心的治疗理念，但对它有一些“曲解”。与非指导性和非结构化的人为中心疗法不同，动机访谈是刻意指导的，但它仍然在来访者的框架内。团体咨询师可以将动机访谈的原则与多种方法相结合，尤其是人为中心疗法、认知行为疗法、选择理论 / 现实疗法和焦点解决短程疗法。使用动机访谈的团体领导者相信来访者的能力、优势、资源和能力。动机访谈一直致力于处理各种行为问题，包括药物滥用、强迫性赌博、饮食失调、焦虑症、抑郁症、自杀、慢性疾病管理和与健康相关的实践。

动机访谈的治疗目标　动机访谈的主要目标是探索个体的矛盾心理，最大限度地减少这种矛盾心理，并建立内在动机。动机访谈建立在这样的假设基础上：寻求治疗的人往往对变化持矛盾态度，并且在治疗过程中动机往往会消退和波动。了解成员对改变的矛盾心理，团体咨询师会针对这种矛盾心理而不是来访者的挣扎开展工作。动机访谈可以成为帮助来访者致力于治疗过程的重要因素，从而提高来访者在认知行为和其他行动导向治疗中的参与性、依从性和坚持性。

团体技术　动机访谈强调目的性，并指出团体成员的积极改变。动机访谈团体领导者鼓励成员决定是否要进行某些改变。如果成员决定改变，团体领导者会询问可能发生什么样的变化以及何时会发生变化。心理学中的态度和干预基于以人为中心的理念，包括使用开放式问题，采用反思性倾听，创造安全的氛围，肯定和支持来访者，表达共情，以非对抗方式回应阻抗，引导讨论矛盾心理，在会谈结束时做总结和将访谈内容联系起来，并引出强化改变的谈话。

治疗关系　实践者强调治疗中被称为“动机访谈精神”的关系背景。当这种动机访谈精神被应用于团体咨询时，团体领导者会与成员建立合作伙伴关系，利用成员的想法和资源，而不是自己扮演专家。所有选择最终都取决于成员，而不是团体领导者。动机访谈是改变的准备，成员们会越来越多地谈论改变，表达出改变的愿望，在会谈之间尝试做出改变的行为，在做出所需的改变之后，设想自己的未来。

动机访谈的多元文化应用 动机访谈是一种现象学方法，咨询师试图从来访者的角度看待生活。这种观点使动机访谈适用于不同文化背景的来访者。在动机访谈团体中，不会说服成员采纳咨询师的建议，也不希望成员在团体领导者的价值观框架内行动；相反，鼓励成员考虑一系列适合自己生活的替代性干预措施或选项。

关于动机访谈的更多信息，请参阅《动机访谈：帮助人们改变》（*Motivational Interviewing: Helping People Change*，Miller & Rollnick，2013）和《团体中的动机访谈》（*Motivational Interviewing in Groups*，Wagner & Ingersoll，2013）。

女性主义疗法

女性主义疗法的关键概念 女性主义疗法（feminist therapy）侧重于多元文化问题、性别歧视的复杂性以及社会背景在理解性别问题中的中心地位。女性主义治疗师挑战了“精神健康的人是怎样的”的男性取向假设。具有女性主义倾向的团体实践者强调，性别角色期望从出生开始就会深刻地影响我们的身份。因此，团体咨询的任务是让人们意识到性别角色的社会化对成人人格的根深蒂固的影响。

女性主义疗法的一个关键概念是社会性别角色信息会影响个人对自己和自身行为的看法。在整个治疗过程中，确定了这些社会化模式的影响，来访者就能够批判性地评估和修改与适当的性别角色行为有关的早期信息。当代女性主义疗法的实践基于这样的假设，即不能将性别与其他身份领域（如种族、民族、阶级和性取向）区分开来。与理解症状有关的一个关键概念是，有问题的症状被视为应对或生存策略，而不是病理学的证据。虽然个人不应该为主要由功能失调的社会环境引起的个人问题负责，但我们个人有责任努力做出改变。

改变的第一步是逐渐意识到社会是如何影响我们个人的信念和行为的，特别是有关性别角色的观点。团体成员有机会确定自己与性别角色身份有关的偏见。这可能是一种微妙的学习，但它可以使彼此之间的关系发生重大变化。例如，在我们的一个团体中，一名男性总是提到在办公室为他工作的“女孩”。该组织的几名女性告诉他她们认为他的言论不合适，因为他的员工都是成熟女性。他回答说，他并不认为称这些女性为“女孩”是一件“大事”，但最终他能够理解他这样的表达可能会产生的影响。

在我（辛迪）的私人诊所中，我与许多女性一起努力治疗产后抑郁症，在此过程中我发现女性主义者的观点对于理解这个复杂的问题非常有帮助。和我合作过的许多女性在很少或得不到她们另一半支持的情况下试图平衡工作和作为新手妈妈的角色。即使她们有贴心的丈夫或伴侣，儿童保育和家务劳动的不公平性依然令人吃惊。这些女人经历了这一切，想知道为什么她们感到不舒服，感到无力胜任、孤立和沮丧。从女性主义者的角度来看，产后抑郁症被认为是一个系统性问题，而不是个体疾病。女性主义治疗师不会只将这些女性纳入抑郁症治疗中，而是希望重新审视她们的角色期待，重新审视与儿童保育和其他家务有关的工作分配。这些女性来访者的症状在她们的关系中加以审视就说得通了：她们的职责大幅增加，但她们的伴侣提供的支持却没有相应增加。

女性主义疗法的治疗目标 女性主义疗法的主要治疗目标是赋予权力；团体成员努力致力于获得自我接纳、自信、自尊、快乐和自我实现感。其他治疗目标包括提高人际关系的质量，协助女性和男性做出有关角色表现的决定，并帮助团体成员了解文化、社会和政治制度对其现状的影响。重点目标是平衡独立和相互依赖之间的关系，进行社会变革，重视和肯定文化多元化。女性主义治疗师并不认为单独的治疗关系足以产生变化。洞察力、内省和自我意识是行为发生改变的基础。个人变化和社会变革都是治疗的基本目标。在个人层面，治疗师致力于帮助女性和男性意识到、主张并相信自己的个人能力。作为一项自觉的政治事业，其另一个目标是推动社会转型。

治疗关系 女性主义治疗师以平等主义的方式工作，并使用为每个来访者量身定制的赋权策略（Brown，2010；Evans，Kincade，& Seem，2011）。他们旨在使来访者能够根据自己的价值观生活，并依靠内部（而非外部或社会）控制点来确定适合他们的内容。具有女性主义倾向的团体领导者通常会关注世界上的权力关系。团体领导者和成员发挥积极和平等的作用，共同确定成员在团体中追求的目标。

个人变化和社会变革都是治疗的基本目标。

团体实践者致力于揭开治疗过程的神秘面纱，并将每个成员作为治疗过程中的积极伙伴。与团体成员的合作可以建立真诚的合作关系。如果不告知成员治疗过程的性质，就相当于剥夺了他们积极参与团体的机会。当团体实践者代替来访者做决定时，他们会在治疗关系中剥夺来访者的权力。

女性主义治疗师与阿德勒治疗师在强调社会平等和社会兴趣方面具有共同点。女性主义治疗师也认为治疗关系应该是非等级的，这与阿德勒治疗师的看法是一致的。像人为中心疗法的治疗师一样，女性主义治疗师传达人与人之间的关系的真实性，并努力在来访者和治疗师之间实现共情。女性主义和其他后现代疗法的共同点是假设每个成员都是他或她自己生活领域的专家。

团体技术 女性主义疗法并没有规定任何特定的干预措施；相反，女性主义治疗师为增强成员的力量而进行有针对性的干预。女性主义者从传统方法中借鉴技术，包括使用治疗契约、家庭作业、阅读疗法、治疗师的自我表露、赋权、角色扮演、认知重组、重构、重新贴标签和自信心训练等方法。他们通常从一系列认知行为方法中提取技术。此外，有学者描述了女性主义治疗师开发的几种独特技术，如性别角色分析和干预，权力分析和干预，以及社会行动（Enns，2004）。**性别角色分析**（gender-role analysis）探讨性别角色期望对个人心理健康的影响，并利用这些信息做出有关改变性别角色行为的决策。**权力分析**（power analysis）旨在帮助个人掌握方法以了解权力和资源的不平等是如何影响个人的。团体领导者和成员一起探讨不公平或制度障碍是如何限制自我和个人健康发展的。**社会行动**（social action）是女性主义疗法的一个决定性特征。随着来访者对女性主义的理解越来越深入，治疗师可能会建议来访者参加各种活动，例如，在社区心理健康中心做志愿者，游说立法者或提供有关性别问题的社区教育。参加此类活动可以赋予来访者权力，帮助她们了解她们的个人经历与所居住的社会政治环境之间的联系。

女性主义疗法的多元文化应用 女性主义疗法和多元文化视角有很多共同之处。女性主义的观点有助于理解由种族和文化因素造成的关系中的权力不平等。“个人即政治”原则既可用于为女性提供咨询服务，也可用于为多元文化的来访者群体提供咨询。女性主义疗法和多元文化视角都不只关注个体变化。相反，这两种方法都强调将社会变革的直接行动作为治疗师角色的一部分。许多引起受压迫群体关注的社会行动和政治战略对女性和其他边缘群体具有同等重要性。女性主义治疗师和多元文化治疗师都致力于制定可以减少性别、种族、文化、性取向、能力、宗教和年龄方面的歧视发生的政策。

为进一步了解女性主义疗法，请参阅《女性主义疗法简介：社会和个人变化的策略》（*Introduction to Feminist Therapy: Strategies for Social and Individual Change*，Evans et al.，2011）和《女性主义疗法》（*Feminist Therapy*，Brown，2010）。

整合性疗法

团体咨询实践的整合性疗法是基于各种理论方法的概念和技术形成的。当前心理咨询领域呈现整合性趋势的原因之一是，如果把来访者的全部类型和他们的具体问题都考虑在内的话，那么没有一种理论能够全面地解释人类行为的复杂性。

大多数临床工作者现在承认将他们的实践基于单一理论体系的局限性，并且对整合各种治疗方法的价值持开放态度。那些对整合视角持开放态度的临床工作者可能会发现，有些理论在他们的个人方法中起着至关重要的作用。每种理论都有其独特的贡献和自己的专业领域。承认每种理论都有其优点和缺点，并且根据定义，它们与其他理论不同，从业者便有了一些建立适合他们的咨询模型的基础。

我们鼓励你对每种咨询理论所固有的价值持开放态度。所有的理论都有一些独特的贡献以及局限性。请研究当前所有的理论，以确定哪些概念和技术可以纳入你的团体工作实践方法中。你需要掌握各种理论体系和咨询技术的基本知识，以便在不同环境中对文化多元化来访者群体有效地开展工作。仅运用一种理论可能无法为你提供治疗的灵活性，而这种灵活性可以帮助你创造性地处理与文化多元化相关的团体复杂情况。

每种理论都代表了一个不同的观察人类行为的有利视角，但没有一种理论囊括了全部真理。因为没有真正“正确的”理论方法，所以你最好找到一种适合你的方法，探索在思维、感觉和行为方面的整合性疗法。为了发展这种整合性疗法，你需要在许多理论中打好基础，接受这些理论可以在某些方面统一起来的观点，并愿意不断检验你的假设，以确定它们的工作成效。

对于开启心理咨询生涯的人来说，选择最接近自己的基本信念的主要理论可能是明智的。尽可能彻底地了解这一理论，同时开放地研究其他理论可以提供什么。如果你基于特定理论的标准开始工作，你将有一个锚点，由此可以构建你自己的咨询视角。但是，不要因为你坚持一种理论，就对所有来访者使用相同的技术。即使你遵循单一的理论，当你与团体中的不同成员合作时，你也需要灵活应用基于该理论的技术。

如果你目前正在接受培训，那么期望你已经拥有一个整合性的、定义明确的理论模型是不现实的。整合性视角是大量阅读、学习、监督、临床实践、研究和理论化的产物。通过时间的积累和反思性研究，你可以发展一致的概念框架，作为你选择多种技术的基础。花点时间考虑一下你的治疗方式及其对团体过程和结果的影响，然后回答以下问题：你能用清晰的语言描述你的咨询风格的主要特征吗？你在多大程度上可以通过团体过程尝试对完成的工作进行概念化？发展出一个可以指导你的实践的个性化方法需要终身的努力，它将会随着经验的积累而丰富。

▼ 记忆要点

团体咨询的理论和技术

以下这些关键点需要记住，后面的许多章节都是建立在这些基础概念上的。

- 找到一个理论来帮助你理解团体中发生的事情是很重要的。花点时间了解几个理论方向，然后从每个理论中选择一些概念，形成自己的个人工作风格。

- 一般的理论框架可帮助你理解团体过程的多个方面，为你提供一份地图，使你能够以创造性和有效的方式进行干预，并为评估干预措施的效果提供理论基础。
- 团体咨询的心理动力学模型包括精神分析疗法和阿德勒疗法。
- 体验和关系取向的团体咨询方法包括存在主义疗法、人为中心疗法、格式塔疗法和心理剧。
- 认知行为模型包括行为疗法、认知疗法、理性情绪行为疗法和现实疗法。
- 后现代疗法包括焦点解决短程疗法、叙事疗法、动机访谈和女性主义疗法。
- 整合性疗法结合了人类行为的思维、感觉和行为维度，与运用单一理论框架相比具有许多优势。

▼ 练习

问题讨论

1. 在一个团体中，探索你可能拥有的主要理论，并借鉴其他一些理论以扩充你的方法。在此基础上，你的主要理论会是什么，你选择它的原因是什么？你想将这些理论模型的哪些方面纳入你作为团体咨询师使用的方法中？

2. 在单一理论视角下的练习有哪些优势？有哪些缺点？你是否看到了持整合性立场的价值？整合不同理论模型的元素时可能遇到哪些潜在的困难？

3. 在一个小团体中，讨论你个人咨询实践方法的某些方面。以下问题可以帮助你澄清你的理论立场。

a. 你的世界观是什么，它是如何影响你理解世界、周围的人，以及你与他人的互动的？

b. 你在哪些方面愿意调整你的方法以更好地服务于文化多元团体？

c. 你对变化如何发生有何看法？

d. 你是否相信人们是可以得到治愈的？在什么情况下人们会治愈？为什么聚焦于当下才能让人们治愈？有哪些方法可以帮助人们治愈？

e. 你自己的咨询经历是什么样的？对你有用的或没有用的经历是哪些？

f. 你将来访者与咨询师的关系看得有多重要？

g. 从你的视角来看，团体成员和团体咨询师各扮演什么角色？

h. 你如何定义问题、问题情境和问题行为？

i. 你如何决定在一个团体中使用什么技术？

第二部分

团体过程：发展阶段

团体过程的各个阶段并不总是整齐划一的，也并不总是按照下面各章预测的顺序发展的。团体的各阶段之间实际上存在着相当程度的重叠，当团体迈向一个更高阶段时，可能会在高原期停留一段时间或暂时退回到前一阶段。与此相似的是，团体已完成某些任务的事实并不意味着不会爆发新的冲突。团体是动态的、多变的，无论成员还是团体领导者都需要密切注意那些影响团体方向的因素。此外，不是所有的团体成员都按照同样的节奏进步。推动个人和团体的共同进步都需要一定的实践和技术。

了解团体不同阶段的典型模式，可以为你提供一个有价值的视角，帮助你预测问题，并提供适当和适时的干预。对团体的关键转折点的了解能指导你帮助团体成员调动资源，以成功地完成他们在各个阶段的任务。

团体前阶段（pregroup stage）包含组建团体涉及的所有因素。认真的思考和计划都是必不可少的，可以为任何一个团体打下坚实的基础。团体前阶段包括开发团体方案、吸引和筛选团体成员以及为团体定向。所有这些实践任务都需要花费大量时间，然而对预备阶段的重视将大大提高团体取得成功的可能性。

团体的初始阶段（initial stage）是定向和探索期，成员往往有选择地表现那些自认为被社会认可的方面。这个阶段的特征通常是成员对团体有一定的焦虑感和不安全感。成员的紧张通常是因为他们在发现和检验自身的局限，有些成员可能对他们是否被接纳是不确定的。通常，成员会将某些期待、担忧和焦虑带入团体，成员被允许开放地表达是很重要的。当成员逐渐熟悉彼此，并了解团体的运作方式后，他们会开始发展管理团体的规则，探索对团体的恐惧和期待，确立个人目标，澄清想探讨的个人问题和判断团体是否安全。团体领导者对团体成员反应的应对方式很大程度上决定着信任的发展程度。

在成员进入深度互动之前，团体往往会经历一个有些挑战性的**过渡阶段**（transition stage）。在这个阶段，团体领导者的任务是帮助成员学习怎样开始针对重要问题开展工作，正是这些问题促使他们参加了团体。成员的任务是监控自己的想法、感受、反应和行为，学习用言语表达自己。团体领导者应帮助成员逐渐接纳他人，接纳他们的恐惧和防御，但同时也要协助成员处理焦虑以及对团体的阻抗。团体成员需要决定是否要冒险，是否要讲出因顾忌他人的评价可能有所保留的事。

团体的所有阶段都会产生建设性的工作，但每个发展阶段的质量和深度会有不同的表现形式。**工作阶段**（working stage）的特点是探索更深入，该阶段建立在初始阶段和过渡阶段的重要工作基础上。团体工作阶段的互动性和自我探索增加，团体聚焦在行为改变上。在实际的工作中，过渡阶段和工作阶段彼此重叠。在工作阶段，团体可能回到早期的主题：信任、冲突和对团体的阻抗。当团体经受住了新挑战的考验后，就可能达到更高的信任水平。

结束阶段（final stage）是进一步明确学习成果和决定怎样将新的学习应用到日常生活的好时机。团体活动包括结束、总结、凝聚、整合，以及解释团体经验。在结束团体时，重点是概念化和为这次团体体验画上一个句号。在结束过程中，团体将处理分离的感受、讨论未完成的事件、回顾团体体验、练习行为改变、设计行动计划、确认反弹后的应对策略，以及建立支持网络。

第 5 章

组建团体

前言

开发团体方案

吸引和筛选团体成员

在组建团体的实践中需要考虑的问题

利用团体前的会谈

评估团体的工作

组建团体中的协同领导问题

记忆要点

练习

本章学习目标

1. 列出并讨论组建团体过程中的主要任务
2. 介绍组建团体的方法，包括招募和筛选成员（CACREP，2016，标准 E）
3. 理解组建团体需要考虑的问题
4. 描述团体前会谈的目的和运用
5. 找到组建团体的一些关键协同领导问题

想象一下你是一名中学心理咨询师，将要开始带领一个由离异家庭子女组成的团体。你需要招募成员，进行团体开始前的筛选，并为每次会谈制订计划。此外，你需要确认将要组建的团体已得到这些孩子的监护人或父母的允许。你可以将下列问题作为参考提纲，看看团体组建阶段需要考虑哪些因素。

- 你将如何组建这个团体？
- 你需要哪些支持或咨询？
- 你在与这个团体工作时有哪些个人经验和/或专业经验？你对团体工作有哪些预期？
- 你会面临哪些与团体成员有关的信任问题，你将如何处理这些问题？
- 在组建团体的过程中，你认为哪些可能的临床和伦理问题是重要的？
- 为了有效带领团体，你需要接受哪些必要的培训？

前言

团体从业者正在创建越来越多的团体，以适应来自不同环境的不同来访者的特殊需要。只有你自己的创造力和来访者的需求才会限制你想象中的团体类型。例如，琼·范德·沙夫（Joan Vander-Schaaf，2013）创建了一个独特的团体，将瑜伽课程与团体心理治疗结合起来。参与者说，他们的幸福感和自我意识有所增强，同时他们的力量和能力也有所提高。团体工作者一直致力于寻找创造性的方法设计团体，以新的方式融合各种主题和模式。

团体已经变得越来越受欢迎，并且被反复设计以满足来访者的需要和机构环境的要求。团体成员有机会在团体内和团体外的日常互动中获得洞察力和练习新技能。其他团体成员和督导的反馈帮助成员获得新的认识。团体提供了很多树立榜样的机会，成员们可以经常通过观察有类似问题的人如何工作来学习如何处理他们的问题。

我们怎样强调为成功的团体工作进行认真准备的重要性都不为过。思考一下你将要带领哪种类型的团体，让自己为领导职责和角色做好准备。你越明确自己的期待，越可能更好地做计划，成员也越有可能获得一次有意义的团体体验。有些组建团体的情况并不理想，可能会限制你充分准备和提前计划的能力。即使在这样的情况下，你也可以考虑本章中关于如何成功组建团体的信息。

开发团体方案

许多关于开发和组建团体的好想法从未付诸实践，有些是因为缺少资源或培训，有些是团体领导者缺少足够的准备。以下五个领域可以作为开发团体方案的参考提纲：

（1）**理由**（rationale）。你是否对你的团体有清楚和令人信服的理由，你能提供数据来支持你的理由吗？你能回答可能提出的有关团体需要的问题吗？

（2）**目标**（objectives）。你能清楚地说明你最想达到的目标以及你将如何做到吗？你的目标是否具体、可衡量、能在规定时间内实现？

（3）**实际考虑**（practical considerations）。成员资格是否已界定？团体会谈的时间、次数和期数是否合理？团体的开展地点是否对所有成员都方便？

（4）**流程**（procedures）。你有没有选择具体的流程来达到既定的目标？这些流程对特定人群是否是适当的和现实的？

（5）**评估**（evaluation）。你的建议是否包含评估既定目标实现情况的策略？你的评估方法是不是客观的、实际的和相关的？

下面的问题可以供你、协同领导者和团体成员思考。讨论团体规则和大纲可能会更好地调整团体的初始会谈，增强成员在团体过程中的参与感。我们建议你将这些问题带入与督导和同行的讨论中。

- 你在组建哪种类型的团体？是长程团体还是短程团体？
- 团体的目标群体是谁？确定具体的目标人群。你对这个群体的发展性需要了解多少？
- 你在组建这种类型的团体时有哪些动机？你有没有做需求评估，如果有，这对你设计团体有怎样的帮助？
- 你将如何招募成员参与你的团体？在这个特定的团体中，有没有一些人是你想要排除在外的？对于这样的排除标准，你有哪些理由？
- 这个团体中有哪些跨文化特征？跨文化对于组建团体有哪些启示？
- 在开发团体过程和团体内容方面，你有经验吗？如果没有，有哪些可以帮助你在促进团体的过程中获得督导或支持？
- 团体是否由自愿成员和非自愿成员共同组成？如果你领导的是一个强制性团体，你会有哪些特别的顾虑？
- 这个团体的总体目标和目的是什么？参与这个团体的成员可以获得什么？
- 可能用到哪些筛选流程？这些特定流程的理论基础是什么？
- 团体由多少名成员组成？在什么场所活动？活动频率如何？每次会谈持续多长时间？团体开始以后，是否允许新人加入？团体是开放的还是封闭的？
- 成员参与团体做好了哪些准备？团体开始时，你将建立哪些基本的规则？
- 团体会有哪些结构？将使用哪些技术？为什么这些技术是适当的？为了满足来自不同文化的来访者的需要，你将怎样灵活地应用技术？
- 你将如何应对成员冒着某些风险参与团体这一情形？为了让成员不冒不必要的风险，你将采取哪些行动？对未成年参与者，你会采取某些特殊的预防措施吗？
- 一名来参加某次团体会谈的成员同时还有酒精和药物使用问题，你怎样处理类似情况？
- 在团体结束前，有成员想离开，你会怎么处理？
- 你计划使用哪些评估方法和哪些追踪程序？
- 团体将探索哪些主题？

无论你将要组建什么类型的团体，在将想法转变为行动的过程中，具有竞争性的团体方案都是很关键的。第 10 章和第 11 章将呈现 12 个典型的适用于学校和社区的团体方案。这些方案也可以为你设计团体提供好思路，即使你面对的是不同的群体和不同的主题。当你学习这些团体方案时，你可以考虑如何从每个建议中提取内容，以适合你的兴趣，并满足你所服务的来访者的需求。

在系统中工作

如果你希望自己的方案在受到机构督导认可的同时也能被潜在成员接受，那你就有必要发展在系统中工作所需要的技能。为了启动团体工作，你需要与相关机构人员灵活地协商。在所有诊所、机构、学校和医院，权力和政治因素都会产生影响。仅仅因为在组织团体的过程中遇到来自合作者或上级的阻力，你就可能情绪激动。一些同事可能嫉妒你的工作，特别是当你所带领的团体取得成功时。

有些时候，作为机构一方的代表，你需要了解团体对来访者的潜在价值和现实局限。预测一下行政管理者和机构主管会关心你提交的方案中的哪些问题，这一做法将非常有帮助。例如，你计划在一所公立高中组建团体，学校领导者可能对家长的抱怨和潜在的官司感到焦虑。如果你能真正理解他们的担忧，并直接和他们谈论伦理和法律上的问题，那么方案通过的可能性就会更大。如果你自己都不清楚要通过团体实现什么目标，或者如何开展团体活动，那么任何一位负责任的管理者都不太可能批准你的团体项目。通过关注本章所描述的关于设计团体的建议，你将更有可能让你的团体方案获得成功。

吸引和筛选团体成员

一旦你的方案获得批准，下一步就是要找到切实可行的方式向未来参与者宣传这个团体。团体的宣传方式影响到潜在的团体成员如何接受团体的信息，也影响到加入团体的人员的类型。虽然专业标准比商业化的标准更重要，但我们发现，与潜在成员进行个人接触是招募的最佳途径之一。

宣传团体和招募成员的指导方针

宣传团体和招募成员涉及专业问题。《团体最佳实践指南》（ASGW，2008）指出，未来成员应该了解团体的相关信息（最好以书面形式），包括：

- 专业上的公示；
- 陈述团体的目标和目的；
- 加入和退出团体的相关政策；
- 对团体参加者的期望，包括是否为自愿参与；
- 管理强制性团体的措施和方法；
- 保密规定和对保密的期待；
- 团体领导者及团体干预的理论取向；
- 团体领导者带领特定团体的资质；
- 团体成员和团体领导者的角色期待；
- 团体成员和团体领导者的权利和义务；
- 记录程序和对他人透露信息的相关规定；
- 有关团体对外沟通或成员之间密切联系的说明；
- 团体领导者与成员之间进行协商的程序；
- 团体领导者的教育、培训和相关资质；
- 团体的设置，包括收费政策、取消政策和与团体外领导者的沟通；
- 实事求是地说明在团体结构内可以提供和无法提供哪些服务；
- 参与团体的潜在影响；

- 参与团体的潜在风险和益处。

这些指南可帮你为团体制作一份知情同意书。准确地描述团体的情况，避免对团体的结果做不切实际的承诺。正如我们所指出的，在以书面形式宣传之后，与最有可能从团体中受益的人群直接接触是一种非常好的方法。个人接触包括把打印好的材料发给那些对团体感兴趣的人，以及降低人们对团体目的和起效方式产生误解的可能性。

在宣传团体和招募成员时应及时让同事了解你的想法，这点也很重要。他们可以向你推荐合适的来访者，同时，他们也能做一些初步的筛选，包括向他们能接触的潜在的成员提供书面信息。尽可能让你的同事参与团体工作的每个阶段的工作。

筛选程序

在团体宣传和成员招募之后，下一个关键步骤是安排筛选，并挑选成员组成正式的团体。《团体最佳实践指南》（ASGW，2008）提出："团体工作者筛选适合的潜在成员，当团体成员的筛选方式是恰当的时，团体工作者能识别出个人需要和目标与团体的目标相一致的成员。"（A. 7. a）这一原则提出了几个问题：应当使用筛选方法吗？如果使用，哪些筛选方法适合一个特定的团体？你如何决定哪些人适合特定的团体，谁可能对团体过程产生负面影响，谁最可能在团体体验中受到伤害？对于不管出于什么原因没有被你选择参加团体的候选者而言，告知他们这一信息的最佳方式是什么？

有时团体领导者因为他们的个人喜好或反移情而拒绝某些人参加团体，即使这些人可能是团体的合适对象。团体领导者是否喜欢或讨厌一个人不是筛选团体成员的恰当理由。筛选的目的是预防团体对来访者产生伤害，而不是通过建立一个同质的团体让团体领导者的工作更好开展。对许多类型的团体来说，筛选是基于团体成员是否具有与团体总体目标一致的特定问题。例如，在第 10 章特雷莎·克里斯滕森（Teresa Christensen）描述了一个受虐待儿童团体。在为她的团体挑选儿童时，她认为这些儿童必须已准备好参加团体中的各种互动活动。此外，她选择的所有儿童已经完成或同时在接受个人或家庭咨询。她认为筛选对于确定儿童何时能从她带领的团体中受益是至关重要的。在第 11 章所述的乱伦幸存者女性支持团体中，卢佩·阿勒 - 科利斯（Lupe Alle-Corliss）寻找愿意公开处理乱伦创伤的来访者。这两个团体都进行了筛选，以确定对潜在成员进行的团体治疗准备充分，是合适的。

当为你的团体筛选成员时，考虑文化多元性是可行的。你可能想要将有共同经历但有着不同期待的来访者聚集在一起。通过多元文化的团体互动，成员经常有机会破除对彼此的刻板印象和偏见。如果成员细致地考虑和平衡了团体的构成，成员就拥有更多彼此联结和学习的机会。

团体的类型最终决定招募的团体成员的类型。例如，在教导社会技能或压力应对的结构性短程团体中可以有效参与的人，可能没有准备好参加深入的治疗团体，有严重失调症状的个体很可能被咨询团体拒绝，却可以从每周活动一次的精神健康中心门诊病人团体中受益良多。因此，需要考虑的问题是：这个人应该在这个时间参加由这个团体领导者带领的这个团体吗？

> 团体的类型最终决定招募的团体成员的类型。

预备筛选会谈　我们建议筛选程序中应包括一次候选者和团体领导者一对一的个别会谈。最理想的情况是，在个别会谈中有协同领导者的加入，团体领导者可以和协同领导者一起访谈每个潜在的团体成员。共同访谈的明显优势在于可以看到潜在的成员是如何与他们两人互动的。这个练习将让协同领导者预测这个成员在团体情境中是什么样的。在个体会谈中，团体领导者或协同领导者可以寻找团体有益于候选者的证据。这个人有改变的动机吗？这是候选者本人的选择还是因为其他人的原因？为什么要参加这个特定的团体？候选者理解团体的目的吗？是否有任何迹象表明团体咨询在这个时间不适合这个人？

我们鼓励候选者在个别会谈时拜访团体领导者或协同领导者。他们可以向团体领导者提一些关于团体流程、团体基本目的及团体其他方面的问题。这种提问，不仅仅是为了获取信息，还是为了建立对团体领导者或协同领导者的信任，而信任是有效开展团体工作的必要条件。候选者询问的问题可以帮助他们为参与团体做好准备，可以培养他们对团体过程的好奇心，形成他们的个人风格。我们相信，筛选是一个双向选择过程，潜在的团体成员应当对团体和团体领导者形成自己的判断。给他们提供充分的团体信息，团体成员就可以在完全知情的情况下作出是否加入团体的决定。

我们认为筛选过程是主观性的，团体领导者的直觉和判断是很关键的。我们关注候选者是否能从团体中受益，但我们也很关注他们是否会受到心理伤害或过度消耗团体的能量。某些成员非但没有在团体的影响下有所改变，反而榨干了团体开展工作的能量。敌对者、独裁者、攻击性特别强的人和无法控制冲动的人尤其如此。将这些成员可能给团体带来的好处和损害进行比较，从整体上加以衡量。团体咨询并不适合那些有自杀倾向、极端分裂或有严重精神病、反社会、面临极端危机、高度偏执或极端自我中心的人（Yalom，2005b）。

为了评估一名候选者从团体体验中受益的可能性，团体领导者需要开发一个系统。必须考虑的因素包括团体领导者的训练背景、团体构成、设置，以及团体的基本性质。例如，最好不要让高度防御性的个体加入一个正在进行的青少年团体。团体对一个如此脆弱的人来说也许有太多威胁，会导致其防御和刻板性增强，或者这个人可能会对那些想认真投入团体的成员产生非建设性的效果。

在某些情况下，没有条件进行个体访谈时要使用替代方案。如果你在县市机构或者州立医院工作，你可能只是被指派带领一个团体，而没有机会筛选成员。筛选成员的依据可能是所在机构或所在病房的诊断结果。即使你无法亲自挑选团体成员，至少可以进行简单的个别接触，初步了解他们，为团体工作做准备。你还应该把初始阶段团体活动的部分时间用于准备，因为许多成员可能完全不了解自己为什么参加这个团体，或者团体对他们有什么用。在开放式团体中，成员是变化的，会有人离开，也会有新人加入，较好的做法是和即将加入的新成员单独谈话，这样你就能帮助他们为参与团体做好准备。

即使你不能为自己的团体筛选成员，你仍然可以组建一个成功的团体。但是，你需要提供某种形式的指南，以便成员了解该团体是关于什么的以及如何最好地参与其中。你越多地帮助成员了解团体的流程，团体有效的可能性就越大。

评估和挑选成员 我们经常会被问到，你们怎样决定谁最适合某个团体，谁最能受益，谁可能受到伤害？如果决定拒绝某人加入团体，你们怎样有礼貌而具有治疗性地处理这一情况？作为团体领导者，你必须最终决定接受或拒绝某位来访者。我们主持的团体，其成员通常是自愿加入的，在筛选会谈中，我们重视的一个因素是候选者在多大程度上想要改变，以及他们是否愿意付出必要的努力。我们考虑团体是否是实现他们所期待改变的恰当干预方法，还十分重视候选者有多想成为团体的一员，特别是当他们了解了团体的相关信息之后。

有时我们不想让某些人加入团体，尽管他们自己很想加入。正如前面提到的，我们确实看重自己的临床直觉，因此我们的筛选和最后的分析、选择过程是主观的。有许多临床原因让我们拒绝一个人加入团体，但无论我们的理由是什么，我们都会和未来成员进行讨论。有时，讨论过后，我们会从不同的角度看问题。还有些时候，我们无法毫不犹豫地接受一个人。在为团体挑选成员做决定时，团体领导者需要考虑怎样是对所有成员都好的，而不只是为了满足某一个人的需要。

如果我们不接受某些人，我们会告诉他们这个团体为何不适合他们。我们努力以一种诚实、直接、礼貌和体贴的方式传达这一信息，如果可能我们还可以为他们提供一些其他的选择。伦理实践包括为那些没有被团体接受的候选者提供支持，以应对他们因为不能加入团体而产生的各种反应，同时建议他们考虑其他选择。例如，我们认为一个高度防御、极端焦虑和十分害怕人际关系的人，在参加团体前最好先接受一系列的个体咨询。我们会解释我们这样做的理由，并鼓励这个人考虑接受转介进行另一种适当的干预。换句话说，我们并没有不做出任何解释就关闭大门，拒绝他们的加入，也不会传达这样的信息——是因为他们本身的错误，他们才没有被选入某个团体中。

在为各个公关机构的团体领导者提供在职训练的工作坊时，许多团体领导者告诉我们，他们不为自己带领的团体筛选成员。他们列举的理由很多：没有时间；在选择团体成员方面没有话语权，成员是被简单指派过来的；他们不太知道怎样决定某个候选者会不会从团体中获益或者受到团体体验的消极影响；他们不太相信筛选的重要性；或者他们不想犯错误，担心拒绝了本来可能从团体中获益的人。当没有条件进行个体筛选时，我们鼓励从业者使用替代策略。例如，一次筛选多名潜在成员，同时对他们进行适应引导，而不只是个体筛选。如果这个办法也不可行的话，还有一个较好的做法是在团体开始前和成员进行简单交流；另一个替代方法是利用第一次团体会谈的时间帮助成员完成适应过程和获得成员的承诺。

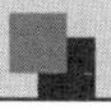

在组建团体的实践中需要考虑的问题

团体的构成

团体的成员结构应该是同质性的还是异质性的取决于团体的目的和目标。通常，如果团体针对的是有特定需要的目标人群，那么完全由这一群体的成员组成的同质性团体比异质性团体更合适。试想一个完全由老年人组成的团体，就可以完全聚焦那些符合成员发展阶段特点的具体问题，如孤独、隔离、缺少意义感、被拒绝和经济压力。成员之间的相似性可以带来高度的团体凝聚力，使开放和深入地探索生活危机成为可能。成员可以表达他们压抑的感受，相似的生活背景为他们提供了彼此联结的纽带。甚至成员可能具有共同的问题，而他们的生活体验可能不同，这会给这些同质团体带来另一个层次的多元化。第 11 章将介绍几个老年人团体的团体方案："成功老龄者团体""居丧老年人团体"和"住院老年人团体"。每个团体都有不同的目的和重点，团体的总体目标将指导成员做出选择。

有时，团体作为外部社会的缩影是理想化的，即团体应该由多元化成员组成。个人成长团体、过程团体、人际团体和某些治疗团体往往是异质性的。在一个代表日常现实的环境中，成员们可以在文化多元化团体成员的反馈帮助下去尝试新的行为，发展人际交往技巧。大学心理咨询中心提供的许多团体都是过程性的，或者以人际为中心的。其他团体可能有特定的主题，一些心理教育团体既有教育的性质，也有治疗的性质。第 10 章简要介绍了其中的一些团体。

团体的规模

团体的理想大小是怎样的？答案取决于几个因素：来访者的年龄、团体领导者的经验、团体类型和探索的问题。例如，小学生团体由 3 个或 4 个人组成较为合适，而青少年团体可以由 6 ～ 8 人组成。在发展性的团体辅导课堂上，成员可以有 20 个或 30 个左右。对每周一次的成人连续团体来说，8 名成员是比较理想的。团体的规模要大到足够提供充分的互动机会，同时又足够小以便每个人都可以深度卷入，从而体验到归属于“团体”的感觉。

会谈的频率和持续时间

如何确定团体的会谈频率？一次会谈持续多长时间？团体应该一周开展两次、每次 1 个小时，还是每周一次、每次一个半到两个小时更合适？对于儿童和青少年，鉴于他们的注意力集中时间较短，频率更高、时间更短的会谈可能是更适合的。如果团体在学校举办，会谈时间应与常规课时一致。对功能相对良好的成人团体来说，每周两小时一次的会谈可能更好些。两小时足够长，可以深入工作，但又不至于长到令人产生疲劳。根据自己的领导风格和团体成员的类型，你可以选择任何会谈频率和持续时间。对由功能相对较低的成员组成的住院病人团体而言，每周会谈一次，每次 45 分钟是理想的。这是因为成员心理功能受损，不太可能保持更长时间的注意力。对于功能更高一些的住院病人团体，一周会谈几次是可行的，但每次会谈时间不应超过 90 分钟。

团体的时长

团体应持续多长时间？对多数团体来说，结束日期可在一开始就公布，这样成员就能清晰地了解他们可以工作的时间。我们主持的大学生团体一般进行大约 15 周——为期一个学期。对于高中生而言，同样的时间长度也是理想的。这个时间足够长，有助于形成信任以及产生行为上的变化。对小学和初中生而言，团体时长通常为 6 ～ 8 周，取决于管理者和教师是否支持学生在团体会谈期间缺课。

我们的一名同事在他的私人执业中主持了几个为期 16 周的封闭式团体。时间限制性团体的优点在于有利于形成团体凝聚力和开展建设性的工作，成员还可以继续在新团体中练习他们刚学会的人际技能，并促使成员认识到他们并非拥有无限的时间来实现自己的个人目标。在这些为期 16 周的团体的不同时间点上，团体领导者挑战成员评估他们自己作为个人和作为团体取得的进步。如果成员对自己的参与或团体的前进方向不满意，他们有责任做点什么来改变这种情形。

当然，有些团体的成员相对稳定，几年来一直定期开展会谈活动。这种时间结构允许他们深入处理问题，提供支持和挑战，实现生活中的个人改变。这些持续的团体的确有可能培养成员的依赖性，重要的是，团体领导者和成员双方都能意识到这一点。

团体活动的场所

团体可以在哪里开展活动？许多场所都可以，但保证隐私是最基本的条件。必须确保成员的谈话不会被相邻房间里的人无意之中听到。团体的失败经常是由物理环境造成的。如果在充斥着注意力分散物的大堂或病房进行团体会谈，则不太可能产生建设性的结果。我们认可的团体活动的房间应该是整洁的，有足够的空间放置舒服的座位。我们倾向于让所有团体成员围坐成一个圆圈，这种安排能让所有参与者看到彼此，提供足够的活动自由，这样成员可以自发地互相接触。协同领导者最好分开坐。这样两名团体领导者不仅可以观察所有成员的非言语信息，还能避免产生一种“我们对你们”的氛围。此外，协同领导者也可以更好地传达彼此的信息。

开放式团体与封闭式团体

开放式团体的特点是成员是变化的。随着团体的进行，某些成员可能离开，新成员可能加入。封闭式团体通常有一定的时间限制，团体会谈的次数也是事先确定的。通常，成员被期待一直留在团体中直到结束，不增加新成员。团体是开放式的还是封闭式的取决于多种因素。

开放式团体有一些好处，当某些成员离开时可以加入新的成员，吸收新成员的好处是可以增加成员与更加多元的人互动的机会。这也更准确地反映了日常生活：总是有不同的人进入或离开我们的人际关系。开放式团体的一个潜在不足是，成员的快速变化可能导致团体缺乏凝聚力，特别是在一次有太多成员离开或有太多新人加入时。因此，最好一次加入一名新成员。开放式团体领导者面临的挑战是为新成员提供必要的适应指导，帮助他们学习怎样最好地参与团体。让新成员了解团体过程的途径之一是为他们提供解说团体规则的录像带，随后进行一次和团体领导者的面对面交流。我们曾在某机构向协同领导开放式团体的一位同事特别强调，要和每名新成员讨论团体的基本规则。作为加入团体之前的预备会谈的一部分，他会和新成员一起回顾一遍团体规则，而不是占用整个团体的时间来完成这一任务。有时他也邀请其他成员教给新成员几条团体规则，这样做的目的是让他们承担更多对团体的责任。如果团体成员是谨慎地退出或加入团体的，那这类变化并不必然会削弱团体的凝聚力。

在某些场合，如州立医院或某些日间护理中心的精神健康病房，团体领导者没有办法选择是开放式团体还是封闭式团体。因为团体成员几乎每周都在变化，团体活动的连续性和团体内部的凝聚力变得难以维持。然而，即使成员仅参加很少几次活动，团体凝聚力也是可以产生的，但这要求住院病人团体治疗师有很高的领导水平。团体领导者必须结构化和激活团体。他们必须邀请某些成员，积极支持成员，直接与参与者互动（Yalom，1983）。

如果你正在组建一个开放式团体，你应该对成员的流动率有一定的概念。某位成员参加团体的时间是不可预料的。因此，你设计的干预措施需要适应许多成员可能仅参加一次或两次活动的情形。在主持开放式团体时，提醒所有成员这可能是他们共同拥有的唯一一次活动。你的干预需要适应团体的这一流动性特点。例如，你不会想去推动成员深入探索痛苦的事件，因为这是无法在那次团体会谈中解决的。你还有责任促进成员之间的互动，引导他们在一次会谈内解决某种形式的问题。还要留下足够的时间，与成员一起总结他们从会谈中学到的，以及探索会谈结束时他们的感受。

我们的一位同事定期在一所社区心理健康机构主持几个开放式团体。即使每隔一段时间成员就会变化，他还是发现，在大多数这样的团体中仍然可以产生信任感和凝聚力，因为有几名稳定的核心成员。当新成员加入时，他们承诺至少参加 6 次团体会谈。而且，那些无正当理由连续两次缺席的成员不能继续参加团体。这些措施增加了产生连续性和信任感的机会。

利用团体前的会谈

关于团体前准备的价值的研究

大量研究已经证实了团体前准备对个人和团体心理治疗的价值。绝大多数的共识是，准备工作对早期治疗过程和后来患者的改善都有积极的影响（Burlingame，Fuhriman，& Johnson，2004b；Fuhriman & Burlingame，1990）。团体前准备（设置期望、制定团体规则和程序、角色准备、技能建设）与团体凝聚力和成员对自身体验的满意度正相关（Burlingame et al.，2004b），让成员为团体体验做好准备是知情同意的一个关键方面（Rapin，2014）。

团体前准备是短程治疗团体的标准做法。来访者有必要参加正式会谈前的情况介绍会是由多种因素决定的，如典型团体中成员的多元性、个人关注的范围、不同的设置、有时限的框架以及对团体形式的不熟悉。团体前导航教育的内容反映了进行短程团体治疗的团体领导者的观点。导航教育为后来的团体领导者－成员和成员－成员治疗关系的发展奠定了基础（Burlingame & Fuhriman，1990）。

研究发现，那些了解对自己行为的期望的人往往会更成功。当成员从一开始就理解目标、角色要求和行为期望时，治疗工作就能更有效地开展。提前告知成员关于团体规范的内容，可以减少不必要的焦虑。现有研究表明，团体前培训使团体有效的可能性增大，因为它减少了参与者在最初的会谈中经常体验到的焦虑，提供了理解团体过程的框架，并增加了自我表露（Yalom，2005b）。

成员在团体前会谈上的导航教育和准备

我们在早些时候建议，在个人面谈无法实现的情况下，由所有考虑加入这个团体的人召开团体前会谈是一个有用的办法。这样的团体前会谈提供了一个很好的方式使成员做准备，并使他们互相熟悉。这个会谈也向成员提供更多的信息帮助他们决定是否愿意对他们的期望做出承诺。如若与所有成员单独面谈或召开团体前会谈是不切实际的，则可利用第一次团体会议时间讨论本章讨论的问题。我们建议举行单独的个人筛选和情况介绍会，然后为所有与会者举行团体前会议。

在初始会谈中，或者在团体前会谈中，团体领导者探讨成员的期望，澄清团体的目的和目标，向他们提供一些关于团体进程的信息，并回答成员的问题。这是聚焦来访者的看法、期望和担忧的理想时间。这一过程不一定包括对成员的宣讲；它可以让成员参与，并鼓励他们彼此互动，以及与团体领导者互动。这种互动性的准备模式能够揭示出关于个体动态和“团体个性”的有趣信息。从团体开会的那一刻起，互动模式就开始形成了。组织团体，包括特定的流程和规范，将有可能在团体的早期阶段完成。其中一些结构可以在个体成员的招募阶段完成，关于结构的其他问题可作为初次团体会谈的重点。团体咨询师可以制定基本规则或要求团体这样做。理想的情况是，团体规则是由团体领导者和成员在团体过程中共同制定的。

> 从团体开会的那一刻起，互动模式就开始形成了。

在进行分组前的准备时，我们告诫不要在初次团体会议上提供太多的信息。许多与参加团体有关的议题可以以书面形式分发给成员，并鼓励成员在阅读该材料后提出任何问题或说出他的担忧。在整个团体的生活中，有一些关键的时刻，此时组织和教学可以帮助成员积极参与团体的进程。

许多团体在早期发展阶段陷入困境，因为基础铺垫得很差。所谓的“抵制”，可能是由于团体领导者未能充分解释团体是什么，它是如何运作的，以及成员该如何积极参与。如果不可能做大量的准备，即使是简短的准备也比什么都不做要好。除了让成员为团体做好准备外，其他可取的做法是与成员定期审查如何最佳利用团体时间的一些准则。这将增强团体的凝聚力，使该组织成为具有自发的凝聚力，鼓励个人投入到建设性的团体工作中。

澄清团体领导者和成员的期待

团体前会谈是鼓励成员表达对团体期待的一个恰当时机。我们一般先提出下列问题：

- 你对这个团体的期待是什么？

- 报名时你有什么想法?

成员的回答可以提供一个参考框架，让我们了解成员是怎样看待这个团体的，他们想从团体参与中得到什么，以及他们愿意为团体成功付出什么。

我们也会说出自己的期待，包括让成员了解我们设计这个团体的出发点、我们希望达到的目标，以及我们对自己作为团体领导者和对他们作为成员的期待。这是强调和澄清自己对团体的责任，以及进一步讨论成员的权利和责任的很好的机会。

团体前准备的目标

亚隆（Yalom，2005b）在他的团体前准备系统中强调了团体治疗的协作性。他不仅描述了治疗团体如何帮助成员改善人际关系，还介绍了团体如何帮助成员预测失望的情绪，包括预测成员可能遇到的绊脚石。消除治疗过程的神秘性是帮助成员为团体做好准备的关键。

> 消除治疗过程的神秘性是帮助成员为团体做好准备的关键。

作为团体领导者，在筛选和团体前会谈时，重要的是要澄清哪些需求可以在团体中得到满足，哪些需求不能在团体中得到满足。例如，如果你不准备扮演提供答案的专家这一角色，那潜在的成员有权知道这一点，以便他们能够确定这个团体是否是他们所寻求的。对某些团体而言，你致力于让成员了解团体的宗旨和功能，可能是合适的和有用的。重要的是要邀请你的团体成员谈谈他们加入团体的理由，而且你必须愿意在团体前会谈中探讨这些期望。鼓励成员就团体的宗旨和目标提出问题，并确定和讨论他们最希望从团体中得到什么，以及开始制定个人目标，这些都是有益的。你会希望在成员参加团体的目标和你设计团体时所设想的总体目标是一致的。通过让成员们谈论他们对加入该团体的反应，并考虑该团体将如何增强他们的力量，可以在很大程度上减少不必要的焦虑。

建立基本规则

团体前会谈是建立规则的适当时机，这些规则可以推动团体的发展。一些团体领导者喜欢以非权威的方式陈述他们的政策和规则，另一些团体领导者认为建立规则、协助成员实现目标的主要责任在于团体的全体成员。无论采取哪种方式，对基本规则进行某种程度的讨论都是必要的。有些团体，特别是开放式团体的团体领导者会选择在每次团体会谈开始前回顾这些规则。

在形成管理团体的规则时，有一点很重要，那就是团体领导者要保护成员，清晰地界定保密的含义，说明为什么保密是重要的，保密执行过程中有哪些困难。理想的情况是在个体面谈中就提到保密原则，然而，保密对团体的功能非常重要，因此，在整个团体的生命周期中，你需要定期重申。在团体前会谈中，就要指出保密不是绝对的，并说明各种限制条件。成员有权利知道在哪些情况下团体领导者因为伦理或法律原因必须违反保密原则。在乱伦和虐待儿童、虐待老年人的案例中，以及在来访者对自己、他人和/或者财产构成威胁时，就必须违反保密原则。在儿童青少年团体、假释犯人团体、非自愿人群如监狱犯人团体以及由医院或诊所的精神病人组成的团体中，说明保密的限制条件尤为重要。你应该让这些团体的成员明确知道，他们在团体中分享的某些内容会被记录下来，可能会有其他人员读到这些材料。而且，你需要告诉他们，他们每出席或缺席一次团体会谈都会被记录下来。成员可以根据这些情况决定自我表露哪些内容和表露程度。对待保密的诚实态度能长久地有助于获得有效团体所需要的信任。请回顾第 3 章有关保密原则的更深入的讨论。

团体领导者必须意识到并和成员一起讨论与某个特定团体情境相关的任何附加的基本规则和政策。你无法在一到两次会谈中充分讨论完你认为对团体顺利运转十分重要的所有政策和规则，然而当团体发展中出现特定问题时，你对这些问题的明确立场将成为宝贵的资源。

关键事件

局外旁观

1. 事件描述

这种情况发生在面向硕士研究生开展的个人成长团体的团体前会谈中，是心理咨询课程入门的必要组成部分。课程的另一部分是参加小团体，由博士生安娜希（Anahi）带领，她在导师的督导下开展工作。第一次会谈的目标包括使成员彼此认识，识别成员对于参与团体的顾虑，讨论他们的期待，并形成个人目标以帮助他们在小团体中有更主动的参与。

当会谈开始时，安娜希邀请所有成员围成一个圆圈进行自我介绍。米莉娜（Milena）坐在圆圈外靠近门口的一把椅子里。轮到米莉娜介绍自己时，她用一种含糊、不感兴趣的语气进行了简短的介绍。在剩下的会谈中，米莉娜保持沉默。

安娜希发现自己被米莉娜分散了注意力，于是决定问米莉娜是否愿意让团体知道她选择坐在圆圈外的原因。米莉娜回答说："我只是不喜欢和别人亲近。""每当我走进一个房间，我总是在角落里找一个地方坐下。"安娜希请其他成员谈谈当米莉娜选择坐在圆圈外时，他们是如何被影响的。团体成员报告说：（1）很好奇米莉娜选择坐在圆圈外的原因；（2）因为她的行为而分心；（3）对她坐在圆圈外感觉不舒服；（4）好奇她是不是在评判他人。

初始会谈后，团体领导者私下会见了米莉娜，讨论她参与该团体的问题。安娜希询问米莉娜对安全的感觉和她参加这个团体的情况。安娜希还问了米莉娜对团体的期望，她对"团体是必修课的一部分"有何想法，以及她想象自己在这个团体里会是什么样子，特别是如果她与别人保持距离的话。米莉娜表示，她计划留在团体中，因为她没有其他选择，但她不想接受任何因成为团体的一部分而产生的压力，也不想在与其他成员谈论个人问题时感到有压力。

2. 团体领导者要处理的问题

- 在团体前会谈期间，团体领导者可以做些什么来应对米莉娜的行为？
- 如果米莉娜不想参与，她应该被允许留在这个团体中吗？
- 如果米莉娜继续留在团体中，但她决定坐在团体外并尽量少参与怎么样？
- 如果你想更有利于这个团体，你将如何处理这种情况？
- 如果你是团体领导者，你会为这个团体前会谈准备哪些议程？关于加入这个团体，你最想对成员说些什么？

3. 临床反思

不能忽视米莉娜在团体前会谈中极少参与这种行为。这种情况表明，让成员参与全面的知情同意进程是至关重要的，这是引导成员了解其权利和责任的一个关键部分。团体成员可能很想知道知情同意程序是怎样的。当学生开始硕士课程学习时，他们会在知情的情况下表示同意，但我们不知道辅导课程的导师将如何介绍在课堂后半部分每周开展的人际成长团体。

安娜希本可以要求成员们说出他们对被期望加入这样一个团体的想法和感受。这一讨论对于澄清期望和采取一些步骤营造信任的团体氛围至关重要，这种氛围使每个成员都能够以他们认为有意义的方式参与。如果成员们对团体的目的和团体对他们的期待不了解，那么可能是隐藏议题在运作，从而使有意义的互动变得极其困难。初步准备对这类团体的成功来说是必要的。

4. 可能的干预措施

- 安娜希可以探究米莉娜“不想和人亲近”的感觉。
- 安娜希可以要求所有成员分享他们的文化背景是如何影响他们对坐成一个圆圈或与他人公开分享事情等行为的舒适度的。
- 安娜希可以让米莉娜知道自己对她的行为感到困惑，并用语言表达她的内心对话，可能是这样的：“当米莉娜在角落里保持沉默时，我会为她的行为而分心。就像我努力专注于其他团体成员，我的想法是为什么她不想成为团体的一部分。会不会是因为米莉娜害怕团体中的互动？难道她不信任团体中的其他人吗？如果是这样，我们该怎样为她创造一个安全的团体？她是否担心她进行的自我表露可能被用于对她进行评估？”
- 安娜希可以邀请米莉娜对团体领导者的发言发表评论。
- 团体领导者可以向所有成员保证，他们不会被迫透露个人问题或个人体验。但希望成员们能找到某种参与团体的方式，即使他们的参与仅限于对团体中正在发生的事情和他们在团体中受到的影响的即时反馈。

评估团体的工作

当在社区机构中开展团体工作时，你很可能被要求证明你所采取的处理方法的效果。联邦或州的授权通常也会同时规定一些确保职责履行的措施。因此，在多数情况下，你必须设计相应程序，以评估来访者从团体体验中受益的程度。我们建议，在你的团体方案中应包括你计划使用哪些程序来评估个体成员和整个团体的工作成效（第 2 章详细论述了如何发展以研究为导向的团体实践）。

你完全没必要害怕在实践中融入研究的这种理念，你也不必完全局限于那些严格的实证研究。对评估团体进展而言，许多定性研究方法都是恰当的，与完全依赖定量研究技术相比，它们看起来可能不那么令人生畏。一种替代传统科学方法的选择是应用评估研究成果，它们能提供说明团体进展情况的有用数据。将评估融入团体计划的做法对说明你的职责履行情况十分有用，它同时也能帮助你提升领导技能，使你能在未来的团体工作中实现你想要的改变。我们就受到了很多来自成员评估反馈的影响。

组建团体中的协同领导问题

我们强调了让成员为体验团体做好准备的重要性，此外，协同领导者也必须为带领团体做好准备。协同领导者们在组建团体前会面，可以探索各自的工作理念和领导风格，并加强彼此之间的联结，这些都将对团体产生有益的影响。根据相关学者的研究，协同领导者可以促进团体的进程，也可以使团体的进程复杂化（Luck & Hackney，2007）。他们的文献回顾表明，协同领导模式提供了不同的也许比单一领导模式更好的领导动力。然而，有效的协同领导需要有良好的工作关系，这就要求协同领导者愿意共同解决工作中的任何相关问题。

如果团体领导者准备充分，他们就更可能有效地让成员为体验有意义的团体做好准备。如果你是一个团体的协同领导者，那么你和你的合作者在组建团体和推动团体中承担同等的责任是很关键的。你和合作者都需要明确团体目的、在限定时间内希望达成的目标以及如何实现目标。你和合作者应积极协作并基本上达成一致，这对于你们带领的团体能有个好的开始是必不可少的。

协同领导的良好开端可以是，你们一起讨论和开发团体方案，然后最好一起把方案提交给有关方面。这种做法可以确保设计和启动团体不仅是其中一位团体领导者的责任。在组建团体时，协同领导者共同承担责任的原则应贯穿本章列出的各项任务。在很多事情上，你和协同领导者都应该是一个团队，如：宣传团体和招募成员；开展筛选会谈；决定接受或拒绝哪些候选者；就团体的基本规则、政策和流程达成一致，并向成员说明；帮助成员为团体参与做好准备和适应团体过程；分担在组建团体中必须处理的实际问题。

要在所有责任上完全平均分担往往是不可能的。虽然理想状态是两位团体领导者一起与候选者会谈，但时间上的限制可能使这种做法不切实际。因此，协同领导者之间需要合理分工，但双方都必须尽可能多地参与团体组建工作。如果其中一位团体领导者包揽了大部分工作，那么在团体刚开始时，另一个人就很可能发展成一种消极的领导者角色。

把时间花在做计划和与你的协同领导者彼此了解上，可以极大地推动你的工作成功开展，使你的工作朝着积极的方向前进。下面几条建议可以供你和你的协同领导者在第一次团体会谈之前讨论：

- 你们每个人都有哪些团体工作经验？你的理论取向和领导风格将如何影响团体的发展方向？
- 你的文化和种族背景是否会影响你在团体中的行为方式以及彼此之间的相处方式？在工作关系中你的特别之处是什么？你的特别会成为一个挑战吗？
- 你们是否对彼此的合作有所保留，如果是的话，你们是否愿意谈谈？
- 你的优点和缺点是什么，它们会对你的协同领导产生怎样的影响？
- 你和你的同事认为哪些与团体工作相关的伦理问题最重要？
- 团体中出现哪种类型的成员或情况可能会对你个人和职业构成挑战？
- 你是否愿意作为协同工作团队来识别和处理冲突和分歧？

虽然这些问题并不能完全反映协同领导者在彼此了解的过程中可能探索的所有领域，但它们提供了一个基础，可以帮助你聚焦在重要的主题上。

在行动中学习

团体领导者 / 倾听者

这个活动可以由两个团体成员、同学或同事完成，以深入了解你是如何领导、听从和与他人交流的。每个人都需要一支笔和两张纸。

1. 指导语

团体领导者：在纸上画一张简单的图片，但不要让你的同伴看到。当你完成了绘画，告诉你的同伴如何重新创作他或她的图画，而不要把你的画稿展示给你的同伴。作为团体领导者，你的工作是帮助你的同伴在没有看到你的画的情况下重新创作你所画的形象。

倾听者：你的工作就是尽你所能地听从领导者的指示。你可以问问题。

2. 讨论问题

在你和你的同伴都有机会成为团体领导者和倾听者之后，与对方讨论以下问题。

作为团体领导者：

- 你担任团体领导者角色时有什么感受？有哪些是你特别喜欢或不喜欢的？
- 你觉得哪个角色最容易或最具挑战性？请描述一下。
- 你如何形容自己的领导风格？你如何描述倾听者的风格？
- 你觉得倾听者在听从你的指示方面做得如何？
- 你是否曾对倾听者、你自己或整个过程感到沮丧？
- 你和你的同伴在合作中遇到过哪些挑战？
- 你和你的同伴的风格以哪些方式相互补充？

作为倾听者：

- 你扮演倾听者角色时有何感受？有哪些是你特别喜欢或不喜欢的？
- 你觉得哪个角色最容易或最具挑战性？请描述一下。
- 你如何形容自己的倾听者风格？你如何描述团体领导者的风格？
- 你是否曾对团体领导者、你自己或整个过程感到沮丧？
- 你和你的同伴在合作中遇到过哪些挑战？
- 你和你的同伴的风格以哪些方式相互补充？

▼ 记忆要点

组建团体

团体成员的职责

在判断某个特定团体是否适合自己时，团体成员应积极参与。为了对加入团体做出明智的决定，潜在成员需要具备必要的知识。下面是在这个阶段与成员有关的一些主题：

- 成员可以期待了解足够多的关于团体性质的知识和理解团体可能对他们产生的影响。
- 为了判断这个团体和这个特定的团体领导者在这个时刻是否适合他们，成员应和团体领导者探索他们的期待和顾虑。
- 成员需要参与是否加入某个团体的决策过程，他们不应被强迫加入团体。在强制性团体中，团体领导者会尽力向非自愿成员展示团体是如何对个人有益的，这会使成员态度发生转变。
- 成员要知道自己加入团体的目的。他们应为即将到来的团体做好准备，思考他们希望从中得到什么，以及如何实现他们的目标。

团体领导者的职责

以下是团体领导者在组建团体过程中的主要职责：

- 为组建团体开发一个条理清晰的书面方案。
- 将方案提交给你的督导，获得反馈。
- 发布和宣传该团体，以便向潜在参与者提供信息。
- 为筛选和指导目的进行团体前会谈。
- 向可能的成员提供必要的相关信息，使其能够在知情的前提下对是否参加团体做出选择。
- 就成员的筛选和团体组成做出决策。
- 处理对团体成功来说必要的实践上的细节。
- 必要时获得家长的许可。
- 在心理上为团体领导任务做好准备，如果有必要的话，可以与协同领导者会谈。
- 安排一次团体前会谈，以便熟悉团体的基本规则，并使成员为成功体验团体做好准备。
- 在社区机构中为团体的结果评估做准备。
- 在开始一个团体之前，先与协同领导者会面，了解彼此，并规划团体的总体结构。

▼ 练习

问题讨论

花时间了解一下第 10 章及第 11 章所呈现的有关学校或社区团体的方案。选择一个让你感兴趣的方案，并想象组成一个与该团体相似的团体。描述你的团体（心理教育、心理咨询或其他）、目标人群和设置。然后回答以下与你计划设计和领导的团体有关的问题。

1. 你最希望在你的团体中发生什么？简单而具体地说明你的目的。
2. 你的团体重点是什么？
3. 在组建团体时，你会使用哪些筛选方法？
4. 成员需要有哪些特征？理由是什么？
5. 你有多重视团体成员的准备和导航教育？在导航教育过程中，你最想表达什么？
6. 你会在你的团体中使用什么流程和技巧？你的流程可行吗？它们是否与该团体的目标和成员有关？
7. 你可以使用哪些评估方法来确定方法的有效性？你的评估程序是否适合你的团体目的？

会谈

1. **筛选会谈**（screening interview）。在课堂上邀请一个人扮演团体领导者的角色，为某一特定类型团体的成员主持一次筛选会谈。该团体领导者要和潜在成员进行一次 10 分钟的谈话。然后，这位潜在成员告诉该团体领导者自己的感受以及团体领导者给其留下的印象。团体领导者也和这名潜在团体成员分享自己对潜在成员的观察，并告诉这个人是否会被接受加入团体，以及做出该决定的原因。和另一个学生 / 成员重复这一练习，这样，该团体领导者可以从反馈中有所收获，尝试某些新想法。然后，给其他学生一次可以体验访谈者和被访者角色的机会。在每次访谈结束后，课堂上的其他所有人都可以提供反馈和提出改进建议。如果学生想提高他们开展筛选会谈的技能，那么这种反馈是必不可少的。

2. **团体成员会谈**（group member interview）。我们曾提到，在加入一个团体之前，实际上未来的团体成员也会在某种程度上批判性地考察团体领导者。这个练习与前面的类似，除了团体成员向团体领导者提问外，还要注意尽可能学习团体领导者和团体怎样才能帮助成员对是否加入做出明智决定。10 分钟后，团体领导者分享自己的观察和反应，然后成员告诉团体领导者是否要加入团体，并说明自己的顾虑。这里也同样邀请全班进行观察。

3. **团体方案**（group proposal）。考虑围绕某个群体或临床问题而组建团体，并从团体计划练习列出的 6 个讨论问题中选择 3 个。用 10 ～ 15 分钟的时间自己回答问题并做笔记，然后组成团体，与同学或同事讨论你的答案。如果你将你的方案作为一个实践方案提交，请就它是否有说服力征求反馈意见。

课堂活动

如果你正在学习的团体课程内容包括亲身体验团体，或者课程要求你加入某种类型的团体，那么请注意结合你从书本中学习的内容，留心在团体体验中发生的事情，平行地观察团体过程。正如你所学到的，在团体课堂上你也很可能经历团体形成过程中的各个阶段。例如，随着课程缓慢地推进，学生感到焦虑和担心。随着学生开始产生信任，他们将识别和探索某些个人化的问题，朝着特定的目标努力，最后评价这次团体体验并道别。在接下来学习团体发展阶段的每一章内容（第 5 ～ 9 章）时，你都需要回顾这些类似过程。回顾你在这个团体中的体验，并把它记下来。

第 6 章

团体的初始阶段

前言
团体初始阶段的特征
建立信任：团体领导者和成员的任务
确定和澄清目标
初始阶段的团体过程概念
有效的治疗性关系：研究发现
帮助成员从团体体验中获益最大化
初始阶段团体领导者面临的问题
记忆要点
练习

本章学习目标

1. 了解并阐明初始阶段团体的关键特征
2. 探索解决早期团体冲突的方法
3. 研究建立团体信任的有效方法
4. 说明帮助成员明确参加团体的个人目标的方法
5. 讨论特定的治疗因素以及它们是如何对治疗起作用的
6. 理解有效治疗关系的研究结果
7. 描述在团体体验中获益最大化的指南
8. 调查初始阶段团体领导者面临的一些主要问题
9. 探索开始和结束团体会谈的指南

你刚刚结束与遭受性虐待的幸存者群体的第一次治疗会谈，一些成员在整个会谈中一言不发，其他人则处于高度焦虑的状态，一名成员想要掌控整个治疗会谈，她会打断正在讲话的成员，并多次通过表达她讲的话与其他成员所说的有“关系”这种方式把讨论转移到自己身上。

信任和焦虑是团体治疗初始阶段常见的问题。因此，可以思考哪些干预有助于建立信任。如何帮助成员探索他们在参与团体时可能产生的恐惧呢？请思考以下问题：

- 你如何解决似乎渗透到这个团体中的信任与焦虑问题？你认为怎样才能使沉默的成员感到安全，让他们愿意分享？
- 你如何邀请成员去识别和探索他们焦虑的根源？
- 你有哪些方法来处理那个想要掌控治疗会谈的成员？
- 一位健谈的成员的行为在团体动态中可能发挥什么“作用”？
- 作为一位团体领导者，你觉得哪种成员（沉默的、焦虑的，或者强控制欲的）最具有挑战性？

前言

本章包含许多关于团体如何运作的例子，描述团体初始阶段的特征，讨论建立信任对创建团体的重要性，探索团体早期确立目标的话题，讨论团体规范的形成与团体凝聚力的形成，解释有效治疗关系的研究结果，并提供帮助成员在团体体验中实现受益最大化的指南，也提供开始和结束团体会谈的指南。

团体初始阶段的特征

团体初始阶段的核心任务是定向和探索。成员们正在逐渐熟悉，学习团体如何运作，发展成文和未成文的规范以约束团体行为，探索他们与团体有关的恐惧和希望，澄清他们的期望，确立个人的目标，并确认这个团体是否安全。这一阶段的特点是成员会表现出恐惧和犹豫，同时也有希望和期待。团体中信任度的高低取决于团体领导者如何处理这些反应。

团体初始阶段的关注点

在初始阶段，一些成员可能对卷入团体显得相当犹豫，这是正常的。一些成员的慎重是合理的。参与者对他们希望从团体体验中获得什么往往持试探性的、不明确的态度。大多数成员不清楚团体规范和被期待的行为，因而可能会有沉默和尴尬的时刻。一些成员可能不耐烦，急于开始工作，而另外一些成员可能犹豫或者游离在外。还有一些人可能正在寻找快速解决问题的方法。如果你的领导风格结构性较低，那么由于情境的不确定性，团体成员的焦虑程度可能会很高，很可能会很犹豫，并要求团体领导者指导方向。成员们可能会问：“我们应该做什么？”或者说：“我真的不知道我们应该谈论什么。”当有人自愿讨论问题时，其他成员可能会提供建议，并给他们认为很有帮助的一些意见。尽管这看起来像是进步，因为有团体互动的出现，但是提建议绕开了成员探索他们自身问题和发现自己的解决方案的可能。

在最初的几次团体会谈中，成员们会观察团体领导者的行为，并考虑团体是否足够安全。团体领导者如何处理冲突，以及对任何负面反应的第一反应，将决定他们会得到还是失去成员的信任。早期会谈中进行的讨论充满试探性，团体领导者的任务是意识到这一点，并且能够非防御性地和宽容地对待批评性评论。

初始阶段的成员犹豫和多元文化思考

团体成员持有的某些态度和期望，使他们难以充分地参与团体。在有些文化中，人们不鼓励个人公开表达感受，与不熟悉的人谈论个人问题，或者告诉别人自己是如何看待或回应某事的。团体实践者需要意识到犹豫是否参加团体可能更多是受文化背景因素的影响，而不是因为不合作的态度。例如，拉美裔美国人因为体验过压迫、歧视和边缘化，所以会更谨慎地接近他人（Torres-Rivera，Torres Fernandez，& Hendricks，2014）。一些非裔美国成员在团体中可能会遇到困难，尤其是当他们被期望太快地进行深度自我表露时。一般来说，团体领导者需要了解非裔美国成员的传统、价值观和背景，并将其纳入团体工作（Steen，Shi，& Hockersmith，2014）。团体领导者可以鼓励成员谈论他们感到难以参与的原因。团体领导者可以请成员去探索如何能够从团体体验中获益最大化，而不是忽视成员。

在团体情境中，当个人只忠实于自己的文化价值观或性别角色规范时，他们可能显得保守或“有所保留”。将谨慎行事视为一种不合作态度的标志，这是错误的。有些成员可能认为公开谈论私事是令人反感的。他们可能认为暴露个人问题或表达感情是软弱的表现。有些成员的文化对在团体中谈论他们的家庭很排斥，他们可能不愿意参与象征性地与父母对话这样的角色扮演活动。有些成员因担心自我表露会加深已有的刻板印象和偏见，而不想展现某些内心的冲突。来自某些种族、文化和民族的成员已经学会了健康的偏执，即在一个团体中有来自主导文化的成员时，要快速地自我表露。需要从这个角度来看待他们遭受压迫的体验、他们对于让别人了解自己以及确定团体中谁是安全的所持的保留态度。

我（辛迪）领导过一个由高加索人种、拉美裔和非裔美国妇女组成的女性艾滋病毒预防 / 教育团体。让女性讨论与性价值和行为相关的个人问题是一个挑战。我设计了第一次会谈，以化解成员之间的分歧，并帮助拟定一个关于女性的相似和差异的讨论。把差异的话题摆在桌面上，使这些女性能够分享她们对坐在多元化女性团体中这件事的担忧和恐惧。通过这种方式，她们也开始关注彼此分享的相似的经验和问题。这次讨论为团体会谈的其余部分定下了基调，成员们公开谈论了她们的生活和性行为是如何受其文化身份影响的。

作为团体领导者，你可以请成员讨论如何以一种不违反其文化规范和价值观的方式参与团体，从而最大限度地减少成员对团体的顾虑和怀疑。如果你了解团体成员的文化背景，就有可能既欣赏他们所处文化的价值观，又带着尊重鼓励成员处理个人的重要事件——正是这些事件促使他们加入团体。协助成员理解他们最初对自我表露有所保留与他们的文化背景有何关联，是团体领导者的一项重要工作。需要了解社会因素正是通过压制某些成员，使其保持沉默或谨慎小心而发挥作用的。这些社会因素对某些团体成员不愿进行自我表露提供了不同的解释视角。

无论是面对哪种类型的团体，即使人们渴望加入这个团体，在初始阶段也都会有一些犹豫。这种犹豫可以通过许多不同的方式表现出来。成员们正在谈论的事情可能没有他们想要隐藏的事情——当下他们在此团体中感受到的真实的恐惧——重要。因为谨慎的行为常常来源于可怕的预期，所以当下就澄清和讨论这些恐惧将有利于整个团体。对一个焦虑的人说“在这里你不必害怕，没有人会伤害你”是没有什么帮助的。实际上，你无法做出这样的承诺，因为有些成员可能会因别人对他们的回应方式而受伤。让成员知道你希望他们在感到受伤时表达出来，而且你不会抛弃他们，将很有帮助。虽然成员们可能会犯错误，并冒犯他人，但能让成员感到宽慰的是，他们知道团体会提供一个让他们学会如何在支持性氛围中康复和尝试新的行为的机会。

在行动中学习

试水

通过开展关于成员的恐惧和犹豫的讨论，团体成员可以学习以诚实和有效的方式处理这些感受。在团体的初始阶段讨论以下这些问题：

1. 当面对一个令你害怕的任务时，你通常怎么办？是退缩还是逃避恐惧？你是否会直面恐惧？你会假装不害怕吗？你是向别人寻求帮助还是自己解决？

2. 如果你感到害怕，你会对你在这个团体中的表现有什么样的预测？

3. 你对恐惧的反应是你所希望的，还是某些反应是你希望改变的？

4. 如果你害怕参加这个团体或者害怕分享自己的一部分，你能做什么或者说些什么来帮助你克服恐惧？团体领导者或团体成员可以怎样支持你？

识别和探索团体成员的共同恐惧

在早期的团体会谈中，成员们像在试水，想看看他们担忧的事情是否会被认真对待，以及判断团体是否是表达他们的想法和感受的安全场所。如果他们的反应（不管是积极的还是消极的）都被尊重和接纳，他们就有开始处理自己更深层次的问题的基础。开始处理成员恐惧的好方法是认真倾听并鼓励他们充分表达他们的担忧。以下是参与者的一些共同恐惧：

- 我会被接纳还是被拒绝？
- 他人能理解我吗？
- 这个团体与我体验过的有歧视、压迫和偏见的团体有什么不同？
- 我害怕被别人评头论足，尤其是当我和别人不一样的时候。
- 表露一些非常私人的事情是否会让我感到有压力？
- 如果我的朋友或家人问我在团体里分享了什么，我该怎么办？
- 我害怕受伤。
- 如果团体攻击我，我该怎么办？
- 如果我觉得我的文化价值观不被尊重或理解怎么办？
- 如果有我自己无法应付的事情该怎么办？
- 我害怕我会改变，并且那些与我亲近的人会不喜欢我的改变。
- 我担心我可能会崩溃和哭泣。

在团体初始阶段，我们首先要求成员识别他们的恐惧并开始探索它们。有时候，让成员们先分成两人组，然后组成四人组来对话，有助于营造一种信任的氛围。通过这种方式，成员可以选择与他人分享他们的期待，与他人相互熟悉以及谈论他们的恐惧或疑惑。对大多数参与者来说，先与单个人交谈，然后合成一个小组，这种形式的威胁远小于对着整个团体发言的威胁。这种亚团体的形式是一种极好的破冰方法，当整个团体再次聚在一起时，成员们通常有更强的互动意愿。

团体成员在开始时通常是有所保留的，但有些团体成员可能完全没有进行“试水”就奋不顾身地投入了，这是焦虑的另一种表现方式，这些成员需要团体领导者的帮助来放慢速度，不要太快地分享太多的内容。

在行动中学习

恐惧墙

在团体会谈开始前，团体领导者将下列关于恐惧和担忧的内容分别写在不同的纸上，贴在房间四周的墙上：

“我害怕/担心我不能融入。”

“我害怕/担心我不会被理解。”

“我害怕/担心被别人评判。”

“我害怕/担心人们知道我的秘密。”

“我害怕/担心我不会从这个团体中得到任何东西。”

“我害怕/担心别人无法容忍我。”

“我害怕/担心团体领导者不知道如何帮助我。”

“我害怕/担心……”

让成员们站在最能让他们产生共鸣的“恐惧”纸条旁。一旦所有成员都选择了他们的位置，便请他们待在那里，静静地环视周围。然后问成员以下问题。

讨论问题

- 你会和团体分享你选择的恐惧吗？为什么？
- 你对其他成员所处的位置感到惊讶吗？这是否符合你对他们的最初印象？
- 如果你选择战胜你的恐惧或担心，你需要用什么方式来挑战自己？
- 团体和团体领导者应如何帮助你克服你的恐惧或担忧？

隐藏议题

团体中常见的一种阻抗形式涉及存在一种未被确认的议题或**隐藏议题**（hidden agenda）——这一问题没有得到公开承认和讨论，甚至可能不存在于成员的意识中。如果缺乏面对这些问题的勇气，团体进程就会陷入停滞，因为封闭、谨慎和防御的规范将取代开放的规范。当出现不能言语化的反应时（由一个成员、几个成员或整个团体引起），团体会表现出一系列特征：低信任水平、人际紧张、谨慎、不愿冒险，团体领导者似乎比成员更加努力，以及模糊地感觉到团体中就是有些不对劲。

想一下这些场景。在一个团体里，一名成员说：“这个房间里有人是我不喜欢的。”这句话影响了整个团体，几名成员后来透露，他们想知道自己是不是不受欢迎的那个人。直到这个成员愿意直接处理他与另一个参与者之间的冲突，房间里的气氛才缓和下来。在另一个由青少年组成的团体中，许多成员非常不愿意说话，因为有人听说关于他们的流言蜚语在团体外散播。这里的隐藏议题是团体成员对此的担心。成员担心泄密，害怕产生不良影响，因而不愿意表达他们的感受。

在一个主要由有极端宗教主义背景的成员组成的团体中，也有一个隐藏议题。一些成员最终透露，他们之所以不愿意加入这个团体，是因为他们担心如果他们透露了与信仰有关的任何困扰，他们和他们的宗教都会受到负面的评价。他们对与他们有共同信仰的人和没有共同信仰的人的反应都感到焦虑。只有解决了他们被评价的恐惧，这个团体才能向前迈进。

在另一个团体中，一个成员罗杰（Roger）在团体中表达了相当多的情绪，这抑制了团体的信任水平。虽然许多成员似乎卷入了对该成员的工作，但在下一次会谈中，该团体仍有一种安静的气氛。在团体领导者的引导下，成员们终于揭示了他们犹豫的背后是什么：有些人被罗杰强烈的情绪吓坏了，不知道该怎么平复他们自己的反应；一些深有感触的人想通过讨论他自己的问题来参与进来，但是他不想打断罗杰的表达；一些被触动的人害怕承认这点，因为他们担心自己会像罗杰一样失去控制；一些人很生气，因为他们觉得罗杰被"晾在一边"了，他们看不出这对他有什么好处，他这么激动，却没有得到问题的答案；还有一些人最终承认他们背负着"表现焦虑"的负担，他们认为必须表现出很大的情绪强度才会被团体接受，他们害怕如果他们不哭，别人会认为他们是肤浅的。

在我们的培训和督导工作坊中，我们有时会错误地认为所有参与者都是自愿参加的。在多个机构中有许多案例，最初不情愿的行为很严重，因为一些成员是迫于上级的压力而参加的。工作坊的参与者往往想知道，他们透露的关于自己的信息是如何在团体之外使用的。这是知情同意程序的关键部分。我们鼓励他们提出关于工作坊的任何问题，并表达他们的任何顾虑或不满。尽管我们无法消除他们因必须出席而产生的压力，但我们愿意倾听和尊重他们所说的话，而这确实帮助他们克服了不愿意参加的心理。

如果团体成员愿意提出这些问题，那么所有这些反应都是可能产生有效互动的重要因素。通过充分表达和探讨这些反应，成员们真正建立了信任的基础。而如果成员们抑制自己的反应，团体就会失去活力。不能被谈论的团体问题几乎总是发展成隐藏议题，使个人无法行动，并破坏对团体的信任。

一般来说，在团体的初始阶段就不情愿的行为开展工作是一个好主意。不愿说话可能是一种健康的界限，而不是阻抗的表现。例如，被虐待的人可能不那么容易相信别人。如果团体领导者找到能量所在，并推动其直接表达，那么他们卡住的可能性就会降低。我们在团体开始之前所做的筛选工作可以帮助我们了解团体成员的经历，这使我们能更好地理解他们在团体过程中的一些反应。

作为团体领导者，你可能觉得自己一定要知道团体中存在的所有潜在的隐藏议题，注意别让这种想法成为你的负担，但是你可以根据团体的特性来预测可能的隐藏议题。你需要考虑这些议题，并设法协助成员识别和表达他们的担心。一旦团体成员意识到某种动力正在影响团体进程，隐藏议题就不太可能继续对团体进程产生破坏性影响。然后，可以让成员面对挑战，让他们决定如何处理他们的担忧。

除非隐藏议题被揭示出来并充分加以讨论，否则团体将无法前行。这个过程通常需要团体领导者的耐心，要不断与成员沟通并核查他们所表达的是否是自己真正想说的。阻碍团体的不是成员正在谈论的，而是他们没有说出来的。尽管团体领导者应对这些暗流通常并不舒服，但礼貌而坚定地挑战成员，请他们表达对团体中正在发生事情的想法和感受，是特别有价值的。

除非隐藏议题被揭示出来并充分加以讨论，否则团体将无法前行。

推动探索团体中潜在的隐藏议题的最好方法之一就是让你反思自己作为团体成员的体验。你是否参加过有隐藏议题的团体？如果参加过，这对你有什么影响？你是否愿意谈论你是如何被隐藏议题影响的？在你的团体里，什么可能会抑制你或帮助你感受到这一点呢？你将如何把你作为团体成员的体验运用到你带领的团体中？

早期冲突的处理

尽管冲突在过渡阶段后期最为普遍，但它可能出现在团体工作的任何阶段。在团体早期出现的冲突必须得到充分处理，否则很可能会影响团体凝聚力。在冲突第一次发生时，成员会敏锐地意识到并观察团体领导者的行动。团体领导者必须做出反应，并尽可能推动冲突的解决，以便团体能够继续前行。

让我们看一个在第一次团体会谈中可能出现的冲突：

> 团体领导者：当你环顾房间时，你意识到了什么？
>
> 伊利亚（Elijah）：我需要和强壮的男人在一起。我不认为这个团体是适合我的。
>
> 特拉维斯（Travis）：这是最恐同的言论！仅仅因为我是同性恋，你就认为我不是一个强壮的男人。
>
> 伊利亚：我不是这个意思。你误会了。
>
> 特拉维斯：我完全明白你的意思。
>
> 团体领导者：特拉维斯，请多谈谈你对伊利亚的反应以及他的发言对你的影响。

这种互动立即引起了房间里的紧张气氛。这样的言论可能触发一些成员的旧伤，也可能引发新伤。它引发的冲突和文化议题都需要处理，以确保团体对每个人都是安全的。团体领导者可以用多种方式来处理这个问题。一是让伊利亚多谈谈他与“强壮的人”在一起意味着什么。这对他的生活有什么意义，现在又有什么意义呢？他是如何看待自己在强弱连续体中的地位的？团体领导者可以询问特拉维斯和其他成员，他们是否以及如何被伊利亚的话影响。团体中的男性成员可能会有一些反应，伊利亚和其他成员需要听到这些。团体领导者的一个目的可能是探索由伊利亚的发言所引发的移情反应；另一个目的是帮助伊利亚看看他的评论是如何冒犯别人，并触碰到某些遭受恐同言论成员的脆弱点的。

因为这种冲突发生在团体的早期阶段，所以团体领导者教给团体恰当而有效的面质规范是至关重要的。如果因为团体领导者未做出干预而导致事情被绕过、忽视或掩饰，成员们很可能会感到不安全，因而会小心谨慎起来。这种未解决的冲突很容易对房间中的能量产生负面影响，并阻碍团体的前行。

聚焦自己与聚焦他人

在团体的开始阶段，许多成员表现出这样的特点，即倾向于谈论别人，以及聚焦在团体之外的人和情景上。这些过度谈话的人可能有下列缘由：

- 他们与自己的感受脱节，保持理智有助于他们逃避这种感受。
- 他们可能在与他人沟通或获得他人支持方面有困难，交谈能让他们不那么焦虑。
- 他们可能在测试团体领导者和成员，以评估他人会如何回应。
- 他们可能来自某种文化，在这种文化中，“闲聊”是一种建立联结和获得信任的方式。

一些参与者可能会讲故事，自以为他们自己在真正地工作着，而实际上他们正在回避谈论和处理自己的感受。他们可能会谈论生活中的情境，但他们倾向于关注别人做了什么而导致他们的困扰。有经验的团体领导者可以帮助这些成员觉察他们对别人的反应。

在团体的初始阶段，团体领导者的首要任务是让团体成员关注他们自己。当然，信任是这种开放的前提。当成员将关注别人作为一种回避自我探索的方式时，我们的领导任务是让他们回到对自己的反应的关注上。我们可以说："我知道你在谈论你生活中的几个重要人物。他们不在这里，我们不能对他们开展工作。但是我们能够讨论你对他们的感受和反应，以及他们的行为是如何影响你的。"有判断适宜时机的意识是至关重要的。我们必须考虑成员是否已经准备好接受某种解释或观察。我们不仅要善于帮助人们认识到他们关注别人可能是防御性的，而且要善于鼓励他们表达自己的感受。当然，并非所有这类行为都是防御性的。有些成员可能是因文化适应性而避免关注自己。因此，只有通过探索成员的行为，你才能了解到他们关注他人背后的意义。

关注此时此地与关注彼时彼地

一些团体主要关注的是此时此地发生的事情。这些团体所探讨的主要主题是当下成员间的相互作用，讨论的材料来源于此。一些团体主要关注成员带入会谈的外部问题，或处理特定主题。实践者的理论取向影响着团体焦点是在当下团体内部正在发生的事情上还是在团体外部过去发生的事情上。正如你在第 4 章中所看到的，体验和关系取向的疗法强调此时此地（here and now），认知行为疗法主要以当前的现实为焦点（present-centered focus），而心理动力学疗法重点关注的是彼时彼地（there-and-then）。我们的团体结合了"此时此地"和"彼时彼地"的焦点。通常，只有先处理好成员们此时此地对彼此的反应，他们才有能力处理与他们团体外的生活有关的重大问题。为了有意义地探索个人问题，让成员感到安全和信任是首先必须要做的。

在初始会谈期间，我们请成员将他们在自己的世界中面临的个人问题和他们在团体中的体验联系起来。例如，如果一个成员透露她在生活中感到孤立无援，我们就请她觉察她在当下的团体情境中是如何孤立自己的。如果一位成员分享了他在生活中如何过度消耗自己，并且总是关心别人而很少关心自己，我们会问他这一问题在团体中是如何呈现的。如果一个成员说她在团体中感觉自己像个局外人，我们往往会问她是否经常在日常生活中也有这种感觉。这些成员可能会感觉孤立、过度消耗自己、感觉在团体中自己像局外人，处理这些此时此地的事情可以作为探索更深层个人议题的跳板。关注团体中当前发生的事情可以帮助成员确定他们想要改变的特定行为。

关注此时此地的互动有很大的价值，因为成员在当前团体情境中的行为方式反映了他们在团体之外与他人的互动方式。团体的独特价值之一就在于它可以为成员提供人际学习机会。了解成员人际风格的最好方法之一就是关注他们在团体环境中的行为。通过关注自己在团体中表现出来的模式，成员们可以更好地了解自己在真实生活中的人际交往方式。

团体领导者可以引导成员了解他们在此时此地的体验，这种干预往往会提高互动的情感质量。我们不断鼓励成员关注他们当下所体验到的，而不是让成员以报告的形式谈论他们的问题。如果成员想探索日常生活中的问题，我们常用的干预方式是把这个问题带到当下的团体情境中来。虽然团体参与者通常有自我防御的倾向，回避此时此地，但团体促进者的主要任务之一是始终如一地协助成员将他们的注意力集中到他们当下的思维、感觉和行为上。成员越能沉浸在当下，他们就越有机会提高日常生活中人际关系的质量。

"此时此地"的工作既有长处，也有局限性。通过关注房间里正在发生的事情，我们能够帮助成员们处理他们个人担忧的问题。此时此地的交流也有助于推动团体进程，并给成员一个机会来表达他们正在体验的事情。然而，如果某人正在谈论一个重要的个人问题，如过去受到配偶的虐待或其他创伤，而我们试图快速地引导成员聚焦至此时此地，那需要做的重要的哀伤工作就可能会被干扰。此外，如果我们提出的问题或者干预不合时宜，则可能会让成员感到被侮辱或认为他们的经历不被认可。在种族问题上尤其如此。例如，如果我们太快地去面质一个因为过去的体验而在交谈中不信任白人的有色人种的成员，那么在帮助她获得新视角时我们可能会冒着贬低这个成员过去生活体验的风险。一般来说，最有帮助的是认可成员的经历，并充分讨论这些经历对成员的影响，然后再做干预。这样就不会让成员感觉被贬低或被误解。有时，我们努力地做出具有文化适应性的反应，却感觉毫无进展。我们不能完全预料我们的干预的影响，因此与成员们进行核对并询问他们与我们的关系以及对我们所做干预的感觉，是很重要的。在询问成员时，我们必须敞开心扉倾听他们的回答。礼貌地回应，并将他们的反馈整合到实践中。

信任与不信任

如果在一开始就没有建立一个基本的信任，那么很可能之后会出现严重的问题。当成员表达任何感受都不担心被指责时，当他们愿意自己决定具体的目标和要探索的个人领域时，当他们关注自己而不是别人时，当他们愿意冒险表露自己时，就可以说成员正在形成对彼此的信任。信任需要安全感，但不一定与舒适感相伴。成员经常说他们在团体会谈中感到不舒服。重要的是要让成员知道，当他们谈论有重要意义的事情时，他们往往会感到不舒服。我们希望他们愿意忍受与冒险有关的焦虑和不适。

> 信任需要安全感，但不一定与舒适感相伴。

相反，如果成员压抑着愤怒和怀疑的感受，并且不愿意谈论这些感受，那么就表明团体中缺乏信任。此外，参与者用抽象的表达或过于理智的表现加以逃避，或者对他们参加的团体治疗的期望模糊不清，这些也是团体缺乏信任的迹象。在建立信任氛围之前，人们倾向于等待团体领导者决定他们需要讨论的内容。他们所做的表露都是表面的、表演性的，只敢在低水平上冒险。当成员们认为这个团体是一个挑战自我的安全场所时，他们更可能自我推动。正是通过冒险才创造了安全。

建立信任：团体领导者和成员的任务

榜样的重要性

团体领导者能否成功地在一个团体中创造信任的氛围，很大程度上取决于我们为团体成员和我们自己做了多少准备。正如第4章中所述，团体领导者的存在是大多数体验和关系取向的团体咨询疗法的基石。要成为一个有效的团体领导者，我们必须在心理上置身于团体中，并且是真诚的。在行为疗法中，团体领导者做示范被认为是建立团体内信任的基础。我们可以通过在初始会谈期间表达我们对团体的期望，以及示范人际诚实、尊重和自发性（spontaneity）来推动团体进程。

如果我们仔细考虑一下为什么要组织这个团体，希望完成什么，以及将如何着手实现我们的目标，我们将大大激发信心。成员们会把我们愿意为这个团体考虑视为我们关心他们的信号。此外，如果我们对团体准备中的议题做了充分的工作——告知成员他们的权利和责任，花一些时间来讲解团体过程，探索成员的文化价值观与其被期望的行为之间的一致性，以及为成员们体验一个成功的团体做好准备——成员们将意识到我们正在认真对待工作，我们也关心他们的福祉。

无论团体领导者的理论取向如何，建立信任都是团体初始阶段的中心任务。在早期会谈中，无论如何强调团体领导者示范的重要性和通过团体领导者的行为所传达的态度都不为过。团体领导者可以反思自己的角色，问自己下列问题：

- 我有多少胜任力来领导或协同领导这个特殊的团体？
- 我有多大的信心来建立起与团体之间的和团体成员之间的信任？

团体领导者个人本身，尤其是你在团体中的行为是建立一个有信任的团体的关键因素。（请参阅第 2 章中关于成功的团体领导者的个人特征的讨论，也可以参阅第 4 章中关于体验和关系取向的团体领导者的讨论。）

如果我们信任团体过程，并且相信成员拥有自我改变的潜能，成员就更有可能看到团体作为一种个人成长途径的价值。如果我们非防御性地和带着尊重地倾听，传达出重视成员的主观经验的态度，那么他们很可能看到积极倾听的力量。如果我们真诚地进行适当的自我表露，那么将培养起成员之间的坦诚分享行为。如果我们能够真正接受他人的真实面目，避免把我们的价值观强加于他们，成员也将能够更好地接受个体的不同以及更好地做自己。简而言之，你在团体中所做的行为示范，是教导成员建设性地、深入地彼此联结的最有效的方法之一。

我（辛迪）的学生告诉我，他们珍视我分享的个人体验。我这样做可帮助他们与我建立联结，鼓励他们变得更开放。虽然我的自我表露往往是自发的，但它们是有目的的，旨在促进团体成员的工作。例如，我可能会谈到我在人际关系中的困难，来帮助一名为类似问题感到羞耻的成员。有时，我自我表露的目的在于使成员的体验正常化，如果可以让他们觉得这样的体验很可能不是只有自己才有的，则可以促进成员间的自我表露。团体领导者在自我表露时要小心，以免干扰团体成员的工作，而适当的自我表露可以提升团体信任水平，增强普遍性。

如果你在协同领导一个团体，你和你的同事有足够的机会去示范一种增强信任的行为风格。例如，如果你们两个自发地相互让步，和谐地发挥各自的作用，那么成员们在你面前会感受到更多信任。如果你和同事之间的关系具有尊重、真实、敏感和直率的特征，成员们将会了解这种态度和行为的价值。此外，你们两人与成员互动的方式会提升或损害信任水平。例如，如果一位团体领导者与成员谈话的典型方式是尖锐、简短和讽刺的，那么成员们可能会很快发现这位团体领导者对他们缺乏尊重，并倾向于变得封闭或防御。 因此，对于协同团体领导者而言，明智的做法是在团体外见面以了解彼此的人际互动风格，并就此展开讨论。

作为一个团体领导者或协同团体领导者，做出你对发展和维护信任负有全部责任的假设是错误的。信任的程度不仅仅取决于你的态度和行为，很大程度上也取决于成员的投入程度。如果成员对自己的要求非常低，如果他们不愿意分享足够多的信息以便被了解，如果他们只是被动地等待你“制造信任”，如果他们不愿意在会谈中冒险，那么信任会发展缓慢。当然，你的领导风格所设定的基调十分重要，会影响成员们是否愿意尝试自我表露和采取建立信任所必需的行动。

要了解一个团体实践者如何在团体的初始阶段为建立信任奠定基础，请参阅第 11 章社区机构中的乱伦幸存者女性支持团体的案例。治疗师认为，在团体早期发生的事情对后期至关重要。在第一次团体会谈上，她强调按时出席、及时出席、保密、时间限制以及将任何未解决的问题带回团体的重要性，而不是在团体之外处理这些问题。当成员们对分享乱伦问题的困难感同身受时，成员之间的融合迅速开始。当成员们意识到他们有共同的经历时，他们会在更深层次上进行分享，并且发现团体的支持是非常有意义的。通过分享乱伦经历，成员们可以更自由地处理乱伦对他们生活的影响。

信任问题不会一劳永逸地被解决，它将在团体的整个历程中以不同的形式继续出现。持续关注信任问题是成员之间相互信任的必要条件。成员需要了解的是，探索的问题越有威胁性，信任问题就变得越重要。成员必须表现出承认自己缺乏信任的意愿，而一个好的开端是讨论是什么导致了信任难的问题。的确，信任颇具敏感性，是任何团体初始阶段的焦点。

在行动中学习

发展信任

如果你认为建立信任是分阶段进行的，那么你会如何描述培养团体信任的过程？想想你信任他人的意愿，以及你是否有能力成为一名值得信赖的成员或参与者。

第一阶段：观察现场

- 你是如何观察别人的？你在团体内部处理吗？你是安静的还是健谈的？你能迅速形成对他人的意见吗？你是思想开放的、小心谨慎的还是主观臆断的？
- 当你“观察现场”时，你的行为和互动是什么样的？

第二阶段：尝试信任

- 你如何判断别人是否值得信赖？你会先让别人冒险，还是自己迈出第一步？你认为别人是值得信赖的吗？你如何告诉别人你是可以信赖的？
- 当你尝试信任时，你的行为和互动是什么样的？

第三阶段：信任和值得信任

- 一旦你确定信任已经建立，你会继续谨慎行事，还是轻易敞开心扉？你觉得更容易被信任还是更容易信任别人？
- 当你信任他人和值得信任时，你的行为和互动会是什么样子的？

第四阶段：在信任危机中幸存

- 如果有人破坏了你的信任，这对你有什么影响？你能轻易原谅他吗？它会永久性地破坏关系吗？如果信任被破坏，你如何重建信任？
- 当信任被破坏时，你内心的感觉是什么？当一段关系中的信任被破坏时，你的行为和互动会是什么样的？

通向信任的态度和行为

团体领导者的某些态度和行为会提升团体的信任水平。其中包括关注和倾听、理解言语和非言语行为、共情、真诚、自我表露、尊重和关怀地面质。团体领导者的上述态度在人为中心疗法的团体咨询中占有非常重要的地位（见第 4 章）。

关注和倾听　认真地关注他人的言语和非言语信息是信任发生的必要条件。如果没有真正的倾听和理解，就没有成员之间联结的基础。如果成员觉得他们被倾听和被深刻理解，他们更有可能相信他人重视自己。

团体领导者和成员可能以不同的方式表现出缺乏关注。下面是一些最常见的例子：（1）没有聚焦于发言者，而是考虑自己接下来该说什么；（2）问许多封闭式问题，探究无关的和具体的信息；（3）说得太多，听得不够；（4）乐于提供建议，而不是鼓励发言者去探索矛盾冲突；（5）只注意人们说出来的显而易见的信息，而忽略了他们非言语的表达；（6）选择性倾听（只听自己想听的）；（7）没有让成员说出他们身体的感觉。

> 如果没有真正的倾听和理解，就没有成员之间联结的基础。

团体成员并不总是拥有良好的倾听能力，他们也不总能有效地回应他们觉察到的信息。因此，教会成员基本的倾听技能和回应技能是建立信任过程的重要组成部分。如果成员没有感觉到被倾听，他们不太可能进行特别深层的或个人化的探索。

理解非言语行为　缺乏经验的团体领导者经常犯的错误是只关注成员在说什么，而错过更微妙的非言语信息。与言语相比，非言语通常能更诚实地表达自己。觉察言语和非言语行为之间的差异是一门需要学习的艺术。成员表现出言语与非言语行为不一致的例子有很多，如：微笑着谈论痛苦的体验；说话声音非常低，同时宣称没有人听他讲话；口头上表达积极的感情，但身体却非常紧张；说真的很想工作，想参与团体，却一直等到会谈结束还没有提出他关心的问题；声称他在团体中感觉很舒服，很喜欢团体成员，却双臂交叉坐在那里，注视着地板；有面部表情和动作，却否认自己有任何反应。

虽然这些行为似乎很容易解释，但团体领导者不应太快地提供解释。例如，在我们领导的一个团体中，一个男性成员在讨论情感话题之前常常会先清清嗓子。我们想知道这是否是一种让他在情感上远离自己要表达的内容的方式。当我们把这个议题带给他时，他的第一反应是称这“只是一个坏习惯”而不予理睬。我们继续提醒他要注意他清嗓子的时候，最终他把这种行为与他自己感受和表达情绪的不舒服联系起来。这使他认识到他是如何克制自己的感情的。如果我们过于迅速地做出解释，或者从他最初的防御姿态中撤退，那他可能就不会获得这些洞察。说来也巧，当这个成员能够更公开地分享他的感受时，这种习惯似乎消失了。

虽然你可能认为自己对非言语行为的含义已经有了清晰的认识，但最好整理你的这些印象，并随着团体的展开和行为模式的出现而对其加以利用。当你和成员一起探索非言语行为时，最好描述一下该行为。例如：“我注意到，虽然你在谈论痛苦的回忆，眼里充满了泪水，但你在微笑，你知道吗？”当你描述行为时，你不太需要思考如何去分析。在描述你所看到的内容之后，邀请参与者说出非言语行为的意义。有时你可能会误解非言语信息，甚至把它称为阻抗。非言语行为很可能是文化禁忌的表现。例如，一位团体领导者扮演贾维尔（Javier）的父亲，并要求贾维尔说话时与他进行眼神交流。尽管多次要求，贾维尔在与他象征性的父亲谈话时，仍继续注视着地板。这位团体领导者没有意识到，如果贾维尔直视父亲或其他权威人士，他会感到不尊重别人。如果团体领导者能尊重地倾听贾维尔的表达，并努力理解其行为的含义，就可以探索到这一点。

帮助成员充分表达感受的另一个途径是让成员关注他们的身体体验。例如，如果你的成员说话很多，但似乎情绪与内容脱节，你可以问，在那一刻他的身体意识到了什么。他可能会这样回答：“我感觉胸部发热。”这可能会为你开辟一条全新的途径，帮他与自己的感受相连接，以一种更整合和全面的方式表达感受。

总之，团体领导者必须避免对成员正在体验的事情做出假设和解释，而应帮助成员认识和探索他们非言语行为和身体体验的可能含义。如果我们误读或忽视非言语信息，或草率地面质某个行为，团体中的信任水平就可能受到影响。我们可以指出观察到了什么，并给予尊重，这可以给成员提供机会去探索他们正在体验的东西。

共情 共情是设身处地感受别人的感受，通过他们的视角看世界的能力。共情与同情是不一样的，同情需要给他人提供安慰。当人们体验到不带批判性评判的共情理解时，他们更有可能揭示自己真正的问题，因为他们相信别人能理解并接纳他们的本来面目。这种非判断性的理解对建立信任至关重要。

团体领导者的职能之一就是通过指出哪些行为会阻碍这种理解来帮助成员发展更强的共情能力。适得其反的行为包括安慰式地回应别人、对别人没有任何回应、不恰当地提问、告诉别人他们应该怎么做、批判性地回应以及变得防御。

共情是表达支持的一种途径。例如，当其他人能够理解朱蒂（Judy）时，她可以从中受益。朱蒂谈到她正在经历一场极其痛苦的离婚，克莱德（Clyde）让她知道他如何认同和理解她的痛苦。尽管他们的境遇不同，但他感受到了她的痛苦，并愿意与她分享他妻子离开他时他的被拒绝和被抛弃的感受。这里真正对朱蒂有帮助的不是克莱德提供快速的解决方案，而是他愿意告诉她自己同样体验过内心的挣扎。与其告诉她自己做了什么，或安慰她，不如与她分享自己的挣扎和痛苦，这样才能最大限度地帮助她。

真诚 真诚意味着一个人的内部体验与他的外在表达具有一致性。运用到我们作为团体领导者的角色中，真诚意味着当我们内心感到不接纳时，我们不会假装接纳，我们不依赖那些旨在赢得认可的行为，并且避免躲在我们的职业角色后面。通过我们自己的真诚，向成员做示范，激励成员们在互动中也更真诚。

思考下面的例子，你要做出真实的回答，而不是成员期望的回答。一个新加入你的团体的成员可能会不由自主地问你："你觉得我怎么样？"你可以礼貌地回答："我认为你是个很好的人。"但这里有一个更诚实的回答："我对你还不够了解，因此暂时不能回答你。我保证当我渐渐地了解你，我将会和你分享我对你的认识。"你还可以请这个人思考是什么促使她提出这个问题，然后她发现自己被你在团体中的地位吓到了，需要迅速得到你的认可，好让自己放心。通过协助她找出问题的原因，你可以引导她更真诚地与你互动。在另一个案例中，一个成员在与你产生冲突的过程中对你说："哦，给我一个拥抱吧，我不喜欢我们之间的这种紧张关系。"很有可能当时你真的不想拥抱他。尽管如此，你对他的要求给予诚实的答复还是很重要的。你可以说："我现在正在和你激烈讨论，我想继续工作，直到问题解决。如果我现在拥抱你，这就和我与你的共同体验不一致了。但这并不意味着我以后不想拥抱你。"

自我表露 我们的真实性有时可以通过适当的自我表露来展现。团体领导者可以表露自己与团体内正在发生的事情有关的想法和感受，邀请成员在团体中表达自己以让其他人了解他。如果我们没有刻意回避内心的真实感受，那么这会鼓励其他人也开放地表达他们真正关心的问题。有时，团体成员会挑战我们说："我们告诉了你我们所有的问题，但我们对你却一无所知。"成员似乎要你证明你是"真诚"的。面对这种压力，我们可能会屈服并表露我们自己的一些问题，但这种被迫表露可能不会给团体带来更多的好处。一个更恰当的回答可能是："是的，在这个团体中，由于我的角色，与你们对我的个人问题的了解相比，可能我对你们的问题了解更多，但这并不意味着我在生活中没有困扰。如果你们和我都是另一个团体的成员，我想你们一定能更多地了解我。虽然我不太可能把我的外部问题带入这个团体，但我非常愿意让你们知道在团体过程中我的想法和感受，我愿意坦诚地和你们分享它们。"

是否选择进行自我表露也会受文化和价值观影响。在某些情况下，团体领导者的自我表露是与文化相适应的，也是一种建立信任的方式。对一些成员来说，不了解关于团体领导者的任何个人信息似乎是不正常的，而有一些成员可能对了解团体领导者的个人信息感到非常不舒服。因此，重要的是要讨论团体成员在需求上的差异，以及文化是如何成为影响团体成员对团体领导者期望的重要因素的。目标是了解成员希望从团体领导者那里得到什么，并决定如何实现这一目标。例如，当我（辛迪）和来自苏丹的难民一起工作时，我感到分享一些关于我的家庭的信息是非常重要的。在苏丹文化中，如果不了解某个人的家庭以及他来自哪里，那么是不可能与他讨论私人话题的。分享个人信息并不是通常的做法，但我觉得与来自苏丹的年轻人分享是有必要的和恰当的，以便他们能够开放地表达他们对内战的感受和作为难民的感受。如果我坚持“不自我表露”的立场，我怀疑我们之间很难建立起信任关系。

团体成员可能会因为各种原因问团体领导者个人方面的问题。团体领导者需要充分意识到自己的分享对自己和成员的利益的局限性。许多治疗师会回答关于他们个人方面的问题（他们的年龄，重要的人际关系，过去的体验），然后询问成员听到回答是什么样的感受。当自我表露是有意而为，并将注意力集中在团体成员而不是团体领导者身上时，它将是有益的。

尊重 尊重不仅体现在言语上，而且体现在团体领导者和成员的实际行为中。可以表现出尊重的态度和行为包括：避免批评、避免贴标签、撕掉自我强加或他人强加的标签、真诚表达感受到的温暖和支持、冒险和不造作，以及承认他人有表现不同的权利。例如，一个成员公开地分享自己很孝顺（这在他的文化中是公认的准则），团体中的其他人不评判他的忠诚度以及他取悦父母的需要，而是努力理解他，这就是尊重。如果人们受到这样的尊重，他们以开放和有意义的方式表达自己的努力就得到了支持。

尼娜（Nina）可能会表达她害怕被别人评判，并谈到她如何由于害怕被批评而不愿发言。如果成员们过快地向她保证他们喜欢她的本来面貌，不会评判她，那么这并不是尊重她。鼓励尼娜去探索她在生活中感受到被别人评判的地方，她会发现被评判的感受存在于自己内心里，并且投射到了他人身上。虽然团体成员可以安抚尼娜，可以使她暂时放下心来，但是一旦她离开这个团体，她的内在评判就会再次冒出来。因此，鼓励尼娜探索过去的生活情境以及在团体中害怕被评判的感觉会更有帮助。

关怀地面质 面质可以促进或者抑制信任在团体中的发展，这取决于面质的具体方式。面质可以是一种关怀行为：请成员觉察他们言行之间的不一致，或者他们的言语和非言语信息之间的不一致。我们可以教导成员直率与善解人意，这可以使他们看到面质能以关怀而真诚的方式进行。有些成员可能难以接受面质，甚至最充满关怀的面质也被他们视为个人攻击，尽管这根本不是事实。我们需要与成员核对，看看在我们做出面质的干预之后，他是如何接受这种面质的，以及之后是如何与我们相处的。我们不认为一个人表面看起来好，内在感觉也一定也是好的。

当面质以一种让人反感的“打了就跑”的方式进行时，或者团体领导者允许恶语相向，信任就会受到极大的损害。攻击性评论或咄咄逼人的面质会使人们变得封闭，而关怀式的面质可以帮助成员学会以尊重的方式表达自己的感受，甚至是负面的感受。例如，克莱尔（Claire）非常愿意畅所欲言，并经常参与别人的工作。一位团体领导者的无效的面质是这样的：“我希望你安静，让在场的其他人可以说话。”有效的面质是这样的：“克莱尔，感谢你愿意参与并谈论你自己。然而，我担心团体中其他几个人的发言太少，我也想听听他们的意见。”

维持信任 以上这几部分内容所描述的态度和行为与团体内建立的信任水平有重要关系。虽然信任是团体发展初始阶段需要完成的主要任务，但是若认为一旦建立了信任，团体的整个过程就都能够得到保证，却是错误的。信任有起有落，随着团体向更深层次的亲密关系发展，必须建立更高层次的信任。基本的安全感对于初始阶段的团体是必不可少的，但是这种信任将不断经历考验，并在以后的阶段呈现出新的面貌。

确定和澄清目标

初始阶段的一个主要任务是团体领导者协助成员确定和澄清参与团体的具体目标。如果对团体的目的和对成员有意义的个人目标缺乏清晰的理解，就可能出现很多不必要的混乱。成员为什么在这个团体中，他们如何能够充分利用团体来实现他们的个人目标，除非团体领导者真正了解这些，否则成员可能很难取得进展。

设定目标在新团体开始时进行，而当团体进一步发展以及目标被实现时，再次设定也很重要。一个团体必须确立团体目标和个人目标。一般来说，团体目标包括营造信任和接纳的氛围、促进有意义的自我表露以及鼓励冒险。这些目标（和我们将在稍后讨论的规范）如果没有在团体的早期被成员明确地陈述、理解和接受，那么在后面阶段很可能会出现相当大的冲突和混乱。以下列举了大多数治疗团体通常会确定的一般目标，以及某些特定的团体目标。

团体成员的一般目标

团体成员当然必须自主决定在团体体验中所要达到的具体目标，但以下目标可以广泛适用于不同类型的团体：

- 觉察个人的人际风格；
- 提高对阻碍亲密关系的问题的觉察；
- 学习信任自己和他人；
- 觉察自己的文化是如何影响个人选择的；
- 增强自我觉察，从而增加选择和行动的可能性；
- 发现自己的优势和资源；
- 挑战和探索现在已不再适用的早期的某些决定（最有可能是在童年时期做出的）；
- 认识到其他人也有类似的问题和感受；
- 明确价值观，并决定是否调整及如何调整；
- 变得既独立又相互依赖；
- 找到解决问题的更好方法；
- 更加开放、真诚地与人相处；
- 对他人的需要和情绪敏感；
- 给他人提供有益的反馈。

一旦成员们缩小了一般目标的范围，团体领导者就有责任监督团体在实现这些目标方面的进展（ASGW，2008）。我们的同事杰拉尔德·蒙克（Gerald Monk）是圣迭戈州立大学的教授，他建议提出以下问题来帮助成员确定他们的团体目标（个人交流，2002 年 8 月 20 日）：

- 如果我的生活如我所愿，我的感受和行为将会有哪些不同？
- 我可以采取哪些措施使我的情绪和行为产生期望的变化？
- 哪些内部障碍和外部障碍会妨碍我实现目标？
- 我能使用哪些支持系统来实现我的目标？

帮助成员界定个人目标

无论团体领导者是什么理论取向的，形成清晰的目标都是很重要的，但这一点在认知行为疗法中被特别强调。例如，在认知取向的团体治疗中，团体领导者努力与团体成员建立合作伙伴关系。在行为取向的团体治疗中，明确具体目标是评估和治疗的核心。（关于团体领导者的理论会如何影响目标建立过程的更多讨论，请参阅第 4 章。）

不管治疗团体的类型如何，团体领导者都有责任帮助参与者制定具体的目标，为他们指明方向。参与者通常只能笼统地陈述他们对团体的期待有哪些。重要的是，各成员应学会如何将一般目标转化为可衡量的目标。例如，一个成员的广泛目标可能是“我想爱自己多一些”；这个成员的具体目标可能是“我会做一些能给我带来快乐的事情，比如锻炼、听音乐、和朋友共度时光、写日记”。另外一个成员埃博尼（Ebony）希望学会“更好地与人相处”。团体领导者提出的问题应该有助于她更具体地阐述人际关系的目标。她和谁相处有困难？如果答案是她的父母，那么具体是什么导致了她与他们的问题？这些问题对她有何影响？她想与父母相处有什么样的变化？有了这些信息，团体领导者就对如何帮助这个成员有了更清晰的想法。

以下是团体领导者通过干预帮助不同的成员将模糊目标具体化的一些例子：

成员 A：我想探讨我的感受。

团体领导者：你处理哪些感受有困难？

成员 B：我想处理我的愤怒。

团体领导者：在生活中你的愤怒指向谁？你表达愤怒的方式中有哪些是你不喜欢的？你最想对这些让你感到愤怒的人说什么？

成员 C：我自尊很低。

团体领导者：列出一些你贬低自我的方式。

成员 D：我在发展亲密关系方面有困难。

团体领导者：在接近哪些人时你感到困难？你做了什么妨碍了你想要的亲密关系？

成员 E：我不想被边缘化。

团体领导者：你是如何体验到被边缘化的，和谁一起时感到被边缘化？在这个团体中，你感到被边缘化了吗？

界定个人目标是一个持续的过程，而不是一劳永逸的事情。在团体的整个过程中，帮助成员评估他们的个人目标的实现程度是很重要的，如果合适的话，还可以帮助他们修改他们的目标。随着成员获得更多的体验，他们能够更好地考虑他们到底想要从团体中得到什么，并且他们也能够逐渐识别出其他一些可以指引他们参与活动的目标。卷入其他成员的工作可以起到催化剂的作用，促使他们思考如何从团体体验中获益。

建立契约是一种帮助成员澄清和实现个人目标的很好的方法。基本上，契约是参与者关于他们想要探索什么问题和他们愿意改变哪些行为的陈述。通过契约的方式，团体成员会以一种积极和负责任的态度参与团体。契约可以是开放式的，以便于适时修改或替换。契约对于本书中讨论的大多数团体来说都是可用的，但是它们最常被认知行为团体实践者使用。

契约和家庭作业可以富有成效地结合起来。在埃博尼的例子中，开始的契约可以是让她每次在感到与父母相处有困难时都进行观察并记录下来。如果她发现自己经常在与他们发生冲突时逃开，那么她的后续契约可以要求她保证留在冲突情境中，而不是逃避。

初始阶段的团体过程概念

如前所述，团体过程包括团体经历的各个阶段，每个阶段都有特定的感受和行为特征。在团体的初始阶段，在成员互相熟悉的过程中，会产生一种焦虑情绪。典型的现象是，每个人都在等待别人开始。团体中会出现紧张和冲突。然而，如果进展顺利，成员们就会学会互相信任和信任团体领导者，并且开始公开地表达感受、想法和回应。因此，团体过程中应包含一些重要活动，如形成团体规范和团体凝聚力，学会合作，找到解决问题的方法，以及学习公开地表达冲突。在初始阶段尤为重要的两个团体过程概念是团体规范和团体凝聚力。

团体规范

团体规范（group norms）是为了使团体有效运作而形成的对预期行为的共同看法。确立清晰且明确的期望行为对团体成员很有帮助。可以在初始阶段制定有助于团体实现其目标的规范和程序。规范可以被明确地陈述，但许多团体也可能同时拥有隐性（或未说出的）规范。

隐性规范（implicit norms）可能是因对团体中发生的事情有先入为主的预想而发展起来的。例如，成员可能假定，在一个团体中所有事情都必须说出来，而不考虑隐私。除非团体领导者提醒成员他们可以自我表露，但要保留一定程度的隐私，否则成员们可能会将开放和真诚的规范曲解为完全坦率、没有隐私的命令。再举一个例子，成员可能对宣泄和哭泣感到有压力。在大多数深入的团体治疗中，的确会有相当数量的成员用哭泣来表达长期积压的情绪。我们需要小心避免强化那些暗示“真正的工作”一定是强烈情绪宣泄的表达。许多人进行了十分有意义的自我探索，但只有很少（如果有的话）的情感宣泄。成员既可以从情绪的表达和探索中学习，也可以从对认知和行为的探索中学习。

隐性规范可能会因为团体领导者的示范而得到发展。如果一位团体领导者使用带有敌意的、粗俗的语言，那么即使团体领导者从来没有鼓励人们以这种方式交谈，成员们也很有可能在他们的团体互动中采用这种表达方式。隐性规范确实会影响团体，可能是积极的也可能是消极的，但如果它变得外显了，则不太可能产生消极影响。

以下是在许多团体中普遍存在的**外显规范**（explicit norms）行为标准的例子：

- 成员应定期参加，准时出席。当成员偶尔参加或偶尔不参加会谈时，整个团体都会受到影响。定期出席的成员可能会埋怨缺席者不守信用。
- 鼓励成员分享对自己有意义的个人化的一面，与团体中的其他人直接交流，并且积极参与。
- 成员之间应互相反馈。只有当别人愿意说他们受到了怎样的影响时，他们才能评估自己的行为对别人的影响。对成员来说，重要的是不要抑制自己的觉察和反应，而要让别人知道他们觉察到了什么。

● 鼓励成员关注团体内此时此地的互动。通过表达和探讨团体内部冲突，成员们将关注即时性。当会谈中还有成员没有就发生的事情表达想法和感受时，尤其是当这些反应会对团体进程产生不利影响时，就需要即时性的干预。此时，你的领导职能之一就是问这样的问题：“在这个团体中你当下有什么样的感觉？”“你在这儿最认同谁？”“此时，你内心在默默上演着什么呢？”“在这个房间里，谁最能引起你的注意？”你还可以不时邀请成员说出他们对团体中正在发生的事情的想法和感受，从而引导他们关注此时此地。

● 希望成员们能在团体会谈中讨论他们愿意讨论的个人化问题和重要事件。他们可以在会谈前花一些时间思考他们想要讨论的事情。然而，在这个过程中，可能会产生隐性规范。例如，在一些团体中，参与者认为只有把日常生活中的个人化问题带到会谈中的成员才是好成员。成员们可能会产生这样的印象，即不能接受在团体内部讨论此时此地的问题，他们应该只处理外部的问题。

● 鼓励成员提供治疗性支持。理想情况下，这种支持既有助于个人工作也能推动团体过程，而不是分散成员对自我探索的注意力。但一些团体领导者可能会内隐地“教导”员工过度支持，或者通过他们的示范展示一种支持，而这种支持会影响成员试图处理痛苦体验的效果。那些对强烈情绪（如愤怒或与过去记忆相关的痛苦）感到不安的团体领导者，可以通过营造一种虚假的支持性氛围，与成员联合，阻止成员充分体验和表达任何形式的强烈情绪。一些团体太过具有支持性，以至于连挑战性面质都被排除在外。在这类团体中，隐性规范是只能做出积极和赞同的反应。

● 支持规范的另一个方面是鼓励成员审视自己。成员需要学会如何在不引起防御的情况下面质他人。例如，在团体早期，我们建立了一个规范，即以评判和贴标签的方式指责别人是不被接受的，比如说“你太主观了”。相反，我们教导成员直接和温和地表达他们的愤怒情绪，避免谩骂和评判。成员们被要求说出他们愤怒的来源，包括是什么逐渐引发了他们的感受。例如，如果安（Ann）对鲁迪（Rudy）说：“你以自我为中心，不关心别人。”团体领导者可以要求安让鲁迪知道她是怎么被他影响的，以及她认为鲁迪不关心她的行为有哪些；也可以鼓励安去表达促使她这样评判他的内心积蓄的感受。相反，如果团体领导者示范了粗暴的、伤害性的面质，那么成员们很快就会学到这个隐性规范，即与他人交往的适当方式是攻击他们。

● 团体可以在探索个人问题或解决问题的规范下进行运作。例如，在一些团体中，一旦成员们提出他们想要更好地理解问题的要求，他们可能很快就会得到关于“解决”这些问题的建议。事实上，提供解决方案往往是不可行的，成员最需要的是一个表达的机会。当然，问题解决策略也有助于成员们学会应对困难的新方法。但重要的是，在提出建议的解决方案之前，成员们要有机会探讨他们关注的问题。理想情况下，这种探索将使成员们开始看到一系列新的可能性都向着他们开放，他们可以不断前进去寻找答案。通常来说，自己找到的解决方案比别人的建议更有用。

● 成员可以学习倾听，而不是快速反驳或者自我防御。虽然我们不期望人们能接受他们收到的所有反馈，但我们确实要求他们真正听听别人对他们说了什么，并认真考虑这些信息，尤其是那些不断重复的信息。

对团体规范的关注需要贯穿整个团体过程。许多团体陷入困境，是因为成员不确定他们对团体的期待和团体的规范。例如，一位成员可能想要在团体领导者正处理另一个成员的事情时进行干预并分享他的看法，但他可能因不确定是否应该在工作时打断团体领导者而左右为难。另一位成员可能想要在其他成员感到痛苦或悲伤时给予支持，但他不确定自己的支持是否会影响该成员的体验，所以他会克制自己。一个很少参与团体的成员可能会把他的感受、想法和反应留给自己，因为他不确定透露这些是否合适。也许，如果他被告知表达自己的反应是有用的，他可能会对团体更加开放，从而能够更频繁地以个人化的方式参与进来。

如果团体规范被清晰地呈现出来，成员们看到了它的价值，并且决定共同处理与规范有关的事情，那么规范可以成为塑造团体的强大力量。理想情况下，团体规范应尽可能通过合作方式建立，而不是由团体领导者来定。澄清和讨论团体规范的目的是建立有凝聚力的和建设性的团体，这是团体定向过程的一部分。

如果成员们很难遵守团体规范，那么在整个团体中来讨论这些规范，并评估这些规范是如何建立以及如何示范的，可能是有用的。成员不愿遵守团体规范，可能是由于缺乏合作，或缺乏团体领导者的角色示范和教学。在建立团体规范时，发展性地匹配成员各方面的特点，包括年龄、情绪、社会智力（social intelligence）以及成员改变的意愿等方面，是很重要的。

在我（辛迪）教授的大学研究生课程中，有一个关于达成共识做出决策的明确的规范。学生与团体领导者（教师）共同做出决定。我们尽可能地消除等级制度，以使“社区”能够找到为整个社区服务的决策方法。这种协作模式可以增强团体凝聚力，但这个过程常常会给来自等级森严或个人主义背景的学生带来挑战。学生常常很难适应这种做决策不是基于简单的“少数服从多数”观念的方式。这个过程的复杂性常常催生团体成员的最大限度的学习，而根据我们的经验，这会引导学生成为更强大的变革者和组织的领袖。对许多学生来说，在学习内容和学习方式上拥有发言权，可以增强他们在教育上的自主权，这种赋权方式是他们在传统的教育环境中从未体验过的。

团体凝聚力

在团体的初始阶段，成员之间的相互了解还不足以形成真正意义上的团体意识。在成员逐渐熟悉的过程中，通常会出现一些问题。尽管参与者在谈论他们自己，但他们呈现的更有可能是他们的公共自我，而不是更深层次的私密的自我。**团体凝聚力**（group cohesion）是团体内部的一种归属感或者是共同体的感觉。团体凝聚力在初始阶段开始形成，而真正的凝聚力通常出现在团体经历过冲突、痛苦分享并甘愿冒风险之后。有团体凝聚力时成员有动机留在团体中，并分享归属感和关联感，成员承诺积极参与并建立一种安全和接纳的氛围。凝聚力在团体过程中始终是一个关键议题。我们在这里把凝聚力作为初始阶段规范的内容引入，在第 8 章讨论工作阶段的疗效因素时我们将更深入地探讨这个主题。

初步凝聚力可以表现在以下方面：成员间的合作；愿意准时出席会谈；努力使团体成为一个安全的地方，包括谈论任何缺乏信任或害怕信任的感觉；支持和关怀，表现在乐于倾听别人和接纳他们的本来面目；愿意在此时此地的团体互动中表达对他人的反应和看法。真正的凝聚力不是会自动形成的固定状态，相反，它是不断进行的联结过程，是成员共同冒险获得的。团体凝聚力可以通过多种方式得到发展、维持和提高。以下是关于提高团体凝聚力的几点建议：

- 团体领导者为有意义的分享树立榜样。分享自己对团体中发生的事情的反应，并鼓励成员冒相似的风险。当团体成员冒险尝试后，给他们以真诚的认可与支持的强化，这将增加他们与其他人的亲密感。
- 鼓励成员公开表达他们的想法、感受和对团体内发生的事情的反应，无论这种表达是积极的还是消极的。如果做到了这一点，就可以进行真诚的交流，这对于培养团体归属感来说是至关重要的。
- 团体目标和个人目标可以由团体成员和团体领导者共同决定。如果一个团体没有明确的目标，对立就会增加，从而导致团体的分裂。

- 邀请所有成员都积极参与，可以增强凝聚力。可以鼓励沉默或退缩的成员表达他们对团体的看法。这些成员可能因为许多原因而成为观察者，这些原因可以在团体中开放地加以讨论。
- 团体领导者可以促进成员之间的互动。团体领导者可以通过请成员相互回应、鼓励反馈和相互分享，以及让尽可能多的成员参与团体互动来实现这一目的。
- 团体领导者可以增加团体对成员的价值。团体领导者可以通过解决团体成员感兴趣的问题、尊重团体成员、提供支持性氛围来实现这一目的。

冲突在团体中的出现是不可避免的。理想状态是团体成员能识别冲突的根源，并在冲突发生时开放地对其进行处理。团体可以通过接纳冲突和诚实地审视人际紧张等方式使团体凝聚力得以增强。可以请成员预测当团体发生冲突时他们将如何处理，并讨论他们处理冲突的典型方法。团体领导者可以询问成员是否愿意用更有效的方法来处理团体内的冲突。在我们（玛丽安娜和杰拉尔德）领导的团体中，我们会询问成员们处理冲突的方式。一名成员说，如果她生气了，她会站起来离开团体。另一名成员说他会安静下来，不说话。通过表达他们在冲突情况下的典型行为模式，我们能够与他们协商，让他们在下一次团体发生冲突时以不同的方式去处理。若团体成员公开说出他们的感受，团体领导者就有机会介入，并与成员们合作，找出处理冲突的新方法，这将使他们能够渡过难关，而不是陷入其中。

关键事件

他应该去还是应该留？

1. 事件描述

在一个个人成长团体的第一次会谈中，两名成员之间爆发了激烈的观点争论。他们是感染艾滋病病毒的拉美裔同性恋者索托（Soto）先生和一个小型拉美裔社区的拉美裔牧师奥尔蒂斯（Oritiz）先生。当索托先生分享有关他的性取向和艾滋病病毒状况的信息时，奥尔蒂斯先生发表了恐同言论，认为索托是一个“罪人”，正在“受到上帝的惩罚”。奥尔蒂斯对仇视同性恋者直言不讳，并进一步表示了蔑视，因为索托是拉美裔，他应该更像一个“真正的男人”。这一爆发对房间里的每个人都产生了强烈的影响。索托极度愤怒和受伤，开始对奥尔蒂斯大喊大叫。房间里的每个人似乎都被这种互动惊呆了，包括团体领导者。

在预定的团体休息时间，两位团体领导者私下对奥尔蒂斯留在团体是否合适，以及他的恐同态度是否会伤害其他团体成员进行了讨论。因为奥尔蒂斯将在他的教会里为人们提供咨询服务，所以团体领导者们觉得牧师可能受益于团体，或许团体能够为他提供帮助。团体领导者们决定晚些时候同奥尔蒂斯先生会面，并回到团体里继续处理之前发生的冲突。

2. 团体领导者要处理的问题

- 奥尔蒂斯先生的话会给你带来什么样的感受？
- 你对奥尔蒂斯先生的行为会影响你和他一起工作这点做何反应？
- 如果你对奥尔蒂斯先生有负面的反应，你会怎么处理？
- 如果你的个人价值观与奥尔蒂斯先生相似，你会这样说吗？为什么会或为什么不会？
- 如果你持有与奥尔蒂斯先生相同的信念，这将如何影响你对他的行为的看法，以及你将如何干预？

- 你将如何干预索托先生或该团体的其他成员？
- 如果让奥尔蒂斯先生留在团体里，你有哪些担心？
- 如果你决定让奥尔蒂斯先生离开这个团体，你会怎么做？
- 你对这件事有哪些伦理上的顾虑？
- 你是不是觉得自己在保护奥尔蒂斯先生？如果是这样，用的是什么方式？
- 你会私下去见奥尔蒂斯先生以消除你的顾虑，还是在团体中这样做？说明你的理由。

3. 临床反思

团体领导者有责任创造一种环境，让所有成员都感到安全和不受直接歧视。在这个团体中，团体领导者对奥尔蒂斯先生的言论以及他的行为可能对其他团体成员产生的影响十分关注。一个团体在很大程度上是社会的缩影，团体领导者们认识到了奥尔蒂斯先生所持的许多信念在团体之外（也许一些团体成员也持有）非常普遍。团体领导者们希望尽量减少对索托和其他可能受到异性恋或有歧视行为的人的进一步伤害，但他们也希望提供一个空间，让成员们能够处理冲突。

当团体领导者在督导中处理他们的情绪时，他们意识到他们的第一反应就是把奥尔蒂斯先生从团体中排除。当他们进一步发言时，他们则猜想如果帮助奥尔蒂斯探索同性恋恐惧症，而不是使用语言暴力，那么会怎样。例如，这个信念在他的生活中起了什么作用？他是如何被教导相信这个信念的？如果他不直接反对，他作为拉美裔牧师的身份又会受到怎样的威胁？他们还想知道，奥尔蒂斯是否在利用这次爆发来保护自己以及避免让自己变得脆弱。团体领导者是否能够利用这种情况来提升团体成员的沟通技巧，并在提升团体内部安全的同时，为适当的冲突解决树立榜样？团体领导者们希望在团体内平衡两种不同的需求：给那些被奥尔蒂斯所说的话伤害到或因此感到愤怒的人留出空间，同时，也不会剥夺牧师的发言权或羞辱他让他沉默。对于团体领导者来说，在团体中对这个议题进行讨论，示范处理成员们关心的困扰，会有多大的影响力？

4. 可能的干预措施

- 向索托先生核实，看看他在听到奥尔蒂斯先生的讲话后的感受是什么？为索托先生创造一个机会，让他谈谈同性恋恐惧症在过去和现在对他的影响。
- 邀请其他成员分享他们对这次互动的反应。
- 与奥尔蒂斯先生探讨他自己被歧视的体验。
- 请奥尔蒂斯先生谈谈他认为男人这个身份意味着什么。
- 问问奥尔蒂斯先生，如果他不公开反对索托先生，那么作为一个拉美裔男人和牧师，这对他自己的身份意味着什么。（他会不会觉得自己的性别身份受到了威胁？）他会认为自己没那么阳刚吗？他的会众会评判他吗？
- 与奥尔蒂斯先生分享你对他的评论和态度在团体中可能造成的伤害的担忧，以及你对他参与团体的利弊的矛盾感受。

有效的治疗性关系：研究发现

已经有相当多的研究表明，治疗师与成员积极的关系是促进成员积极变化的重要因素（Burlingame & Fuhriman，1990）。三个关键部分形成了团体治疗中治疗关系的本质：团体氛围、凝聚力和治疗联盟（Burlingame，Fuhriman，& Johnson，2002）。团体领导者在营造治疗性的团体氛围中起到关键作用，这种氛围鼓励成员之间的反馈，并将成员参与作为团体的重要规范。

支持与面质

建立一个有效的团体需要在支持与面质之间取得适当的平衡。强调面质是消除成员防御行为的必要条件的团体，会使团体内出现更多的防御性互动。在总结负性团体结果研究的综述中，一致认为攻击性面质是风险最高的领导风格（Yalom，2005b）。如果团体领导者过多使用面质且消极，团体成员很可能会对团体的体验感到不满，并可能受到伤害。团体领导者应避免进行面质干预，直到他们通过与成员建立信任关系而获得这种权利。一旦人际信任的基础建立，团体成员往往便会更开放地面对挑战（Dies，1994）。

团体领导者如何挑战成员，很大程度上决定了团体的基调。团体成员有效仿团体领导者面质方式的倾向。当面质是基于同情时，成员常常会接受这种干预。此外，团体领导者还应明确面质在其理论取向中所扮演的角色。面质并没有唯一正确的方法。对某些人有效的方法可能对另一些人无效。我们需要坚定自己作为团体领导者的角色，相信面质是心理咨询的一部分，并愿意在挑战他人的方式似乎不起作用时做出调整。

当面质是基于同情时，成员常常会接受这种干预。

与团体成员建立治疗性关系的指南

在本节中，我们将根据一些研究者的研究总结，进一步提出团体领导者的实践指南。（Burlingame，Fuhriman，& Johnson，2002，2004b；Morran，Stockton，& Whittingham，2004）

- 通过与成员的真诚、共情和关怀的互动，努力积极地参与团体。冷漠、隔离和评判性的领导风格会阻碍信任和凝聚力的形成。
- 发展一种合理开放的治疗风格，其特点是促进适当的自我表露。乐于分享你自己的反应和情感体验，尤其是当它们与团体中的事件相关时。
- 请记住，团体领导者的自我表露可能对团体的过程和结果产生建设性或破坏性的影响，这取决于具体因素，如团体的类型、发展阶段、表露的内容和方式。
- 帮助成员最大限度地效仿有效的榜样，尤其是那些表现出被期待行为的成员。可以鼓励成员相互学习。如果你有协同团体领导者，那就和他一起公开为成员做示范。
- 提供适当的框架，尤其是在团体的早期阶段，但要避免采用控制型领导风格。
- 教成员积极参与团体的技能，为所有成员提供充分利用团体资源的机会。
- 在必要的时候通过面质成员表达你的关心，但要注意方式，要为成员提供良好的榜样去敏感地面质他人。

- 建立并强化明确的规范，将其作为形成团体凝聚力的一种方式。
- 必要时保护团体成员，尽可能提升安全感。
- 在成员通过非建设性的面质、讽刺和间接交流来阻止其他人使用团体资源时，进行必要的干预。帮助成员以直接、尊重和建设性的方式处理彼此之间的关系。

我们希望能够传达一种信念：我们以尊重的方式去面对成员，成员就会降低其自我防御性。在一个让人感到安全的氛围中，他们更有可能形成一种开放的姿态。团体领导者的示范，对营造这种治疗性氛围有很大帮助。

团体领导者往往需要同时兼顾关怀、面质、示范以及文化能力。例如，一个团体成员金（Kim）经常表达一种感觉，即被她所在的文化中严格的性别角色束缚，并对此感到窒息。她说自己的处境毫无希望，还说自己无法改变自己的生活。作为一位团体领导者，我（辛迪）觉得自己既要挑战她，又要对她个人的困境保持文化上的敏感。在挑战金的过程中，我需要尽可能地坦诚，让她知道我非常关心她，也让她知道我理解她在文化环境中做出的任何改变可能产生的后果。和金一起工作需要时间和耐心，当她觉得我既关心她也关心她的文化时，我才可以挑战她。其他有不同文化背景的成员观察了我和金的工作，并有机会决定他们是否可以信任我。重要的是要真实，让信任展现出来，而不是试图“证明”自己值得信任。通过这样做，我们进一步塑造了我们在团体过程中的信念和信任。

帮助成员从团体体验中获益最大化

成员的一些行为和态度促成了一个有凝聚力的和富有成效的团体，在这样的团体中，成员进行了有意义的自我探索，彼此给予和接受了真诚和适当的反馈。在预备团体期间，我们就开始帮助团体成员使用团体和为团体参与做好心理准备。但我们通常会发现，要想帮助成员最大化地受益于团体体验，这点时间仅仅够做个开场白。因此，在团体发展的初始阶段，我们花了一些时间让团体成员了解团体过程的基本原理，特别是如何让他们自己卷入团体，成为积极的参与者。我们强调，从团体体验中获益多少直接取决于成员的投入程度，所谓投入既指在团体会谈中也指在团体外应用他们在会谈中学习到的东西。

我们不会以一次讲座的形式向所有团体成员说明参与的指导方针，也不会向成员提供过多的信息，以至于他们无法一次消化。我们首先向成员提供一些指导团体参与的书面材料。当这些主题在会谈中自然而然地出现时，我们还会利用时间专门讨论，这将使成员更有意愿认真思考怎样才能更好地参与团体。在团体发展的不同时间点上，我们继续及时地为成员提供资料。这些指导方针可以用作催化剂，我们鼓励你利用这些方针来思考如何帮助成员做好准备。思考这些材料可以帮助你发展出一种适合你自己个性的领导风格，并且形成适合你的领导特定团体的方法。下面这些从团体领导者角度提出的建议是面向团体成员的。

团体领导者对成员工作指南

建立信任 我们深信，成员要想在团体中体会到安全感，保密是必不可少的。即使没有人对保密的性质和限制提出疑问，我们仍然强调尊重团体内隐私的重要性，并提醒成员在哪种情况下可能违反保密原则。我们向成员解释，在并非有意的情况下也很容易违反保密原则。我们向各成员强调，他们有责任把他们对于团体中其他人如何对待其自我表露的担心说出来，这样团体才可能一直是一个安全的场所。如果成员有顾虑，认为其他人可能会在会谈之外谈论他们，那么必然会妨碍他们充分参与。

在我们带领的团体中，我们经常对团体成员说，在没有安全基础的情况下迅速开放是没有意义的。创造安全和信任的环境的一种途径是，让团体成员愿意在早期会谈中表达他们的恐惧、担忧和此时此地的反应。由每个成员自己来决定把什么带进团体，以及在个人探索中走多远。参与者通常会等待其他人先冒风险或展现某种信任的姿态。然后，他们可能会通过这个机会表达自己对信任的担心，并对此提出质疑。成员可以从其所发起的讨论中获益，从而建立起真正的信任。

例子：哈罗德（Harold）比大多数成员年纪大，他担心其他成员无法理解他的感受，会把他排除在活动之外，把他视为一个局外人——一个长辈。在他表露了这些担忧之后，许多成员赞赏哈罗德愿意让大家知道他对他们的不信任这种做法。他的表露以及其他人对此的回应，促使其他人表达了他们自己的一些担忧。这种分享让成员们清楚地意识到他们可以在团体中表达自己真实的恐惧，从而提高了整个团体的信任水平。哈罗德愿意让团体中的其他人了解对自己有意义的部分，他非但没有感觉到被拒绝，反而感到被接纳和感激。

表达持续存在的感受　有时成员会掩饰他们的厌烦、愤怒或失望的感受。成员在会谈中将他们在团体中持续存在的一些感受表达出来是非常重要的。我们经常对成员说这样的话："如果你感到游离和退缩，请让大家知道。""如果你总是对团体中的其他人感到愤怒或恼怒，请把这些感受说出来。"

例子：在每周聚一次、持续 10 周的一个青少年团体中，卢埃拉（Luella）直到第三次会谈才透露她既不信任其他成员也不信任团体领导者，因为她感受到了参与的压力，感到很生气，并且她真的不知道团体对她的期望是什么。从第一次开始到现在，她一直感到犹豫和怀疑，但她并没有表达她的这些反应。团体领导者让卢埃拉知道，她把这些持续存在的不信任感表达出来十分重要，这样一来团体就可以依次对其进行探索并加以解决。

自我表露　团体成员有时会认为他们自我表露得越多越好。虽然自我表露是推动团体前行的重要工具，但决定表露生活中哪些方面的权力要掌握在各位参与者手中。这一原则再怎么强调也不为过，因为成员必须"把一切都说出来"的想法，会导致许多人对成为团体的积极参与者持保留态度。

最有用的自我表露是表达当下的担忧，以及可能涉及的一些脆弱性和风险。当参与者向团体敞开心扉时，会担心其他人会如何理解他们所表达的信息。如果一名成员分享说他自己害羞，常常沉默寡言，不敢在团体中发言，那么其他成员就会有一个参考框架，从而更准确地理解和回应他的较少参与的行为。如果他不说出来，团体领导者和其他成员就更有可能误解他的行为。

自我表露不是一个让自己在心理上赤裸面对他人的过程。成员需要理解，他们有责任决定在团体中分享什么、分享多少以及何时分享日常生活中的个人冲突。

例子：在一个每周一次的团体中，路易斯（Luis）早些时候透露过他是同性恋。在团体中他不太愿意公开谈论自己的性取向。尽管路易斯愿意和他的团体分享他作为拉美裔同性恋者的许多挣扎，但他说他还没有准备好谈论他在人际关系中遇到的困难。在这个时候，路易斯对自己的性取向感到羞耻，尤其对于他的家族。尽管对路易斯来说，谈论自己在同性恋团体中的感受是很困难的，但他勇于挑战自我，选择信任别人，把自己最深层的担忧表达出来。他的文化价值中有一条重要的价值观就是要对个人的重要事情保密。虽然路易斯在讨论他和伴侣的关系时感到不自在，但他还是愿意和大家分享他因自己不被接纳而感到的疑虑、恐惧和焦虑。路易斯不想一直生活在谎言中。对于路易斯愿意探索自己作为同性恋者的挣扎，尤其是他对被评判和拒绝的恐惧，其余团体成员是十分尊重的。正是因为从其他成员那里感受到了这种理解，所以路易斯能够在团体中分享他的生活，这些是他在团体之外不可能做到的。

完全参与　参与者可能会说："我不是健谈型的人。我很难系统、明确地表达我的想法，我担心表达得不好。所以，我通常在团体里什么也不说。但我会听别人说，我通过观察来学习。我真的不认为我必须总是说些什么才能从团体会谈中有所收获。"虽然成员确实可以通过观察团体互动和非言语反应来学习，但他们的领悟往往是有限的。如果成员们保持不投入的立场，其他人就永远不可能认识他们；而且因为别人对他们的观测也许是有偏差的，所以他们可能更容易感到被欺骗和愤怒。

一些成员把自己置身于团体活动的边缘，不断地说："我现在的生活中没有真正的问题，所以我和团体没有什么可以分享的。"还有一些成员参与时表现消极，只是说他们认为没有必要重复其他成员已经说过的话，因为他们也有同样的感觉。我们试图教会这些成员分享他们对团体体验的具体反应，同时也让别人了解他们是如何受到影响的。通过开放地表达团体中的其他人是怎样影响他们的，那些在团体之外很少分享事情的成员可以积极参与。对于那些觉得自己没什么可以提供给团体的成员，团体领导者可以帮助他们认识到，他们至少可以分享自己对他人言论的反应，通过这种干预来促进团体凝聚力的发展。

例子：当塞尔玛（Thelma）被问及她想从团体中得到什么时，她回答说："我还没怎么想过。我想我只是顺其自然，等着看会发生什么。"团体领导者让塞尔玛知道，有时候其他人的工作可能确实会激发她自己的一些问题，她可以自然地做出反应。然而，团体领导者同时也向她指出，对她来说思考并提出最初把她带到团体中的问题也是非常重要的。随着会谈的进行，塞尔玛确实学会了让其他成员知道她想从他们那里得到什么，她开始主动起来。她表示，她想谈谈她是多么孤独，她常常感到很绝望和力不从心，她害怕在男人面前变得脆弱，也害怕每天早晨面对自己的世界。当塞尔玛从观察者变成积极的参与者时，她发现自己可以从每周的会谈中获益。

拥抱改变　团体领导者应该提前警示治疗团体中的参与者，卷入团体可能会在一段时间内使他们在团体外部的生活变得更复杂，因为团体经验可能让成员们倾向于假设他们真实生活中的人们将准备好并愿意做出重大的改变。然而，成员们会惊讶地发现，别人认为他们之前的行为模式"还不错"，由此带来的摩擦可能使事情比起仅是调整熟悉的互动模式更难处理。因此，对于成员来说，重要的是要准备好面对这样一个事实，即并非所有人都喜欢或接受他们想要进行的某些改变。

例子：在团体参与中，里卡多（Ricardo）意识到他惧怕妻子，他一直克制着不向她表达自己的需要，他与妻子的关系就像与呵护他的母亲的关系一样。他担心，如果他和妻子在一起时变得更有主见，她会离开他。在团体中，他厌倦了依赖别人的生活方式，决定要平等对待妻子，放弃让她承担母亲角色的愿望。他勇敢地想要改变他们之间的关系，但是他的妻子却并不配合。他变得越有主见，家庭的氛围就越不和谐。当他尽力变得独立的时候，他的妻子却在努力使他们的关系保持原状，她不愿用与原来不同的方式回应他。

发现自己的新维度　通常情况下，团体中的大多数人开始意识到，自己可以比以前所认为的更多地掌控自己的生活。成员在团体中深入探索痛苦，他们可能会意识到正是这种未被承认和表达的痛苦妨碍他们过上真正快乐的生活。通过释放和处理这些痛苦的体验，他们开始找回快乐的自我。例如，许多参与者体验到了内在的力量，发现了真正的智慧和幽默感，创作了感人的诗歌或歌曲，或者第一次敢于表现出自己富有创造性的一面，这些原来都是不为人所知甚至不为自己所知的。

例子：芬恩（Finn）表达了他体验到的积极的团体经验。“以前我认为我说的话不重要，也没有什么可说的。通过与这里的人们进行交流，我逐渐意识到我的感受和所说的话会对他人产生影响，有时甚至是非常有价值的影响。”

倾听　团体成员可以学会仔细倾听其他成员说的有关自己的内容，既不全盘接受，也不全然拒绝。团体领导者可以建议成员尽可能地保持开放，但也要有批判性地接收听到的内容，由他们自己决定这些信息是否适用于自己。在成员做出回应之前，可以请他们平静下来，在心中默默地思考这些信息，然后，注意觉察这些对自己产生了什么影响。有时，有些成员在别人还在对他们说话时就忙于思考如何回应。如果成员不能用心地倾听，他们就不能充分理解沟通的内容。

例子：在一个青少年团体里，成员们告诉布兰登（Brendan），他讲的很多故事他们很难听进去。虽然他的一些故事很有趣，但它们并没有揭示出他内心斗争的本质，而这正是他加入这个团体的原因。其他成员告诉他，当他谈论自己时，他们更容易听进去他说的话。布兰登开始为自己辩护，变得愤怒起来，并否认自己一直在这样做。团体领导者让布兰登观察自己——无论是在团体中还是在日常生活中，思考他是如何被这些反馈影响的，并在他严厉拒绝这些反馈之前思考他要说的话。

接受反馈　成员需要认识到，反馈是一种宝贵的信息来源，可以帮助他们评估自己在团体中的所说所做，以及他们的行为是如何影响他人的。成员需要特别认真地倾听他们收到的一致的反馈。一个人可能从不同团体的许多人那里得到类似的反馈，但仍然把它们当作无效信息而忽视。虽然具有批判性很重要，但有一点同样重要，那就是成员要认识到，从不同的人那里接收到的同样的信息很可能具有某种程度的有效性。

例子：在几个团体里，利亚姆（Liam）都听人们说，他似乎对他们要说的话不感兴趣，而且他看起来与人很疏远、隔离。利亚姆虽然身在房间里，但经常望着天花板叹气，把椅子挪开，打很多哈欠。利亚姆对这些反馈感到很惊讶，并坚持认为他在团体中的行为与他在团体外生活中的行为很不一样——在团体外，他觉得和人们很亲近，很感兴趣，也很投入。一个人在两个地方有如此大的不同，似乎是不太可能的。然而，团体领导者是这样介入的："你在这里可能与在外面是不同的。但你是否愿意继续留意这儿的人对你的反应，并且开放地注意别人给你的反馈是否有相似之处呢？"这位团体领导者的回应消除了谁对谁错的不必要的争论和辩论。

可给予团体成员的其他建议 在团体的早期阶段，我们还会对成员提出其他一些指导方针，它们也是对成员有帮助的。简单罗列如下：

- 乐意在团体会谈之前和之后都做些功课。考虑坚持写日志作为团体体验的补充。通过为自己布置家庭作业的方式，将你在团体中的领悟转化为日常生活中的实践。
- 培养自我评估技能，以此评估自己在团体中的进步。可以问自己这些问题："我在团体中投入吗？""我对会谈过程满意吗？如果不满意，我可以做些什么？""我在生活中运用了我在团体中学到的东西吗？"
- 为澄清个人目标，花些时间思考你想在会谈中探讨的具体问题和主题。要做到这一点，最好的办法是思考你想要在生活中做出的具体改变，并考虑为了实现这些改变，你愿意在团体内外做些什么。
- 在与团体内其他人的互动中，尽量进行个人化和直接的陈述，而非给出建议、做出解释和提出非个人化的问题。与其告诉别人他们是怎样的人，不如让他们知道他们是怎样影响你的。
- 意识到真正的工作包括你在团体之外的实际行动。把团体看作是达到目的的一种手段，并给自己一些时间来考虑在团体中有所领悟后，将如何运用所学的知识。可以预期会出现一些挫折，并意识到变化可能是缓慢和微小的。

避免过多的结构和讲授

尽管我们强调了让成员为团体运作做好准备的意义，但要意识到，过分强调提供关于团体过程的信息可能会产生负面影响。如果团体成员被告知过多的期待，而没有被允许自主学习，那么所有自发的学习都可能会消失，此外还可能对团体领导者提供的结构和指导产生依赖。

我们希望，随着团体的进展，成员们越来越能够在团体领导者较少干预的情况下运作良好。在提供过多的结构与未能提供足够的结构和信息之间，存在一个微妙的平衡点。特别重要的是，团体领导者在任何时候都要意识到团体凝聚力、团体规范和团体互动的作用。有了这种意识，团体领导者就可以决定在什么时候针对当下发生的某一行为展开及时而有益的讨论。

正如我们前面所述，一个团体的发展阶段是不能被严格界定的，是流动的，彼此之间还有些重叠。团体发展水平很大程度上决定了我们怎样向成员讲授团体过程。亚隆（Yalom，2005b）已经确定了团体不同阶段的特定疗效因素。在开始阶段，关键疗效因素是认同、普遍性、希望和凝聚力。在中间阶段，情绪宣泄、凝聚力、人际学习和洞察力是必不可少的。随着结束时期的临近，存在因素浮出水面。了解这些团体过程特征将有助于你决定讲授多少，以及什么时候讲授。

日志写作与团体会谈相配合

成员可以通过在团体外写日志来增加团体体验的收获。一种方法是请成员每天（甚至几分钟就可以）在日志上记录下自己的主要感受、情境、行为和对行动方针的想法。也可以请成员回顾他们生活中的特定阶段，并把它们写出来。例如，他们可以拿出童年时期的照片和其他能让他们回忆起这个时期的东西，然后自由地在日志中写下任何想到的东西。自由流畅、不受束缚的写作风格可以极大地帮助你抓住心中的感受。

成员可以带着日志参加团体，分享他们曾经的某些特别体验，正是这些体验导致他们现在的问题。然后，他们可以与团体一起探讨如何以不同的方式处理这种情况。总的来说，这些日志可以帮助成员在会谈中更好地聚焦，这样成员可以决定对他们所写的材料做些什么。

另一种使用日志的方式是将它作为在日常生活中与别人互动的一个准备。例如，珍妮（Jenny）和她丈夫在沟通方面有很大的困难。她常常对丈夫做的事情和没做的事情都感到愤怒，但一直把愤怒积压在心里，为彼此没有在对方身上花时间感到难过。珍妮通常不会向丈夫表达她的难过，也不会让他知道她对他的不满，因为她不想影响孩子们的生活。为了解决这个问题，她可以给丈夫写一封详细的长信，指出她感到愤怒、受伤、难过和失望的所有情况，并表达她希望他们的生活有所不同的想法，写的时候不能多加考虑、斟酌再三。但我们并不建议她把这封信拿给她丈夫看。写信是她明确自己感受的一种方式，也是她为在团体中工作做好准备的一种方式。之后的团体工作可以帮助她明确她想对丈夫说什么，以及怎么说。这个过程是这样进行的：在团体中，珍妮和另外一个成员——该成员扮演珍妮的丈夫——谈论她在信中主要想表达的意思，然后其他人反馈他们对珍妮的理解以及她的表达方式对他们的影响。在此基础上，珍妮也许能够找到一种建设性的方式来对丈夫表达自己的感受。

还有一种方法是让成员把他们在团体中的反应真实地记录在日志里，特别要记录最初几次会谈中的反应，然后在团体快要结束时，让他们来回顾这些想法。成员可以在日志中回答下列问题，这将有助于他们更好地理解自己的团体体验。

- 我如何看待团体中的自己？
- 在团体中我有什么感觉？
- 我注意到自己对这个团体中的成员有哪些反应？
- 我最初加入团体时有哪些担心或顾虑？
- 我最想如何利用团体会谈的时间？
- 我想从这个团体中学到或者体验到什么？

如果参与者写下自己的反应，他们就更可能在团体会谈中将其表达出来。如果成员害怕在团体中开放自己是因为别人可能会负面地评判自己，那么通过把自己的反应写下来这种方式，成员就能够为在团体中以言语的形式将这些恐惧表达出来做好准备。

在我们的团体中，我们非常鼓励成员将有规律的日志写作作为一种家庭作业。考虑团体的实际需要，我们可能给成员提供一些句子补全材料的练习。成员既可以在团体中凭第一感觉补全句子，也可以在团体外完成。

以下列举了一些在团体初期可以当作业使用的不完整句子的材料：

- 我最想从团体中收获……
- 在最后一次团体会谈时，我最希望自己能够说的一件事情是……
- 想到要在这个团体中度过随后的 12 个星期，我……
- 我对成为团体成员的恐惧是……
- 我希望提出的个人重要事件或问题是……
- 目前为止我在团体中最主要的反应是……
- 我最想改变自己的一个方面是……

句子补全技术可以帮助来访者在早期会谈中聚焦于他们经历的特定方面，其中有几个问题与成员目标有关。思考并写出个人目标的练习是一个极好的工具，可以帮助成员明确他们的需要以及如何才能更好地获得他们想要的。

日志提示

下面的问题可作为团体初始阶段对成员的提示。如果你是团体领导者，你可能会发现无论是让成员在团体会谈中讨论这些问题，还是在会谈间隙写关于这些问题的日志都是有用的。此外，我们鼓励你以一名成员的角度（在一个真实的或者想象的团体中）来思考这些问题的答案。

1. 你用哪些方法评估团体、团体领导者或团体成员?
2. 你有多愿意在团体中冒险?
3. 你觉得自己与团体、团体领导者或团体成员有多近或多远?
4. 你觉得哪种方式是被接纳或排斥? 你或其他人是如何促成这种方式的?
5. 什么因素导致了你信任或者不能信任团体成员或团体领导者?
6. 你对团体、团体领导者或团体成员有哪些消极或积极的反应?

在初始阶段使用家庭作业

设计让团体成员在团体内外都能完成的家庭作业或者任务，或许是最大限度地发挥团体体验价值的最好方式之一。团体领导者可以通过与成员一起规划日程、设计作业、教授技能和新行为等方式，来树立积极参与和协作的榜样。

家庭作业是确保行为改变的一个有价值的工具。团体成员越愿意在团体之外继续花时间解决他们的问题，他们就越有可能取得积极的成果（Ledley，Marx，& Heimberg，2010）。在第 4 章中，我们讨论了家庭作业是认知行为疗法的策略，其实家庭作业可以被纳入任何团体，无论团体领导者的理论取向是什么。家庭作业提供了一个宝贵的机会，可以强化和拓展在治疗期间所做的工作。对团体领导者来说，回顾家庭作业和作业结果是很重要的，由此还可以询问成员在完成作业时遇到了什么困难。

初始阶段团体领导者面临的问题

当一个团体刚启程时，一个特别重要的任务就是要认真思考成员和团体领导者（或协同团体领导者）之间责任的平衡，以及对团体来说最佳的结构化程度。如果你和协同领导者一起工作，那么讨论这些问题是很重要的，因为团体领导者的观点不同必然会伤害到团体。例如，如果你承担推动团体的大部分责任，而你的协同团体领导者认为成员必须自己决定在团体会谈时做些什么，他几乎不承担任何责任，那么成员将会意识到你们之间的这种分歧，且必然被搞得一头雾水。类似的是，如果你擅长开展高度结构化的团体工作，而你的协同团体领导者认为任何结构都应来自团体成员，这种观点的分歧必将给团体成员带来十分有害的影响。明智的是选择一位与你领导理念一致的协同团体领导者，尽管这并不意味着你们具有同样的领导风格。有效的协同团体领导者常常有差异，这正好可以互补。

当团体领导者之间的分歧导致他们之间的冲突时，这种冲突可能成为成员和团体领导者焦虑的来源。如果处理得当，团体领导者可以为团体成员树立健康的面质和冲突解决榜样。团体领导者示范非防御性面质，以及愿意挑战或者被挑战，对成员来说可能是一个宝贵的学习机会，因为一些团体成员很可能来自“家长”或“权威”人物以破坏性或虐待性的方式解决冲突的家庭。对于团体成员来说，看到团体领导者很好地处理冲突是一种疗愈性的体验。另外，团体领导者对冲突或面质的处理不当会给成员带来过重的负担，在极端情况下，会对团体的进程和团队结果造成损害。如何解决问题取决于团体领导者的决定：这个问题是在团体中与成员一起解决更好，还是由团体领导者私下里解决更好。这两种方法各有优缺点。如果成员已经目睹了团体领导者之间的冲突，那么在团体中解决会更好。

责任分配

你必须考虑的一个基本问题是，要对团体的方向和结果负责。如果一个团体被证明是没有效果的，那这个失败是由于你缺乏领导能力，还是因为团体成员的责任？

在团体的最初阶段团体领导者倾向于担任更加积极的角色。我们认为，我们有责任以非常直接的方式进行干预，以便在团体内建立某些规则。我们的目的不是促进成员对团体领导者的依赖，而是教导成员如何通过成为团体的一员来达到他们的目标。我们鼓励成员积极主动地监控他们的思维、感受和行为，并注意观察他们在团体中哪些时候的行为对自己是没有帮助的。

我们努力平衡团体领导者和成员之间的责任。我们鼓励团体领导者利用写日志的方式来澄清他们对团体的整体运作承担了多大的责任。在培训团体领导者时，我们要求他们写下他们自己领导或协同领导团体时自己的做法以及被激发的反应。这样做的目的不是要描述成员的动力表现，而是旨在让团体领导者关注特定成员对其个人的影响。以下是我们建议团体领导者在他们的日志中提出并回答的一些问题：

- 当领导或者协同领导团体时，我对自己的感觉如何？
- 我对本次会谈的结果承担了多少责任？
- 在今天的团体活动中，我最喜欢的是什么？
- 在这次会谈中什么对我来说是最特别的？
- 每位成员对我个人有怎样的影响？
- 我是怎样卷入团体的？如果我不是以自己想要的方式卷入，我应采取哪些具体的步骤来改变这一境况？
- 哪些因素正在妨碍我有效领导这个团体？

通过日志记录团体正在形成的模式，对团体领导者而言是一个极好的工具。这种写作活动还可以成为一种有用的催化剂，使团体领导者开始聚焦那些需要他们持续关注和自我成长的领域。当你和协同团体领导者或督导讨论你的团体体验时，这些问题可能会很有用。花时间思考和表达你的体验，可以帮助你极大地提高工作效率和领导技能。

结构化程度

问题不是团体领导者是否应该提供结构，而是应该提供什么程度的结构。和责任一样，结构也是一个连续体。团体领导者的理论取向、团体的类型、成员的数量和团体的阶段是决定结构运用的数量和类型的因素。人为中心团体的结构化程度是有限的，因为团体领导者对成员和团体过程本身都有信心。团体领导者强加的结构很可能会破坏人们对团体朝着建设性方向发展的信心。相比之下，大多数认知行为取向的团体领导者在每次会谈中都有一个清晰的结构：尽管团体领导者会让成员参与决定如何开展会谈，但团体领导者对每次会谈都会有一个明确的计划。

研究指出，团体早期结构的积极价值在于建立支持性的团体规范以及推动团体成员之间的良性互动。团体领导者需要在整个团体过程中都仔细留意治疗性结构。最有价值的结构是，可提供有凝聚力的框架来理解个体的体验和团体过程。亚隆（Yalom，1983，2005b）提出，团体领导者的一个基本任务就是要提供足够的结构给成员，从而指出一个整体方向，同时又要避免培养成员的依赖性。亚隆（Yalom，2005b）想给团体领导者传达的信息是，对团体的结构化应该以一种增强每位成员的自发行动的形式进行。培养对团体领导者的依赖的一个例子是鼓励成员只在被邀请的时候才发言。相反，团体领导者应鼓励成员主动地投入互动，无论是否被要求。

我们的团体结构风格旨在减少不必要的冲突，以及促使成员最大限度地参与。为此，我们要教给团体参与者许多方法，帮助他们从团体中收获更多。通过提供一些结构，我们让团体成员有机会体验更高水平的觉察，并从这种觉察中发展出新的行为方式。在初始阶段，我们的结构旨在帮助成员确认和表达他们的担心、期待和个人目标。我们经常使用两人小组、轮流发言法和开放式问题等形式，使成员更轻松地交流他们当前生活中面临的问题。在以一对一的方式与几个人交谈之后，成员们发现自己在整个团体中开放地交谈变得更容易了。我们设计活动的目的是帮助成员关注自己以及他们最希望在团体中探讨的问题。

许多短程心理教育团体的结构都是围绕一系列主题形成的。例如，在一个学习有效教育子女技能的团体中，课程的指导主题包括良好倾听、设定限制、学习传达尊重，以及无惩罚的自律。当有另一个问题迫切需要关注时，团体治疗师有时会严格坚持完成结构化的练习或主题讨论。如果团体内出现了冲突，团体领导者应该推迟主题讨论或者练习，直至冲突得到处理。如果不处理已经出现的冲突，那么主题讨论可能会流于表面。在另一些情况下，成员可能会自发地提出一些不相关的问题，这使团体领导者难以用一种有意义的方式将团体注意力维持在原定的主题上。团体领导者和团体成员需要探讨，主题的转变是由于他们对这一主题感到不安，还是由于一个更恰当的主题已经出现。如果主题转变是一种回避策略，那么治疗师可以指出正在发生的事情背后的动力。因而团体领导的艺术在于帮助成员以重要的方式将讨论的主题与他们自己联系起来，这样就可以进行团体互动和团体学习。高效的治疗师提供的只是足够的引导，而团体成员则为他们自己确定的结构负责。

开始和结束会谈

我们在这里专门讨论如何开始和结束团体会谈，是因为从一开始这就是带领团体的一个基本问题。这些技能在整个团体过程中都是非常重要的，我们建议你在阅读后面几个阶段后再回到这一讨论中。我们在这里所描述的干预并不是唯一"正确"的。根据你的理论取向或治疗风格，以及你所领导的团体治疗类型，有许多有效的干预方法可供选择。我们认为以下准则是有效的。

开始团体会谈的指导方针　有时团体治疗师会把注意力集中在先发言的人身上，而且可能会在他们身上花过多的时间。其他常见的疏忽包括，忽略了将当前的会谈与前一次会谈联系起来，或者没有在和每一名成员协商的基础上决定如何利用本次会谈时间。团体以简单的"报到"（check-in）形式开始，将有助于把大部分成员卷入这次会谈的建设性工作之中。在我们的培训工作坊中，我们（玛丽安娜和杰拉尔德）有时会被问到是否要使用这个"报到"环节。如果我们对团体有什么想法，我们很可能会在"报到"期间提出。然而，我们常常是不采用这个环节的，尤其是在我们请成员谈想要在本次会谈中讨论什么或者探索什么时。

对于定期进行会谈的团体，如一周一次，我们建议团体领导者采用下列一些有效的方法启动每次会谈：

- 请所有成员参与"报到"活动，简要陈述他们期待从本次会谈中得到什么。在"报到"环节，我们的目标是请成员们回忆上次会谈的内容以及描述本次他们想讨论的内容。所需要的就是一次快速的轮流发言，让成员确定他们感兴趣的探索主题。通过这种方式，以一些大家共同关心的问题为基础，团体可以制定合适的工作议程。在完成协商过程之前，我们通常不会停留在某个成员身上，因为我们希望所有的参与者都有机会表达他们带入这次会谈中的想法。如果仅仅停留在第一个发言者身上，就会形成一种规范，即第一个发言的人将是会谈的工作重点。"报到"程序为确定会谈开始时出现的主题提供了基础。如果你不知道成员们在某次特定的会谈上带来了哪些议题，则将错失许多重要的材料。
- 给成员提供一个机会，让他们简单分析自上次会谈以来在团体之外练习的情况。如果成员正在尝试记日志和完成家庭作业，那么会谈的开始是让成员简要陈述他们反思、写日志和家庭作业的部分成果的好时机。有些人可能想谈谈将自己在团体中的学习迁移到日常生活情境中遇到的问题，那么这些困难就可以成为此次会谈工作的基础。
- 询问各位成员对上次会谈的内容是否有什么想法或有什么被悬置的感受。如果成员们没有机会提及这些重要的问题，隐藏议题就可能会发展，从而阻碍有效的工作。但是，我们应避免在"报到"环节深入处理它。重要的是与成员达成共识，在完成"报到"环节后再回到这个议题上。
- 让成员们两两组合来讨论他们希望如何利用本次会谈的时间。大约 5 分钟后，让每个人陈述二人组中分享的内容。这项工作有助于成员积极参加会谈，是拟订团体议程的好办法。
- 开始会谈的方式也可以是由团体领导者请成员们简要地说明他们对团体进展情况的想法。当我们看到团体中正在形成某些问题时，或者当我们感觉到团体陷入了困境时，这种做法尤其合适。我们的自我表露可以引导成员以开放的态度对待会谈中正在进行或未能进行的事情，如果我们以非指责的方式陈述我们的反应，效果尤其明显。
- 在一个开放式团体中（成员数目每周都可能有变化），介绍新成员是一个好的做法。但不要仅仅把焦点放在新成员身上，可以请老成员简要地介绍他们在团体中学到的东西。一些成员可能只参加几次会谈，问问他们认为如何能从短暂的团体治疗中得到最大的收获。我们有时会这样提问："如果这是你唯一的一次会谈，你最想实现什么？"

- 也可以用一个正念练习来引入会谈，将成员带到当下。正念可以被认为是"对当下意识的接纳"（R. Siegel，2010，p.27）。在正念练习中，团体成员训练自己以一种不加评判的方式，有意识地专注于当下的体验。他们可以在日常活动中练习在团体中学到的正念技巧，包括正念站立、正念行走、正念饮食、正念做家务。为了更好地介绍正念练习，我们推荐罗恩·西格尔（Ron Siegel，2010）的书《正念解决方案：针对日常问题的日常练习》（*The Mindfulness Solution: Everyday Practices for Everyday Problems*）。

虽然我们不建议你记住这些条目来开始一次会谈，但以下问题在你开始会谈时可能会有所帮助。

- 来参加这次团体之前你有哪些想法和感受？
- 在我们开始今天的会谈之前，我想请你们每人花几分钟安静地回顾这一周，考虑一下你想告诉我们些什么。
- 你今天来这里的时候，谁最吸引你的注意？
- 有没有人对上周的会谈有什么想法？
- 你在这个房间里最了解谁？为什么？
- 在本次会谈结束前，你最想说些什么？
- 在这个团体中，你可以做哪些与众不同的事情来帮助你实现目标？
- 你在多大程度上将你在这个团体中学到的知识应用于你的日常生活中？

结束团体会谈的指导方针　结束一次团体会谈的方式和你如何开始会谈一样重要。团体领导者往往只是简单地宣布"今天的时间到了"，而不试图总结和整合，也不鼓励成员在团体之外练习某些新技能，这种现象很常见。我们倾向于在每个团体会谈结束时建立一个规范，即期待每个成员都进行一次简短的总结。即使只有 10 分钟，也要给参与者一个机会，让他们反思喜欢或不喜欢会谈中的哪些方面，谈一谈在接下来的一周中他们希望自己在团体之外做些什么，等等。重视会谈的结束方式，可以确保团体学习成果得到巩固。

每周进行一次会谈的团体，应对本次会谈予以总结。有时，可以在会谈中途停下来说："我注意到我们今天还剩下大约一个小时的时间，对于今天到目前为止你们所做的事情，我想问问你们每个人都有什么感受。你在以自己想要的方式参与吗？在这次活动结束之前，你还有什么问题想要提出来吗？"这并不需要例行公事般地进行，但有时在会谈期间进行这样的评估可以帮助成员将注意力集中在问题上，特别是在我们注意到他们并没有谈论他们真正需要解决的问题时。

在每周一次的团体会谈结束时，可以考虑以下原则：

- 不是每个人都会感到舒服，也不是每个提到的问题都能得到充分解决。团体成员可以反思他们在会谈期间的体验，并将他们的关注内容带到下一次会谈中。
- 如果参与者表示感觉没有卷入团体，我们往往会问他们愿意做些什么来增加对团体的投入："你觉得缺乏参与是可以接受的，还是想要做出改变？"
- 请成员在团体中简单谈谈他们从与其他成员的互动中对自己多了哪些了解。参与者还可以简要地谈谈他们根据这些领悟相应地改变了自己的哪些行为。如果参与者想要进一步改变自己的行为，团体领导者可以鼓励他们制订具体的计划或在下一次会谈之前完成家庭作业。
- 如果成员提出的家庭作业看起来并不现实，团体领导者或者其他成员可以协助他们制定更加切合实际的作业任务。

- 可以询问成员是否有想要在下次会谈中探索的任何主题、疑问或者难题。这个要求有助于在这次会谈和下次会谈之间建立联结。
- 成员可以彼此给予反馈。特别有用的是成员对他们实际观察到的内容进行积极反馈。例如，如果道格（Doug）的声音放松多了，其他人可以让他知道他们觉察到了这一改变。
- 如果带领的团体成员是变化的，在某个成员将要离开的前一周提醒全体成员。不仅即将结束团体体验的成员需要分享他们参加团体的学习成果，其他成员也需要分享他们的反应。
- 确定任何未完成的工作，即使这些工作在团体会谈结束前是无法完成的。

正如我们在开始会谈的部分所做的那样，我们也为你在考虑结束一次会谈方面提供一些问题作为参考。当然，没有必要在每次会谈结束时都把以下这些问题问个遍：

- 你今天在团体里感觉怎样？
- 最触动你的是什么，你学到了什么？
- 为了练习你们所学到的新技能，这周各位将在团体之外怎么做？
- 我想让各位快速说几个词，谈谈到目前为止团体的进展状况。
- 你从这个团体中得到了什么？没有得到什么？
- 如果你对团体中正在发生的事情不满意，你会做什么来改变现状？
- 在结束之前，我想和大家分享一下我对这次会谈的一些反应和观察。
- 在今天结束之前，我希望每个人都能分享今天团体体验结束后最能代表你们的颜色。从团体开始到现在，它发生了怎样的变化？

通过发展开始和结束会谈的技能，你更有可能领导团体在各次会谈之间连贯地运转。这种连贯性可以帮助成员将团体中的领悟和新的行为方式迁移到日常生活中，而且你的鼓励和指导可以帮助参与者不断评估自己在每次会谈中的卷入程度。

如果你和一位协同团体领导者一起工作，那么你们应该一起讨论如何开始和结束团体。这里有几个可供你们探讨的问题：

- 一般是谁来主持会谈？
- 你们两人是否就会谈结束的时间和方式达成一致？
- 在会谈还剩 5 分钟的时候，会不会一位团体领导者想继续工作，而另一位协同领导者想对这次会谈做一些总结？
- 这次会谈结束时，你们两位是否都注意到有一些未被处理的未完成事件？

虽然我们并不建议在会谈开始和结束时对时间和职责进行机械划分，但值得注意的是，应明确由谁来主要承担这一责任。如果通常总是由一个团体领导者开启会谈，那么成员很可能会把他们的谈话指向这个人。在我们协同领导的团体中，我们一人可以开始会谈，而另一人则具体阐述和进行补充。通过这种方式，合作伙伴之间自发的相互协作可以取代以“现在轮到你发言了”为特征的模式。

记忆要点

团体的初始阶段

初始阶段的特征

团体的初始阶段是团体定向和决定团体结构的时期。这个阶段具有以下特征：

- 成员评估团体氛围和彼此相互熟悉。
- 成员了解到哪些是被期待的、团体如何运作以及如何参与团体。
- 冒险水平相对较低，探索是试探性的。
- 如果团体成员愿意表达他们在团体中的想法和感受，团体凝聚力和信任就会逐渐建立起来。
- 成员关心他们是否被接受或被排斥，他们开始明确自己在团体中的位置。
- 在成员测试是否所有的感受都可被接纳时，可能出现消极的反应。
- 信任与不信任是一个核心问题。
- 可能会出现一段时间的沉默和尴尬：成员可能会寻找方向，并想知道这个团体到底是干什么的。
- 成员们在决定他们可以信任谁、要自我表露多少，这个团体在多大程度上是安全的，喜欢谁和不喜欢谁，以及应卷入多少。
- 成员学习尊重、共情、接纳、关怀和回应这些基本的态度——所有这些态度都有助于信任的建立。

团体成员的职责

在团体初始阶段，一些特定的成员职责和任务对团体发展方向是十分关键的：

- 采取积极行动，营造信任的氛围；不信任和恐惧会使成员不愿意参与。
- 学会表达自己的感受和想法，尤其是当它们与团体当前发生的互动有关时。
- 愿意表达与团体有关的恐惧、希望、担忧、疑惑和期待。
- 愿意对团体中的其他人表达自我；那些总是把自己隐藏起来的成员将不会与团体进行有意义的互动。
- 尽可能多地投入团体规范的制定中。
- 建立个人的、具体的目标，它们将指导团体参与行为。
- 学习团体过程的基础知识，特别是如何参与团体互动；解决问题和提建议会打断成员之间积极的团体互动。

团体领导者的职责

下列这些是团体领导者在团体定位和探索阶段的主要职责：

- 教授参与者一些基本的原则和方法，帮助他们积极参与，这样更有可能创造一个建设性的团体。
- 发展和制定基本规则。
- 教授并强化团体过程的基础知识。
- 帮助成员表达他们的担心和期待，并促进信任的发展。
- 示范治疗性行为的促进维度。
- 开放地面对成员，真实地呈现在成员面前。

- 明确责任分配。
- 协助成员确立具体的个人目标。
- 开放地处理成员关心的问题和疑问。
- 提供一定程度的结构，既不会使成员的依赖增加，也不会导致其停滞不前。
- 协助成员分享他们对团体中正在发生的事情的想法和感受。
- 教授学员基本的人际交往技能，如积极倾听和回应。
- 评估团体的需求，朝着实现这些需求的方向带领团体。

▼ 练习

在初始阶段促进团体工作

1. **第一次会谈**。在这个练习中，6 名学生自愿扮演团体成员的角色，参加团体的第一次会谈；两位志愿者扮演协同领导者的角色。首先，协同领导开始的方式是进行一个简单的定向说明，内容包括团体目的、团体领导者职责、成员的权利和责任、基本规则、团体过程，以及他们在团体第一次会谈上可能提供的任何其他相关信息。然后，成员们表达他们的期待和担心，团体领导者尽力处理，这会持续大约半个小时。然后成员描述他们在团体中的感受，并给两位协同团体领导者提出建议。协同团体领导者可以讨论他们的这次经验，他们对自己的表现感觉如何，这既可以在所有反馈之前进行，也可以在反馈之后进行。

2. **团体的开始阶段**。这个练习可以用来帮助团体成员熟悉彼此，但是你可以在课堂上加以练习，看看它的效果如何。将整个班分成两人一组，成员每 10 分钟选择一次新伙伴。这个练习的主要目的是让成员和其他所有成员建立联系，并把自己介绍给别人。我们鼓励你在下面的列表中加入你自己的问题或者陈述：

- 讨论对团体价值的保留意见。
- 你对团体有什么恐惧？
- 你最想从团体体验中得到什么？
- 讨论团体中你的信任水平。卷入的感觉如何？哪些事情有助于你增强信任，或让你不能信任他人？
- 决定你们俩谁来主导团体。你们对各自的位置都满意吗？
- 告诉你的同伴，如果你们要领导一个团体，你可能会有什么样的感觉？

3. **和你的协同领导者会谈**。在你的班级里选择一个你可能想与之一起领导团体的人。在最初阶段，与你的伙伴一起探索下面一些关于团体的问题：

- 你们两人想要怎样协助成员从团体中获益最多？你们会讨论怎样帮助他们成为积极的团体成员吗？
- 在团体初始阶段，你们两人会怎样推动信任的建立？
- 在团体初始阶段，你们各自倾向于在多大程度上进行结构化？你们对多大程度的结构化可以帮助团体有效运转达成一致了吗？
- 如果团体陷入困境，谁来负责？如果团体在第一次会谈时就迷失了方向，你们会怎么做？
- 你们会分别使用哪些具体的方法来帮助成员界定他们在团体中的个人目标？

4. **对如何促进信任的建立进行头脑风暴。**在团体中，为了促进信任的建立，探索尽可能多的想法和方法。你认为哪些因素可能产生信任？对你来说怎样才能在一个团体中感受到信任？你认为发展信任的最主要的障碍是什么？

5. **评估团体。**如果你参加了和课程学习相关的体验式团体，请评估这个团体和本章描述的初始阶段有哪些相似特征。团体的氛围怎样？你是哪种类型的团体参与者？你对你的团体的满意度如何？为了使团体产生你希望看到的变化，你采取了什么措施？建立了何种程度的信任？在这个早期阶段形成了哪些规范？

第 7 章 团体的过渡阶段

前言
过渡阶段的特征
给团体领导者带来挑战的团体成员
治疗性地处理防御行为
处理整个团体的回避行为
处理移情和反移情
过渡阶段的协同领导问题
记忆要点
练习

本章学习目标

1. 描述与团体过程和发展有关的动力（CACREP，2016，标准 B）
2. 识别和理解过渡阶段团体的关键特征
3. 探索有效处理防御和不情愿行为的方法
4. 批判性地评估阻抗的概念
5. 理解成员常见的恐惧和焦虑
6. 对探索团体冲突的方式有更深刻的理解
7. 区分有效和无效的面质方式
8. 探索治疗性地处理防御行为的方法
9. 理解团体成员问题行为背后的动力
10. 描述整个团体表现出的回避行为
11. 理解团体中的移情和反移情的动力
12. 识别过渡阶段协同领导的问题

你在社区协同领导了一个每周一次的团体，你发现越来越难和其中一个成员一起工作。你意识到让你很难喜欢他的原因在于他使你想到过去生活中的某个人。除了你自己的反移情，还存在一个问题，即一些成员似乎对你和你的协同团体领导者非常具有防御性。当你试图挑战他们的时候，他们经常团结在一起。在上一次团体会谈时，其中一个成员公开与你面质并问道："如果你从来没有体验过我的感受，你怎么能帮助我？"会谈结束后，你和协同团体领导者一起回顾了这个团体。

- 这些常规或是常见问题以什么样的方式在团体的过渡阶段呈现？你会如何带着你的反移情工作？
- 你和你的协同团体领导者会使用什么样的策略来处理团体成员的防御？
- 针对团体成员的直接挑战，你会做何反应？
- 你可以如何治疗性地回应他的质疑？
- 你认为他对你的质疑暗藏了什么样的感受？

前言

在团体进入更深入的工作即我们所指的工作阶段之前，通常会经历一个过渡阶段。如果团体成员不能自愿表达他们与自己和他人产生冲突的方式，就无法继续前进和发展出信任，所以成员自愿表达是进行更深入工作的前提。团体能否成为一个凝聚力强，并允许成员进行有意义的人际探索的集体，常常取决于在过渡阶段团体成员和团体领导者做了什么。一个团体继续前进的能力取决于双方聚焦于此时此刻所出现问题的能力和意愿。

团体的过渡阶段对团体领导者来说尤其是一个挑战，对团体成员来说也是一个困难时期。在这个阶段，团体通常的特点有焦虑、防御、戒备、摇摆、阻抗、一系列的控制权问题、成员间的冲突、对团体领导者的挑战，以及各种模式的问题行为。这些困难是团体展开过程中非常正常的一部分，并且保持对成员防御行为的好奇会比批判式的回应更好。为了避免刻板地认为一些行为就是不合作行为，转变态度并承认那些行为可能是成员害怕、困惑和谨慎的表现，这样会更有用。例如，如果你可以将一名成员的不情愿的行为理解为害怕，而认为另一名成员之所以沉默，是因为他缺乏如何更好地参与团体的知识，你就会对这些行为有更积极的态度。通过改变——不是给成员贴上"阻抗"的标签，而是将其变为更具描述性的和非评判的语言，你更可能改变你认为"这些成员是在挑战你"的态度。

当你改变理解成员行为的角度时，更容易持一种理解的态度，并且鼓励成员探索他们不情愿和自我保护的方式。不去防御，并且帮助成员表达他们不想信任你或其他成员的这种感受是非常重要的。通过这种方式观察成员的行为，你也更可能进入与不情愿行为的某些标志相关的文化层面。例如，一位沉默的成员，一个听从权威的人，或者一位给出很多建议的成员，可能是因为文化的原因而不是故意为难人。在将他们的行为解释为缺乏对你作为团体领导者或是对其他成员的信任之前，帮助这些成员表达他们过去和现在的体验，并承认他们的感受。当人们感到被倾听和认可时，他们可能更容易改变。

在团体的整个过程中，一些最有成效的工作常常发生在过渡阶段。这正是在团体中成员和团体领导者都在学习彼此改变的能力和风格的时刻。成员可能会学到应对挑战的新方法，比如直面冲突，而不是回避冲突。随着成员们讨论的继续，他们最终可能会找到解决方法并且加深彼此之间的关系。

团体成员表现出的防御方式，也可能是了解他们的自我力量的一个窗口。对团体领导者来说，观察和记录这些信息是有用的，可能会在工作阶段对其进行干预。

在帮助团体完成过渡阶段的任务时，团体领导者需要清楚地了解团体在这个发展阶段的特征和动力。需要特别注意的是自身的反应，尤其是认为自己应对团体中发生的一切完全承担责任，或认为成员应负全部责任的倾向。在本章中，我们讨论了过渡阶段团体的典型特征，并对解决本阶段可能出现问题的干预措施提出了建议。

过渡阶段的特征

在过渡阶段，焦虑和防御隐藏在众多行为之下。要走过这个阶段，成员必须能够有效处理防御。团体领导者的任务是帮助成员识别并面对他们的恐惧，努力解决可能的冲突和控制权问题。这个阶段的目标是创造一个安全和信任的氛围，鼓励成员去冒险。有些成员可能缺乏对团体的认识或经验，但不应该对他们学习新的行为模式时表现出的顾虑贴上防御的标签。人们会把他们典型的交流方式带到团体中，也常常能很开放地学习更有效表达自己的方式。

建立信任

虽然建立信任是团体初始阶段最主要的任务，但成员们仍可能会怀疑在过渡阶段团体对他们来说是否还是一个安全的地方。因此，表现得非常犹豫、观察其他成员和团体领导者的现象仍是很常见的。随着信任氛围的逐步形成，成员可以表达他们的反应，而不害怕被指责或被评判。通常一个成员愿意冒险表露自己的担忧或恐惧时，其他人也会这样做。这些自我表露是建立更深信任的转折点。

当信任度高，成员积极参与团体活动时，成员会用个人化的方式让别人了解自己，在团体内和团体外都可以冒险，关注自己而不是别人，在团体中积极工作于有意义的个人议题，表露长期以来持续的感受比如缺乏信任，以及支持和挑战他人。

相反，以下则是缺乏信任的清晰信号：

- 成员不启动工作。
- 成员经常迟到、早退或错过会谈。
- 成员不愿参加，因为他们害怕被面质。
- 成员不愿意表达自己，或以间接的方式表达自己。
- 成员用讲故事的方式进行自我保护。
- 成员过于沉默。
- 成员投入更多的精力帮助别人或给别人提建议，而不是分享自己的个人问题。
- 成员要求团体领导者来主导，他们可能会说“告诉我们该做什么”。
- 一些成员可能会说他们的问题太大，团体帮不了他们；其他的成员可能会说他们没有问题。
- 成员避免公开处理冲突，甚至可能不承认冲突的存在。
- 成员可能分成若干个小团体。
- 成员可能将其议题隐藏起来，不让团体领导者或其他成员知道。

当缺乏信任时，成员们仍在检视着团体里发生的事情，但这种行为可能会悄无声息地进行，这使得我们很难探究团体内部究竟发生了什么。一些成员可能会考验团体领导者，特别是那些对权威人物有负面体验的成员。就那些经历过压迫的人来说，这种情况并不少见，他们会检视团体领导者或其他成员是否怀有某种形式的偏见。鼓励成员明确这个检视过程是很重要的，方法是用语言明确地表达出他们所看到的和总结出的信息。其他成员可能会说一些带有评判的话，这会抑制开放的参与行为。我们一次又一次地发现，一个团体中出现的许多问题并不是人们所表达的感受和想法，而是他们没有表达的。我们在过渡阶段的主要任务就是鼓励成员们大声说出他们对团体中正在发生的事情的想法和感受。我们经常给予提示，让成员补全像这样的句子："我在团体中害怕说的一件事是……"，"如果你真的了解我，你会……"，"我很难相信别人，因为……"。

在一个团体的开始阶段，不信任是非常正常的。如果团体领导者能够承认成员有不同的建立信任的方式，并能将其正常化，这可能会鼓励成员们开始谈论他们过去和现在的经验，从而建立和维持信任关系。每一名成员都必须积极地排除障碍，打开他或她自己去信任他人。

在少数情况下，固定表达练习有助于成员开放自己并与他人一起冒险。在我（辛迪）领导的一个团体中，成员们能够清楚地觉察到沉默和缺乏参与。我用了从同事丹尼·欧乐曼（Denny Ollerman）那儿学来的一个练习，我问大家是否愿意做点新的尝试，这个尝试明显需要冒很大的风险。我也参与了练习，首先示范了我愿意展示我的脆弱并在团体中冒险，这样一来我就先为团体定下了一个基调。每个人都被邀请站起来面对三个不同的成员说："我不想让你知道的一件事是……"。例如，一名成员可能会说，"我不想让你知道的一件事是，我恨我的身体"，然后她要对另一名成员继续说，"我不想让你知道的一件事是，我不信任男人"。每个人都轮流完成三次这样的表达后，就有大量的话题要讨论，有大量的反应要分享了。这种类型的练习要小心进行，团体领导者需要熟练地帮助成员处理他们的感受，因为他们以如此易受伤和强有力的方式在参与团体。

两人一组是另一种方式，可以为沉默或者有所保留的团体注入一些尚未挖掘的能量。我（辛迪）曾协同领导的一个小团体，特点是能量低，我想将团体中的这种能量赶走。我决定将成员分为两人一组，轮流回答两个问题："你对我的体验是怎样的？""让我感到你和我不亲近的一件事情是……"这个练习会产生一些非常真诚和有洞察力的对话，然后整个团体的能量水平就提高了。在下一次会面时，成员似乎更愿意进行更深层次的分享，和他人一起冒一些之前不愿意去冒的险。

防御行为和不情愿的行为

团体成员常常在安全和冒险之间左右为难。当然，团体成员如此谨慎是有道理的。除非有安全的氛围，否则成员不会开始进行密集的工作。团体领导者和成员都必须理解防御或谨慎行为的含义。团体领导者必须尊重和耐心地对待成员的做法和防御。

> 除非有安全的氛围，否则成员不会开始进行密集的工作。

从精神分析的角度来看，阻抗被定义为个人不愿意进入意识领域去觉察有威胁的信息，这些信息在以前是被压抑或被否认的。它也可以被看作是阻止成员处理无意识的信息。从更广泛的角度来看，阻抗可以被看作是一种阻止我们探索个人冲突和痛苦感受的行为。其实阻抗是一种试图使我们远离焦虑的方式。

尊重成员的防御方式，意味着团体领导者不是去责罚犹豫的人，而是去探索他或她犹豫的根源。成员们往往有其犹豫的现实理由。例如，一名女性在团体中很沉默，只有当别人提到她时，她才会讲话。当团体领导者指出这一点时，她说因为她有口音，所以她说话时会感到很尴尬。她坚信她的英文不够好，别人不能理解她讲的话，这是她不说话的原因。虽然她想抛出一个话题，但是她一想到自己会成为大家关注的焦点，就会产生强烈的焦虑，于是她尽量少说话。如果因为阻抗而让她退出团体，那就说明团体没有真正尊重她的不情愿行为，并认为她作为一个讲两种语言的人非常真实和痛苦的被歧视的经历是不重要的。

作为一个讲两种语言的人，我（玛丽安娜）在讲英语的时候非常害羞，并总是担心是否使用了正确的语法。与比我英语好的德国人在一起时我会更加害羞。我在韩国带韩国人的团体时，发现这种感受非常普遍。在几次团体会谈中我询问了他们讲话时犹豫的原因，一些成员说他们会在头脑中预演如何用英语表达自己而不犯语法错误。一些成员分享说，他们在团体外也会思考如何用英语表达自己，并且会练习在即将来临的团体会谈中想说的话。在一个拥有不同英语水平成员的韩国人团体中，他们对"正确"说话的焦虑增加了，通过探究他们不说话的原因我对他们参与度低有了新的解读。

来访者不愿意表达自己有时是一种应对策略，这些应对策略曾帮助来访者适应以前的情境，但现在它不再起作用了。团体领导者可以帮助成员重新定义自己的阻抗。如果你能理解他们的犹豫，成员们可能会意识到并可以欣赏这种特殊的应对策略，明白它是应对早期生活中困难情境的最好方式，但如今它不再有效。阻抗是治疗过程中一个自然而然的部分，并且在团体中能产生富有成效的探索，它需要被承认、讨论和理解。

面对困难行为，最有效的治疗方法是团体领导者简单地向成员描述他们所观察到的，并让成员知道他们所看到和听到的是如何影响他们的。这种方法是一个邀请，让成员们决定他们所做的对他们来说是否有用。如果团体领导者不尊重成员对焦虑的防御，他们就不会尊重成员本身。例如，梅洛迪（Melody）讲了一些痛苦的事情，然后突然停下来，说她不想继续下去了。在尊重梅洛迪的不情愿行为的情况下，团体领导者问她，是什么阻止她继续说下去，而不是推动她继续讲她的痛苦。梅洛迪说她害怕失去别人的尊重。现在的问题是她缺乏对这个团体的信任，而不是令她痛苦的个人问题。如果团体领导者尊重她的行为，梅洛迪最终可能会更开放地谈她的个人问题。如果团体领导者一味推动她更开放，而忽略梅洛迪最初的犹豫，她更有可能闭上嘴不说话。然而，如果团体领导者不去询问她不情愿行为背后的含义，她可能会就此停止自我探索。

有时成员的犹豫恰恰是团体领导者造成的，比如团体领导者不称职，团体领导者风格是侵略性的和不关心成员的，或者团体领导者没有在团体开始前帮助成员做好参与团体的准备。团体领导者的关键任务之一就是准确判断困难到底是来源于成员的恐惧还是无效的领导。如果你愿意理解成员行为背后的原因，那么他们合作和冒险的可能性就会增加。

非自愿团体的成员可能会借讽刺和沉默来表现不合作，这给了处于无能为力情境中的成员一些力量。如果你以消极的方式回应这一行为，则可能会强化这一行为模式。重要的是，在处理来访者的不愿意参与行为时，不要用防御的反应。

德怀特（Dwight）：我不想待在这里！这个团体对我没什么好处。

团体领导者（用非防御的语气）：你不想待在这里。你知道你为什么在这里吗？从你的角度来看，你认为你为什么被邀请到这里来？

德怀特：他们送我来的，我不需要这个团体。（耸肩）我别无选择。

团体领导者：你很难去做一件你不想做的事情，告诉我其他时候当别人告诉你要怎么做时，你有什么感觉？

德怀特：我不知道那是什么样子的，我只知道现在我真的没有选择。

团体领导者：我想我可以说每个人最终都有选择，但这样说没什么作用。我知道团体里的其他成员也有同样的感受。我们能讨论一下，作为一个团体，我们如何处理这个问题吗？

重要的是跟着成员走，跟随他的消极反应，而不是与之对抗，也不要把它当成是针对个人的反应。对德怀特的不情愿行为可以用多种方式做出回应。以下是一些干预的表述，可能会增加非自愿成员转变为自愿参与者的可能性：

- 很多团体成员的感觉和你现在的一样。也许他们可以告诉你，对他们来说这种感觉是什么样的。
- 你对咨询有哪些了解？你参加过团体吗？
- 你觉得你为什么会被送到这里来？
- 对于送你来这里的原因，送你来这里的人可能会告诉我什么？
- 你会如何应对你不想做但又不得不做的事情？
- 你希望它是什么样的？你能做些什么来达到目的呢？

如果你理解一个团体成员消极反应背后的动力，并且不用防御性的方式进行回应，问题行为的强度很可能就会减弱。作为这种不合作行为的接受者，你可能会感到自己被拒绝了，但你不能承受那种被拒绝的感觉。可以在以后通过自我反省、督导或咨询来处理你的这些反应。

对阻抗概念的批判

心理治疗领域的一些著作者挑战了对阻抗的传统看法，并且重新定义了阻抗在治疗中的作用。欧文·波尔斯特和米里娅姆·波尔斯特（Erving Polster & Miriam Polster，1973）是格式塔疗法的领军人物，他们认为对于治疗来说，解决阻抗并不像单纯越过一个障碍那样简单，而是“管理一个困难世界的创造力”。他们确信阻抗的理念是不必要的，而且和格式塔疗法是不兼容的（Polster & Polster，1976）。行为被贴上阻抗的标签就暗示了这个行为或者特质对这个人来说是“不相容的”，人们要想健康运转，就需要消除阻抗。避免使用阻抗这个术语，就可以避免治疗师做出来访者行为不当这种假设。波尔斯特会聚焦于当下发生了什么，并且和来访者一起来探索这个部分，以此来代替试图改变来访者的行为或是改变什么。

史蒂夫·德·沙泽尔（Steve de Shazer，1984）是焦点解决短程疗法的先驱者，写了关于“阻抗的死亡”的内容，他认为，来访者阻抗的概念很大程度上是在责备来访者缺乏进步，同时也避免了让从业者为治疗中发生的事情负责任。德·沙泽尔假设来访者有能力搞清楚他们想要的和需要的东西。协助来访者找到他们的能力并且运用它们去创造幸福的生活，这是从业者的责任。如果来访者能力的概念被接受，那么来访者阻抗被视为从业者阻抗更合适。根据德·沙泽尔的假设，是治疗师没有能够倾听和理解来访者导致了治疗的僵局，而不是来访者的阻抗。

和德·沙泽尔一样，比尔·奥汉龙（Bill O’Hanlon，2003）将来访者的阻抗归因于治疗师的误解和缺乏弹性。从奥汉龙的观点来看，被治疗师叫作阻抗的行为通常反映了来访者真正关注的部分。奥汉龙解决导向的治疗取向挑战了许多治疗师的基本信念——来访者并不是真的想改变，因此会对治疗产生阻抗。奥汉龙和韦纳-戴维斯（O’Hanlon & Weiner-Davis，2003）请治疗师质疑他们关于来访者的基本假设，并且监控他们在治疗中使用语言的方式。他们还提醒治疗师不要把焦点放在寻找阻抗上，以免这成为一个自我实现的预言。

在从叙事疗法的角度写作关于治疗中的阻抗内容时，温斯莱德（Winslade）及其同事认为应强调治疗关系（Winslade，Crocket，& Monk，1997）。当治疗变得困难时，他们避免将责任放在来访者身上，因为这样做会导致来访者对治疗中发生的事情负责任。温斯莱德及其同事和他的同事们将注意力集中在他们与来访者的对话上，以此来找到在治疗中可能导致困难的原因。

动机访谈将阻抗看作是一种健康的反应，并且强调反思性倾听，反思性倾听是治疗师可以更好地理解来访者主观世界的一种方法（Miller & Rollnick，2013）。不愿意改变被看作治疗进程中正常并可以被预期的部分。人们虽然可能明白改变生活的好处，但也会有非常多的担心和对改变的恐惧。寻求治疗的人对改变所持的态度通常是非常摇摆不定的，并且他们的动机在治疗过程中可能会有起伏。动机访谈最核心的目标就是在来访者自身价值观的基础上，增加改变的内在动机。做动机访谈的人是带着尊重看待阻抗的，并且会针对来访者的任何不情愿和矛盾的部分开展治疗工作。当来访者改变比较慢时，可能会假设他们既有强烈保持现状的理由，也有改变的理由。

认知行为疗法取向的团体领导者倾向于再定义阻抗的概念，这样团体成员就不会受到责备了。注重评估，然后根据来访者的需要制订一个治疗计划（Beck，2005，2011）。这些团体咨询师强调与团体成员的治疗关系，因此治疗目标由成员和团体领导者协商达成一致。通过这种协作方式，更可能加强彼此之间的合作。

总之，格式塔疗法、焦点解决短程疗法、叙事疗法、动机访谈和认知行为疗法，对过去使用阻抗这个概念的有效性和有用性提出了质疑。这些治疗模式重新定义了阻抗，它们鼓励治疗师关注在当下的治疗关系背景中和团体中发生了什么。我们尝试向成员描述我们观察到了什么，而不是认为他们在阻抗，我们邀请成员去思考他们的行为方式是有帮助的，还是阻碍了他们获得他们想要的。带着尊重走近成员的阻抗，表现出兴趣和理解，这样防御行为就很有可能会减少。

在行动中学习

对意图的反思

我们对一个人行为方式的解释直接影响了我们会产生什么样的反应。如果有人对你撒谎，你有权感到受伤或生气。然而，如果你想摆脱那些感觉，你就要找出对方说谎的原因。他怕让你失望吗？他担心被拒绝吗？你会对一个对你撒谎的人和害怕你的人做出不同的反应吗？如果你从不同的角度来看待互动，你的干预措施会有什么不同？

对行为的判断，相比别人，我们自己对自己的行为更了解。例如，如果你在高速公路上变道，而你并没有看到旁边的车，你知道你是无意的。但是在路上被你切到前面去的汽车司机可能会认为你是故意的，他会感到很生气。想一想你身边的人打扰到你的行为。发生这一情况时，你有哪些感受？你对那个人最初的反应是什么？你如何判断这个人的行为？现在看看同样的行为，但用较少防御的方式来描述它。这在我们的个人生活中通常是很难做到的，但在与团体中表现出问题行为的来访者一起工作时，这是一种有用的技术。

团体成员体验的常见恐惧和焦虑

当团体成员阻止自己去表达恐惧时，他们可能会表现出各种各样的回避行为。虽然不能逼迫他们去讨论他们的恐惧，但可以让他们认识到，他们此刻正在体验的正是很多成员共同的体验。在推动他们克服恐惧，或匆匆忙忙去安慰说他们所恐惧的事情不会在团体中发生之前，先承认他们的感受，这样做总是非常有帮助的。团体领导者不能做出这样的承诺——在团体中的冒险会有积极的结果，但可以告诉成员治疗团体是获得与他人交往新经验的一个最佳场所。它可能会从过去或现在的关系中疗愈旧的伤痛和恐惧。当成员把团体当作一个安全的地方来探索他们的恐惧时，他们就学会了用新的方法来解决他们在团体内和团体外的日常生活中遇到的问题。

在过渡阶段，个人和团体内部的焦虑程度很高。如果成员愿意表达他们焦虑的想法，这些感受可以被探索并得到更充分的理解。例如，克里斯蒂（Christie）表达了她内心的担忧："我真的害怕继续探索下去我会发现什么。"珊妮（Sunny）则更担心别人的想法："我不敢在这里说话，因为有些人看起来很挑剔。"这些担忧可能是克里斯蒂和珊妮的投射，但她们愿意表达自己的感受，这对于从过渡阶段转变到工作阶段是非常关键的。当参与者更充分地信任彼此和团体领导者时，他们就能更多地分享他们的担心。这种开放性减轻了团体成员担心让别人看清楚自己的焦虑。

听起来有点老套，成员可能会害怕表露自己的痛苦，害怕被强烈的情绪打倒、被误解、被拒绝，或是不知道被期望做什么。简要介绍过渡阶段所展现的共同恐惧和焦虑，接下来介绍干预措施，这样做对成员来说可能是有帮助的。与团体成员分享一些共同的恐惧和担忧是很有用的，还要努力让他们感到自己的感受是正常的，建立一个安全的环境，让他们能够在其中表达自己的恐惧。

害怕自我表露 成员通常都害怕自我表露，认为他们可能会在还未准备好之前就被迫表露自己。向成员们强调他们可以让别人了解自己同时也可以保留自己的隐私，这样做是非常有帮助的。可以看看这个例子："我无法想象我像这里的其他人一样从负面的角度谈论我的父母。"妮可（Nicole）说，"如果我这样去谈论我的父母，我会被羞耻感和不忠诚感淹没。"团体领导者觉察到了妮可的文化价值观，所以他让她知道他尊重她的决定。他并没有推动她去做一些她后来会后悔的事情。但他确实鼓励她去思考以什么方式参与团体对她来说是有意义的。在文化禁忌下的不情愿和进入有威胁的领域的谨慎之间，存在一种微妙的平衡。正如我们在第 5 章里解释过的，要分享什么以及分享多少，这是由成员自己来决定的。当成员们认识到他们可以自己掌控自己对别人讲什么时，他们就没那么害怕自我表露了。

害怕表露和脆弱 有的成员犹豫是否参与团体完全是因为不希望感受到自己的脆弱。在他们的日常关系中，他们向别人表达自己时曾被羞辱、被攻击、被指责或是被嘲笑，这些成员可能会觉得分享自己个人的事情会太冒险。团体领导者帮助成员表达他们过去的体验，同时也邀请他们去拥抱一种新的、可能更健康的体验，即在团体里感受到脆弱，这是很重要的。例如，玛丽莎（Marisa）在家里试图表达她的感受时有过不好的体验。有人问她，团体领导者和其他团体成员需要做些什么才能让她感到安全。其他人接下来回应了她的自我表露。团体领导者问玛丽莎，当她听到团体领导者和团体成员的回应时，她感到有多安全。在团体中，她学到了一旦她的感受被承认并被接受，她的安全感就会增加。在这个案例中，团体领导者帮她克服了恐惧，让她根据团体里发生的事情而不是家庭里发生的事情来确定自己目前的自我表露程度。

害怕被拒绝 有时我们会听到团体成员说他们不愿意与其他人交往是因为担心被拒绝。斯蒂芬

（Stephen）多次提到他担心人们不想与他有任何交往。他筑起了一堵墙来保护自己，远离被拒绝的伤害，并且他假设如果他在团体中表露自己，其他人就会与他为敌。团体领导者问："请你环顾房间，看看你是否觉得这个房间里的每个人都会拒绝你？"斯蒂芬花了一些时间环顾这个有 10 个团体成员的房间：他确信其中的 4 人会拒绝他，有 2 人不确定。团体领导者问他是否愿意对他认为可能会拒绝他的人讲下面的话："我担心你会拒绝我，因为……"，而他可以"保留"他的投射，他还和他认为可以接受他的人交谈，并解释他为什么对他们有不同的感受。斯蒂芬同意继续工作。其他人对他的反应很友善，他们解释了自己为什么害怕他，或者觉得很难接近他。通过这次探索，斯蒂芬了解到自己在制造排斥感中所起的作用。在这样的练习中，如果成员变得防御并想要回应，团体领导者就必须进行干预，因为这会打断斯蒂芬的工作进程。重要的是让成员们知道斯蒂芬所说的更多是关于他自己的而不是关于他们的，这个工作当前的任务是处理斯蒂芬的投射和他感到被拒绝的观念，而不是在这个时候确定成员是否真的在拒绝他。

害怕被误解或评判　对一些人来说，在团体中害怕被评判或被误解是妨碍他们被其他团体成员了解的一个非常真实的障碍。对经历过各种形式的压迫或歧视的成员来说，障碍尤其大。在我们的工作中，经常听到来自不同文化群体的成员分享他们的痛苦经历，他们的行为被贴上某种标签或被评判，感觉好像他们必须保护自己和他人不受他们的文化群体伤害一样。一些成员有在团体中的早期记忆（通常是在学校），他们因"与众不同"而受到嘲笑和歧视。对于他们来说有一点非常关键：团体领导者要理解并尊重他们的过往史，并且不要太快地做出保证，让他们相信这个团体是不同的。通过帮助成员表达他们以前关于被误解和评判的痛苦，团体领导者就可以为他们提供探索新的冒险方法的工具，而这些新的冒险方法可能会产生更积极的结果。

害怕受到挑战或被关注　一些团体成员可能会一直沉默或者是"隐藏"在团体中，以此来回避被团体领导者或其他成员挑战的恐惧。有些人在面对冲突时感觉极为困难，并且可能会害怕在团体中被关注。他们会有全或无（all or nothing）的思维，坚信如果"被叫到"是不好的。不管这种害怕是因为气质、文化因素，还是由于生活经历，团体领导者都可以帮助这些不情愿的成员找到方法来参与到团体中，让他们与他人联结而不被恐惧阻碍。帮助这些害怕的成员看到他们在通过隐藏来欺骗自己和避免可能的与他人的精彩相遇，通过这样的方式，团体领导者可以帮助他们开始采取一些措施，让自己被看见。

害怕失控　马林（Marin）表示，她担心她可能会打开一些潜在的痛苦领域，而且会变得更加脆弱。她担心自己走得太"深"了。她怀疑自己："我能承受住痛苦吗？或许让事情保持不变是最好的。如果我开始哭，我可能就停不下来了！虽然我在团体中能够得到支持，但团体结束之后我该怎么办？"团体领导者回答说："我了解，你很孤独而且觉得很痛苦。当发生这种情况时，你通常会做什么？"马林回答说："我把自己锁在房间里，我不跟任何人说话，我只是自己在那哭，然后越来越抑郁。"团体领导者要求马林在房间里挑选两到三个她认为最能理解她的痛苦的人，看着他们并告诉他们她生活中的一些痛苦。当她这样做时，她很可能会发现在痛苦中封闭自己和与他人分享并体验他人支持之间的区别。她也可能意识到，她不是非得独自处理痛苦，除非她选择这样做。她可能会被挑战做这样的事情，即在团体中和团体外的生活中找到一些人，这些人在她需要的时候可以伸出援助之手。

其他担心　团体中成员经常表达的其他各种担心：

- 我担心在团体外遇到这些人，担心他们会如何看待我。
- 我担心会在团体外讨论团体里发生的事情。

- 我担心我会过于依赖这个团体，以及过于依赖别人来解决我的问题。
- 如果我生气了，我担心我会失去控制并伤害别人。
- 我担心一旦我打开，可能就再也无法关闭了。
- 身体的接触会让我感到不舒服，而且我担心当我不想拥抱时有人希望我拥抱他。
- 我担心我占用太多团体的时间来讨论我的问题，这样会让人厌烦。
- 我担心我会和这里的人很亲密，然而团体结束后就再也见不到他们了。

虽然期望所有这些恐惧都消除是不现实的，但我们确实可以鼓励成员们通过谈论这些恐惧来面对恐惧。作为团体领导者，通过你的示范，可以帮助团体创设一种信任的氛围，在信任的团体氛围里，大家可以自由地去检验他们的恐惧，区分现实和不现实的恐惧。如果成员们在团体的初期决定谈论他们的恐惧，那么就会建立一个良好的信任基础，使大家能够随着团体的发展建设性地处理其他个人问题。

日志提示

反思你自己的恐惧有助于提醒你团体成员有时候会感到多脆弱。团体领导者的角色很容易让你将恐惧隐藏在安全感的背后，并且忘记与自己的这个部分连接。虽然反思你自己的恐惧会让你感到不舒服，但是这会增加你的同情心和同理心。

1. 你在团体中体验过的一种恐惧是什么？
2. 这种恐惧对你参与团体有什么样的影响？
3. 你会如何应对这种恐惧？

与控制做斗争

保持控制感是过渡阶段的一个常见主题。一些典型的团体行为包括责任划分和决策程序的讨论。参与者在过渡阶段的主要焦虑就是责任太多或太少。为了建设性地处理这些问题，成员们必须进行公开的讨论。如果此时此刻的问题被忽视，团体将会受到这个隐藏议题的影响。

团体领导者的任务是帮助成员们理解，他们努力维持控制权可能是一种保护自己不做更深入探索的方法。例如，希瑟（Heather）可能会说："无论我说什么或做什么，似乎永远都不对。为什么我不能按我的方式行事呢？"团体领导者可能回应道："我不是在用对和错的标准来看待你所做的，我更关注的是你做的是否能帮你达到自己设定的目标。我注意到你似乎在回避谈论你生活中的困难。"另一个干预是这样问希瑟："你想在团体中如何使用你的时间？"或者团体领导者这样说："你可以多和我谈谈在这个团体里哪些对你是有帮助的，哪些对你是没有帮助的。"

冲突

对有些人来说，无论在团体中还是在日常生活中，面对冲突都是一个难题。有一种假设认为，冲突代表事情错了，所以应该不惜一切代价避免冲突。在一个团体中，团体领导者和成员有时希望避免冲突，而不是花必要的时间和精力去解决它，但这可能会干扰团体的进程。冲突在所有关系中都是不可避免的，频繁避免冲突发生才是有问题的。未探索的冲突通常表现为防御行为、间接交流，以及普遍缺乏信任。团体为学习有效处理冲突提供了一个理想的环境。团体进程中的任何阶段，尤其是在早期阶段，如果冲突能够被承认和有效管理，就会提升信任的水平，这是至关重要的。团体领导者的首要任务是让成员了解到以建设性的方式解决冲突的价值。

珍妮弗（Jennifer）在某个团体中表达了一个冲突："这里有些人从来不说话。"休斯敦（Houston）立即带着防御回答道："不是每个人都像你一样健谈。"利蒂西娅（Leticia）加入了，带着讽刺的语气："珍妮弗，你说了那么多话，你甚至都没有给我参与进来的机会！"亚历杭德罗（Alejandro）说："我希望你们能停止这种争论，这样做没有意义。"团体领导者的无效干预："我同意你的看法，亚历杭德罗。我们为什么不想办法和睦相处呢？"或者说："珍妮弗，你说得对，这里有人讲话很少。我希望他们能像你一样多冒一些险！"像这样的话就会增加成员的防御。

当团体领导者采用一些方法去探索表达什么和未表达什么的潜在动力时，就建设性地处理了所出现的冲突，团体领导者可以说："我同意你说的，亚历杭德罗，刚才我们在争论，但是我不希望大家停止，因为我们需要知道所有这些意味着什么。"团体领导者转向珍妮弗问道："你会如何被这些回应影响？这里你最想听谁说？当大家说话很少的时候会对你产生怎样的影响？如果大家说得多又会怎样帮到你？"

珍妮弗最初的表达是防御性的和对团体的斥责性的评论，团体也用防御的方式进行了回应，这可以理解。团体领导者在团体中谈到了珍妮弗的困难，并试图让她更具体地说明自己是如何被那些她认为沉默的人影响的。当其他人说话很少时，她其实会担心别人是不是在评价她，她想知道别人如何看待她，当她让成员们了解到这些时，冲突就解决了。如果珍妮弗对利蒂西娅说"我注意到你很安静，我一直很想知道你是如何看待我的，我想听你说一说"，冲突就不会发生了，这样的表达比她之前的批评更准确地反映了珍妮弗的体验。重要的是团体领导者不要打断冲突的表达，而是要促使成员之间更直接、更个人化地表达自己的情感和想法。

冲突可能是由不关注团体中存在的多样性问题造成的。团体的一些多样性是冲突和不信任的潜在来源，这些多样性包括年龄、性别、语言、性取向、社会经济地位、权力、特权、残疾、人种、种族和教育程度等方面的差异。团体领导者需要意识到来自不同文化的人可能会以不同的方式解决冲突。一种文化中的冲突在另一种文化中可能是正常行为。

不管文化背景如何，因为从原生家庭中学习到的一些模式，团体成员都有对处理冲突感到困难的时候。一些人来自这样的家庭，即冲突意味着有人受伤，或者存在输家和赢家。这些人没有学会将处理冲突作为健康关系的一部分。来自特权群体的人可能会发现很难去理解那些没有特权的人的体验。例如，乔治（George），一个白人男性，争辩说他并不认为自己以任何方式享有特权，他的生活完全是他努力工作的结果。乔治坚决否认与他的种族或性别相关的任何特权。有色人种成员和女性成员常常对这样的断言表示失望，有时甚至很愤怒，声称乔治（和其他像他这样的人）的表现表明他要么是缺乏觉察，要么就是不愿审视自己的特权地位。像在许多这样的文化冲突中，关键点在于不带评判和谴责地促进主题和情绪的探索。这种促进需要理解复杂的多元文化议题和拥有团体过程的经验。

另一个例子是一个来自双文化的团体成员玛丽亚（Maria），她说话有口音。玛丽亚谈到她的焦虑，其焦虑来源于人们对她口音的反应，如果团体中的其他人没有被歧视过，就无法理解她的担忧，她就会在团体中受伤，这正像她在日常生活中常经历的那样。玛丽亚接下来就不太可能表露自己的其他重要议题，因为她感到不被理解或不安全。如果要建立一个相互信任的环境，任何由于不理解和不能欣赏成员的差异而产生的冲突，都必须公开解决。如果这种冲突被忽视，必然会出现不信任，那么团体的进程也可能会停滞。

团体领导者需要小心谨慎地平衡那些让人感到有敌意的行为，挑战成员去倾听其他成员的体验，而不是让他们在互动中沉默。这并不意味着互动必须是礼貌的，或是舒适的。相反，对差异进行有意义的和真实的讨论往往是带有紧张和强烈情绪的。我们的任务是用这样的方式来促进团体工作，情绪并不会让人停止不前，而是激励成员通过交流来获得更多的自我觉察，并对他人在不同文化背景和生活中的观点有更好的理解。

通常在冲突得到认可并用一种健康的方式表达后，团体的凝聚力会增强。说明是什么让你保持谨慎是检测团体自由度和可信度的一种方法。在过渡阶段，参与者会继续测试团体是否是可以公开表达反对意见的安全场所，也会继续测试当他们有强烈情绪时是否会被接受。当冲突被建设性地讨论时，成员可以学到他们的关系是足够牢固的，可以经受住诚实的挑战，这正是很多人想在外部关系中实现的。

当你带领的团体出现冲突时，反思一下你对管理冲突的担心：

- 若冲突是针对你的，你有多大的信心来解决这个冲突？
- 你是否有能力有效处理团体成员之间的冲突？
- 你可以采取什么方法来提高你的能力，帮助成员有效处理团体中出现的冲突？

面质

如果想更深入和更诚实地看待自己，就必须愿意冒险表达自己内心的真实想法，即使这样做很困难。如果以关心和尊重的方式来进行面质，那么干预通常会促进改变的发生。团体成员可以认识到面质是团体过程中的基本部分，也是所有关系中最基本的部分，这是非常重要的。

团体领导者有责任教大家了解什么是面质，什么不是面质，以及如何以建设性的方式进行互动。面质不是下列行为：（1）把别人打倒；（2）用消极的话来攻击他人，然后撤退；（3）带有敌意，并且目的是伤害他人；（4）告诉别人他们完全错了；（5）强烈攻击他人的正直。带有关怀的面质可以帮助成员对自己进行诚实的评估，或者更多地表达自己的反应。理想的状况是，我们将面质看作是一种建设性反馈的方式，邀请参与者审视他们的人际互动风格或是生活的某些方面，从而帮助他们决定是否想要改变。

来自不同文化背景的人对他人进行面质的方式，以及他们对面质产生的反应都是不同的。在与来自不同文化背景的来访者工作时，要记住“间接”可能是某些团体成员的文化价值观，这是很重要的。如果面质他们的间接，或者期待他们改变，这些团体成员便会把这样的面质看作是无礼的。他们甚至会感到难堪，这可能会让他们做出离开团体的决定。时机和是否对成员的文化背景敏感是决定面质是否有效的关键因素。来自相同文化的两个人之间进行的面质，防御会更少，而来自不同文化和种族的人之间进行的面质，防御会更多，因为前者已经有了更多的共识。例如，两个非裔美国男性之间的谈话可能比一个白人男性和黑人男性之间的谈话防御要少一些。

在我们的团体工作中，我们给成员提供了一些做出恰当的、负责任的面质的准则：

- 成员或团体领导者知道他们为什么要面质。
- 面质不是武断地说一个人是谁或者他是什么样的人。
- 告诉被面质的人他/她对别人有什么影响，而不是给他/她贴标签，也不是对他/她进行评判或是分析。

- 当人们关注于具体的、可观察的行为时，面质会更有效。
- 面质的目的之一是与他人建立更亲密和更真诚的关系。
- 体恤他人是有效面质的一个要素；对进行面质的人来说，进行换位思考，想象他是对方，听到自己所说的话时会有什么反应，这样做有助于提高面质的有效性。
- 在面质的时候可以问自己，是否愿意做自己要求别人做的事情。
- 面质让人有机会先反思他们收到的反馈，然后再按别人的期待回应或是根据这个反馈行动。
- 面质是一种方法，让来访者可以思考不同的视角。

团体中发生的面质的质量可以用来衡量团体的有效性。一个团体的凝聚力越强，成员和团体领导者就越有挑战性。

为了让大家对面质有更具体的了解，我们来看一些例子。每一组的前一句陈述是无效的面质，后一句陈述是有效的面质。这些例子展示了团体成员之间可能出现的一些相互交流的方式。我们团体领导者的角色是做示范，并且教会成员去运用更有效的面质方式。当你读每句话的时候，想象你就是那个接收有效和无效面质的人。留意一下你听到每一句话时可能是什么样的，在每种情况下你会做何反应。

无效的：你总是给每个人建议。我希望有一次你可以只关注自己。

有效的：当你给我建议时，我很难听取你的意见。如果你能多告诉我一些你的体验，我会更容易接受。

无效的：你没有从这个团体得到任何东西。你从来不说话，只是观察。我们对你来说只是有趣的案例。

有效的：我想要对你有更多的了解。我很难感到与你很亲近，因为看起来你对听我们讲东西更感兴趣，而不是分享你自己的体验。

无效的：你真的很敌视同性恋。

有效的：你已经对 LGBTQ 社区做了很多的概括，而且你所说的话让我感到很受伤。我希望你能更好地了解我，但我不觉得在你面前更开放和展现自己的脆弱是安全的。

无效的：你总是很爱批判。

有效的：和你在一起我觉得不舒服，因为我很担心你会如何评价我。你的看法对我来说很重要。

无效的：你不诚实。你总是在笑，但那不是真实的笑。

有效的：我发现我很难信任你。当你说你生气的时候，你常常是笑着说的。这让我很难确定我到底应该相信哪一个。

无效的：我厌倦了你的游戏。

有效的：我很难相信你所说的。对你有这样的感觉也让我很困扰，我想和你谈谈这个。

在每一个无效的陈述中，被面质的人都被告知他们是怎样的人，而且在某种程度上他们被误解了。在有效面质的陈述中，面质的成员揭示了他或她对被面质者的看法和感受：“当我受到你的影响时，我对你说的也是关于我的，而不仅仅是关于你的。”如果不责怪别人，成员们就可以用相互尊重和理解的方式去面质别人。

挑战团体领导者

虽然团体领导者可能在团体的整个过程中都受到挑战，但在过渡阶段，他们往往更常面临来自个人和专业两方面的挑战。例如，一些成员可能会抱怨没有得到“正确”类型的领导，从而挑战团体领导者的能力。团体领导者认为每一次面质都是对他们的能力或正直的攻击，这其实是错误的想法。相反，他们需要审视所说的话，以便区分挑战和攻击。团体领导者如何回应成员的面质，这关系到成员将来运用面质时能有多少信心。

奥斯卡（Oscar）对团体领导者说：“在这里我感到很无聊，我希望你能做点什么可以让团体更好。”治疗性的回应可能包括：“多谈谈，你想要从我这里和从团体中得到什么。”“多谈谈，在团体中你感觉缺少了什么？”“为了使这成为对你来说更有意义的团体，你可以继续做些什么呢？”（通过发言，奥斯卡已经为自己改变这一处境迈出了第一步。）团体领导者不必马上遵从奥斯卡的要求，以不同的方式来带领团体，但团体领导者应该倾听并促使奥斯卡充分表达他的不满。团体领导者并不应对他的无聊负全部责任。然而，她还是与奥斯卡一起探索他们共同的责任，使之成为一个有意义和富有成效的团体，并邀请其他人表达他们对奥斯卡所说的这些话的反应。

尽管对团体领导者来说挑战可能永远都不会让人觉得舒服，但重要的是要认识到，这些质疑通常是成员们对团体领导者进行测试的非常重要的第一步，并且由此他们可以变得不再依赖团体领导者的认可。无论在哪个阶段，团体领导者如何处理成员对他或她领导团体的质疑，都会对团体的信任水平产生深远的影响。如果团体领导者可以进行公开回应，避免自我防御，那么他们就可以成为好的角色榜样。如果团体领导者对批评过于敏感，有一个脆弱的自我，他们会更倾向于以个人化的方式处理问题，而这会限制他们工作的有效性，也影响团体建立相互信任和坦诚的氛围的能力。

本部分内容所述的许多挑战似乎对成员和团体领导者来说都是消极的、悲观的、困难的和令人不舒服的。然而，只有当团体成员准备好表达他们的困难时，才能产生积极和有成效的结果。本章中的许多主题如果得到有效处理，便会加深成员间的人际关系，增强团体凝聚力和大家对团体的信任。

团体领导者对防御行为的反应

在过渡阶段会出现各种各样的防御行为。对团体领导者来说，重要的是要学会识别和处理成员的防御，并且对自己对成员的防御行为产生的反应有更多觉察。有些团体领导者倾向于关注“问题成员”或困难处境，而不是关注自己的动力，以及他们个人在团体遇到困难时受到了怎样的影响。通常情况下，团体领导者有一系列的感受：感到被威胁，因为他们将这些行为看作是对团体领导者角色的挑战；在成员缺乏合作和热情时感到生气；感觉能力不足，不知道自己是否有资格领导团体；对一些成员感到不满，给这些成员贴上某些问题类型的标签；因团体进展缓慢而感到焦虑。

非自愿团体的团体领导者可能会遇到成员不合作的情况。在第11章保罗·雅各布森（Paul Jacobson）的团体计划中，他组建了一个家庭暴力团体，这给治疗师提供了一个与非自愿团体一起开展治疗工作的好例子。保罗·雅各布森描述了他用来减少成员不合作行为的具体策略，并且展示了如何增加积极的治疗结果。尽管成员是根据法律要求参与治疗团体的，但是治疗师仍然有很多方法来有效处理一系列的问题行为。

当你对自己的防御有强烈的感受时，最有力的干预方式之一就是处理自己的感受和这种情境下可能产生的防御反应。如果你忽视自己的反应，你就把自己排除在了团体中发生的互动之外。此外，通过告诉团体成员你的反应，你还可以给团体成员树立一个直接处理冲突和问题情境的榜样，而不是绕过它们或不理会它们。你的想法、感受和观察可以成为你在处理防御行为时最强大的资源。当你分享你对团体中正在发生的事情的感受和想法，而不是指责或批评成员的不足时，你可以让成员们体验到与你真实的和建设性的互动。这样做可以建立信任，而团体成员通常会在这个阶段来测试团体是否值得自己信任。对许多成员来说，团体领导者的诚实对于创造团体工作的氛围至关重要。

我们希望你在阅读下一节时牢记这些想法，下面的部分会涉及问题行为和麻烦的团体成员。虽然你想要学习如何处理“问题成员”及其可能造成的破坏是可以理解的，但你的重点应该放在实际行为上，而不是给成员贴上问题成员的标签。将问题行为看成是大多数成员在团体进行过程中某一时刻自我保护的表现，这种看法会对你很有帮助。

给团体领导者带来挑战的团体成员

有时候团体成员变得难以应对是因为团体领导者的行为有问题。但即使是在由最有效的团体领导者领导的团体中，成员也有出现问题行为的可能性，这些问题行为包括对自己、对其他成员以及对团体领导者的。在建立相应规则以减少问题行为的产生时，团体领导者就很好地为成员提供了一个基础，来防止一些特殊的对团体进程没有帮助的行为发生。例如，当成员问为什么不鼓励他们提问，为什么不提供建议，或者为什么不能讲详细的故事时，应该给成员一个充分的答复。教会成员如何参与到一个富有成效的团体行动中，这是团体领导者的任务，这会使成员参与团体的获益实现最大化。团体领导者可以帮助成员进行更有效的沟通。团体领导者需要时刻注意他们的干预措施如何减少或增加成员的问题行为。

> 团体领导者需要时刻注意他们的干预措施如何减少或增加成员的问题行为。

一个治疗团体的基本目的是为人们提供机会让他们用新的角度来看待自己，同时也更准确地了解别人对他们的看法。为了增强洞察力和促进改变，团体领导者不应该迅速冲过来，快速地根除问题行为，而是要在刚开始时观察整个团体，确定团体成员是否认识到自己给自身或给他人带来了问题，并且要去探索成员究竟试图通过他的行为来表达什么。想要减少防御行为，而引发更多建设性的表达，团体领导者和其他成员都必须要有耐心和不评判。富有成效的团体体验可以教会成员他们不必坚持那些对他们不再有用的行为模式。随着一个能够提供安全感的团体的形成，成员们就可以开始冒险和去探索更有效的生存方式。

我们发现以下这些干预方式对我们在团体中应对问题成员会有帮助：

- 在不诋毁人的情况下，向某个成员表达你的困难。
- 避免用讽刺来回应讽刺。
- 对团体如何工作进行心理教育。
- 鼓励成员去探索他们的防御行为，而不是过快地期望他们放弃保护自己的方式。
- 不给成员贴标签，而是描述他们的行为。

- 尽量用一种假设或试探性的方式去陈述你的观察和直觉，而不是武断地下定论。
- 表现出对成员文化的敏感性，避免产生刻板印象。
- 监控自己的反移情反应。
- 用关心和尊重的方式来挑战和鼓励成员做一些可能产生痛苦和困难的事情。
- 找到探索冲突的方法，而不是回避冲突。
- 避免对成员的反应带有个人情感，并且不要用过于防御的方式来回应成员。
- 力求推动对问题的探索，而不是提供简单或快速的解决方案。
- 当你是在满足自己的需要而忽略了来访者的福祉时，需要引起注意并诚实对待。
- 邀请成员表达他们是如何受到其他成员的问题行为影响的，同时阻止大家对此进判断、评价和批评。
- 如果成员引发了你的反应，请用治疗性的方式进行分享，或者与你的协同团体领导者或是督导一起进行处理。

要意识到你作为团体领导者的权力，并且认识到成员和团体领导者之间的权力差距的影响。看看你的行为、你的个人反应是否会引起一些成员的防御行为。回答下面的问题：

- 当我和这个来访者工作时我有哪些想法和感觉？
- 我做了什么导致了或者加重了这些问题？
- 这个来访者是否让我想起了生活中的某个人？
- 这个人给我带来了什么困难？

在针对不利于团体功能发挥的行为工作时，了解这些行为对成员的意义是很有用的。一个团体中的人很可能尽力去做他们知道怎么做的事，即使他们意识到他们正在做的事情对他们并没有什么好处。我们必须提醒自己，人们参加团体的原因正是寻找帮助以找到更有效的方式来表达自己和处理与他人的关系。当团体领导者理解了各种问题行为背后的动力时，他们就能在团体中找到一种治疗性的方式来管理和探索这些行为。如果你发现自己经常质疑自己领导团体的能力，那就寻求督导或者同事的帮助。利用这些机会来使自己在个人和专业方面都有所成长，并且认识到你正在学习，在这个过程中有一些疑问是很正常的。

沉默和缺乏参与

沉默和缺乏参与是大多数团体领导者遇到的两种形式的困难行为。尽管沉默的成员似乎不会干扰团体的运作，但这种行为可能会给成员和团体都带来问题。如果沉默的成员不被人注意，他们沉默的模式可能会掩盖需要在团体中解决的问题。一般来说，成员会受到团体中沉默的人的影响。

一些沉默的团体成员可能会辩解说，他们说话少并不是因为他们缺乏参与。他们可能会坚持认为，他们是通过倾听和认同他人的问题来学习的。这些团体成员可能会说“我觉得别人说的话比我说的话要重要”，或者“我不想在人们说话的时候打断他们，所以我等着，然后我发现我要说的话似乎没那么重要了”。团体领导者需要与成员们一起探索沉默的意义。当成员说他们对言语上的参与会感到不舒服时，我们就无法知道他们是如何被这次团体进程影响的。他们的不舒服感可能是由其他成员的探索触发的，如果他们不谈论这个问题，那么这个问题对他们和整个团体都会产生阻碍作用。

团体领导者需要避免持续不断地和一个沉默的人互动，因为那样这个成员就不需要对发起互动负责任了。这可能会引起沉默的成员和团体其他成员的不满，也可能会使团体领导者体会到挫败的感觉。然而，团体领导者可能需要更努力以将某些特定文化群体的人纳入团体中，这样他们才能比较舒适地参与团体。不参与的行为背后有许多潜在的原因，包括：

- 表示尊重和等待被团体领导者点名。
- 感觉没有什么值得说的。
- 感觉不应该谈论自己，或者认为自己应该被看到而不是被听到。
- 对团体如何进行工作感到不确定，比如不知道讲什么是合适的，以及应该在什么时候发表评论。
- 害怕团体中某些成员或者团体领导者的权威。
- 防止受到团体领导者或其他成员的压迫。
- 害怕被拒绝。
- 对团体缺乏信任。
- 对团体成员或团体领导者有未表达的愤怒。
- 害怕保密的问题。
- 感觉与其他成员相比，自己表现得不好。

重要的是，不要让成员因为他们的沉默而感到被惩罚，而要让他们感觉自己被邀请参与团体。通过表达关心而不是评判他们的沉默可以靠近这些成员。团体领导者可以致力于帮助沉默的成员分享他们自己，有多种创造性的方式可以达到这一目的。探索成员是否有其他表达自我的途径是非常有帮助的，比如艺术、诗歌或者音乐。跳出框框来思考问题可以创造更多的参与方式，这不仅仅是针对沉默成员的，也是针对所有成员的。

鼓励沉默的成员参与团体的另一种方法是观察他们在对别人讲话时的非言语信息。你可以对你观察到的信息做评论，并且运用这些信息来邀请他们参与团体。比如，如果诺拉（Nora）正在谈论她被母亲虐待的经历，这时你注意到一个“沉默”的成员在掉眼泪或者是很专注地听，你可以说：“诺拉所讲的内容似乎在情感上触动了你。你愿意告诉诺拉她的话在你身上引发了什么吗？”

有时团体领导者和成员们可能非常关注积极的言语参与，以至于大家会忽略来自不同文化背景的来访者展现出来的丰富的非言语沟通信息。不会是所有的成员都同步参与，而且一些成员可能需要更多的时间来建立信任。了解成员的文化规则可以进一步理解他们缺乏言语参与的原因。在领导一个由多元文化成员组成的团体时，咨询师必须认识到并且欣赏人们以言语的和非言语的方式让自己被他人了解的不同方式。

邀请成员探讨他们沉默的意义通常是有用的。比如，他们在团体之外是否也这样做？他们在团体里这样做的时候感觉如何？他们是否希望能够有更多言语的参与？团体的其他成员可以参与这次讨论，因为一般来说团体成员确实会对沉默的成员有所反应。他们可能会觉得被骗了，因为他们对沉默的这个人了解甚少，或者他们可能会担心在他们冒险或者自我表露的时候这个人在观察他们。如果团体中有一些参与者很少在团体中讲话，那么因为涉及信任问题，那些说话多的成员可能会变得更不愿去表达自己。

在每次团体结束时，通常可以用核查的方式来促使沉默成员进行少量的参与。对那些倾向于沉默而不愿分享自己在团体中的体验的成员来说，这是一种威胁较小的方式。同样重要的是，要教会不参与的成员，如果他们在团体过程中很少表达自己，其他成员则更可能会对他们进行投射。团体领导者要与团体成员订立契约保证他们会参加每一次团体活动，在某个时候分享他们对当天团体的反应。在团体会谈结束时，他们可能也会被问及在团体中是什么感觉。团体领导者可能会问他们是否从团体中得到了他们想要得到的东西。如果他们表示有些时候他们很想参与互动，但因为时间关系而没有机会参与，那么可以和他们约定，在下次团体会谈中他们将是第一轮发言的人。

垄断行为

在参与度这个连续体的另一端，是通过垄断团体活动而表现出高度自我中心的人。垄断的成员往往会声称认同他人，但是他们会接过别人的话然后开始讲自己的具体生活故事。这个人会阻止别人在团体中分享，会占用别人的分享时间。人们有时假设一个好的团体成员是那个讲话很多的人。团体领导者需要帮助这些成员探索他们行为背后可能的原因。他们讲话过多可能是出于焦虑，他们可能习惯了被忽视，他们可能试图保持对团体的控制，或者他们可能是有特权地位的成员，习惯了自己说别人听，并且利用任何机会来发言。这些垄断的成员可能会说很多话，但最终的结果却与沉默的成员一样：他们透露的关于自己的信息非常少。

在团体的开始阶段，成员和一些团体领导者可能会因为别人先开始分享而感到开心，因此没有人会对此进行干预，阻止这个人占据舞台的中心。然而随着时间的推移，团体领导者和成员都会变得越来越受不了。随着团体会谈的继续，团体通常会对这个垄断的人表现出不耐烦，如果这些烦躁感不能尽早得到处理，有人可能会爆发。

出于伦理和实践两方面的原因，需要注意的是要用尊重的方式来挑战垄断者，以观察这种行为对团体的影响。符合伦理的实践要求团体领导者要学会阻止漫谈所必需的干预技能。团体领导者最好在成员们表现出不耐烦和开始产生敌意之前就进行干预。

- “塔尼娅（Tanya），你似乎参与了很多，并且我注意到你认同这里提出的大多数问题。但我并不知道你试图告诉我们什么。总之，你最希望我们听到什么？”
- “塔尼娅，你说了很多，我不知道你是否愿意在房间里走一圈，在每一个人面前完成下面的句子：‘我最想让你听到的关于我的信息是……’。”其他可能有用的这种类型的未完成句子包括：“如果我不说……”，“如果我让别人说……”，“我有很多话要讲，因为……”，“当人们不听我讲话时我感到……”，“我希望你能够听我说，因为……”。

在完成某个句子的过程中，可以要求塔尼娅依次对每个团体成员讲话。对她来说重要的不是去阐释或解释，而是说出她脑中最先出现的事情。最好指导成员不要在这个过程中做回应。通过这样的练习，我们通常会发现一些关键信息，这些信息会帮助每个人更好地理解垄断行为背后的原因。

假设另一位团体成员万斯（Vance）在团体领导者对塔尼娅的行为做出反应之前，就以充满敌意的方式面质她。万斯问塔尼娅：“为什么你不停止说话，做出改变呢？你认为你是唯一有话要说的人吗？”这时恰当的干预可能是：“万斯，我听出了你对塔尼娅的不耐烦。你可以不带评判地对塔尼娅说说她对你有什么影响吗？在你大声说话前，和她分享你的感受和想法可能也会有帮助。”

我们可以把塔尼娅的行为简单地看成她就是一个讨厌的人而不去管它，或者我们也可以将此看成是一种防御行为，并且鼓励她去探索她的防御行为，就像探索其他的防御机制一样。要考虑到她最初是最有动力的成员，然而她似乎因为很想融入这个团体而显得用力过猛了。她透露了自己的个人信息，她很乐于听取别人的建议，她能认同大多数人讲的话，并且她会详细地讲述自己过去的故事。塔尼娅的行为可能会传递这样的信息——“请注意我，喜欢我”，虽然她可能不会直接这样说。在她心中，她可能觉得自己是在做人们期待她做的事情，并且认为自己是一个积极的参与者。她最初提出来要讨论的议题是她很难亲近别人。她承认自己的朋友很少，人们通常都很烦她，为此她觉得很困惑。通过真诚和温和的方式面质塔尼娅，团体领导者可以帮助她了解到她做了什么阻止了她与人亲近。她可能会发现在她的童年时期，她经常被忽略，没有人认真听她说话。她可能会认为，如果她不说很多的话就会被忽略，或者如果她再努力一点，人们就会回应她。事实上是她所熟悉的行为并没帮她得到她想要的亲密，无论是在团体内还是团体外。团体经历为她提供了一个可能性，即能够找到满足她需要的方法。

团体领导者可以带着兴趣去接触像塔尼娅这样的问题成员。团体领导者的内心对话可能会是这样的："塔尼娅怎么这么努力地想让我关注她，然而我却对她没有任何感觉？她是怎样让整个团体的人都很生气的？在团体中，她是如何重复团体外的问题行为的？"如果你对她的所有感受都是烦躁，那么你就很难与塔尼娅一起开展有效的工作。相反，要探索她的行为在她的生活中有何意义。或者，问问自己，"我所做的事情是否让她很难在这个团体中表现得与之前有所不同"。

有时学生团体领导者会说，他们不希望自己的团体中出现某种特定的成员（就像塔尼娅一样），因为这个人存在问题。我们尽最大努力去帮助他们将这种态度转向一种更具接受性的立场，因为有的成员确实会竭尽全力让自己不讨人喜欢。通常情况下，对团体破坏最大的成员往往也是受伤最严重的。作为团体领导者，我们需要找到一种方法，来帮助这些对我们有负面影响的人，帮助他们从团体中获益，不管我们对他的最初反应是什么。如果我们能将困难的行为视作令人烦恼的症状，而不是一个人的性格特点，我们就可能更有耐心，并找到对这个成员有效的干预方法。很多时候对我们最具挑战性的成员会成为我们最珍惜的人。

很多时候对我们最具挑战性的成员会成为我们最珍惜的人。

讲故事

一些团体成员经常对自我表露有误解，认为自我表露就是对过去和现在的生活进行大段的叙述。如果他们因过多讲述过去经历的细节而被面质，他们可能会表示不满，坚持认为自己是在冒险揭露自己。在教导团体进程时，团体领导者需要区分讲故事和自我表露，前者仅仅是事无巨细地谈论自己或者他人，而后者是谈论一个人现在的想法和感受。团体领导者需要考虑的问题包括："故事是帮助我更好地理解了成员，还是分散了我去听她和理解她问题的注意力？""这个故事是否给我提供了可以更好地帮助成员实现他目标的信息？"

在团体的开始阶段，有的成员可能会通过讲故事来表达自己。团体中的陌生人经常需要听别人讲自己现实世界中发生的事情或者分享他们的过去，才能在团体中感到舒服。然而，如果讲故事的行为成为常态（不管是整个团体还是某一个人），团体领导者就应该认识到这是个问题并对其加以处理。例如，如果文森特（Vincent）讲了一个关于他老板怎么对他的故事，我们应该要关注他的感受而不是故事的细节。我们可能会这样进行干预："这种情况对你有什么影响？你和她的关系这么紧张，你有什么感觉？你现在似乎谈论更多的是你的老板，而不是你自己。跟我们说说你吧，文森特。"这时团体领导者的任务就是帮助成员停止简单地讲述不相关的故事，并教他们怎样以个人和具体的方式来表达自己。这就需要团体领导者积极的干预。团体领导者可以说："如果我只允许你用一句话来表达你刚才想说的话，那会是什么？"文森特详细的故事可以简化为："我讨厌我老板对待我的方式！"

团体领导者要能够把对成员来说有治疗作用、有意义的故事与阻碍团体进程的故事区分开来。

我们可以通过让他们分享他们所关注的重点来帮助他们，这样他们就不会迷失在自己的故事中。举例来说，安吉莉卡（Angelica）常常会讲述她早期经历的每一个细节，尽管团体的所有成员都对她过去发生的事情了解了很多，但是大家对她关于过去的经历有什么想法和感受却了解甚少。她坚信她非常开放地在团体中分享了自己的私人生活，然而她的团体希望知道更多的是她是如何被这些生活经历影响的。团体领导者让她知道，他确实有兴趣了解她，但是她所提供的信息并没有帮助他去了解她。

作为一种防御，讲故事可以以任何一种通过分离的方式谈论团体外生活的形式呈现。虽然成员讲述了很多故事的细节，但是大家并不了解他/她。团体给成员以直接的、不带评判的反馈，可以帮助当事人用个人化的方式来表达自己，并且把注意力集中在感受、想法和反应上。并不是所有讲故事的行为都应该被认为是负面的行为或者是回避的表现。团体领导者可以帮助这些人以一种更能让他人感兴趣的方式来讲述自己的故事。最终，成员们需要用一种能够达到他们个人目标的方式来分享自己的故事。一种让成员的自我表达活跃起来的方式是，让他们将故事作为家庭作业写下来，然后只在团体中分享完成这个作业的感受。

提问

团体中另一种适得其反的行为是类似审问一样的提问。有的成员发展出这样一种与人联结的风格：质疑他人，并且他们会在不恰当的时机进行无益的干预。团体领导者可以教那些习惯性提问的人，让他们看到这种行为通常对自己和他人都没有帮助。问别人问题可能是一种隐藏自己的方式，是在团体中保持安全和不为人所知的一种方式。这还会将焦点导向他人而不是自身。让成员知道问题往往会引导人们去思考但同时也使人远离当下可能体验到的感受这一点，会很有帮助。

与其反复地说“别问问题，说你的想法”，团体领导者不如教教成员提问的功能是什么以及提问通常是如何干扰个人的进程的。提问可能非常具有侵略性，并且当提问的人并没有透露他/她个人的任何信息时，还会使人为难。团体领导者通常可以邀请问问题的人表达一下是什么促使他或她来问这个问题。例如，如果米丽娅姆（Miriam）问另一个成员为什么他这么安静，团体领导者可以鼓励她去表达，表达她在问这个问题之前心里在想什么。米丽娅姆可能会告诉团体领导者：“我注意到乔尔（Joel）几乎什么都没说，并且我对他感兴趣，想了解他。”通过这样的表达，米丽娅姆揭露了她提问的原因并且没有让乔尔为难。提问往往会引起防御，而表达自己则不太可能会引起防御。

因为提问并没有给我们提供完整的信息，所以我们通常会让提问的人来补充这些信息。我可能会说：“是什么促使你问……？”“你为什么想知道……？”“是什么让你想问这个问题，你当下觉察到了什么？”“告诉他（你想提问的那个人）是什么让你想问这个问题。”以下是一些提问的例子，以及它们可能包含的隐藏信息：

- “你多大了？”（“我比你大很多，我不知道我能不能认同你的观点。”）
- “你为什么把雪莉（Shirley）弄哭了？”（“我不相信你所做的，我永远也不会像她那样向你敞开心扉。”）
- “为什么你把人逼得这么紧？”（“我很害怕，我不知道我想走多远。”）
- “你为什么笑？”（“我认为你并不会把团体中发生的事当回事。”）
- “你觉得我怎么样？”（“我喜欢并且尊重你，你对我的看法对我来说很重要。”）
- “你为什么不离开你的丈夫？”（“我关心你和你抗争的方式，而且我想知道是什么影响了你，让你决定留下来。”）

- “为什么你总是批评你的父母？”（“我是家长，不知道我的孩子是否也会批评我。”）

教成员通过陈述而不是提问来分享自己。当团体中有成员想提问时，教他们在合适的时间用恰当的、善意的方式来陈述自己是最有效的。

给建议

和提问有关的一个问题行为是给建议。给其他人提供看法或者意见是一回事，告诉人们应该感受到什么、应该做什么或不应该做什么，则完全是另一回事。我们经常请成员分享他们在某个特别问题中挣扎的方式，而不是给他人提供解决问题的建议。人们并非总是直接给建议，比如“我认为你应该做的是……”。有的人可能会让人觉察不到他是在给建议：“你不应该对你父母的离婚感到愧疚，因为那是他们的决定，而不是你让他们做的。”虽然这是事实，但关键是这个年轻的女性的确感到内疚，并且认为如果不是她，她的父母可能不会离婚。建议她不要感到内疚对这个女性来说并非最有益的。她要自己去消除这种感受。那个告诉她不应该感到内疚的男性，他有自己的需要，他可以从核查他自己想要消除内疚的动机中获益。那么对他来说，又说明了什么？在这个点上，焦点会转移到给建议的这个人身上，可以去探索他给这个建议背后的意义。

有时候给建议这一行为没那么容易觉察。尼莎（Nisha）不仅考虑离开她的丈夫，而且要把两个十几岁的女儿留在自己身边。她认为她想一个人生活，但是她又觉得有些内疚。罗宾（Robin）插话说：“尼莎，为了自己你应该做你想做的事情。9 年来，照顾孩子的事情大都是你在做，为什么不让他来做？”这种类型的行为带出了很多关于罗宾的问题。她的价值观和可能的未解决的问题是什么？为什么她觉得有必要这么指导尼莎？罗宾能谈谈自己而不是替尼莎决定什么对她来说是最好的吗？团体现在可能需要聚焦于罗宾提供这个建议背后的需要。罗宾可能会了解到她从自己给的建议中得到了什么，并且她可能需要了解到对她适用的东西可能不适用于别人。

> 与提供现成的解决方案相比，成员分享自己的挣扎更有帮助。

给建议可能会阻断想法和情感的表达，也会增加依赖性。如果给尼莎足够的时间来充分探索她的冲突，她将能够更好地做出自己的决定。从本质上说，给她大量的建议实际上是在告诉她，她没有能力找到自己的路，而这会让她变得更依赖他人来寻找方向。即使给出的建议是有帮助的和合理的，从长远来看，它也没有教会尼莎找到自己解决新问题的方法。与提供现成的解决方案相比，成员分享自己的挣扎更有帮助。

成员和团体领导者都需要获得这样的技能，即协助他人形成对自己行为的洞察力，以实现他们想要的改变。当然，团体领导者可以为成员提供应对困难的信息和想法，然而，先询问成员关于战胜挑战的想法会更好，因为这会减少依赖的产生。通过关注这一过程，而不是执着于具体的结论，团体领导者可以协助成员核查他们的决定所产生的后果和他们最能接受的结果。例如，如果一名成员正在考虑他是否要在工作的地方告诉周围的人他是同性恋，那么推动他去得出一个具体的结论并不是我们要做的工作，给建议通常也没有帮助。必须承担这个决定的后果的是当事人，而不是团体领导者。为了帮助成员学会怎么解决问题，团体领导者可能会问：“你做了什么对你来说是有用的或者是无用的？”“你会给自己哪些建议？”这对于和来自某些文化群体的成员一起工作来说可能特别重要，因为在有些文化中，提供建议被视作是与他人联结的积极方式。

作为团体领导者，你必须清楚你所设计的团体目标和目的。此外，在筛选团体成员和介绍团体时，告诉报名参与团体的人团体的目的是非常重要的。一些心理教育团体是专门为提供信息和指导以及教授具体的技术而设计的。有时，人们加入一个团体的目的是想得到解决问题的建议。这些团体成员会把团体领导者看成是一位专家，你的工作就是给他们提供建议和专业知识。讨论那些寻求建议的成员对团体的期待，并且告诉他们这是否确实是你可以提供给他们的。

依赖

过度依赖他人的团体成员通常会向团体领导者或者是其他成员寻求指导和照顾。团体领导者有时候会培养成员的依赖性。一些团体领导者非常渴望被需要，当成员依赖他们时，他们会感到自己是重要的。这是团体领导者自身的未被满足的心理需要干扰团体治疗效果的例子。团体领导者可能会因为很多原因而与成员结成小团体，形成一个依赖性的同盟：

- 团体领导者可能需要团体成员参与而获得报酬。
- 团体可能满足了团体领导者在社会生活中未被满足的需求。
- 有的团体领导者需要成为父母，来指导别人的生活。
- 团体领导者可能依赖他的团体，因为这是他感到被欣赏和被认可的主要来源。
- 团体领导者可能会通过团体来解决自己还未解决的冲突。

这些例子表明，有时团体领导者的个性与团体中出现的问题行为是密切相关的。团体领导者和成员之间的行为会相互影响。

依赖行为并不总是有问题的。需要从文化的角度来看这类行为，以确定其功能。在一种文化中，一种行为可能被视为是过度依赖的表现，但在另一种文化中可能被认为是恰当的行为。与寻求建议和提供建议一样，需要考虑成员讲出的行为改变目标，也需要考虑他们的文化背景。

提供虚假支持

如同提问和给建议一样，需要核查对提供虚假支持的人来说这样做的意义。那些对自己的痛苦感受不耐受的人可能会发现，他们也很难面对别人的痛苦。这些支持别人的人可能会试图分散表达痛苦的成员的注意力，他们没有意识到分享痛苦经历的疗愈作用。比如，埃内斯托（Ernesto）终于能够把因儿子和他有距离而感到的悲伤表达出来，当他谈到自己有多想成为一个好爸爸时他哭了。在埃内斯托表达自己的感受前，兰迪（Randy）把手放到埃内斯托的肩上，试图宽慰他，他并不是一个那么糟糕的爸爸，因为至少他和孩子们生活在一起。兰迪可能想让埃内斯托好受一点，这样他自己也会感到很舒服。那些想回避痛苦的成员往往会这样做，因为他们对这些情绪感到不舒服。然而，在这样做的过程中，埃内斯托被打断了，他未能表达埋藏在他内心的悲伤。

提供虚假支持和真诚地表达关心、关注和同理心之间确实有区别。当人们真正关心别人时，经历痛苦的成员的利益会受到极高的重视。有时，最好能让他们体验他们最痛苦的感受；最终，他们可能会因为这样做而变得更好。痛苦的释放往往是走向治愈的第一步，也是必要的一步。这可能是需要团体领导者明确说明的一个经验。

触摸可能真的是在表达关怀，安慰正在体验痛苦的成员，但是有时这也会阻碍成员。与成员讨论触摸的利弊以及触摸可以支持还是中断成员的表达，这是很有用的。隐藏在触摸背后的动机是关键的。触摸别人的人是想说“我不忍看到你痛苦，我想让你停下来”，还是想说“我知道这对你来说有多难，我想让你知道我支持你”？让我们惊讶的是，痛苦的人往往能够非常精准地接收到这些触摸想传递的信息。

敌意行为

敌意在团体中很难处理，因为它通常表现得没那么直接。敌意的表现形式可以是刻薄的言论、开玩笑、讽刺，也可以是其他被动攻击的形式。成员们可以通过错过团体会面、迟到、表现出明显的超然、离开团体、过于礼貌或翻白眼来表达他们的不满。有特别强烈敌意的人并非团体成员的理想人选，因为他们会对团体的氛围产生毁灭性的影响。如果人们很有可能被嘲笑或者受到其他方式的贬低，他们就不会让自己表现出脆弱。如果不在团体中处理敌意行为，那整个团体成员和团体的进程就会被制约。我们目睹了在一些情境中，表现出敌意的人是非常有权力的，其他成员并不想与这个人对抗，从而使他 / 她对团体有了更大的控制权。

处理有敌意行为的人的一个方法是，当团体成员分享如何被他 / 她影响时，要求他 / 她只倾听不回应。前面讲到的带着关心的面质技术可以在这个讨论中做示范。成员可以描述他们在团体中与有敌意的人相处的感受，以及他们希望那个人可以做出哪些改变。然后，应该去确定有敌意的人希望从团体中获得什么。敌意行为可能是由于害怕亲密或是容易受伤。如果敌意下面的恐惧能够浮出水面并得到处理，那么敌意就可能会减少。

比如，在团体里卡尔（Karl）与萨娜（Sana）关系很好，但他突然称她为“控制狂”。在她有机会表达她的惊讶、受伤和愤怒之前，他告诉她，在她身上他看到了他妻子的影子，其实他并非真的想让萨娜生气。卡尔试图收回他说的话，但是萨娜仍然卡在自己受伤的情绪中。在理智层面上，萨娜可能会理解卡尔对她的移情，但是在情绪的层面她感到受了伤并且开始不信任他。情感上，萨娜需要一些时间来恢复。最终，卡尔承认，他确实对萨娜个人有一些负面情绪，不仅仅是因为把她当作象征性的妻子。但是当他看到她有强烈的情绪反应时，他便想迅速撤退了。

成长在主要关注负面行为的家庭中的人，往往会激发团体领导者和成员的负面反应，重复家庭中的动力。我们曾经有一位团体成员，每当她感到有一丝脆弱时，她就会开始带着批评、敌意和讽刺猛烈抨击他人。卡拉（Kara）的讽刺是她戴的面具，从外在来看传递的信息是：“我不在乎你。”实际上更真实的信息可能是：“我太在意了，我怕你会伤害我。”这种类型的行为处理起来可能会让人精疲力竭，团体领导者们很容易用挫败和愤怒来回应这种敌意。通过与成员们一起工作，可以找到他们在团体中同时也是在家族史中表现敌意的作用，这会减少“敌意”成员的防御。就像我们大多数防御机制一样，敌意行为提供了保护我们的堡垒。如果我们先去研究这些行为保护我们的方式，就更容易找到其他更健康的自我保护方法。

故作高姿态

一些团体成员会表现出高人一等的姿态。他们可能喜欢道德说教，想方设法去评判或者批评他人的行为。这些人认为他们生活中不存在任何紧迫的问题。在团体中，与敌意行为一样，他们的态度和行为会对团体产生相同的影响。参与者们被冻结了，因为他们在一个完美的人面前，会更加犹豫是否要暴露自己的不足。举个例子，阿伦（Arrow）说：“我的问题和你们的比起来真的不算什么。我感到很遗憾，你们都有如此糟糕的童年经历，我觉得很幸运，我的父母真的很爱我。”阿伦很可能会对一个分享自己的问题的人这样说：“我过去也有同样的问题，但是现在没有了。”他也会说一些会惹别人生气的话，比如：“我能理解你，因为曾经我也和你一样。”

你可以挑战阿伦，询问他想从团体中得到什么。一种可能的干预方法是：“你在拿你的问题和这里的其他人做比较。你想从这个团体中得到什么呢？你在这里的感觉如何？听到这里的发言，你个人受到了什么影响？大家因为你而感到烦恼，对此你有什么感受？”这样的干预减少了向阿伦施压以让他提出自己的问题，而他常常否认是自己的问题的可能。这样的干预能给他空间来谈论在团体中他是如何被影响的。采取争论的姿态往往会导致一场无疾而终的、令人沮丧的辩论。探索阿伦继续参加团体的原因是更有建设性的一种做法。

另一种处理方法是让团体成员对阿伦做出回应，让他知道他的行为对别人有什么影响。然而，重要的是成员们说他们自己，而不是去评判阿伦。问阿伦，他是否愿意开放地听这些关于他的行为是如何影响别人的反馈，并且需要小心地去调节反馈数量。如果阿伦得到的反馈过多以至于他一次不能吸收，那团体领导者就需要进行干预：“可能现在阿伦已经有足够多的信息去思考了。让我们更多地关注我们现在在做的事。”还必须去阻止这样一种倾向：成员们将阿伦当作替罪羊，坚持认为他需要有一个问题。

社交

在某些团体中，成员们在团体中交往，甚至在团体外交往是被鼓励的。成员们在团体外聚会可以增强团体凝聚力。他们可以把他们在团体中学习到的东西拓展应用到非正式的聚会中。这些聚会还有助于鞭策成员完成他们的计划和承诺。对某些群体而言，比如对老年的住院病人团体，这有可能是他们唯一的支持网络。团体领导者应该与成员们对各种可能性进行公开讨论，讨论这些团体外的关系如何能成为一种资产，以及当社会关系形成并且在团体动力中并未很好地进行管理可能带来哪类问题。

某些类型的团体外关系是有问题的，并且会阻碍团体凝聚力的形成。尤其是当参与者形成了一些小群体，并且谈论团体中发生的事情，但是他们并不愿意在团体中分享这些事情时。其他有反效果的社交包括形成小群体，并且将某些成员排除在外，发展浪漫关系却不愿意在团体中分享，因为担心危及友谊而拒绝在团体中挑战彼此，以及完全依靠团体并将其作为社会生活的全部。

当会谈之外的见面妨碍团体进展时，就有必要在团体中就这种情况进行公开讨论。你可以询问成员他们是否真的愿意努力让团体成为一个可以有效发挥作用的团体。你可以帮助他们看到，组成小群体和在常规会面之外交流信息，不在团体中交流，这种做法会适得其反，并且阻碍团体的进程。

理智化

我们大部分人都会依赖思考。运用我们的理智本身没有任何问题，然而，当理智被用来作为避免体验感受的一种防御方式时，它就会成为一个人在生活中和在团体中的问题。当团体成员似乎是出于理智上的兴趣，用一种非常隔离的方式去讨论一个非常感性的话题时，就可以说他们是理智化的。为了达到最好的效果，最好将认知与情感结合起来。

理智化的人需要对自己在做什么有觉察。你可以向那些严重依赖理性的成员提这些问题：“在多数时间里你所做的事情能让你得到你想要的东西吗？这是你想要改变的吗？”一些体验技术（借用格式塔疗法和心理剧）可以帮助这些团体成员更直接地体验情绪，这些情绪是与他们所谈的事情有关联的。通过角色扮演，团体领导者可以指导当事人在此时此地再次体验这些事件。

团体领导者要避免过快地对那些不容易表现出强烈情绪的成员下定论，也不要给他们贴上“麻木的”或者是“超然的”标签，或是认为他们的人际风格是病态的。对许多人来说，与公开表达感受相比，从认知角度表达观点可能更符合他们的文化。帮助成员确定何时这种沟通方式对他们来说有效，何时对他们来说有反效果是有好处的。帮助成员去调整他们的防御方式比完全消除这些应对措施会更容易。

重要的是要避免传递这样的信息——不希望理智化出现，而应承认这种沟通类型的优势。这种沟通方式在处理关系上对一个人来说或许不太有帮助，但它可能与人的性别或职业有关。男性来访者更倾向于运用理智化的沟通方式，这是性别社会化的结果。例如，米格尔（Miguel）习惯了运用他的智慧来克服生活中的困难。他承认，除了依靠他的智力，他还想增加情感层面的体验。重要的是要帮助米格尔看到理智化是一个连续统一体，并且帮助他探索它对他有用的方式，以及对他没用的方式。如果你只是稍微调整他的沟通方式，而不是否定他的方式，那么他更有可能开放，并且运用他学习到的模式，拓展自己的行为模式。

成员变成团体领导者助理

团体成员保持距离的另一种方式是与团体领导者保持一致。这些成员会发展出一种人际风格来使他们自己远离伤害，这种人际风格就是变成团体领导者助理的角色：问问题，探究信息，尝试给建议，以及关注个体和团体的动力。他们并没有将注意力放在他们如何受到团体的影响上，而是通过进行干预和扮演咨询师的方式来将焦点转向他人。利用这一角色回避风险的成员被剥夺了聚焦于他们自身问题的机会，最初正是这些问题将他们带到了这个团体中。可以挑战他们，评估他们正在做的事情是否能让他们得到他们最终想获得的东西。很有必要处理这种问题行为，因为它很可能会招致其他成员的憎恨，并且常常阻碍团体的进程。

认识到这种行为是一种防御时，团体领导者可以温和地进行阻止，可以对这些成员指出，相比自己，他们更多关注别人，这会剥夺他们自己从团体中最大化获益的机会。他们加入这个团体是为了探索自己关注的问题，但是如果他们总是在做团体领导者的助理，就把自己排除在外了，这会让他们丢掉自己的目标。这些成员不应该因为他们与人互动的方式而受到惩罚或者被踢出团体，相反，可以让他们看看自己行为背后的动机。他们需要确定自己是否在这个团体历程中致力于追寻自己的目标。

治疗性地处理防御行为

对于那些具有挑战性的成员，很多干预措施（除了与他们较量）都能促进对他们的工作。下面的陈述可以帮助成员克服不情愿行为，从而投入地参与团体。在这些例子中，我们先给出的是成员说的话，这些话展示了他们的犹豫和难处；随后我们给出了团体领导者的回应，这些回应通常会帮助来访者往前走。当然，并不需要将所有这些回应同时给予各个成员。

兰迪：我不知道。
团体领导者：假装你知道。如果你知道，你可能会说什么？
你知道什么？
当你在这个屋子里看着我或者其他人的时候，你觉察到了什么？
说出你脑子里的第一反应。
亨利（Henry）（在角色扮演中）：我不知道要对我的父亲说什么。
团体领导者：这是一个很好的开始。告诉他。

如果这是最后一次和他说话的机会，你想告诉他什么？

如果你是你父亲，你想说什么？如果你是你父亲，你会害怕你说什么？

告诉你父亲是什么在阻碍你和他说话。

西尔瓦纳（Sylvana）：我非常努力地想要说对话。

团体领导者：说说你现在头脑里的第一反应。

大声说出来。

如果你说错话了你会害怕发生什么？

凯特（Kate）：我不想待在这儿。

团体领导者：你宁愿待在什么地方？

是什么让你很难待在这儿？

谁或者什么让你来到了这里？

如果你不想待在这里，那又是什么促使你今天来了？

瓦莱丽（Valerie）（在一段高强度的工作之后）：我不想再聚焦在我身上了。

团体领导者：你想离开谁，或者离开什么？

走到几个人面前，然后完成这个句子："我要离开你，因为……"。

多说一说你的感受。

索菲娅（Sophia）：我不敢说更多。

团体领导者：你可以说说是什么阻碍了你吗？

如果你说得更多，你会担心发生什么？

如果你不说，你想象会发生什么？

做点什么能让你在这儿感觉更安全？

我希望你可以多谈谈你的恐惧。

几位成员：与这儿相比，在咖啡馆和其他成员说话要容易多了。

团体领导者：大家围成一个圈。假设你在外面拿着咖啡。你会对每个人说什么？

对几个成员说出你待在这儿的至少两个困难。（可以让来访者完成一些句子："我发现我在这儿很难讲话，因为……"，"我不敢讲话，因为……"，"当我让自己停下来的时候，我最大的感觉是……"。）

乔尔：团体中存在的愤怒让我感觉非常不舒服。

团体领导者：告诉那些让你觉得愤怒的人，你受到了怎样的影响。

在你的生活中，人们表达（过去表达）他们的愤怒时，会发生（发生过）什么？（可以让来访者完成一些句子："我害怕自己也像这样愤怒，因为……"，"当你对我发怒的时候，我……"，"我害怕我的愤怒，因为……"，"当我目睹有人愤怒时，我想要……"。）

切尔西（Chelsea）（总是在讲故事的一个人）：但是你们并不理解。我需要告诉你们所有的细节，你们才能理解我。

团体领导者：请原谅。当你告诉我那么多细节的时候，我很难理解你。如果用一句话来说，你最想让我听到什么呢？

在这儿不被理解的感觉是什么样的？

发现人们并不想听你的故事，感觉怎么样？

这个故事和你在生活中挣扎的方式有什么关系?

是什么让我们倾听你的故事这件事变得那么重要?

艾丽卡(Erica):我感觉我的问题微不足道。

团体领导者:那么这儿谁的问题更重要呢?

如果你不拿自己的问题和别人的做比较,那么关于你,你会告诉我们什么?

听到所有这些问题,你会受到怎样的影响?

告诉我们其中一个微不足道的问题。

斯凯拉(Skylar)(一直感觉和这个团体里的其他人很亲密):我害怕这种亲密,因为我知道它最终会消失。

团体领导者:为了能够和人保持亲密你做了什么?

告诉几个人,是什么让你对继续和他们保持亲近感到恐惧。

如果让人们靠近你,你会有什么感觉?什么可能会让你不能维持你体会到的这种亲密?

如果什么都不改变,情况会怎样?告诉我们自我隔离给你带来了哪些好处。

凯尔(Kyle)(总是沉默):我认为我并不需要总是说话。我通过观察也学习了很多。

团体领导者:告诉我们你一直在观察的一些事情吧。

你对这样的沉默很满意,还是想要有所改变?

是什么事情让你很难说更多?

你愿意选择两个你一直在观察的人,然后告诉他们,他们对你有什么影响吗?

我很想知道你要说什么,我想听你说。

当你观察我,然后悄悄地对我进行假设时,我感到不舒服。我想要参与到你对我得出结论的过程中来。我希望你可以公开它们。

当你不谈自己时,人们很可能会对你进行投射,你被误解的可能性很大。

佩里(Perry)(常常给人建议):我认为你应该停止自我批评,因为你真的是个很棒的人。

团体领导者:几个礼拜以来你一直在观察这个屋子里的人,给每个人都提供了一条重要的建议。

当你给建议时,会让你想到你认识的某个人吗?

当你的建议被拒绝时,你感觉怎样?

是什么触发了你给别人的建议?

你愿意分享你在给人提供建议时的感受吗?

你能接受别人给你提建议吗?这些建议总是有帮助的吗?

团体领导者的上述回应,大多数都是鼓励成员更多表达,而不是停留在开始的阻抗点上。这些问题都是开放式的,并且以一种邀请的方式提出。这些干预方式都来自成员提供的线索,它们可以用来为来访者脱离困境提供方向。

处理整个团体的回避行为

我们一直在关注如何治疗性地处理个体的防御行为,但有时却是整个团体表现出几乎不可能达到富有成效的工作水平的倾向。在这一部分，我们（玛丽安娜和杰拉尔德）描述了我们的经历之一。这段经历说明了如果整个团体选择不工作，并展现出不愿意处理这些隐藏议题的倾向，可能会发生什么。我们还描述了这些隐藏议题是如何影响成员个人以及整个团体的。

我们曾带领过一个团体咨询师的训练工作坊，当时无法单独筛选参与者。代替筛选的方式是，我们给所有对此感兴趣的人一封内容详细的信，在信中我们详细地介绍了工作坊，并且列出了我们对参与者的期望。我们在第一次会谈时重申了这些内容，参与者也可以提问。对我们来说，重要的是他们能理解在每次会谈中他们会有个人卷入，并且既是成员，又是协同团体领导者。整个团体被分为两个八人团体。作为督导，每隔两小时我们会更换团体。这一变化给一些受训者带来了问题，他们说他们感到很拘谨，因为在团体里并不是一直都是同一个督导。

第一组的成员是自己站起来，主动选择彼此的。相反，第二组的形成方式是一个人坐在座位上说："我就待在这里。谁想加入我的团体就过来。"随着团体的进行，两组之间出现了一些有意思的差异。第二组的特点是不愿意彼此进行有意义的互动。他们中的一些人抱怨他们并没有理解他们需要在团体过程中真正参与。他们说他们期望能够通过观察我们所做的来学习如何领导团体，而不是自己积极地投入团体。虽然有几个成员乐意自我表露，但其他人拒绝分享，并且互动也很少，这最终导致所有成员都感到越来越压抑。

第二组的成员很明显感受到了很多东西，但他们都不表达。其中有些人说他们很享受团体时光，但是大部分人很少发言，并且看起来不感兴趣。休息时，成员们会谈论自己在团体中遇到的困难，但回到团体中时却只字不提。会谈结束时，有两个成员的冲突还未解决，他们决定在休息时消除彼此的误会，但是他们并没有告诉团体成员结果是什么。在督导进行了一番探索后，成员们才最终承认他们一直在关注这两个有冲突的人。督导试图再次强调结成小团体会破坏大家对团体的信任。

第二组中的几位女性成员尖锐地面质其中的一位男性成员。当督导询问这位男性这种面质对他的影响时，他迅速地做出了回应，坚持说自己很好。然而几次会谈后，他终于当着所有人（包括督导）的面爆发了，让大家知道他有多生气。他宣布他准备离开。团体又一次陷入犹疑的气氛中，成员之间也十分小心地互动着。

第二组的另一个模式是，倾向于对比第一组的表现来评价自己。在两组合并到一起的会谈中，第二组的人表达了他们对第一组的嫉妒，嫉妒他们组所表现出来的强烈情绪和亲密的特点。

在临近结束的前一天，第二组的信任水平依然很低。成员们表现得并不希望有个人卷入和彼此互动。其中一个督导（杰拉尔德）再次请他们反思他们的信任水平，以及评估他们目标的实现程度。他对他们说："这次工作坊快要结束了。如果今天就结束，对你来说是怎么样的？如果你不满意，你觉得你能做些什么来改变现在的情况？"第二组的成员头一次决定一起吃午饭。接下来的团体会谈定在 1 点钟。大家在 1 点半回来了，边笑边开玩笑，显然是处于一种开心的氛围中。他们告诉督导他们在吃饭的时候度过了非常欢乐的时光，并且在吃饭的时候他们感觉比在团体中任何时候都舒服和有凝聚力。

在团体中，我们要探索正在发生的事情背后的动力。我（玛丽安娜）面质他们说："你们说在吃饭的时候谈话是更轻松的，并且你们感觉很亲密。你们也说当你们走进这个房间时会感到窒息。你们认为两个环境有什么不同呢？"当然，最明显的变量就是督导。当他们开始放开时，他们最先做的是猛烈抨击两位督导。他们认为我们要求太多，期待他们既要有个人卷入同时又要保持学习，想要他们表现，并且要求他们要有问题（即使他们没有）。他们坚持说我们从未明确过对他们的期待。

我听着他们的不满，试图不去防御，就他们针对我的敌意程度来说这并不容易。我承认这是一个有难度的工作坊，它的确对我们要求很高，但是我不会为我的标准而道歉。

最后，作为团体，他们承认了对另一个团体的嫉妒，嫉妒另一个团体所拥有的亲密感，他们说他们试图在午餐时复制这种亲密感。就在那时我再次挑战他们，就像杰拉尔德在午餐前做的一样，请他们去反思和讲出那些只在心里预演的内容，以及他们彼此都保留了什么。

在最后一次团体会谈时，成员们终于冒险表现得更加真诚。他们认真地接受了我们的挑战，并仔细思考了他们在工作坊中的行为。他们愿意对自己在团体中的行动承担个人责任，而且没有指责。因为他们愿意说出自己的心里话，他们在最后的一次团体中完成了很多工作。通过亲身经历他们学习到，这么多周以来正是那些他们没有表达的东西妨碍了他们形成一个富有成效的团体。然而，他们和我们都不认为他们的团体是失败的。他们意识到他们的行为是如何阻碍他们在团体中前进的。多数人能在一定程度上看到他们的低冒险水平是如何阻碍信任关系的建立的。因为他们最终愿意去真诚地谈论他们在团体中的卷入，所以他们学到了很多重要的东西，无论是关于他们个人的还是关于团体进程的。

在后面的追踪调查中，第二组的团体成员写下了他们在团体中的一些反应，他们并没有在团体会谈中谈及这些反应。如果他们选择在团体中表达，我们非常确信他们会有非常不同的团体体验和个人体验。作为督导，我们体验到了与一个有众多隐藏议题的团体一起工作有多么疲惫。我们的经验告诉我们，无论发生什么事情，都要让隐藏议题浮出水面，最重要的是不要放弃，对此做出承诺是非常重要的。作为团体领导者，我们需要小心，不要沉浸在沮丧和恼怒的情绪中。重要的并不是我们，而是我们怎样才能继续促使团体达到一个更有成效的工作水平。尽管这个团体并没有形成一定的团体凝聚力，但是成员们愿意和我们一起来处理这个问题，这让他们学到了重要的一课——是什么阻挡了他们作为个体的分享，以及过渡阶段的僵局是如何阻止他们努力成为一个有凝聚力的工作团体的。

在行动中学习

改变的障碍

内省通常是改变的第一步。即使仅仅想到要改变这一点，有时就是令人难以承受的，会使人还没迈出第一步就停了下来。想想你自己想改变的事情。比如，当你感到愤怒时，你是想大声地说出你更多的想法，还是想有更少的反应？一旦你心里有了一个具体的目标，就可以开始创作自己的拼贴画。可以用纸袋或鞋盒，用所有象征着外部阻碍的图片或文字来装饰袋子和盒子的外部，当你考虑要做出改变时，你会感觉到这些障碍的存在。外部障碍可能是缺乏他人支持、资源有限、压迫性的环境、来自他人的威胁或负面的反应等。接下来，把图片或文字放进盒子或袋子里，这些象征着阻止你改变的内部障碍。内部障碍是我们对自己的信念，以及破坏我们成功的信念。它们也可能是我们的行为，这些行为阻止我们朝着想要的改变前进。翻阅旧杂志或旧报纸，寻找可以在拼贴画中使用的图片和文字，或者自己画和写下来。一旦你完成这个项目，我们鼓励你在班级中或团体中分享。

分享中的过程提问

当你分享你的拼贴画时，可以考虑讨论这些想法：

- 你想要的改变是什么？可以如何运用团体来实现改变？
- 当你创作你的拼贴画时，是什么让你喜欢这个过程？你有为之挣扎吗？当你选择图片和文字，把它们贴到你的拼贴画上时，你有什么感受？有什么内在对话？
- 你发现了哪些外部障碍？
- 你发现了哪些内部障碍？
- 你最喜欢拼贴画的哪部分？

倾听和给反馈的建议

- 不要对分享拼贴画的人发表太多评论或提问。作为一个观察者，你的角色是倾听而不是解释你所看到的。
- 如果分享的内容与你有关联，那么你在评论时要小心，这样就不会把焦点从分享的这个人身上移开。

处理移情和反移情

正如我们所强调的，在带领团体时，团体领导者必须要认识到自己未解决的个人议题可能会推动成员产生问题行为。这种相互影响包括移情和反移情。**移情**（transference）是来访者投射到咨询师身上的感受。这些感受往往与来访者过去经历的关系有关。当这种感受被归因于团体咨询师时，感受的强度更多地取决于成员生活中的未完结的事件，而不是当下的情境。源自来访者冲突的移情被认为是健康的，也是治疗中的正常部分，治疗师的工作就是要保持中立。当咨询师将自己未解决的冲突投射到来访者身上时，这种情况就是**反移情**（countertransference）。如果团体领导者没有对反移情进行恰当的管理，就有可能对成员造成伤害。团体领导者不应该试图消除反移情，而应该用一种有效的、治疗性的方式来运用他们的这些反应。心理动力学取向的团体从业者认识到了理解移情和反移情动力的价值。这些关键概念是推进团体工作的基础。

在团体的情境中可能会产生多重移情。成员不仅可能会对团体领导者进行投射，还可能会对其他成员产生投射。根据团体的类型，成员可以认识到，引发他们强烈感受的人使他们联想到了过去或现在生活中重要他人带给他们的感受。同样，根据团体的目的，可以对这些感受进行有效的探索，这样成员就会意识到他们是怎样将这些旧的模式继续应用到现在的人际关系中的。团体自身就提供了一个理想的场所，来觉察这些特定的心理脆弱的模式。成员能够深入了解他们未解决的冲突是如何造成某些特定的失功能行为模式的。通过关注团体会谈中此时此地发生的事情，团体可以提供人们在团体外的情境中如何行动的动态理解。

团体成员会将他们的生活故事和先前的生活经验带到团体中。一些成员可能会对来自不同文化群体的人抱有一些信念，这种信念干扰了他们与其他成员或者与团体领导者联结或是信任他们的能力。举个例子，一个认为自己是同性恋的男人可能遭受过异性恋群体的大量评判和拒绝，因此他可能会过早地下判断——异性恋群体不会接受他。治疗性团体的一个好处是，成员们可以探索他们的过去经历是如何在当前的互动中呈现的。

> 记住，假设你的来访者只是想惹恼你，这通常是没有用的。

当团体成员非常努力地致力于让团体的促进者拒绝他们时，探索他们能从这种自我挫败的行为中获得哪些潜在利益是能起到治疗作用的。成员对团体领导者和其他成员的移情反应可能会让移情对象产生强烈的情绪感受。在治疗中进行恰当的处理，就可以让成员体验和表达这些对他人的感受和反应，并且探索他们是怎么将团体外的情境投射到团体中的。当这些情绪在团体中得到有效探索时，成员往往可以更恰当地表达他们的反应。

团体领导者需要意识到，他们的反移情可能是团体出现问题的一个原因。团体领导者可能会将他们自己的问题和未完成的事件投射到"问题成员"身上。此外，一些团体领导者没有意识到他们自身的权力和特权，当他们遇到成员挑战他们的权威或者能力时会感到无能为力。如果团体领导者不愿意处理他们自身的议题，他们又怎么能期待成员冒险去改变呢？当你反思自己在自己领导的团体中情绪被触发的方式时，请核查你对你认为的"问题成员"的反应。记住，假设你的来访者只是想惹恼你，这通常是没有用的。问问自己下面这些问题：

- 我如何回应成员所表现出的不同形式的移情？
- 哪类移情往往会引起我的反移情？
- 我是否在以个人化的方式来对待成员的防御？
- 我是否责怪自己不够熟练？
- 和那些我认为有问题的来访者在一起时，我是否变得好斗？
- 我回应问题行为的方式是增加了还是减少了成员的防御？

作为团体领导者，你面临的任务可能是处理成员对你的反移情反应，但是解决方案往往是很复杂的，这取决于关系发展的环境。不要过快地低估成员对你的反应，认为那只是反移情。也要去探索这样的可能性，即这可能是成员对你对待他们的方式产生的真实反应。不要不加鉴别地相信团体成员告诉你的话，特别是在团体初期。小心不要快速接受一些团体成员不现实的归因。换句话来说，要避免过度批评和贬低真实的积极反馈。所有成员都将团体领导者视作有帮助的和智慧的，并且不会有"移情障碍"。成员能感受到对团体领导者的真实感受和尊重。同样，参与者对你生气，可能并不仅仅意味着他们把对父母的愤怒转移到了你身上。他们可能真的感到愤怒，对你产生负面的反应，这很有可能是因为你做出的某些行为惹到了他们。你需要有勇气去承认，你可能对来访者不够敏感，你现在接收到的正是相应的反应。然而，成员会不断将你当成他们生活中的重要人物，你得到的反应会比你应得的更多。如果成员在与你接触很少的情况下就对你展现出强烈的情绪，这一情况尤其可能发生。简而言之，成员们对团体领导者直接产生的所有情绪都不应该被作为移情来"分析"，也不应该为了来访者的利益而对此进行"工作"。对我们自己适用的一个指导方针是，如果我们听到了惯常模式的反馈，那么我们会认真地核查所听到的内容。当我们看到这个反馈的有效性时，我们可能会对我们的行为做出一些改变。

著名的格式塔治疗师欧文·波尔斯特（Erving Polster，1995）就不会使用移情现象这个术语，因为他坚信移情的概念会有去人格化效应。相反，波尔斯特强调来访者和治疗师之间真实接触的体验："接触的体验包括讲述、反应、建议、笑、试验——所有的这一切都是实际发生着的。然而，增加这种接触的力量的是象征的组成部分，这种象征是通过移情来表示的。"（p.190）对波尔斯特来说，聚焦于移情会将治疗师带出此时此地的关系，因为它会忽略治疗过程中实际发生的事情；另外，当治疗师对特定事件进行解释时，他们可能会犯错误，不信任来访者自己对这些事件的体验。因此，用移情来进行概念化可能会导致联结的减少。

从现实的基础上和从代表移情的象征成分两方面来思考成员的反应是非常重要的。就算你强烈怀疑一个人是在移情，但是如果你对他说“我认为你在投射。这不关我的事”，你也可能会忽视对方的感受。一个不那么防御的回应是：“多说一些，我是怎样影响你的？”这个干预会引出更多关于团体成员是如何对你做出一系列反应的信息。做这样的陈述，时机是非常重要的：在对成员的行为做出任何解释之前，探索成员的反应是很重要的。

当团体成员把你看成是移情的对象时，就有可能开展有效的治疗工作。你可以扮演一个象征性的角色，允许对方和你说话，然后对未完成的事件进行工作。此外，你可以和那个人进行角色互换，来探索情感和获得洞察力。假设某个成员保罗（Paul）开始意识到他对你的行为就像他对自己的父亲一样。在角色扮演中，他对你说话就像对他父亲说话一样，他说：“我觉得我在你的生活中并不重要。你太忙了，没时间陪我。不管我做什么，对你来说永远都不够。我只是不知道怎样才能得到你的认可。”因为你不知道保罗的父亲和他有怎样的关系，所以你可以让保罗扮演他父亲的角色，想象以他父亲的方式来回应他。在保罗交替扮演几轮自己和父亲之后，你会更清楚地知道他是如何与他父亲斗争的。有了这些信息，你可以帮助他解决他与父亲以及与你之间的未解决的议题。在开展这个治疗性工作的过程中，保罗可能会看到你就是你，而不是他的父亲。他也可能觉察到他和父亲的谈话方式，以及他在生活中是如何将自己对父亲的情绪移情到其他人身上的。

这些是关于如何对移情问题进行工作的例子。重要的要素是，这些感受首先要被认识到和表达出来，然后用治疗性的方式来进行解释和探索。对移情进行解释是阐明团体成员内心生活状况的一个途径（Wolitzky，2011b）。可以用一种协作的方式来提供解释，帮助成员理解他们的生活，同时还可以扩大他们觉察的范围。团体领导者需要以成员的反应作为衡量标准，以确定成员是否愿意做出解释。在恰当的时机进行解释是非常重要的，因为在不恰当的时间，团体成员可能会拒绝团体领导者给出的解释。

一个更加微妙的问题是，团体领导者如何能够最好地处理对团体成员的感受。就算是在精神分析的传统中，也要求治疗师花费数年的时间来进行分析，去理解和解决受阻碍的区域。反移情是一个潜在的问题。对于刚刚开始带领团体的团体领导者来说这可能会是一个大问题。有的人被这个职业吸引，因为在某种程度上，他们认为作为一个助人者，他们会被尊重、需要、钦佩，被视为专家，甚至被爱。也许他们在自己的生活中从未体验过这种在帮助他人时体验到的接纳和自信的感受。这些团体领导者可能会利用团体来满足自己未被满足的需要。

团体领导者的反移情反应是不可避免的，因为我们都有未解决的冲突、个人弱点和通过我们的专业工作激活的无意识的“软肋”（Curtis & Hirsch，2011；Hayes，Gelso，& Hummel，2011；Wolitkzy，2011a）。自我认识和督导是学习有效处理成员的移情和自身反移情反应的核心要素。你的盲点很容易对你处理成员表现出的各种困难行为的能力造成阻碍，处理成员的痛苦时可能会带出自己的旧伤，盲点也会影响你处理这个问题的能力。持续的督导可以使你对自己的反应负责，同时防止你对特定成员的行为负全部责任。和你的协同团体领导者当面讨论你是如何被某个特定成员影响的，这是一个了解别人对困难情境的看法的好办法。

要认识到并非你对成员的所有感受都可以归类为反移情。你可能有一种误解，认为你应该保持客观，并且平等地照顾所有的成员。反移情表现为夸张和持续的情绪，往往在各种团体中的各种来访者身上反复出现。你可以期待自己更享受与某些成员在一起，但是你团体中的所有成员都值得被你尊重和喜欢。重要的是，要认识到自己的感受到底是什么，并且要避免那些没有治疗作用的情感纠结。

权力问题与理解反移情有关。当团体成员将团体领导者提升到专家、完美的人，或是要求严格的父母层面时，成员就会放弃自己的大部分权力。一个主要对来访者的福祉感兴趣、有自我觉察力的治疗师，不会让成员继续处于这样低的地位。安全感不足的团体领导者依靠来访者这样的下属地位来获得一种满足感和权力感，他们往往会让团体成员感到自己是无力的。

我们不想给你留下这样的印象，即通过你的工作来满足你的一些需求是不合适的。我们也不是建议你不要觉得自己是强大的。事实上，如果你的工作不能满足你的需要，我们认为你有失去热情的危险。但重要的是，你不能利用团体成员来满足你自己。当你把自己的需要放在首位，或者当你对团体成员的需求不敏感时，就会出现问题。

反移情非常可能在浪漫或性方面发展，特别是当一个团体成员对团体领导者表示有爱的兴趣时。在担任职业角色前，团体领导者可能从未感到自己这样被需要。现在他们这样做了，他们就有可能依赖团体成员提供反馈。通过受训，你可能有机会与督导探讨你对特定成员的吸引力或排斥感。如果你独自带领团体，则更要对可能的反移情问题模式保持觉察，可以通过咨询其他治疗师来解决这些问题。

关键事件

因恐惧过度识别而矫枉过正

1. 事件描述

在一个住院进食障碍团体的第五次会谈中，该团体唯一的波斯人蕾姆（Reem）分享了她作为一个少数族裔女性在硕士课程学习中的经历。起初蕾姆说因为她的种族，她觉得自己和同学们相处不来。她分享说她常觉得必须要向同学们和教授们证明自己。团体的其他成员开始问她的经历，蕾姆回答道："你们都不能完全理解我，因为你们都不是波斯人，所以你们并不知道少数族裔是什么样的。"另一个团体成员切尔西（Chelsea）开始防御，说她最好的朋友是波斯人。切尔西接着说，她的朋友经常谈论她们之间的文化差异，她觉得她的朋友过分强调了她们之间的差异，并且有时"抱怨得太多"。团体成员们沉默地坐着，焦急地关注着她们的交流，蕾姆和切尔西之间的讨论越来越激烈。

团体领导者感到猝不及防，不知道如何才能最好地处理目前的情况。这位团体领导者也是一个波斯女性，她正在努力解决她自己该怎样去干预这一问题的内部冲突。她认为切尔西正在否定蕾姆的体验，并且把焦点转移到她自己身上。如果团体领导者为蕾姆而进行干预，她则担心会显得她是"有偏见的，并与蕾姆建立了一个不公平的联盟"。团体领导者还担心，如果她对切尔西说什么，这看起来又像是她在"拯救"蕾姆。

2. 团体领导者要处理的问题

- 作为一位团体领导者，你是否曾因为担心自己的干预会被别人如何看待而感到无法行动？
- 你认为团体领导者在团体中分享她关于回应蕾姆和切尔西的内心挣扎合适吗？为什么合适或为什么不合适？
- 如果这位团体领导者分享自己作为波斯女性的经历，或是证实了蕾姆的分享，她可能会带来哪些潜在的伤害？

- 团体领导者认同蕾姆可能有哪些潜在的好处？

- 这位团体领导者是否能够帮助切尔西看到自己的评论带来的影响，而不是为蕾姆说话或是去“拯救”蕾姆，就像她担心会出现的那样？

- 当一个高加索团体领导者或有色人种团体领导者利用他或她的文化身份和经历进行干预时，会有什么不同（如果有的话）？

3. 临床反思

在这个事件中，团体领导者非常害怕过度认同蕾姆，以致她暂时没能看到一个团体成员和团体领导者拥有文化共性的潜在好处。她的内心挣扎使她无法进行治疗干预。作为有色人种的一员，她很可能经历了一些来自他人的评判，需要寻求他人的认可，正像蕾姆所说的那样。具有讽刺意味的是，这位团体领导者也抑制住了自己，与该成员使用的方式一样。如果那个时候团体领导者能够自由地与团体成员分享她内心的挣扎，会是什么样子呢？分享她自己的心理过程——她不想表现出自己在不公平地与蕾姆结盟或是去拯救她，这让团体领导者可以更自由地去干预。她还可以让团体成员更深入地了解自己与其他人的感受的不同之处，从而验证蕾姆感觉团体中没有人能“完全理解我”的体验。大多数团体领导者的干预都会对成员产生影响，我们通常无法预测我们在团体中分享的内容会是什么。团体领导者不干预这个事情的一个潜在缺点是，在分享她的故事之前，蕾姆可能会感到被误解了，甚至感到被抛弃了。为了让整个团体感到舒服，团体领导者错失了一个可以进行教育的机会。

4. 可能的干预措施

- 团体领导者可以通过分享她自己的一些内心挣扎来向团体成员示范大声说出来的好处。例如，她可以说：“我想谈谈我是如何从波斯女性这个角度来认识蕾姆的，但我意识到别人可能会将这看成是我站在蕾姆这边。”这样说可以让团体领导者自由分享她的感受，同时也可以邀请成员对此进行评论和回应。然后这就成为一个团体的对话，这与蕾姆和切尔西已经分享的文化问题相关。通过分享自己的想法和感受，团体领导者可以帮助团体建立信任和真实。

- 团体领导者需要分享她的内心挣扎，并且询问所有成员，他们是否看到团体领导者在团体中的感受和蕾姆分享的研究生的经历有什么相似之处。这样就再次利用了团体领导者的反应，将工作重心放在了团体上，而不是团体领导者身上。

- 团体领导者可以利用她的个人经历，而不用直接说这是她自己的经历。团体领导者可以部分理解蕾姆所说的，并且团体领导者可以在团体中分享一些相关知识，而不必讲自己的故事。这给了团体领导者利用自己身份和干预的选择，这取决于她的理论取向和个人的舒适水平。

- 团体领导者可以让团体成员分享他们感觉自己被排除在团体外的某个时刻。

- 询问蕾姆和切尔西是否愿意进行角色扮演。让蕾姆看着切尔西完成几个未完成的句子：“我觉得自己和你不同的一个方面是……”，“我感受到你不理解我的一个方面是……”。还可以让蕾姆对所有的成员轮流完成句子：“我觉得自己和你不同的一个方面是……”。在这次角色扮演中，不要让团体成员进行回应，让他们简单地接受蕾姆所说的话就行。如果蕾姆还是继续聚焦于她与别人不同这个主题，成员们就会了解到她是如何将自己看成是与其他人不一样的。这也可能会让切尔西对她团体外的那个朋友有更多的了解。

- 团体领导者可能会说："我对蕾姆和切尔西的讨论有些反应，我愿意分享我的这些反应，但是我想先邀请其他人分享他们对于蕾姆和切尔西的讨论的体验。"先邀请团体成员分享他们的想法，这可能会推动团体进程朝着工作阶段迈进。

过渡阶段的协同领导问题

正如你所看到的，过渡阶段是团体过程的一个关键时期。如何处理冲突和阻抗决定着团体向好的还是坏的方向转变。如果你与一个协同团体领导者一起带领团体，你可以有效地利用团体会谈前后的时间，聚焦在你对团体中所发生事情的反应上。下面是这个阶段团体领导者之间可能会出现的一些问题。

对一位团体领导者的负面反应　如果成员直接向一位协同团体领导者提出挑战或表达负面的反应，重要的是既要避免与协同团体领导者结盟去攻击成员，也要避免与成员联合起来反对协同团体领导者。可以通过促进形成一个对当前情境有建设性的探索，不带防御地（尽可能客观地）继续你的团体领导者工作，比如让对你的协同团体领导者有反应的成员直接对他 / 她（协同团体领导者）说话，或者邀请你的协同团体领导者说说他 / 她听到了什么，以及这对他 / 她有什么影响。

对两位团体领导者的挑战　一些成员可能会直接批评你和你的协同团体领导者，说："你们团体领导者期望我们在这里谈论个人事务，但是我们对你们却一无所知。如果你们期望我们这样做，你们就应该愿意谈谈你们的问题。"在这种情况下，如果你们其中一人做出防御的回应，而另一个人愿意去处理这个挑战，就会陷入困境。理想情况下，两位团体领导者都应该客观地讨论这个挑战。如果不是这样的话，这种分歧肯定会成为一个重要的话题，对这个话题可以在团体外的团体领导者会谈中讨论或者在督导中讨论。所有的这些困难都不应该留给团体领导者来私下进行讨论。与团体中发生的事情相关的问题应尽可能与整个团体进行讨论。

处理问题行为　我们已经讨论了各种各样的问题成员行为，你和你的协同团体领导者不得不去面对这些行为。我们想提醒大家，不要总是和协同团体领导者讨论这些成员在做什么或没有做什么，也不要去探究这些行为是如何影响团体领导者的。总关注"治疗"问题成员的策略，而忽略你们对此类问题行为的个人反应，这是不对的。

处理反移情　期望团体领导者与每一名成员都开展同等有效的工作是不现实的。有时，没有效果是由其中一位团体领导者的反移情反应导致的。例如，一位男性团体领导者可能对团体中的某个女性产生强烈的非理性的负面反应。他可能在这个成员身上看到了他前妻的影子，并且以一种非治疗性的方式来回应她，因为他在离婚上还存在未解决的问题。当这种情况发生时，协同团体领导者对成员和那个不能起作用的团体领导者来说都是有帮助的。共事者可以在会谈进行期间进行干预，也可以在会谈外和其他的团体领导者探索这些反移情反应。在这种相互面质的过程中，那些愿意客观和诚实面对对方的协同团体领导者会对团体产生积极的影响。

日志提示

下面的问题可作为团体过渡阶段对成员的提示。如果你是团体领导者，你可能会发现无论是让成员在团体会谈中讨论这些问题，还是在会谈间隙写关于这些问题的日志都是有用的。此外，我们鼓励你以一名成员的角度（在一个真实的或者想象的团体中）来思考这些问题的答案。

1. 你以何种方式留意到或意识到被团体或个别成员接受或拒绝？
2. 在团体中你是如何通过测试团体领导者或其他成员来检验团体是否安全的？
3. 你是以哪些方式在团体中保持安全或是冒险的？
4. 你在团体中是如何表达或是驾驭团体中的控制和权力问题的？
5. 你会观察团体领导者的哪些方面，以确定他们是否值得信任？

▼ 记忆要点

团体的过渡阶段

过渡阶段的特征

团体的过渡阶段的特征是感到焦虑和防御，这表现为各种各样的行为模式。

- 成员们关心的是，如果他们增强了自我觉察，他们将如何看待自己，还有其他人对他们的接受或拒绝。
- 成员会通过测试团体领导者和其他成员来确定环境有多安全。
- 成员们会在保持安全和冒险参与之间做斗争。
- 控制和权力议题可能会出现，或是一些成员可能会经历与团体中其他成员的冲突。
- 成员会观察团体领导者，来确定他们是否值得信任。
- 成员会学会表达自己，以便他人能倾听他们讲话。

团体成员的职责

成员在这个阶段的核心职责就是去识别和处理各种形式的阻抗。

- 成员识别并表达任何持续的反应；未表达的情感可能会导致不信任的氛围。
- 成员尊重他们自身的防御，但需要对之进行工作。
- 成员从依赖向独立转变。
- 成员学会用一种建设性的方式去面质他人，以免他们退回防御的姿态。
- 成员面对和处理自己对团体中发生的事情的反应。
- 成员要对冲突进行工作，而不是保持沉默或是在团体外形成小团体。

团体领导者的职责

在过渡阶段团体领导者面临的主要挑战是，如何提供一个安全且有清晰界限的环境；另一个挑战是在团体中用一种温和且及时的方式进行干预。主要的任务是对成员进行必要的鼓励和挑战，帮助成员去面对和解决在团体中存在的冲突和负面反应，以及源于防御焦虑的某些行为。为应对这一挑战，团体领导者有以下任务：

- 教成员了解到识别和充分处理冲突情境的价值。
- 协助成员识别他们自己的防御模式。
- 教成员去尊重他们的焦虑和防御行为，并且建设性地尝试进行自我保护。
- 通过直接和得体地处理挑战（无论是以个人化的还是职业的方式）来给成员提供示范。
- 虽然要避免给成员贴标签，但也要学会如何去理解特定的问题行为。
- 协助成员变得相互依赖和相互独立。
- 鼓励成员表达对会谈中此时此地发生的事情的反应。

▼ 练习

团体成员的自我评估量表

这个自我评估量表的主要目的是，帮助团体成员评估他们在团体中的行为，但也可由团体领导者来使用。可以用这个自我评估量表来确定你的优点和缺点。在这一次团体中，根据自己的看法给自己打分。如果你没有团体经验，请根据你在现在班级中的行为来评价自己。此练习可以帮助你确定你成为一个有效的团体成员的可能性。如果你识别出了具体的问题领域，你可以选择在你的团体中处理它。

在每个人都完成量表后，应该将班级分为团体，每个人尝试去加入他或是她最了解的小组。团体中的成员应各自进行自我评定。对下面的每一句自我描述进行评定，分数从 1 分到 5 分不等。

5 = 我几乎总是这样。

4 = 我经常这样。

3 = 我有时这样。

2 = 我很少这样。

1 = 我从不这样。

________1. 在团体中我容易去信任别人。

________2. 在团体情境中，别人倾向于信任我。

________3. 我会表露个人的和有意义的事情。

________4. 我愿意去制定具体的目标和协议。

________5. 我通常是一个积极的参与者而不是一个观察者。

________6. 对团体中正在发生的事情，我愿意开放地表达我的感受和反应。

________7. 我认真地听别人说话，我能够辨明和理解而不仅仅是听所说的内容。

________8. 我不会屈服于团体的压力而做或者说我认为不对的事情。

________9. 我能给别人提供直接且真实的反馈，并且我也开放地接受别人对我的行为的反馈。

________10. 我为一个特定的团体准备好自己，思考我希望从这个经历中得到什么，以及我愿意做什么来实现我的目标。

________11. 我避免独占团体的时间。

________12. 我通过描述我现在的体验来避免讲故事。

________13. 我通过直接与他人讲话来避免质问他人。

________14. 我能够在合适的时间给他人提供支持，而不是提供虚假的支持。

________15. 我能够用一种直接并且带有关怀的方式去面质他人，让他们知道我是如何受他们影响的。

探索的场景

下面这些练习非常适合团体互动和讨论。从组长的角度来探讨这些问题。

1. **处理成员的恐惧**。假设成员会这样说：

- “我担心自己在团体中像个傻瓜。”
- “我最担心的是其他成员会拒绝我。”
- “我不敢审视自己，因为如果我这样做，我可能会发现自己是空虚的。”
- “我不愿意让别人知道真实的我是谁，因为我以前从未这样做过。”

对于每一个陈述，你会说什么或是做什么？你能想出与表达这些恐惧的成员一起工作的方法吗？

2. **放弃安全行事**。想象一下，你领导的团体似乎并不想跨过“安全行事”的阶段。成员们的自我表露是表层的，他们只愿意冒最小的风险，并且表现出各种阻抗。在这种情况下你会怎么做？如果你领导这样一个团体，你觉得你会有什么感觉？

3. **面对冲突**。假设你领导的团体中存在大量冲突。当你向成员指出这种冲突并鼓励他们去处理时，大多数人会告诉你，他们在谈论这些冲突时没有看到任何意义，因为“事情不会改变”。你的反应可能是什么？你会如何处理一个想避免面对和处理冲突的团体？

4. **处理沉默的成员**。贝蒂（Betty）是一个很少说话的团体成员，就算是鼓励她说话她也很少说话。你对以下团体领导者的干预有何回应？

- 忽略她。
- 询问团体中其他人对她沉默的反应。
- 提醒她她的契约，详细说明她参与的责任。
- 问她是什么在阻止她参与？
- 经常试图把她拉出来。

5. **改变提问方式**。拉里（Larry）的风格是向团体成员提很多问题。你注意到，他的提问会分散成员的注意力，干扰他们的情感表达。你可以对他说些什么？

6. **面质讲故事的人**。杰西卡（Jessica）有一个习惯，就是当她讲话的时候，会特别详细地讲故事的细节。她通常会关注其他人生活中的细节，而很少谈论自己是如何受到影响的。最后，另一个成员对她说：“我真的很难一直听你说话。当你关注别人的那些细节时，我感到厌烦和不耐烦。我想听到更多关于你的信息而不是别人的。”杰西卡回应道：“这真的让我很不安。我觉得告诉你我生活中的问题需要我冒很大的风险。现在我不想再说什么了！”在这个时候你会采取什么样的干预措施？

7. **处理团体成员的敌意**。假设你遇到了一群父母被监禁的中学生。成员们已经开始与你和其他人建立牢固的联系。一些成员已经开始公开谈论他们经历过的一些痛苦回忆。团体中的一名成员开始抨击和“挑衅”其他成员。他还表达了种族歧视，并在某些成员讲话时发表恐同言论。另一名成员说：“这太愚蠢了，我再也不来团体了。”组成团体并考虑下面这些问题：

- 你在团体中看到的一些动力是什么？
- 这些问题行为背后的动机可能是什么？
- 你会如何回应那个成员的种族歧视和恐同言论？对于不想再参与团体的成员，你会采取什么策略？

- 你会如何在团体内处理所有这些问题？

8. **评估你的体验式团体。**如果你加入了一个作为团体课程一部分的体验式团体，那么这是一个评估团体过渡阶段典型特征的好机会。评估你自己在团体中的参与程度。作为团体成员你想做什么改变？作为一个团体，花一些时间来探讨以下这些问题：

- 团体中如何处理阻抗？
- 团体的信任氛围如何？
- 如果存在冲突，如何处理冲突，这对团体进程有何影响？
- 是否存在任何隐藏议题？
- 关于是什么让团体能够有效运作或是什么阻碍了有效的团体互动，你学到了什么？

问题讨论

选择这些问题中的一个或几个，在课堂上的团体中进行探索：

- 你如何理解阻抗的概念？你能想到用什么概念来解释常被视作阻抗的行为？
- 作为团体领导者，你认为最困难或最具挑战的行为是什么？为什么？你认为这个成员的行为会如何影响到你领导团体的方式？
- 如果成员保持沉默，你会如何干预？哪些因素可以解释团体成员缺乏参与？
- 如果团体成员让你想到了生活中的某个人，你会怎么说或怎么做？你会如何处理这种潜在的反移情？
- 如何在不增加成员防御的情况下，用一种关爱的方式来挑战他们？
- 在面质成员前，你需要考虑哪些文化维度的内容？

第 8 章 团体的工作阶段

前言
进入工作阶段
团体领导者处理成员恐惧的干预措施
工作阶段的任务
团体运行的治疗性因素
工作阶段的协同领导问题
记忆要点
练习

本章学习目标

1. 描述与团体进程和团体发展有关的动力（CACREP，2016，标准 B）
2. 在团体的不同阶段使用不同的干预措施来探索成员的恐惧
3. 在工作阶段，界定团体的关键特征
4. 突出工作团体和非工作团体之间的差异
5. 明确设计和促进团体中的伦理和文化准则（CACREP，2016，标准 G）
6. 熟悉在工作阶段要做出的选择
7. 讨论具体的治疗性因素，以及这些因素对团体有效性的贡献（CACREP，2016，标准 C）
8. 概述成员自我表露的指导方针
9. 概述团体领导者自我表露的指导方针
10. 概述提供反馈和接受反馈的指导方针
11. 确定工作阶段的协同领导问题

过去几个月里，你一直在主持一个家庭暴力男性罪犯团体。在上一次会面中，其中一个成员开始讲他的经历，他在一个充满暴力和严重虐待的家庭中长大。这个成员非常痛苦地详细描述了一件事，他的父亲喝醉了差点杀死他的母亲。当他分享他的故事时，其他的团体成员似乎明显受到了影响。有的人在强忍着泪水，另一些人则很激动。一个很少参与的成员说道："你的故事太烦人了。我很难听下去。"分享这段经历的那个成员回应道："我以前从来没有和任何人谈论过这件事，最终能大声说出来让我感到如释重负。"另一位成员回应他，说他很勇敢地讲了自己的故事，然后透露了自己童年时被虐待的经历。

- 你会对那些揭露自己被虐待故事的成员说些什么？
- 你会处理其他成员的反应吗？
- 当几个成员有明显的情绪反应时，你如何决定要关注哪个成员？
- 这些自我表露是否涉及任何伦理或法律问题？
- 你会如何将成员的家庭暴力行为与他们作为儿童时期的受害者联系起来？
- 如果一名成员问"为什么我们需要谈论所有痛苦的经历"，你要如何回答？
- 如果你自己痛苦的童年经历被唤起，你会如何处理这种情况？

前言

工作阶段的特征是，成员们承诺去探索他们带入会谈中的那些重大问题，并关注团体内部的动力。此时，在一个团体的演化过程中，我们发现所需的结构和干预都比初始和过渡阶段要少。到了工作阶段，参与者都学会了如何主动参与团体的互动，而无须等待别人的邀请。当成员对发生的事情承担更大的责任时，他们在团体进展的方向上就发挥了关键的作用。这并不意味着成员会成为协同团体领导者，但是成员会更容易开始工作。

团体各个阶段之间没有任何的分界线。实际上，各个阶段都有相当多的重叠，从过渡阶段到工作阶段尤其如此。比如，假设万斯（Vance）说："我想谈一些事情，但是我担心有人可能会取笑我。"如果万斯停下来，并且谢绝了让他说更多的邀请，那这就是过渡阶段的行为。然而，如果他决定继续深入，他可能会发现，他担心会取笑他的那些人并没有取笑他，而是在支持他。做出这个决定，加上万斯愿意表达自己的想法，他也许能够完成更深层次的工作。

团体并不是都会发展到真正的工作水平，但在团体的每个阶段都会产生重要的工作。即使团体被卡住、卷入了冲突中，或在成员感到极度焦虑和犹豫时，也可以学到很多经验教训。一些团体可能不会到达工作阶段，因为成员之间并没有发展出足够的信任、凝聚力和延续性。正如我们前面描述过的，不愿意处理隐藏议题、拒绝处理明显冲突、缺乏动力或是被焦虑和恐惧阻碍的参与者，无法在团体中创设能够允许进行更深入探索的氛围和凝聚力。像时间有限和在两次会谈间成员发生变换这样的因素，也可能导致团体无法到达工作阶段。

处于团体的工作阶段并不意味着所有成员都达到最佳状态。并非所有成员都处于同一水平。事实上，一些成员可能处于边缘，一些成员可能还没有准备好进行深入探索，一些成员可能还未感觉到自己是团体的一部分。与之相反，一个困难的团体可能有一个或多个成员愿意进行富有成效的工作。有的成员可能比其他成员有更强的动机，有的成员可能更不愿意冒险。成员间的个体差异是所有团体阶段的特征。

以下是我们将在本章中讨论的一些问题：

- 团体领导者要如何促进团体从过渡阶段向工作阶段迈进？
- 如果一名成员感受到恐惧，你会如何根据团体的不同发展阶段，以不同的方式来处理这种恐惧？
- 影响个体和团体改变的因素有哪些？这些改变是如何产生的？
- 团体凝聚力如何增强团体成员富有成效的工作精神？
- 为何在工作阶段团体领导者和成员的自我表露特别重要？
- 在工作阶段，什么样的反馈对成员特别有价值？给予反馈和接受反馈的指导原则是什么？
- 这一阶段有哪些潜在的协同领导的问题需要考虑？

进入工作阶段

一个团体要达到工作阶段，重要的是团体成员要做出去面对和努力克服干扰团体进展的那些障碍的承诺。有意义的工作和学习发生在团体的每个阶段；然而，更深入的探索和团体凝聚力的增强是团体工作阶段的典型特征。下面的例子阐释了团体领导者的干预如何能够帮助一个团体从过渡阶段进入更深入的工作阶段。

例子：弗兰克（Frank）和朱迪（Judy）抱怨团体停滞不前，他们已经不耐烦了。如果团体领导者带着防御回应他们，他们很可能会退缩。你可以使用下面的治疗性干预方法。

- 你想看到哪些事情发生？
- 你能做些什么使这个团体对你来说更有效？
- 你能做些什么来让别人成为你希望的那种成员？
- 你可能对我的领导方式有一些看法。你有什么话要对我说吗？

这些干预措施可以帮助弗兰克和朱迪抛开抱怨，来探索他们不满的来源，并且表达他们希望看到哪些事情发生。

当另一个成员瑞安（Ryan）说了一些讽刺性的话（“如果你不喜欢就离开团体”）时，团体领导者可以邀请瑞安直接对弗兰克和朱迪说话，而不是让他们离开。当瑞安对朱迪和弗兰克讲出自己的反应时，他可以更好地认识自己，并且以更深入的个人方式进入自己的议题，把生活中他和他人的未完成事件带到团体中。如果团体领导者没有关注瑞安这些讽刺性的话，它们可能会对团体产生负面的影响。

例子：桑尼（Sunny）说她担心在团体中谈论自己。一个很好的起点是承认她感受到的评价。团体领导者可以通过以下方式来进行干预，以此促进桑尼的工作：

- 你愿意和一个你认为可能会评价你的人谈谈吗？告诉那个人你想象他 / 她会怎么看你？
- 走到每一个成员身边，完成这句话：“如果我让你了解我，我担心你会对我有……的评价。”
- 你愿意闭上眼睛，想象这里的人可能会对你做出的所有评价吗？不要说出你的想象，但一定要让自己去感受，被团体中的每一个人评价是一种什么样的感觉。

每一个干预都可能产生更多的探索，这可以帮桑尼了解到她是如何被她害怕被别人评价这一点抑制的。如果她遵从团体领导者的这些建议，她就有了对恐惧进行工作的基础。她很有可能会发现，她对人做出了很多毫无根据的假设。

例子：珍妮弗（Jennifer）对团体领导者说："我在团体中从来没有得到过任何关注，你似乎对其他成员更关注。"团体领导者不要急于去表达她确实是一名有价值的成员，而是邀请珍妮弗直接与她认为得到团体领导者更多关注的人说话。她谈到她感觉自己被推开了。在某一点上，团体领导者进行干预，说："我想知道，你在这个团体中的感受是否是你在团体外的生活中所熟悉的？"这个干预可以鼓励珍妮弗进行更深入的工作，将她过去和现在的生活与她在团体中此时此地的反应联系起来。

如果珍妮弗承认，她在自己的原生家庭中经常感到被忽略和被推开，尤其是被她的父亲，那么团体领导者就可以通过帮助她探索一些方式给她一个继续工作的机会，通过这些方式她可能会将团体领导者认同为她的父亲。一旦珍妮弗认识到她将团体领导者的情感和对父亲的情感混淆在了一起，她就可以更自由地工作于与父亲相关的议题。她可能会发现，她常常对年长的男性权威人物与她交流的方式过于敏感。她对这些互动的解读往往超过了应有的程度。

珍妮弗声称她在团体中没有得到恰当的关注，这是过渡阶段的典型反应。随着团体领导者对这个感受进行工作，珍妮弗最终对她如何将团体领导者（和其他人）当作她的父亲有了新的认识。珍妮弗的认识和行为变化表明这是工作阶段的重要互动。团体领导者的干预并没有使她进一步感受到被忽略的感觉，而是让她能在自己的部分进行一些重要的工作。除此之外，她可能会在自己对父亲的感受中体验到强烈的情绪，她很可能会在团体中表达和探索这些痛苦的感受。作为在团体中工作的结果，之后当珍妮弗与父亲在一起时，她能关注到自己的感受，并尝试以新的方式来回应父亲。因为她意识到自己倾向于将某些特定的品质归因于权威的男性，所以现在她能够对他们做出不同的反应。

团体领导者处理成员恐惧的干预措施

在团体过程中，成员可能会更多地觉察到他们的担忧。随着团体（以及个体）进入这个阶段，团体领导者与成员个人之间的关系会变得更深入，并且团体领导者的干预可能会不同。为了说明这个进展，让我们来看看在团体的不同阶段会如何去处理成员的恐惧。格蕾丝（Grace）——一个正在接受团体治疗的成员——说："我担心这里的人会很挑剔。我在说话之前会不停地排练，因为我想清楚地表达自己，这样别人就不会认为我语无伦次了。"格蕾丝知道她想让自己显得聪明。她说她的恐惧妨碍了她在团体中的自由。我们发现团体成员经常表达很多类似格蕾丝所表达的担忧：担心别人会认为他们愚蠢、语无伦次、怪异、自私等。我们在与格蕾丝担心被评价的恐惧工作时所使用的干预技术，也可以很容易地应用于对其他恐惧的处理。我们对她进行工作的方式会根据我们与她建立的关系的深度而有所不同。

初始阶段的干预

在初始阶段，我们干预的目的在于鼓励格蕾丝多谈谈她对于被评价的恐惧，并谈谈这种恐惧如何影响她在团体中的表现。我们可以通过以下方式来促进她对她关注的事情进行深入探索：

- 我们鼓励其他成员谈论他们所有的恐惧，特别是他们关于别人如何看待他们的担忧。如果苏珊（Susan）也说她害怕别人的反应，我们可以邀请她直接和格蕾丝说出她的恐惧。（这时我们可以让成员之间进行互动。）
- 在苏珊和格蕾丝交流后，我们问："你们其他人有类似的感觉吗？"（我们的目的是，让其他人通过表达他们认同苏珊和格蕾丝这种方式来参与到互动中。）
- 邀请那些想去探索自己恐惧的成员，与格蕾丝分享他们的恐惧。我们使结构保持开放，这样他们就可以讨论他们所体验到的任何恐惧。（以一种没有威胁的方式，我们将对格蕾丝的工作与对其他人的工作联系起来了，并且也建立了信任和团体凝聚力。）

过渡阶段的干预

如果在过渡阶段，格蕾丝说"我担心这里的人会很挑剔"，那么我们更可能去鼓励她找出她因为害怕被评价而抑制自己的方式。可以邀请她说出，在这个团体里她是如何体验到这样的恐惧的。这种干预对她的要求比我们初始阶段的干预的要求要更多。我们会问她下面这些问题：

- 当你感到恐惧时，你最能觉察到这个房间里的哪个人？
- 你恐惧什么？
- 在团体中你的恐惧是如何阻碍你的？
- 你一直在思考和感受到的但并没有表达的事情有哪些？

格蕾丝最终表示，她担心的是三名团体成员会如何看待她，以及他们会如何评判她。我们建议格蕾丝，和她觉得最有可能评判她的人说话，告诉他们她假想的内容，即他们会如何看待她和感受她。通过这种方式，我们让格蕾丝承认她可能的投射，并学习如何检验她的假设。我们也在收集资料，这些资料对以后的团体探索可能会很有用。

我们可以邀请团体成员对格蕾丝刚刚说的话做出回应，从而使他们参与到这个互动中来。她和其他成员之间的交流可以导向更深入的探索。格蕾丝可能因为害怕他们的负面反应而避开了他们，从而在自己和团体中其他人之间制造了一些距离。通过谈论她对其他人的反应，她就可以为自己所创设的距离负责任。她可以与那些她一直回避的人形成一种新的关系。

我们刚刚描述的工作可以在任何阶段来完成。使这一情境成为过渡阶段特征的是，成员开始表达他们已经意识到但没有说出来的反应和看法。

工作阶段的干预

如果格蕾丝在工作阶段表达她的恐惧，我们会设法让整个团体都参与到她的工作中来。成员们可能会认识到他们是如何感觉到被她推开的，他们是如何感觉到被她评价的，或者他们真的不了解她。当然，这些成员的反应需要得到有效的处理。通过将他们没有表达的感受表达出来，成员们就从过渡阶段迈向工作阶段。他们承认自己的反应和想法，消除投射和误解，并对任何可能的冲突进行工作。如果不走得更深，不表达出那些已经破坏他们信任水平的反应，团体就可能停滞在过渡阶段。成员承诺对僵局进行工作，特别是由他们自己来打破僵局时，团体就进入了工作阶段。

我们可以使用其他技术来帮助格蕾丝达到更深层次的自我探索。一种是让她去寻找生活中对自己有评价的人，使她能够将过去的纠结和现在的纠结联系起来。我们接下来可能会请她告诉一些成员，她对生活中的重要人物的感受是什么。她甚至可以让团体中的其他人扮演这些重要的人物，并且和他们说她心里一直想说的那些话。当然，这种做法也可能会成为一个催化剂，可以让其他人与他们生活中的重要人物谈论他们未完成的事件。

以下是其他可以采用的策略：

- 可以邀请格蕾丝简单地谈论她在团体中有这样的恐惧对她来说是怎样的："哪些事情是你想说而不敢说，想做而不敢做的？""如果不害怕被评判，你在这个团体中会有什么不同？"
- 格蕾丝可以与一个会让她想到自己母亲的成员进行角色扮演，母亲常常会提醒她说话之前要三思。
- 格蕾丝可以写一封表达真实想法的信给她的母亲，但她不需要真的邮寄这封信。
- 通过角色转换，格蕾丝可以扮演她的母亲，然后和房间里的每个人说话，告诉他们应该如何表现。
- 格蕾丝可以在团体会面期间监控自己的行为，特别留意日常生活中由于害怕被评价而停止表达自己的情境。
- 运用认知疗法的步骤，格蕾丝可以更多关注自己的自我对话，并最终学会如何给自己传达新的信息。她可以开始对自己说一些有建设性的话来取代自我挫败的内容。她可以改变她的消极信念和期望，将之转变为积极的。
- 格蕾丝可以决定在团体中尝试一些新的行为，比如大声说出自己的想法，而不是像平时一样默默地在内心预演。
- 无论是在团体中还是在日常生活中，格蕾丝都可以做出这样的承诺，即不管自己有多恐惧，都可以继续说她想说的或是做她想做的事情。

可以看出，我们对格蕾丝的恐惧的干预，是与团体内建立的信任水平、与我们和她的关系质量，以及与团体发展的阶段有关的。我们希望使格蕾丝认识到检验她对别人的假设是非常有价值的。我们挑战她让她继续以新的方式行事，即使这意味着将自己置于一个有风险的境地，在这样的处境里，她要冒着她的想法、感受和行为被他人评价的风险。到目前为止，格蕾丝可能已经发展出个人力量来挑战她的恐惧，而不是让自己被恐惧控制。她意识到她并没有必要把想说的话都说出来。相反，她可以自然地表达她的想法和感受，而无须担心评价的问题。

结束阶段的干预

我们请格蕾丝反思，她在团体中所做的改变可能会对她生活中的重要他人产生怎样的影响。她考虑了以这种新的方式与别人交往可能产生的后果，以及她的新行为是否有助于让她被倾听。虽然格蕾丝的工作可能在她的团体中很有效，但我们也会提醒她，这些新的行为在她的日常生活中可能并不起作用。在团体的结束阶段，我们向格蕾丝强调回顾她所学的东西的重要性，以此来理解她是如何获得这些领悟的，并继续将她的领悟转化为在团体外的行为改变。

工作阶段的任务

即使团体在工作阶段达到了一个高水平的层次，团体也不会一直保持在这个水平。团体可能会在平台期停留一段时间，然后又回到早期的发展阶段，其特征是回到团体的初始阶段和过渡阶段所面临的问题上。停滞期是正常的，可以预期的；如果能识别出来，就可以对此进行挑战并解决它。因为团体并不是静态的，所以团体领导者和成员都有一个任务，就是准确评估团体不断变化的特征，以及团体的有效性。

团体规范和行为

在工作阶段，前期形成的团体规范会得到进一步的发展和巩固。成员更能觉察促进性的行为，潜规则也变得更加外显。在这个阶段，可能会出现下面的行为：

- 给成员提供支持，也给他们提出挑战；强化成员在团体内和团体外的行为改变。
- 团体领导者运用各种治疗干预措施，旨在帮助成员进一步进行自我探索，并尝试新的行为。
- 成员之间的互动越来越直接；成员们在交流时会更少依赖团体领导者的指导，也更少直接看着团体领导者希望他们发出指令。
- 团体中出现的人际冲突，将成为讨论的基础，并往往会得到解决。成员们发现，通过关注他们在团体中如何与他人互动，可以探索他们在日常情境下是如何处理冲突的。
- 随着成员们越来越接受他们是谁，团体的治愈能力得到发展。当成员学习到他们因展示自己内心深处的部分而受到尊重时，他们就不再那么需要以假象来掩饰自己了。

在接下来的内容中，我们将讨论区分工作团体和非工作团体的要素。

工作团体和非工作团体的对比

不同的团体类型和团体成员，其进展和成长历程会不同。比如，一个法院强制的性犯罪者团体的进展可能会与一个咨询专业研究生团体的进展非常不同。下表描述了在团体的工作阶段，团体领导者可能会遇到的成员的典型行为。哪些成员行为会成为你作为团体领导者的触发因素？你会怎么回应？你会为团体中正在发生的事情承担全部责任吗？你会责备你自己，责备你的协同领导者，或是团体成员的所作所为吗？你会在团体中分享你的反应吗？为什么会？为什么不会？将这个表格作为一个指导方针和促进因素，帮助你思考你的成员和团体会有什么进展。

在工作团体的部分，行为描述代表的是理想的状况。就算在最好的团体中，也不是每个人都能达到这样的水平。另外，也要考虑到表现出非工作团体行为的团体也可能是工作的，只是表现得不太明显或者不太容易被看到。成员或是团体，并不会以相同速度或以相同方式来改变。一些成员可能准备好了，愿意在工作阶段投入，而其他成员可能需要继续工作以建立信任。重要的是，团体领导者要认识到成员正在朝他们自身希望的方向改变。有时，努力阻止改变的发生是成员工作进程中的一个必经步骤。一个有效的团体领导者可以在团体中利用所有这些“工作”和“非工作”行为，这是基本功。

工作团体	非工作团体
成员之间以及成员和团体领导者之间相互信任，或者至少大家能坦诚地表达出缺乏信任这一点。愿意冒险分享此时此地有意义的反应。	不信任，其表现是有一股不愿表达的敌意暗流。成员会有所保留，拒绝表达自己的感受和想法。
团体目标清晰具体，且由成员和团体领导者共同制定。有引导团体行为向实现这些目标前进的意愿。	目标模糊、抽象并且笼统。成员的个人目标不清晰或者压根就没有目标。

续前表

工作团体	非工作团体
大部分成员感受到自己属于团体，并且会邀请那些被排除在外的成员更积极地参与。大部分成员之间的交流是开放的，能够准确表达所经历的事情。	大部分成员感觉被排除在外，甚至有相互不认识的现象。存在小团体，这往往会导致团体分裂。大家害怕表达出被忽视的感受。有形成小团体和联盟的倾向。
关注此时此地，成员之间直接表达自己的体验。	人们倾向于关注他人而不是自己，团体中典型的现象就是讲故事。成员不愿意处理他们对彼此的反应。
人们可以自由地投入到他人的工作中。不用等候团体领导者的许可。	成员各个方面都依赖团体领导者。成员之间、成员和团体领导者之间都存在权力冲突。
团体愿意冒险去表露一些危险的话题，人们互相了解对方。	成员踌躇不前，只限于最低程度的表露。
凝聚力强；在分享人类共通经验的基础上，大家产生了很强的情感联结。成员们彼此认同，因为他们之间的亲密和对新的存在方式的支持，人们愿意冒险去尝试新的行为。	存在分裂；成员感觉彼此有距离。缺乏关心或共情。成员不能相互鼓励去改变和冒险，所以固执地维持了自己熟悉的方式。
成员之间及成员与团体领导者之间的冲突得到承认、讨论，而且大部分都能得到解决。	冲突或者负面的反应都被忽略、否认或者回避。
成员承担责任，去决定该用什么方式解决自己的问题。	成员因为自己个人的困难而责怪他人，自己并没有意愿去改变。
成员可以自由地、不带防御地提出反馈和接受反馈。愿意认真思考反馈的准确性。	成员极少给出反馈，即便给出也会被别人防御性地拒绝。给出的反馈缺乏关心和共情。
成员感到充满希望；他们知道发生有建设性的改变是可能的——他们可以变成他们想成为的样子。	成员感到绝望、无助、困窘和受迫害。
面质是这样进行的：提出面质的人会对被面质的人说他或她的反应。大家都将面质理解为检验一个人的行为的挑战，而不是一种不考虑别人感受的攻击行为。	以敌对、攻击的方式进行面质；被面质的人感觉到被评判和被拒绝。有时，被面质的人被大家群起攻击，成了替罪羊。
沟通清晰而直接。评判少，彼此尊重的讨论多。	沟通不清晰也不直接。
团体成员把彼此当作资源，并且彼此之间是感兴趣的。	成员对自己最感兴趣。
成员对他们自己和别人感觉良好，彼此之间感受到力量。	成员不喜欢自己也不喜欢别人。
成员对团体的进度感兴趣，并且知道如何让团体发挥积极功能。	对团体中发生的事情漠不关心或是没有觉察是常见的，也几乎不讨论团体的动力。
会讨论多样性、权力和特权的问题；尊重成员个体和文化的差异。	一致性是重要的，个体和文化的差异是没有价值的。在讨论权力和特权问题时，成员对这些不同于自己的人是不尊重的和防御的。
团体规范由成员和团体领导者合作共同制定。规范清晰，并且能帮助成员实现他们的目标。	规范由团体领导者独自制定。规范可能并不明确。
强调感受和认知功能的结合，有情感的宣泄和表达，也思考不同情绪体验的意义。	团体强化了情绪的表达，但很少强调领悟与情绪表达的整合。
团体成员会用会谈外的时间来对团体会谈中产生的问题进行工作。	成员很少在会谈外思考团体中的事情。

在工作阶段深化信任

即使在团体发展的后面阶段，团体内部的安全也可能会成为一个问题，甚至可能需要重新建立信任。一些成员可能会因为高强度的工作威胁到了他们而封闭自己和开始退缩，他们对所经历的事情的有效性产生怀疑，对于自己想要的参与程度产生新的想法，成员之间的冲突或是痛苦体验的表达让他们感到害怕，他们期望团体结束，并且过早地放弃工作。

一个青少年团体的例子演示了团体中信任性质变化的情况。成员们做了一些富有成效的工作，既包括在团体外的个人工作，也包括在团体中彼此之间的工作。在之前的一次会面中，一些成员体验了强烈的情绪宣泄。费利克斯（Felix）最初认为自己最害怕的是“在众人面前崩溃和哭”，但他确实哭了，并且一直被父亲否定的痛苦也释放了一些。在与“父亲”进行的角色扮演中，费利克斯变得愤怒，并告诉“父亲”他有多受伤，因为“父亲”看起来对他漠不关心。在这个扮演结束后，他哭了，然后告诉他的“父亲”，他真的爱他。在“父亲”离开会谈之前，费利克斯说自己感到了解脱。

刚才所描述的会谈特点是高度信任，有冒险、关心和凝聚力。然而，在下一次会面中，团体领导者非常惊讶，因为让成员们畅所欲言非常困难。成员们说话变得犹豫，费利克斯只说了很少的话。团体领导者描述了她在房间中看到的现象，并且询问成员是什么让讲话变得如此困难，尤其是上一次会谈进行得如此顺利。一些成员表达了不满，并做出如下评论：“我们总是要提出问题吗？”“我们需要用哭来证明我们是好的成员吗？”“我觉得你把人逼得太紧了。”费利克斯最后承认，他对“崩溃”感到非常尴尬，而且在这一周里，他告诉自己其他团体成员会认为他软弱和愚蠢。他还补充说，在他的文化中，男人从不在公共场合流泪。有些人承认，尽管他们看到了费利克斯所做的事情的价值，但他们并不想这样做，因为他们担心别人会怎么看待自己。同样，这个团体的任务就是去处理成员之间这种信任缺乏的问题（“我害怕别人会怎么看我”）。一些成员的话暗示了对团体领导者的不信任，这使团体领导者必须鼓励成员去讨论背后的动力。

回顾一下，团体领导者可以有什么不同的做法？如果团体领导者关注他的恐惧并对此进行处理，还去核对一些可能的文化禁令，即反对在公共场合表达情绪，那么费利克斯可能就不会觉得那么尴尬了。她可能会说：“费利克斯，我记得你的恐惧之一是在别人面前哭泣。你刚刚做到了。这样做对你来说是一种什么样的体验？”她也可以邀请其他人告诉他，他的工作对他们有什么影响。假设费利克斯说：“我感觉很好，我从我所做的中得到了很多。”然后团体领导者可能会回应道：“想象两天后，当你回想起今天早上所做的事情，你可能会想到什么，感受到什么，或是对自己说些什么？”费利克斯可能会说：“我可能会批评我在这里的所作所为。”然后，团体领导者可以建议，如果他发现自己否定自己所做的工作，记住他从房间里每个人那里获得的支持和他们是如何肯定他的勇气的，将是有益的。

另外，假设费利克斯在回答团体领导者的询问时，低着头看着地板说：“我觉得很尴尬。”她可能会回应道：“我知道用这种方式表达自己对你来说有多难。我真的希望你不要逃走。你愿意看看这个房间里不同的人吗，特别是你觉得与他待在一起最尴尬的那个人？你觉得他们现在会怎么谈论你？”在费利克斯告诉其他人他想象的他们会怎么看他的想法之后，可以邀请他们给费利克斯真诚的反馈。通常情况下，在某人完成了重要的工作后，成员们不会发表轻蔑的言论。就像这个例子所展示的，信任的议题在激烈而富有成效的会谈中重新出现并不罕见。这样工作之后，成员可能会感到害怕，并有撤退的倾向。团体领导者觉察到这种倾向时可以采取一些预防措施，正如我们讲过的一样。当团体确实出现倒退时，最关键的干预是让团体领导者描述正在发生的事情，并让成员们说出他们的观察、想法和感受。

关键事件

不同文化交织在一起的冲突

1. 事件描述

娜丁（Nadine）是一位女性白人团体领导者，组建了一个由 10 人组成的多种族和多民族的成人治疗团体。团体要进行 12 周，这是他们的第 8 次会面。这个团体的凝聚力强，信任度高，大家也愿意给予和接受反馈，动机也很强。他们不仅在团体中工作得很好，还将团体中所学到的东西应用到团体外的生活中。当娜丁注意到两个团体成员之间的紧张关系时，她很惊讶。妮可（Nicole），一位非裔美籍女性，谈到了她与搭档的冲突。贝丝（Beth），一位白人女性，低声说："不要再那样了。"妮可无意中听到了这个评论，告诉贝丝这个评论真的让她感到伤心。贝丝不屑一顾地说是妮可"太敏感了"。妮可稍微提高了声音，继续告诉贝丝她的评论让自己有多不高兴。贝丝告诉妮可不要再大喊大叫，冷静下来，结果妮可变得更加不满。妮可一脸痛苦地问贝丝："为什么我把声音提高一点，你就控诉我在大喊大叫？"贝丝变得非常安静，泪流满面，她离开座位走出了房间。其他成员默不作声。团体领导者强烈鼓励妮可和贝丝二人继续讨论他们的冲突。

2. 团体领导者要处理的问题

- 在这个情境中，最初最突出的关键问题是什么？（思考一下临床问题和文化问题。）
- 贝丝对妮可说话的音量提高，贝丝对此有哪些理解，其中有哪些文化的因素在起作用？你会如何推动围绕这些问题的讨论？
- 作为团体领导者，你会把注意力放在哪里？放在你自己身上和你对这个冲突的不适上，还是关心其他团体成员，或关心贝丝和妮可？
- 你会对妮可采取哪些干预措施？为什么？
- 你会对贝丝采取哪些干预措施？为什么？
- 你对这场冲突所展示的团体凝聚力的转变有哪些看法？
- 作为团体领导者，这个情境会给你带来哪些感觉？
- 当贝丝试图离开房间时，你会怎么干预她？
- 你会如何处理团体中的沉默？
- 对于可能干预和支持或是拯救贝丝或妮可的团体成员，你会如何处理？

3. 临床反思

我们需要认识到，即使是在一个有凝聚力和信任感的团体中，也可能出现冲突。娜丁意识到贝丝和妮可在团体中做了一些重要的工作，在团体之外她们是朋友。娜丁有一种直觉，贝丝对妮可的那种不屑一顾的评论会让妮可感到更受伤，因为她们在团体外也保持着友谊。娜丁的主要目标是促进她们之间的互动，使她们都不封闭自己，并且评估冲突对其他成员的影响。尽管情况令人不安，娜丁还是想帮助团体处理这场冲突。

团体领导者对这种突然产生的激烈冲突感到惊讶，并意识到贝丝引发了妮可的一种文化刻板印象。在处理成员之间的冲突时，团体领导者的目标是站在关系的一边，而不是站在某个人的一边对抗另一人。为了让团体信任团体领导者，娜丁需要展示自己去解决冲突的意愿，而不是试图非常快地略过冲突。成员们还需要承诺去讨论他们对冲突的反应，以及他们是如何受到冲突影响的。如果成员们回避处理这种不愉快的情况，就不太可能重建信任。在这个情境中，有好几层冲突，但这也是一个用于开展教学的时刻。娜丁可以帮助大家进行一场坦诚的讨论，讨论中涉及文化和沟通方式。如果她回避了这个话题，一些成员可能会感到被误解和被边缘化。

4. 可能的干预措施

- 团体领导者可以问妮可和贝丝，他们是如何受到对方的反应和评论的影响的。
- 团体领导者可能希望促成这样一个过程：在这个过程中，作为一个非裔美国人，妮可可以在与白人的交流中表达她的不满。
- 团体领导者可以和所有成员核对，这样他们就可以表达他们在目睹妮可和贝丝之间的冲突时他们的感受。
- 因为娜丁是白人，她可以问妮可，是否对自己作为团体领导者也有反应。
- 团体领导者可以通过大声说出她所观察到的妮可和贝丝之间发生的事情，以及文化刻板印象在其中是如何起作用的，来示范文化反应能力。
- 贝丝泪流满面，起身准备离开房间。团体领导者可以邀请贝丝和妮可谈谈她内心被激发了什么，以及是什么促使她想离开。
- 团体领导者可以邀请团体来探索文化影响他们表达痛苦的各种方式。例如，在一个群体中眼泪可能是常见的，但在另一个群体中愤怒可能是展示脆弱的一种更安全的方式。
- 在促进此时此刻的冲突探索后，团体领导者可以探索可能的移情反应。假设团体领导者从之前的会谈中了解到贝丝有一个愤怒和虐待她的父亲，妮可则被教导要避免去挑战白人。领导者可以与妮可和贝丝一起讨论更深层次的问题，这可以解释她们对彼此的反应。

在工作阶段要做的选择

在讨论一个团体演变的初始阶段时，我们描述了一些关键议题，比如信任 vs. 不信任、权力斗争、自我中心 vs. 关注他人。在团体更加紧张的工作时期，所涉及的关键议题包括表露 vs. 隐匿，真实 vs. 防范，自发 vs. 控制，接纳 vs. 拒绝，以及团结 vs. 分裂。团体的特征就是由其成员解决这些关键问题的方式决定的。

表露 vs. 隐匿 成员可以决定以一种明显和合适的方式表露自己，也可以出于恐惧选择继续隐藏自己。人们可能会通过隐匿来保护自己，然而，许多人之所以参与治疗性团体，是因为他们想让别人了解自己，也希望在更深层面上了解他人和自己。如果团体是有效运作的，成员们需要分享对自己有意义的信息，因为正是通过自我表露，别人才认识了他们。

真实 vs. 防范 对一个成功的治疗性团体来说，真实占主导地位是至关重要的，因为成员不会觉得他们需要伪装或隐藏真实的自我才能被接受。当人们不为人所了解或是当他们认为必须保护自己的真实情感时，是不可能有真正的亲密的。出于各种原因，成员们会不真诚地参与会谈。有时人们因为害怕被拒绝而隐藏自己的一些部分；其他人可能会在某些情况下戴着面具，因为他们有遭受过种族和其他形式的歧视的经历。

> 当人们不为人所了解或是当他们认为必须保护自己的真实情感时，是不可能有真正的亲密的。

自发 vs. 控制　我们期望团体成员做出选择，放弃他们控制和预演的方式，可以自发地回应当下发生的事情。我们鼓励成员“大声说出心中的预演”，这样他们自己和其他人都能看到其内心过程。我们通过帮助来访者感受到说出那些曾经阻止自己说的话做出或那些曾经阻止自己做的事是完全可以的，来帮助来访者间接地培养自发性。这并不意味着成员“做自己的事情”而牺牲他人。成员有时会因为自己没完没了地排练每句话而感到窒息。结果就是，他们常常看起来是在安静地坐着，但实际上内心在进行预演。我们通常会和来访者达成这样的协议，请他们同意大声地、更自由地说出内心的预演，就算没有意义也要说出来。我们鼓励他们在团体中尝试做出无排练的行为，然后他们可以决定在离开团体后，他们想改变自己行为的哪些方面。

接纳 vs. 拒绝　在整个团体进程中，成员经常处理接纳 - 拒绝两类问题。有时候我们会听到成员说：“我想做我自己，但是我担心如果我做自己，我会被拒绝。我很担心这一点，因为我总感觉我真的不适合这个团体。”可以探索产生这种恐惧的基础，但通常结果是没有基础的。成员可能会发现，他们比其他人更经常拒绝自己。这些成员可能还会发现他们会害怕自己有这样的预期，即被接受。虽然他们不喜欢被拒绝，但这已经成为一种熟悉的感觉，被接受的感觉反而可能令人不安：“如果你接受我或者爱我或是关心我，我不知道该如何回应。”

团体为成员提供了学习某些方式的机会，在学习过程中，他们通过某些特定的行为来让自己被拒绝。当团体成员开始认识到他们自己在创造接受或拒绝的氛围中的作用和责任时，他们开始明白自己的行为是决定是否会被接受或拒绝的助力。

劳拉（Lara）很纠结是否要告诉大家她的进食障碍问题。没有任何成员提过这个话题，劳拉很担心如果别人知道了，他们就会因为进食障碍的行为而评判她或是厌恶她。当她和在团体外的人分享她的内心斗争时，那个人告诉劳拉，她需要在食物上、暴食和吃泻药的冲动方面有更强的意志力。因此，劳拉深信最好不要和任何人分享她的问题。

当团体领导者对劳拉进行工作，讨论她如何在团体中压抑自己时，她开始表达她对与团体更亲密的恐惧。团体领导者们鼓励劳拉多说说她期望从成员那里得到的回应，而不需要告诉团体具体的问题是什么。劳拉坦诚的意愿使她有了一种与预期不同的体验，这种体验帮助她开始与其他团体成员建立信任。

团结 vs. 分裂　团结在很大程度上是团体选择积极工作于发展团体共同感和彼此之间建立联结的成果。成员们主要通过选择让别人了解自己、分享他们的痛苦、让关爱得到发展、发起有意义的对话，以及给予别人真诚的反馈来获得这种团体共同感。一个团结的团体来自对成员有意义的、痛苦的现实进行的工作，也来自亲密地分享幽默和欢乐时光的工作。

如果一个团体决定保持舒适或是只进行肤浅的互动，就很难有团体的团结。有时成员们会选择不表达他们的恐惧、猜疑、失望和疑虑。当成员们隐藏他们的反应时，通常会导致分裂和缺乏信任。当一些成员在团体外聚会，或是形成小团体，闲谈团体领导者或是其他成员时，就会降低团体内的信任水平。这种小团体可能表示存在一个强大的隐藏议题，会继续阻碍有意义的互动。需要识别组成小团体的行为，要在整个团体中对此进行讨论，这样才能修复裂痕。

并非所有在团体之外的会面都必然会损害团体的团结。某些类型的小团体还是有益的。例如，在一个住院机构中，住院患者团体成员可以在团体外会面，参加一系列的活动，一起进行项目工作的实践或是参与娱乐活动。这种类型的小团体并不意味着排除其他人，而是给予成员在治疗机构中更多与他人互动的机会。另一个能找到的可能从小团体中获益的例子是，我们（玛丽安娜和杰拉尔德）25 年来每个夏天都组织的为期一周的居民区个人成长团体。这些团体由 16 名团体成员和 4 位团体领导者组成。我们每天都会与整个团体会面，但每天我们也会以小团体的形式会面（8 名成员，2 位团体领导者）。此外，在每天的空闲时间里，我们还给成员提供与不同的人一起参与不同活动的机会。这些非正式的聚会常常会激发出成员们可以带回团体的治疗性工作。

工作阶段的家庭作业

团体本身并不是终点。成员可以在团体中学习新的行为并获得一系列生活技能，但是成员需要在团体外练习这些技能和行为。可以鼓励成员设计他们自己的家庭作业，理想的状况是在每次团体会谈中都进行这项工作。家庭作业可以使团体中的学习效果最大化，并将这种学习转移到日常生活的许多情境中。如果成员愿意设计家庭作业并且坚持下去，那么他们的动机会增强，团体的整体凝聚力也会增强。

尽管我们经常建议成员考虑在团体外进行实践，但我们要避免像开处方一样告诉成员他们应该如何做家庭作业。我们鼓励团体成员写日志，他们写下的这些东西可以成为他们在团体内实践新行为的催化剂。我们关于设计家庭作业的建议，是本着帮助成员增加他们从团体经历中获得他们想要的东西的机会这样的精神而提出的。家庭作业在这个阶段尤其有用，因为它给成员提供了鼓励和指导，让成员可以实践在团体中学习到的实际技能。家庭作业经常帮助成员将他们的领悟转化为朝向改变的行动计划。尽可能多地与团体成员协作，一起来设计家庭作业。家庭作业是所有认知行为方法中的基本组成部分，它也是一种适合在团体中使用的技术，在其他的一些理论框架中也是一样的。运用家庭作业的具体理论请参见第 4 章。

通常情况下，成员会在团体会谈中对他们的重要关系进行深入的探索。虽然谈论关系可以是治疗性的，成员们可能会获得与这段关系的动力方面有关的领悟，但这只是改变的开始。接下来，成员可以决定他们是否有兴趣在生活中与这个人以不同的方式进行交流。例如，罗莎（Rosa）设计了以下的家庭作业。她想用不同于以往的方式接近母亲——没有争执和防御。先是在团体中，她练习了她想向母亲表达的内容。她以这种方式与母亲进行的象征性的互动，收到了来自其他成员的反馈和支持。当罗莎通过她在团体中进行的行为预演，清晰地了解到她想从母亲那里获得什么时，她会为在母亲面前表现出不同于以往的行为做更好的准备。可以用这种方式将团体的练习和家庭作业结合起来，帮助成员在他们的日常生活中做出重要的改变。

团体运行的治疗性因素

团体中的各种力量都可能是治愈性的或是治疗性的，并且这些力量在产生建设性的变化中起着关键作用。这个部分讨论的治疗性因素，在团体的所有阶段都发挥着不同程度的作用，但是最常见的是在工作阶段表现出的作用。这里讨论的治疗性因素源于我们带领团体的经验，以及大量团体参与者的报告。（在我们的很多团体中，我们要求参与者填写追踪反应记录，描述是哪些因素促成了他们态度和行为上的改变。）我们特别感谢欧文·亚隆（Irvin Yalom，2005b）在确定团体治疗性因素方面所做的开创性工作。

自我表露和团体成员

愿意让别人了解自己是团体每个阶段的组成部分，但是在工作阶段，自我表露会更频繁和更加个人化。我们期待成员在团体中进行自我表露，团体领导者需要教导和促进成员的自我表露。虽然我们非常希望有成员自我表露的规范，但临床研究结果并不支持这样的假设：越多自我表露越好。太多或太少的自我表露都可能会适得其反，团体领导者应该监控这类自我表露，这样单个成员就不会在表露的频率和深度上与其他成员存在太大的差距（Yalom，2005b）。尽管表露本身并不是目的，但它是团体里开启开放沟通的方式。

团体成员能够通过向他人表露自己来加深他们对自己的认识，成员对自己是谁有了更丰富、更全面的了解，并且他们能够更好地认识到自己对他人的影响。通过这个过程，参与者体验到了一种治愈的力量，并获得了新的领悟，这些领悟通常会催生想要的生活的变化。如果自我表露仅限于安全的话题，团体就会停留在表层。

我们告诉团体成员，让他人了解他们是非常基本的，尤其是有关他们在团体中的体验部分。否则，他们可能会被误解，因为人们倾向于将他们自己的情感投射到那些他们并不了解的人身上。例如，安德烈亚（Andrea）认为沃尔特（Walter）总是批评她。当沃尔特终于开口说话时，他说他既被安德烈亚吸引，又害怕她。可以邀请沃尔特分享他向安德烈亚承认这件事时的感受。自我表露需要揭露当前未完成的关于个人议题的挣扎，目标和抱负，恐惧和期望，希望、痛苦和快乐，优势和弱点，以及个人经历。如果成员继续隐匿自己，很少谈论自己的事情，其他人就很难关心他们。真正的关心来自对那个人的了解。正如你所看到的，这里说的自我表露并不仅仅限于表露个人的担忧；同样重要的是，表露当下对其他成员和团体领导者的持续的反应。

在领导团体的过程中，你不能采用相同的标准来平等地评估所有成员自我表露的价值。由于文化背景、性取向和年龄等因素的不同，人们之间存在差异。例如，一名老年女性，从未公开谈论过她婚姻生活中的某些个人问题，要接近这个主题还有很长的路要走。尊重她所承担的风险，要避免将她与能够自由进行自我表露的成员进行比较。第一次公开自己是同性恋的一名女性，可能会因为内化的同性恋恐惧而产生自我怀疑。团体领导者需要关注成员分享后会感到后悔的现象，也要关注团体可能对这个成员产生的任何负面反应。即使这不是她第一次公开自己是女同性恋，团体领导者也要问她，在这个新的人群中公开自己是同性恋有什么感觉。

当你期望一些成员进行自我表露时，也需要考虑到其文化背景。例如，如果你邀请一位新移民参加一项活动，在这项活动中，成员正在探讨与父母的冲突，这可能是让他难以承受的和令他感觉恐惧的。他可能认为任何与他家人有关的讨论都是在羞辱或背叛他们。在所有的这些例子中，重要的是探索成员可以如何有意义地参与，从而使他们能够在团体中达到他们的目标。

表露不是什么　团体参与者常对自我表露有误解，将表露等同于没有任何隐私和说太多。通过向团体讲述隐藏的秘密，成员可能会觉得自己在表露有用的信息，而事实往往并非如此。参与团体的人需要了解合适的和不合适的表露之间的区别。以下是关于自我表露不是什么的一些看法：

- 自我表露不仅仅是用一种预演和机械的方式讲述自己过去的故事。它不仅仅是陈述彼时彼地发生的事情。来访者需要问自己这样一个问题：“我所表露的内容和我目前的冲突有怎样的关系？”

- 在其他团体成员的压力下，以开放和诚实的名义，人们往往会说得比别人理解他们所需要的更多。他们将自我表露与开放混为一谈，以至于根本没有什么个人隐私。结果就是，他们可能会觉得在别人面前表露太多了。
- 不要把自我表露与表达对别人每个细小的感受和反应相混淆。需要进行一定的判断，来决定如何恰当地分享特定的反应。最好分享那些持续出现的反应，但是要诚实地分享，而不要表现得不得体或者无情。

恰当自我表露的指导方针　在团体中，我们提出将下面的指导方针作为帮助参与者确定表露什么和什么时候表露的方法，并且是恰当的和有促进作用的表露：

- 自我表露的程度应该与团体的目的、目标和类型有关。
- 如果成员对团体中的特定群体有持续的反应，则应该鼓励成员表达出来，而不去责备他们，尤其是当这些反应抑制了他们的参与时。
- 成员必须确定他们希望别人了解自己什么和了解多少。他们还必须决定自己愿意冒哪些险，以及愿意走多远。
- 自我表露会伴随着一定的风险。如果团体被限定在过于安全的范围内表露，互动就会变得非常没有意义。
- 团体发展的阶段对自我表露的适宜性有一定的影响。对初次会面来说，有些自我表露可能会太深入。

与成员自我表露有关的议题是，团体领导者自我表露的作用。我们现在通过制定一些指导方针来帮助团体领导者思考他们的自我表露如何对团体产生促进作用。

自我表露和团体领导者

团体领导者进行自我表露有很多种原因。问题的关键不在于团体领导者是否应该在团体中表露自己，而在于表露多少，何时表露，为什么要表露。恰当的团体领导者自我表露不仅可以用来为冒险做示范，同时也是建立联结和信任的关键要素。团体领导者的自我表露会带来一些风险，但是熟练的临床工作者甚至可以运用错误的自我表露来促成团体成员间有用的讨论。有时，团体领导者可以提前考虑是否要进行自我表露；在其他时间，这更多的是一种自发的行为，要么是因为感觉此时正适合，要么是因为某个成员向团体领导者直接提出了个人化的问题。

一些团体领导者小心翼翼，不让团体了解他们的个人事务，努力将个人参与团体的程度降到最低。有的人这样做是因为理论偏好，比如精神分析取向的团体治疗师，他们将自己的角色视作一个“移情对象”，团体成员可以将自己生活中经历的对父母和其他重要他人的情感投射到团体领导者身上。通过隐匿自己，团体领导者鼓励成员进行来自早期关系的投射。这些未解决的冲突表露出来后，可以在团体中进行处理。体验和关系取向的团体咨询师很可能会治疗性地运用自我表露，将其作为让自己更充分融入团体的方法。人为中心的团体咨询师、存在主义的治疗师和格式塔治疗师倾向于用自我表露来加深成员和团体领导者之间的信任，并以此来做示范。

有些成员来自这样的文化背景：需要了解一个人的个人信息才能信任他。分享生活经历和身份问题有助于我们与那些和我们截然不同的成员建立联结，分享这些也有助于让这些成员对我们更加信任。有时我们会分享我们的反应和感受，因为不这样做会让我们和团体有距离，从而中断团体的进程。当成员询问团体领导者具体的个人信息时，团体领导者应该努力去理解为什么这对这个成员来说如此重要。团体领导者如果太快地回应自我表露的请求，则可能错失机会，无法更多地了解对该成员来说真正重要的东西。自我表露用来增进成员对自己的理解是最好的。

> 团体领导者的自我表露应该适当、合时宜、有帮助、有目的，并且是为了团体成员的利益而这么做的。

团体领导者有时会进行过多的自我表露，模糊了界限，并且个人卷入到团体中，并为团体的促进工作负责任。要避免迫于团体的压力而中断团体领导者的角色，更多扮演团体成员的角色。虽然团体领导者有时可以以个人的方式参与团体，但他们在团体中的主要角色是发起、促进、引导和评估成员间的互动过程。团体领导者的自我表露应该适当、合时宜、有帮助、有目的，并且是为了团体成员的利益而这么做的。作为团体领导者，问问自己："我要说的话对团体成员有什么治疗作用或是有什么用？"团体领导者的自我表露应该要有理论基础。团体领导者需要准确地评估自己进行自我表露的动机，以及这种自我表露会对团体成员个体和团体整体产生什么影响。

新手咨询师容易错误地判断团体领导者的自我表露的作用。有时想自我表露是源于被团体成员喜欢的需要，而不是将此作为一个工具来促进团体的进程。轻易地进行自我表露会模糊界限，在某些情况下，会损害团体领导者的感知能力。亚隆（Yalom，2005b）强调，团体领导者的自我表露必须要有助于成员实现他们的目标。他呼吁治疗师要有选择性地进行自我表露，给成员提供接纳、支持和鼓励。对此时此地的反应进行自我表露，而不是详细讲述他们过去的事件，这样的团体领导者往往能促进团体向前迈进。

有些时候当我（玛丽安娜）表露了一些个人事件后，我便无法再完全和团体在一起。我发现我试图隐藏我的这种分神或是我无法倾听，这导致我与团体断开了联结，团体成员可能会出现情绪化反应。有一次，这导致了一些成员在解决他们的问题时很犹豫，因为他们想照顾我，并且不希望让我承受他们的痛苦。当我注意到这点时，我让团体知道，简单分享我当下的体验是我需要做的，我需要让他们知道我一直都在。我的自我表露准则可以概括为：当前景中某些东西太多时，会使我分心，不能待在当下和在成员身边，我可能会以简短的方式承认这一点，而不会讲太多细节以防给团体带来负担。

关于什么时候团体领导者应该或不应该自我表露，没有固定的准则。一般来说，我们在促进团体方面的经验越多，我们就越能确定什么时候进行自我表露对成员来说是有益的。自我表露在团体的高级阶段可能是合适的，在最初的阶段分享可能会给参与者带来负担，他们可能会觉得应该帮助你或是应该减轻你的痛苦。在领导一个乱伦幸存者团体时，团体领导者并没有透露他们自己是否是乱伦幸存者，大多数成员都松了一口气。许多成员感觉到，如果他们知道团体领导者也是乱伦幸存者，他们就需要保护团体领导者，这就会限制成员依靠团体领导者来寻求支持的能力。一位成员认为，对团体领导者们了解更多，会使她更信任他们。

时机和考虑到你所带领的团体的人员，对于做哪些事与你的个人治疗风格相融合是至关重要的。重要的是要意识到，有的团体成员可能会对团体领导者的自我表露感到尴尬和不舒服，尤其是在他们将团体领导者视为专家的情况下。某些团体领导者的自我表露，比如分享表现焦虑，可能会让成员觉得团体领导者能力有欠缺，从而阻碍了信任的建立。

自我表露应该基于你的理论取向、临床直觉，以及成员（们）的潜在获益。我们可能会问的一个问题是："这个自我表露服务于谁？"在确定自己在团体领导者自我表露问题上的立场时，请参考以下四个指导方针：

（1）如果你确定你有想探索的问题，请考虑寻找自己的治疗团体。这将使你成为一个参与者，而不必担心你个人的问题会如何影响团体。你有一份对你有要求的工作，不应该把你的角色和参与者的角色混淆起来，让工作变得更加困难。

（2）问问自己，你为什么要表露某些个人信息。这些信息是否会被认为是“普通人”的，与其他成员没有什么不同？是在给其他人做自我表露的行为示范还是因为你真的想给成员们展示你私人的一面？对团体成员来说，了解到你的内心挣扎可能是有治疗作用的，但他们并不需要详细地了解它们。例如，如果一个成员正在探索她的恐惧，她担心不被爱——除非她是完美的，你可以用几句话来表露你也有这种恐惧，如果真有的话。你的分享可以让你的来访者感受到一种认同感。在其他时候，可能你多说一点更合适。

（3）与团体中正在发生的事情有关的自我表露是最有成效的。例如，你对任何成员或者正在发生的事情（或是没有发生的事情）的持续存在的感受是最好的自我表露。如果你受到一个成员的行为影响，通常最明智的做法是让那个成员知道你的反应。如果你感受到团体中有一种普遍不情愿的氛围，那么最好公开地讨论这种谨慎态度，以及对这种体验的感受。与你在团体中有什么样的感受相关的自我表露，通常比与当前互动无关的个人事务的表露要更适合。

（4）问问自己，你有多想向与你接触的那些人透露你的私生活。在我们的工作坊、其他团体和班级中，我们希望感受到作为人一样的自由，但是同时我们又希望能够保护我们的隐私。而且，如果我们总是非常详细地描述自己，我们就会失去自发性。要保持一种新鲜感和未经预演的风格，靠这样的重复陈述是不可能的。

无论团体领导者是否进行自我表露，与成员讨论团体领导者自我表露的作用和目的都是有益的。花点时间思考一下你的指导方针，以确定在何时进行自我表露是合适的，并且能促进团体内部的互动。想想这些问题，以形成你对团体领导者自我表露的规划：

- 如果成员问你问题，你有多愿意分享你的个人生活？
- 你如何确定你的自我表露对成员是有帮助的？
- 如果你为某些成员的工作所触发，你认为表达自己经历了什么重要吗？
- 在让成员了解你对团体中正在发生的事情当下的反应方面，你有多开放？
- 如果你在与一个团体成员相处的过程中感到不舒服，你是否愿意让该成员知道你所受到的影响？

反馈

在团体中，创造学习机会的一个重要的途径就是将成员的自我表露和团体反馈结合起来。这通常会提高团体的亲密度。人际的反馈影响了许多治疗性因素的发展。当团体成员或团体领导者分享他们对其他人行为的观察和个人反应时，就产生了反馈。反馈与下面这些部分都有关联：改变动机的增强，对一个人的行为如何影响他人有更多的洞察，冒险意愿的增强，团体成员更积极地评估他们在团体中的体验。当给出的反馈是诚实的，且具有感受性时，成员就能理解他们对别人的影响，并决定对于他们的人际风格，他们想改变什么（如果有的话）。通过交流反馈的过程，成员们就有机会从新的角度来看待他们的人际风格，并且能够在行为上做出有意义的改变（Stockton，Morran，& Chang，2014）。人际反馈过程鼓励成员对团体的结果负责任，以及对改变他们与别人的交往方式负责任。

像自我表露一样，团体领导者需要教给参与者如何给予和接受反馈。团体领导者能很好地示范有效给予反馈，并鼓励成员进行考虑周到的反馈交流（Stockton et al.，2014）。在认知行为团体中，对于哪些反馈是有帮助的，以及如何最好地从他人那里接受反馈，会给成员提供具体的指导。如果成员（或团体领导者）想从反馈中获益，他们必须要愿意倾听别人给出的反应和评论。当积极的或支持性反馈与纠正的或挑战性反馈（有时称为“消极”反馈）之间存在平衡，以及已经建立一定程度的信任时，成员很可能接受难以听到的反馈。成员可以从清晰、体贴、真诚和个人化的反馈中获益。

反馈作为团体的一个阶段，在第 9 章中会得到更多的思考，但是有效的反馈也是工作阶段一个重要的组成部分。以下是我们在工作阶段教成员有效反馈的一些指导原则：

成员可以从清晰、体贴、真诚和个人化的反馈中获益。

- 清晰、简洁的反馈比带修饰的陈述更有帮助。例如，莉莉娅（Lilia）清楚、直接地跟布拉德（Brad）说：“我觉得很不舒服，在我分享自己的事情时，我看到你在笑。我想知道你是否在认真地对待我。”
- 在向其他团体成员提供反馈时，与他们分享他们是怎么影响你的，而不是给他们建议或是评价他们。在前面的例子中，莉莉娅谈到了她的不舒服，以及布拉德的笑如何影响了她，而不是说布拉德感觉迟钝。这就使这种反馈是有挑战性的，而不是负面的。
- 具体的此时此刻的与团体中行为相关的反馈尤其有用。莉莉娅对布拉德的评论说明了他的行为是如何影响她的。如果莉莉娅现在不说，她的不舒服感可能会继续增加，直到她做出断章取义的反应。
- 用及时而非评判的方式给他人提供反馈，这使收到反馈的人对这些信息进行反思的概率更大。在莉莉娅的例子中，她对布拉德的反馈聚焦于她的个人反应和她是如何被影响的，这是一种冒险的自我表露。
- 与人际关系相关的反馈可能会很有力。例如，在给布拉德反馈时，莉莉娅可能会补充说：“我想和你更亲近。但是当我和你在一起时，我会很小心我说的话，因为我不知道你在想什么。当我说话时，如果你看向别处，微笑或皱眉，我就不知道我说的话会对你有什么影响。我真的希望我能更信任你。”在这样的表述中，莉莉娅表达了她的恐惧和不确定感，但是她也让布拉德知道，她希望与他建立一种不同的关系。
- 反馈一个人的力量部分，而不是只专注于与这个人在一起体验到的困难，可以改善对反馈的反应。例如，团体领导者可能会对一个迷失在故事细节中的成员说：“我很高兴你开口说话了。我确实很难理解你的故事并保持专注，因为你谈论的更多是别人而不是你自己。不过，我现在的确对你的挣扎有了很好的理解，我希望你努力把注意力集中在你自己的体验上。”

成员有时会做出声明，自发地要求团体提供反馈，让其他成员加入进来。下面是一个典型的例子：

例子：费尔南多（Fernando）说：“我想知道你对我的看法，我希望得到一些反馈！”如果我们听到这些话，我们可能会对团体说：“在任何人给你反馈之前，费尔南多，我们希望你多说一些促使你要反馈的原因。”这个干预要求费尔南多在坚持要他人表露他们自己之前，先对自己做出重要的自我表露。当成员们对反馈的需求了解更多时，他们更有可能回应他。他的问题背后可能有这样的想法：“我害怕，我不知道别人是否喜欢我。”“我担心人们在评价我。”“我的生活中没有太多朋友，得到这些人的喜欢对我来说很重要。”

如果费尔南多对自己说得很少，别人就很难给他提供反馈。为了了解别人对他的看法，有必要让别人了解自己。在探索了他想要得到反馈的需要后，团体领导者可以询问成员们，他们是否愿意给他反馈。然而，团体领导者不应该给团体里的人施压，让大家发表对他的看法。当人们给出反馈时，团体领导者可以要求费尔南多认真地倾听，听听别人对他说了什么，并思考他想用这些信息做什么（如果有的话）。

当团体进入工作阶段时，我们通常看到成员们愿意自由地给予彼此反馈。要求、接受和给予反馈的规范需要在团体的早期建立起来。此外，团体领导者的任务是教成员如何给别人提供有用的反馈。最好的反馈是成员自发地让别人知道他们是如何被其他人和他们的工作影响的。例如，一名成员可能会说："在你的角色扮演中，你和母亲谈话的方式对我影响很大，这让我想起了我被母亲理解时遇到的困难。"这种反馈通过类似的挣扎将彼此联系起来。这里有另一个例子，说明反馈对成员的益处：

例子：陈（Chan）加入了一个团体，因为他发现自己与人有距离感。很快他发现，他在团体中也感受到了被孤立。他在团体中是爱嘲讽人的，这种性格使他很快就与其他人疏远了。但因为成员们愿意以一种关心的方式告诉他，他讽刺的风格使人感到敷衍和有距离，他能够对此进行审视，并最终承担起他通常在人际关系中经历的制造距离和缺乏亲密的责任。在团体的鼓励下，他找到了与儿子没有联结的原因。当他放弃讽刺的风格，真诚地和儿子交谈时，他发现儿子愿意倾听。

面质

正如第 6 章和第 7 章所讨论的，建设性的面质是反馈的一种形式，是一个富有成效的团体的基本组成部分，也是所有健康关系的基本组成部分。正是充满关心和尊重的面质，可以让成员去检查他们所说的和所做的之间的差异，觉察到潜伏的能力，以及找到将领悟转化为行动的方法。来自他人的温和的面质可以帮助成员发展他们自我面质的能力，他们需要这种能力来将他们所学的应用于他们生活中所面临的问题。这种类型的反馈会带来持续的行为改变。

例子：亚历山大（Alexander）抱怨说他感到疲倦和精疲力竭。他声称他生活中的每个人都在要求他。在团体中他的互动风格是像一个帮手。他很关心别人需要什么，但很少为自己要求任何东西。在一次会谈中，他最终承认他并没有从团体中得到他想要的，他觉得自己不想再回来。团体领导者面质亚历山大："在团体中，我看到你做了很多次你说的在生活中通常做的事。我看到你很乐于助人，然而你很少为自己要求任何东西。对于你不愿意回到团体中来我并不感到意外，你在这里创设了和在家里一样的环境。我很高兴你看到这一点，这是你想改变的吗？"

凝聚力和普遍性

团体凝聚力是团体早期阶段形成的一个规范（见第 6 章），我们现在回到这个话题，因为团体凝聚力也是团体有效的一个治疗性因素，它为成员提供了一种自由进行有意义工作的氛围。一个有凝聚力的团体的特征包括：支持的氛围、联结、分享经历、团体中互助、归属感、温暖和亲密，以及关心和接纳。成员们愿意用一种有意义的方式来让别人了解自己，这会提高信任度，从而增强凝聚力。

团体凝聚力促进了以行动为导向的行为的出现，比如自我表露、给予和接受反馈，讨论此时此地的互动，在团体中建设性地表达冲突，愿意冒险，以及将领悟转化为行动。凝聚力对于有效的团体工作是必要的，但是它不是一个充分条件。一些团体会选择在舒服和安全的水平停止工作，并不会向新的阶段迈进。其他团体之所以陷入僵局，是因为成员之间不愿意进行有意义的互动。

亚隆（Yalom，2005b）认为，凝聚力与团体内的很多积极特征相关。高凝聚力的团体往往有高出勤率和低脱落率的特点。有凝聚力的团体成员会有更多的接纳、亲密和理解力，凝聚力还能帮助成员认识和解决冲突。如果成员能体验到一种对团体有承诺的感觉，能感到团体是个安全的地方，他们就可以自由地表达愤怒和处理冲突。我们在促进团体方面的经验使我们确信，凝聚力是一个有价值的概念，它可以成为团体成员的统一力量。凝聚力首先是一个治疗性因素，通过增强团体支持和接纳，然后在人际学习中发挥关键作用。

在工作阶段，成员能够看到大家的共性，他们经常会被生活中的普遍性问题击中。例如，我们的治疗团体由非常多样的群体组成，成员来自各行各业，在年龄、性取向、社会和文化背景、职业路径和教育水平等方面都不相同。虽然在早期阶段成员可能觉察到他们的差异，有时还会感觉到疏离，但随着团体凝聚力的增强，这些差异逐渐退到了后面。成员谈论更多的是他们有多相似，而不是他们有多不同。一名 50 岁出头的女性发现她仍然在努力获得父母的认可，就像一名 20 岁出头的男性一样。一名男性了解到他对男子气概的纠结和一名女性对她女性气质的关注并没有什么不同。一名异性恋的女性发现她与一名女同性恋者对亲密关系的恐惧也很相似。这两名女性都能在探索她们对拒绝的恐惧时彼此产生联结。

导致伤害和失望的环境，可能在人与人之间或文化与文化之间存在很大差异，但由此产生的情绪具有普遍性。虽然我们可能不会说同样的语言或并非来自同一个社会，但是我们可以通过快乐和痛苦联系在一起。当团体成员不再迷失在日常经历的细节中，而是分享他们更深层的挣扎——这些挣扎是关于人类的普遍主题的，这时团体才是最有凝聚力的。团体领导者可以通过聚焦于成员分享的潜在问题、感受和需要，帮助成员达到这种凝聚力。

这种联结为团体提供了前进的动力，因为参与者可以通过发现并不是只有自己才有这样的感受而获得勇气。当一名女性通过其他女性的陈述发现，她不是唯一一个对家庭成员对她提出很多要求感到不满的人时，她会感到极大的解脱。男人发现他们可以与其他男人分享他们的眼泪和感情，而不会丧失他们的男子气概。在社区机构成立一个男性团体的方案（见第 11 章），能为男性提供一个探讨普遍性主题的场所，并通过深入探讨个人问题，加强成员间的联结。

团体领导者可以通过指出整个团体成员的共同主题来促进团体凝聚力的发展。普遍的主题包括回忆童年和青春期的痛苦经历，经历孤独和被遗弃，意识到爱的需要和对爱的恐惧，学习表达被意识阻碍的感受，在生活中寻找意义，认识到普遍的主题将我们联系到了一起，认识到与父母的未完成事件，以及寻找与重要他人的有意义的联结。前面列举的并没有穷尽所有的普遍主题，仅仅是一个人类普遍问题的样本，参与者在团体发展过程中识别出这些问题，与成员对这些问题进行探索，不管他们之间的差异有多明显。工作阶段特有的凝聚力是一种更深层次的亲密感，这种亲密感随着成员分享、时间和承诺而发展起来。这种联结是情感和真正的关心的一种形式，通常来源于分享、表达痛苦的体验。

例子：有两名女性，都是移民到这个国家的，她们表达了离开自己国家后的痛苦。直到这一次之前，她们一直感觉与其他成员非常疏离。分享她们内心的挣扎感动了团体中的每一个人。成员可以认同她们的痛苦和丧失，即使他们并没有相同的经历。这两名女性的工作对她们来说是富有成效的，同时也激发了其他成员去谈论他们生活中感到重大失去的时刻。在会谈结束时，当成员们就会谈对他们的影响发表看法时，他们谈到了他们感觉很亲密，以及形成了信任的联结。尽管有着不同的背景，但这个团体的成员通过深入分享个人共同的主题和感受而聚合在了一起。

希望

希望是相信改变可能发生的信念。有的人加入团体，认为他们完全无法控制外部环境。根据法律要求参与团体的成员可能会感到无望，并且不相信会发生任何真正的改变。然而，在这样的团体中，他们可能会遇到其他人，这些人有自己的挣扎，并且努力寻找可以有效控制他们生活的方法。看到这些人并与他们在一起，可以激发一种新的乐观情绪，他们的生活可能会有所不同。希望本身就是治疗性的，因为它给了成员信心，让他们有力量去选择不同的生活方式，或者改变自己的生活环境。

人们有时候会很气馁，以至于看不到任何改变生活处境的方法。团体领导者必须要防止自己陷入这些成员的无望感之中，要继续促进团体，让团体坚信实现改变和更好的结果是可能的。例如，我（玛丽安娜）的一个来访者努力让我相信她对改变不抱任何希望。有一天她大声说："你不理解。我真的没有希望。"我让她知道，如果我也像她一样感到没有希望，我对她就不会有多大用处。我会共情她的绝望感，但我同时也鼓励她不要放弃。我看到了一个充满希望的信号，她并没有看到，那就是事实上她在寻求帮助。缺乏希望可能源于持续的失望、被伤害，甚至是被虐待，但缺乏希望本身让人们继续陷在泥潭之中。理解和支持成员是有帮助的，但同时也要挑战他们去审视他们充满无望和绝望的情境。在帮助他们渡过难关前，我们需要了解他们感到没有希望的原因。

例子：特拉维斯（Travis）是一名退伍军人，由于在战争中受伤而瘫痪。他把大部分精力都花在了想他不能再做的事情上。在医生的鼓励下，他参加了一个康复团体，在那里他遇到了其他几名受伤的退伍军人，他们有过和特拉维斯现在一样的感受。通过倾听他们的挣扎，以及他们是如何有效应对他们的残疾的，特拉维斯找到了希望，即他也能找到更有效的生活方式。

愿意冒险和信任

冒险包括向他人敞开心扉、表现脆弱和积极在团体中进行必要的改变。冒险需要越过已知的安全地带，朝着更不确定的地方前进。如果成员主要的动机是保持舒适，或者如果他们不愿意冒险挑战自己和别人，那么他们从团体中获益就会很少。成员展现自我的意愿在很大程度上取决于他们有多信任其他成员和团体领导者。团体中的信任程度越高，成员就越有可能把自己推到舒适水平之外，从一开始，成员们就可以通过谈论他们在团体中的感受来冒险。当少数成员开始冒一点点小的风险时，其他的成员可能会效仿。通过冒险在此时此地表露自己的观察和反应，成员正积极地建立信任，并且使深入的自我探索成为可能。信任是一个疗愈因子，它使人们能够展示自己的很多方面，鼓励试验性的行为，并且允许人们以新的方式来看待自己。

例子： 卡门（Carmen）对她团体中的男性表达了很大的不满。最终，她冒了一个险，表露自己在小时候曾遭到继父的性虐待。当她探索在日常生活中和团体中，她是如何普遍化她对男性不信任的方式时，她开始看到她是如何与男性保持距离的，这样的话他们就不会再有机会伤害她。这让她产生了一个新的想法：并不是所有的男性都必然想伤害她，并且如果他们真的想伤害她，她也可以保护好她自己。如果她不愿意冒险在团体中表露这些信息，她就不太可能会做出这种态度和行为上的改变。

关心和接纳

关心是通过倾听和参与来体现的。它可以通过温柔、同情、支持甚至是面质来表达。一种表现关心的方式是，陪伴那个刚收到一些令他难以接受的反馈的人。如果成员们感受到缺乏真诚的关心，不管是来自其他成员的还是来自团体领导者的，那他们表现出脆弱的意愿就会被抑制。如果成员们感觉到他们的担心对其他人来说是重要的，并且他们作为人是有价值的，他们就能冒险展现自己的脆弱。

关心暗示着接纳，即一种来自他人的真诚的支持，实际上是在说："我会接纳你所有的感受。你对我们很重要。做你自己是可以被接纳的——你不用努力去讨好所有人。"接纳包括确认每个人都有拥有和表达感受与观点的权利。

关心和接纳发展成同理心，即对他人的内心冲突有深刻的理解。在团体中出现的共性团结了团体成员。认识到某些问题是普遍的——孤独、被接纳的需要、被拒绝的恐惧、对亲密的恐惧、过去经历的伤害，这会减少我们孤独的感觉。此外，通过对他人的认同，我们能够更清楚地看到自己。

例子： 在一个儿童团体中，博比（Bobby）最终开始流泪，谈论他因一次致命事故失去父亲而感受到的悲伤。其他的孩子都很专注。当博比说他为自己的哭而感到难为情时，另外两个男孩告诉他，他们也哭了。对孤独和受伤的分享将孩子们联结到一起。这让他们认定他们有这样的感受是正常的。

力量

一个人的力量感源于对自己所具有的自发性、创造力、勇气和实力方面的潜能的认识。这种力量不是指优于他人的力量，而是一个人感到拥有自己生活所必需的资源的感觉。在团体中，个人力量通常在参与团体前是被否定的。有些人参加团体时，感觉自己很无力。当他们意识到自己可以在当下的情境中采取一定的措施来让生活更有价值时，他们就会变得更有力。然而，对团体领导者来说，理解和欣赏一些成员可能经历的缺乏力量的背景是至关重要的。这对那些经常被各种社会制度剥夺权力的边缘化群体来说尤其重要。对一些个体来说，在每个生活情境中都主张激发新的力量是不安全的。例如，如果阿方索（Alfonso）要面质他的父亲，他的父亲可能再也不会和他说话。团体领导者需要协助成员评估潜在的后果，以及在什么时候什么地方充分表达自己是不安全的。下面是一个成员重新获得力量感的例子。

例子：当伊迪丝（Edith）还是个孩子的时候，如果她让人看见她，就常会被父母打。她很早就决定要低调行事，以避免在生理和心理上受到虐待。通过参加团体，她发现她仍然表现得好像每个人都想伤害她一样，而且她的防御方式已不再适合当下。因为她在团体中选择不让人知道她的存在，所以人们认为她是疏远的、冷淡的和冷漠的。伊迪丝逐渐发现，她不再是那个没有办法在残酷的成人世界里保护自己的无助的孩子。通过挑战自己的假设，以及与团体中的人们一起冒险，伊迪丝在她如何感受自己和如何让别人对待自己两方面都有了更大的力量。

宣泄

抑制有威胁的情感时，能量就被束缚住了。未表达的情感往往会导致身体的症状，比如慢性头痛、胃痛、肌肉紧张和高血压。有时候，团体成员说他们不想记住痛苦的情感，不理解身体会一直承载这些痛苦，并且透过各种身体症状来表达它们。当人们最终将她们压抑的痛苦和其他未表达的情绪表达出来时，他们通常会报告说得到了一种巨大的身体和情绪的释放，这就是宣泄。例如，一名团体成员报告说，在她表达了一些非常痛苦的感受之后，她的慢性颈部疼痛都消失了。宣泄常与体验的方法有关，尤其是在格式塔疗法和心理剧中。

情绪的释放在许多类型的团体中都发挥着重要的作用，情绪的表达增强了信任和凝聚力。但真正的工作不应该只有宣泄。没有情绪的宣泄，成员们可能会认为他们不是在真正地“工作”。团体领导者可能会沉迷在这种强烈的宣泄和释放之中，而没有明确的方向，或是没有信心和技能去处理那些未被发现的东西。有时，刚开始带领团体的团体领导者认为只有情绪的宣泄才是有意义的，他们可能低估了成员所做的其他工作的力量。团体领导者要问自己：“我在做什么？为什么要这样做？我和成员有多大能力来处理这些工作？”

虽然宣泄经常是治愈性的，但宣泄本身在产生长期变化方面的作用是有限的。成员们需要学习如何理解他们的宣泄，其中一个方法是和那些强烈的情绪对话，并试图理解它们是如何影响和控制他们的日常行为的。通常，帮助成员检查其思维模式和行为的最佳途径是鼓励他们识别、表达和处理他们的感受。强调宣泄和将情绪的释放本身视为目的，可能是很有吸引力的，但这并不是团体的最终目标。

在进行情绪释放后，对成员与情绪情境有关的领悟，以及对这些情绪模式背后的认知进行工作，是非常重要的。理想的情况下，团体领导者会帮助成员将他们的情感探索与认知、行为方面的工作联系起来。团体领导者可以帮助成员面对强烈的情绪，同时也鼓励他们在团体情境中将自己的领悟转化为积极的行动。可以通过第 4 章所述的认知行为疗法的概念和技术来深化情绪的工作。

例子：塞莱娜了解到她对母亲既有爱，也有愤怒。多年来，掩盖了自己对母亲不断试图控制自己生活的怨恨。在一次会谈中，塞莱娜允许自己通过一种象征的方式，去感受和充分表达她对母亲的憎恨。通过角色扮演，团体领导者协助塞莱娜告诉她的母亲那些导致她憎恨情绪的事情。在表达了这些压抑的情绪后，她体会到了一种强烈的解脱感。团体领导者提醒她，在现实生活中重复她刚刚在治疗会谈中所说的话是有危险的。没有必要严厉面质她的母亲，表达她所有的痛苦和愤怒。塞莱娜认识到，重要的是要了解她对母亲的怨恨现在是如何继续影响她的，无论是在她目前与母亲的互动中，还是在她与其他人的关系中。控制权的问题是塞莱娜在她所有关系中都存在的一个问题。通过释放自己的情绪，她更能意识到别人并没有要控制她。重要的是，塞莱娜要澄清她想从母亲那里得到什么，以及是什么阻碍了她靠近母亲和其他人。塞莱娜可以选择她想告诉母亲的事情，她也可以用比过去更直接和真诚的方式来与母亲交流。

认知成分

体验情感的成员通常很难将他们从这些体验中学到的东西整合起来。对与某些体验相关的强烈情绪的意义的概念化，对于进一步深入探索一个人的内心冲突来说是必不可少的。认知成分包括解释、澄清、释义、建构想法和为创设一个新的视角来看待问题提供认知框架。

认知行为疗法强调思维和行动，可以将此有效地整合到体验和关系取向的团体中（参见第 4 章）。亚隆（Yalom，2005b）引用了大量的研究，这些研究表明，为了从团体体验中获益，成员需要一个认知框架，使他们能够对此时此地的体验有洞察力。当要求成员在认知层面处理情感体验时，时机是重要的。如果要求成员过快地理解强烈的情绪体验，他们可能会感觉团体领导者对他们漠不关心。然而在有的时候，可以要求成员用语言表达他们的情感对他们来说意味着什么，以及他们获得了哪些领悟。

例子：一个叫费利克斯（Felix）的青少年表达了他被压抑的受伤的感受。最初在一次大哭之后感觉好了很多，但是他很快就感觉没那么好了。费利克斯需要把他的情绪转换的含义用语言描述出来。他可能会学习到下面这些：他对父亲积攒了愤怒，他对父亲既有恨又有爱，他做出了一个决定，那就是他的父亲永远不会改变，他有很多事可以对父亲说，或是他可以用很多不同的方式来与父亲沟通。对他来说，释放他被压抑的情绪在治疗上是重要的。他还必须澄清自己的领悟，并且找到运用这些领悟去改善他与父亲的关系的方法。

对改变的承诺

对改变的承诺包括成员愿意利用团体进程所提供的工具去探索修正他们行为的方法。参与者需要提醒自己，他们为什么来到团体，并且他们需要制订行动计划和策略，以便在日常生活中践行这些改变。团体使成员可以有机会进行现实的和负责任的规划，并使他们有机会评价行动的有效性。对团体成员来说，承诺他们会按计划行事是至关重要的，而且团体本身也可以帮助成员培养遵守承诺的动力。如果成员发现执行某些计划很困难，或者他们不按计划行事，那么在团体会面中讨论这些困难是很重要的。

例子：珀尔（Pearl）发现她倾向于等到会谈快结束时才提出自己的问题。她描述了她生活中的很多情况，但她并没有得到她想要的。她坚持说她想做些改变和想要采取不同的行为方式。团体领导者提出了如下挑战："珀尔，你愿意在下一次会谈中第一个讲话吗？我希望你本周至少思考一个情境，在这个情境中你的需要没有得到满足，因为你压抑了你自己。为了带来一些更积极的结果你能为自己做些什么？"由此，团体领导者给珀尔提供了另外的选择，让她主动尝试新的行为方式，无论是在生活中还是在团体会面中。如果她不按自己说的去做，而是继续阻碍自己满足需求，团体领导者和成员就可能会通过分享他们的观察来面质她。

自由实践

团体的情境为尝试新行为提供了一个安全的场所。成员们能够在这里展现他们在日常生活中经常隐藏的那些方面。在团体接纳的环境中，害羞的成员可以表现出自发的行为和表现得外向。一个通常非常安静的人可能会尝试说更多的话。在尝试了新的行为之后，成员可以评估他们有多想改变他们现有的行为。

例子：耶塞妮娅（Yesenia）说她厌倦了自己一直那么害羞，她想让人们更好地了解她。团体领导者回应道："耶塞妮娅，你愿意在团体中选择一个与你相反的人吗？"耶塞妮娅选择了梅拉（Mayra）。得到梅拉的同意后，团体领导者建议耶塞妮娅："轮流走到房间里的每一个人面前，像你看到梅拉做的那样去做，模仿她的身体姿态、她的手势和语音语调。然后，告诉每个人一些你希望他们知道的你的事情。"耶塞妮娅从这个尝试中可以获得的是，认识到她确实具有外向的能力，并且她可以练习表达自己。

作为这个方法的变式，还可以邀请耶塞妮娅与所有成员分享她对他们的观察和反应。另一个变式是，可以让梅拉担任耶塞妮娅的教练，协助她完成这项任务。当成员们假装自己是别人时，你会发现他们有多外向，这是相当令人惊讶的。

幽默

幽默可以帮助团体成员对他们的问题有所领悟或是有新的见解，它可以成为疗愈的源泉。但是不应该用幽默来让某个团体成员难堪。有时可以用幽默的方式来给出有效的反馈。笑自己和别人可以是非常有治疗作用的。事实上，关于幽默的治疗效果已有很多著作写过，一些工作坊也聚焦于幽默的治疗作用方面。

幽默需要从新的角度来看待问题。欢笑和幽默可以让团体中的每个人更亲密。幽默常常把问题摆到一个新的角度，它在团体中定了一个基调，即工作也可以在欢乐的氛围中开展。幽默作为治疗性工具的力量常常被低估。幽默常常能平衡成员和团体领导者之间的关系，它可以给成员赋权，并建立一个对成员具有最大治疗效果的环境。幽默是一种应对策略，使团体成员能够在他们的处境中发现荒谬或讽刺的方面。它还具有变革性的特点，使成员能够在不需直接控制的情况下，获得对情境的视角和控制。像自我表露一样，幽默也可能被滥用或误用。团体领导者是否对某个情境感到不舒服，使用幽默来缓解团体的情绪或减少团体领导者自己的焦虑？人们笑是否满足了团体领导者被团体成员喜欢的需要？团体领导者应该觉察自己使用幽默的目的，并且检查成员对幽默的理解。

自发性似乎是有效运用幽默的关键，因为"设计出来的幽默"肯定会失败。在自由地表现幽默前，必须建立一定程度的信任。幽默的标志不是嘲笑别人，而是出于爱和关心与人们一起笑。

例子：塞缪尔（Samuel）是一个严肃的人，在团体中他通常静静地坐在那里观察别人。当团体领导者对塞缪尔的观察者姿态进行挑战时，他说他可以写一部关于这个团体的喜剧。这位团体领导者知道塞缪尔是一个富有创造力的作家，希望他能参与到言语交流中来，并要求他在日记中写一篇好笑的记录，来描述他在团体中看到的事情。后来当他读到日记中关于这个团体的一部分内容时，团体中几乎每个人都笑了。在这个过程中，塞缪尔也通过他的幽默分享了团体中他对其他人的反应。很明显，他并没有嘲笑大家，但他能够捕捉到正在发生的事情中一些幽默的部分。通过幽默他变得活跃起来，他能够给成员一些非常有见地的反馈，如果他继续默默坐着观察别人，这些反馈就会被否认。在他的记录中，他能够捕捉到自己行为中的一些非常有趣的方面，这给了其他人完全不同的印象。

工作阶段的协同领导问题

当我们协同领导团体或工作坊时，如果团体有动力去工作，我们就会变得充满能量。在有效的团体中，成员做了大部分的工作，因为他们提出了自己想要谈论的主题，并且表现出了被了解的意愿。在团体会谈期间，我们花时间讨论我们对团体成员的反应，去思考如何让不同的成员参与彼此的议题，以探索可能的方法帮助参与者了解他们在团体中的行为，并解决他们的一些冲突。我们也会批判性地看待我们作为团体领导者所做的事情，检查我们的行为对团体的影响，然后分析团体是如何影响我们的。为此，我们对从成员那里收到的关于我们如何影响他们的反馈模式进行反思。我们还讨论团体的进程和动力。如果我们发现我们对团体进程有不同的看法，我们会讨论这些差异。

协同领导者会议的主题

在团体持续的过程中，我们不能过分强调与协同领导者会面的重要性。前几章关于在这些会议上讨论的主题的建议，同样适用于工作阶段。以下是一些与工作阶段特别相关的其他主题。

对团体的持续评估　团体领导者可以花些时间来评估团体的方向和生产力水平。在一个有预定结束时间（比如 16 周）的封闭式团体中，协同领导者最好在第 8 周左右评估团体的进展。这个针对讨论主题的评估可以在私下进行，也可以在团体中进行。如果两位团体领导者都认为团体似乎陷入了困境，成员失去了兴趣，那么团体领导者应该将这些观点在团体中表达出来，以便成员能够审视他们对方向和进展的满意程度。

技术讨论　和一位协同领导者讨论技术和领导风格是非常有用的。其中一位团体领导者可能会对尝试一些技术有顾虑，因为害怕犯错误，或者不知道下一步该怎么做，抑或是被动地等待协同领导者的许可来做。这些问题，以及团体领导者之间任何风格上的差异，都是值得探讨的主题。

理论取向　正如我们前面提到的，协同领导者有相同的团体工作理论并不重要，因为有时不同的理论偏好可以很好地融合在一起。在讨论理论如何应用于实践时，你可以学到很多东西。因此，我们鼓励你阅读、参加工作坊和特别的研讨会，并与你的协同领导者讨论你所学到的内容。这样做也会给团体会谈带来一些新的和有趣的变化。

自我表露的问题　协同领导者应该探索他们自我表露的恰当性和治疗意义。例如，如果你愿意和成员们分享你对团体讨论的议题的反应，但你的分享却停留在个人之外的问题上，而你的搭档则可以自由而充分地谈论她的婚姻状况，成员们可能会觉得你有所保留。这个问题可以在团体中讨论，也可以私下与你的协同领导者进行讨论。

面质的问题　我们刚刚讲到的关于自我表露的问题也适用于面质。你可以想象一下，如果你认为在团体中要提供支持而不要有任何面质，但你的协同领导者为了让成员们敞开心扉而进行了严厉而无情的面质，这就可能会带来一些问题。你可能很容易被贴上“好团体领导者”的标签，而你的协同领导者则会被贴上“坏团体领导者”的标签。如果你们存在这些风格上的差异，同时又不希望团体受到影响，就需要详细讨论一下这个问题。

日志提示

下面的问题可作为团体工作阶段对成员的提示。如果你是团体领导者，你可能会发现无论是让成员在团体会谈中讨论这些问题，还是在会谈间隙写关于这些问题的日志都是有用的。此外，我们鼓励你以一名成员的角度（在一个真实的或者想象的团体中）来思考这些问题的答案。

1. 你观察到了哪些行为表明团体成员之间有较高的信任度和凝聚力？
2. 在团体的这个阶段，你看到了什么样的沟通模式？
3. 你对自己的参与程度有多满意？请详细说明。
4. 你愿意以什么方式在团体中冒险或是不冒险？
5. 团体成员和团体领导者应如何处理团体中发生的冲突？
6. 你怎么处理来自成员或团体领导者的反馈和面质？
7. 你以什么方式感到自己得到或没得到团体成员或团体领导者的支持？
8. 由于参与这个团体，你会对自己做出什么样的改变充满希望？
9. 你有多愿意在团体外实践改变的行动？

▼ 记忆要点

团体的工作阶段

工作阶段的特征

当一个团体到达工作阶段时，其核心特征包括：

- 信任度高、凝聚力强。
- 团体内部的沟通是开放的，并且可以准确表达自己的体验。
- 成员之间可以自由而直接地互动。
- 愿意冒险让他人了解自己，成员将他们想要探索和更好地了解自己的个人主题带到团体中。
- 如果成员之间存在冲突，可以有效地识别和直接处理冲突。
- 给出的反馈是自由的和接纳的，并且是不带防御的。
- 面质是带着关心和尊重的，被看作是检验某个人行为的挑战而被成员接受。
- 成员愿意在团体外工作，以实现行为的改变。
- 参与者在尝试改变时能感到被支持，并愿意冒险尝试新行为。
- 如果成员感到有希望，并且愿意采取行动，他们就能够改变；他们不会感到无望。

团体成员的职责

工作阶段的特征是探索对个人有意义的内容。为了到达这个阶段，成员必须完成以下任务：

- 愿意在团体会谈中讨论个人的议题。
- 提供反馈和对来自他人的反馈保持开放，即使这可能会增加一些成员的焦虑。
- 愿意在日常生活中实践新的技能和行为，并在团体中分享实践的结果；仅凭领悟不会产生改变。
- 愿意冒险；如果成员过于放松和舒适，团体就无法工作。
- 持续评估他们对团体的满意度，并在必要时采取措施改变他们在会谈中的卷入程度。

团体领导者的职责

团体领导者需要在工作阶段承担起下面提到的核心领导职责：

- 继续示范恰当的行为，尤其是带着关怀的面质，并在团体中表达自己持续存在的反应。
- 支持成员冒险的意愿，并协助他们在日常生活中也进行这样的冒险。
- 在恰当的时机解释行为模式的含义，以便成员能够进行更深层次的自我探索，并思考其他可替代的行为。
- 探索主题间的共同之处，并将一个或多个成员的工作与团体中其他成员的工作联系起来。
- 强调将领悟转化为行动的重要性，鼓励成员实践新技能。
- 促进那些能提高凝聚力的行为。

▼ 练习

工作阶段的评估

1. **关键指标。**哪些迹象可以用来检验一个团体是否已经到达了工作阶段？识别你认为与这个阶段相关的具体的特定特征。你的团体进展到了工作阶段的哪个程度？你的个人目标在团体中实现了多少？

2. **开放式团体中的成员关系改变。**假设你领导的是一个成员不断变化的团体。尽管有一些核心成员可以持续参加团体，但来访者最终会停止参与，新成员会加入进来。如果这个团体要进入工作阶段，成员必须要克服哪些障碍？你将怎么做来增强这种类型团体的凝聚力？你将如何处理这样的现实，即总是有成员停止参与并且有新成员加入团体？

3. **个人的和适当的自我表露。**你会对成员进行恰当的自我表露提供哪些指导方针？你能向成员解释个人化分享的价值吗？如果成员说："我不明白为什么这么强调要告诉别人我的想法和感受这件事。我一直是一个注重隐私的人，所有这些个人化的谈话都让我感到不舒服。"你如何在一个自愿加入的团体中应对这样的成员？在非自愿的团体中又该如何应对？

4. **有效的面质。**有效的面质和无效的面质之间有很重要的区别。你如何向团体成员解释这些区别？如果有人说："我不明白为什么我们要把大量的精力集中在问题上，以及集中在对有负面情绪的人的面质上。这一切让我想退出。我不敢说太多，因为我更愿意听到积极的反馈。"这个人已经在你的团体中待了一段时间，你可能会如何回应他？

问题讨论

分成小组，讨论下面的问题：

1. 工作团体和非工作团体的主要区别是什么？工作成员和非工作成员的区别呢？
2. 在工作阶段，你认为哪三个治疗性因素对带来改变最重要？
3. 你会参照哪些具体的指导方针来确定自我表露对你作为一位团体领导者来说是否是合适的和

有促进作用的？

4. 在团体工作阶段，关于给予和接受反馈，你会教团体成员什么？

5. 虽然有成效的工作可以在团体的所有阶段发生，但并不是所有团体都能达到本章所描述的工作阶段。是什么阻碍了团体进入工作阶段？

成员对团体的每周评估

指导语：可以在每次团体会谈结束时让成员做这个评估练习，这可以让你快速了解成员的满意度。你可以汇总结果，并讨论从评估表中注意到的趋势。让成员填写以下量表，为每个题目圈出合适的数字：

1 或 2 = 非常弱

3 或 4 = 有点弱

5 或 6 = 一般

7 或 8 = 有点强

9 或 10 = 非常强

1. 你这周做了多大程度的准备（反应，对主题进行思考、阅读和写作）？

1　2　3　4　5　6　7　8　9　10

2. 对于今天你在团体中的卷入程度，你会怎么打分？

1　2　3　4　5　6　7　8　9　10

3. 对于团体的卷入程度，你会怎么打分？

1　2　3　4　5　6　7　8　9　10

4. 根据今天你认为自己愿意冒险（与其他成员分享你的想法和感受，以及成为积极的参与者）的程度来评价自己。

1　2　3　4　5　6　7　8　9　10

5. 你对自己在团体中的体验有多满意？

1　2　3　4　5　6　7　8　9　10

6. 你认为团体以个人的和有意义的方式处理议题的程度如何（分享感受层面而不是理智层面的讨论）？

1　2　3　4　5　6　7　8　9　10

7. 你在团体中体验到的信任程度如何？

1　2　3　4　5　6　7　8　9　10

8. 对团体领导者在今天的会谈中的卷入和投入程度，你会如何打分？

1　2　3　4　5　6　7　8　9　10

9. 从团体领导者的这个能力维度来给他 / 她打分，即创设一个具有温暖、尊重、支持、共情和信任等特征的良好工作氛围的能力。

1　2　3　4　5　6　7　8　9　10

第 9 章

团体的结束阶段

前言

团体结束阶段的任务：巩固学习

团体体验的结束

团体体验的评估

团体结束阶段的协同领导者议题

后续行动

记忆要点

练习

本章学习目标

1 描述与团体过程和团体发展有关的动力（CACREP，2016，标准 B）

2. 讨论团体结束阶段团体领导者和成员的主要任务

3. 明确有效地结束团体的议题

4. 说明处理离别感受的重要性

5. 提出有效处理离别的行动指南

6. 解释回顾团体体验的方法

7. 理解团体之外的实践对于行为发生改变的必要性

8. 澄清在团体结束阶段有用的反馈类型

9. 描述团体契约和家庭作业是如何帮助成员巩固他们的学习的

10. 了解如何应对挫折并解释预防复发的策略

11. 探索将团体所学知识应用于日常生活的指导原则

12. 确定评估团体体验的方法

13. 探索团体结束阶段的协同领导者议题

14. 描述团体结束后追踪团体的方法

你的实习期将要结束，你需要结束一个带领了10个月的团体。你与住院病人、单亲母亲一起处理戒毒和童年虐待议题。团体中的多数女性有被遗弃和丧失的经历。在团体的最后会谈中，一名成员缺席了，你不知道原因。另外一名成员提出了一个在结束阶段没有充足的时间去处理的严重问题。团体已经达到了很高的凝聚力水平，你对于其中两位成员之间充满敌意的面质感到惊讶。

- 在团体的结束阶段，你将与成员一起处理哪些问题？
- 你可以做什么来预防这些事情发生？
- 对于缺席的成员，你倾向于怎么做？
- 你如何在团体中处理成员缺席的问题？
- 你有丧失的议题吗？在生活中你通常是怎样处理离别的？
- 在团体的结束阶段，团体成员将要处理哪些关键的议题？
- 有哪些伦理的议题会被提出来？
- 你的理论取向会如何影响你对于来访者行为的理解？如何影响你对团体成员的干预？

前言

团体发展的开始阶段是关键的——参与者互相熟悉，建立基本的信任，团体的规则逐渐确立并将对之后的深入工作产生影响，团体的认同感逐渐形成。团体进展的结束阶段同样重要——团体成员有机会澄清和整合团体体验的意义，巩固他们的收获，并决定将在团体中学到的新行为和改变延续到日常生活中。

本章我们将讨论如何结束团体，以及团体领导者可以怎样帮助成员评估他们的团体体验。团体领导者的理论取向将影响其结束团体的方式。我们在团体结束阶段处理的重要主题如下：

- 团体成员需要在结束阶段完成的任务；
- 可帮助团体成员巩固学习和处理未完成事件的技能；
- 探索团体成员对团体结束的想法和感受的重要性；
- 如何让团体成员为离开团体做好准备并在日常生活中延续他们的新行为；
- 如何评估团体的有效性并获得团体成员的反馈。

治疗性团体的结束通常是令人情绪激动的、复杂的事情。在团体的结束阶段需要完成几项任务，但很难提供能涵盖所有类型团体的一般指南。在决定留多少时间用于结束阶段时是需要考虑许多变量的。例如，用于回顾和整合团体体验的会谈次数取决于团体持续的时间以及团体是开放的还是封闭的。无论哪种类型的团体，都应留出足够的时间来整合和评估团体体验。在最后一次会谈中涉及太多的内容具有一定的危险性，这可能会导致团体分裂，而不是将团体中学到的内容迁移到日常生活中。对于团体体验来说最重要的事是，团体成员通过新的学习来提高他们的生活质量。

治疗性团体的结束通常是令人情绪激动的、复杂的事情。

团体结束阶段的任务：巩固学习

团体结束阶段的任务是团体成员巩固团体中的学习和发展迁移的策略，将他们在团体中学到的知识迁移到日常生活中。此时，团体成员需要能够表达团体体验对他们的意义，并说明基于团体的学习他们确定的未来努力的方向。这是团体成员们梳理他们对团体体验的感受和想法的时候。对于许多团体成员来说，结束很难。团体成员需要面对结束的现实，并学习如何说再见。 如果该团体确实具有治疗效果，那么即使他们会感到悲伤和失落，他们也可以将他们的学习拓展到外面的世界。

作为团体领导者，任务是协助成员学习将团体中发生的事情赋予意义。团体的目的之一是将团体中的学习应用到成员的日常生活中。如果团体领导者没有提供一个框架帮助成员回顾和整合他们学到的知识，那么学习的持续效果很可能无法保持。

在封闭式团体中，参与会谈的都是相同的成员，团体领导者的任务是帮助成员回顾他们的个人工作以及从第一次到最后一次会谈的不断变化的模式。在这些团体中，成员就彼此的具体变化提供反馈是特别有价值的。

开放式团体会面临不同的挑战，因为不断有成员离开团体，又有新成员在不同时间被纳入团体。当团体成员有足够的时间探索他们在成员离开时和新成员进入团体时的想法和感受时，团体结束的过程是最有意义的。以下是与结束开放式团体的成员的工作相关的一些任务：

- 教育团体成员在决定离开团体时提前告知。这将确保成员有时间自己或与团体中的其他人一起解决任何未完成的事件。
- 留出时间让将要离开的人做好结束的情绪准备。
- 给其他成员机会说再见，让他们分享自己的反应，并提供反馈。剩下的团体成员通常会对成员的离开有一定的反应，要让他们有机会表达自己的想法和感受。
- 探索文化是如何影响团体成员对结束的看法的。对于强调关系连续性的文化，团体的结束可能意味着中断而不是永久停止。有些文化可能认为结束是永久性的停止。这些对结束的不同理解和反应需要在团体中进行处理（Mangione，Forti，& Iacuzzi，2007）。
- 帮助要离开团体的成员确定如何将团体中体验到的有意义的内容纳入他们的日常生活中。团体经验和学习到的知识可以帮助他们在一生中面对未来的挑战。
- 协助即将离开的团体成员回顾他们在团体中学到的知识，特别是这些学习有什么影响。回顾并巩固每个团体成员在团体中做出的改变。
- 如果必要，转介团体成员。

有时成员会在没有事先通知的情况下离开团体。如果可能的话，团体领导者应鼓励这些成员探索离开的动机，并在团体中用足够的时间来解决可能导致成员离开的问题。你如何应对一位声称因不可预见的情况而必须离开团体的成员呢？ 如果某位成员希望留在团体中，但在相当长的时间内缺席，你将如何处理此请求？

团体体验的结束

如同成员是多种多样的，在结束阶段出现的问题也是多种多样的。但是，许多团体有一些共同的主题。一些成员将表现出一些会让他们更容易离开团体的行为，表现为与团体拉开距离，有疑问，以及好争论。在某些情况下，他们会削弱自己或其他成员的成长与收获。就像团体成员在整个团体中的行为所揭露的一样，他们离开的方式揭示了他们是如何处理痛苦、未解决的丧失和哀伤的。许多人在他们的生活中经历过消极或不健康的告别，团体领导者可以教团体成员如何处理结束的议题才能够在团体和团体之外的关系中体会到一种完整感。

一些团体领导者认为结束其实在团体工作的第一天就开始了，团体领导者应该为整个团体的最终结束做好准备。这是团体领导者在团体开始时可能没有充分考虑的任务，例如，强调一定要在最后一次会谈之前提出未完成事件，以便有时间解决这些问题。关键是在适当的时候提出结束的议题。团体领导者谈论即将到来的结束的方式会因各种因素而有所不同：不论团体是开放式的还是封闭式的，丧失或被抛弃议题都会关系到团体成员的体验、团体在一起的时间长短、团体成员的年龄、团体的心理功能，以及团体的凝聚力水平。由于文化背景不同，团体成员可能会以不同的方式感受和表达结束，团体领导者应该了解结束过程中的这些文化差异。何时结束以及如何处理结束都要考虑到这些因素。

关键事件

太平无事地结束会谈

1. 事件描述

在个人成长团体的最后一次会谈中，团体领导者注意到团体成员似乎不太投入，不愿意彼此互动。团体领导者担心这次团体会谈会出现虎头蛇尾式的结束。当团体领导者与团体分享他的观察时，一位团体成员说："我想我们都觉得我们在团体中的工作已经完成，所以我们真的不知道该谈什么。"另一位成员说他对几名团体成员感到愤怒，但他不想谈论这些，因为该团体马上要结束了。第三位成员说："我不喜欢说再见。我们不能继续像一个团体一样见面吗？"

2. 团体领导者要处理的问题

- 为什么团体成员在结束会谈期间可能会保持沉默？
- 团体成员在结束会谈时会有什么样的感受？
- 你如何让成员为结束会谈做好准备？
- 你可以为成员提供哪种类型的结束活动？
- 你在什么阶段与团体成员谈论结束议题？
- 团体成员退出团体的做法与他或她在团体之外的过去或现在的经历有怎样的关系？
- 你认为一个有效的告别是什么样的？
- 你如何在自己的生活中处理结束或离别？

3. 临床反思

团体领导者将成员的行为解释为"低能量"和"不投入"。事实上，成员们正在体验关于团体结束的各种各样的感受。淡化感受可能是一些成员降低团体重要性的一种方式。一些成员可能挑起冲突或表现出情感疏离，以避免感受到离别带来的痛苦。有时，成员让自己生气或者告诉自己别人并不是真正关心他，他在离开团体时会更容易些。承认积极的感受和以友好的方式离开他人对许多人来说是新的体验。

团体领导者需要提前让成员为结束做好准备。决定何时谈论结束取决于许多因素。对一些成员来说，在团体结束之前的两到三次会谈中谈论就足够了；还有一些成员，可能需要在团体的各个阶段都进行讨论。团体成员如何彼此告别往往与他们在整个团体中学到的内容同样重要。我们发现很多团体成员都对他们生活中的离别感到遗憾，并且不确定如何以有效的方式结束。结束可能是苦乐参半的阶段，为团体成员提供机会去体验丧失、完整感以及成员之间的相互影响。团体领导者在自己的日常生活中处理离别的体验会对他们解决团体中的结束问题产生重大影响。

4. 可能的干预措施

- 当成员退出时，不要过快地解释团体中的沉默反应，而应与团体分享你注意到的内容："我注意到今天团体中有很多人沉默。"
- 团体领导者可以使用不完整的句子来引发大家自发的反应。促进"复查"并要求成员完成类似的不完整的句子："在这个团体即将结束时，我知道……""我对我们的最后一次会谈感到遗憾的是……""我不喜欢说再见，因为……""我想让别人记住我的……""我希望我会记住的这个团体的经历是……"。团体领导者可以利用这个活动来帮助表达未完成事件中未被表达的内容。
- 创建一个"团体隐喻"，团体领导者可以如此提示："如果这个团体是电影，情节会是什么？名称是什么？有哪些角色？"
- 组织团体艺术活动，让成员共同创作一件艺术品，允许每个成员把创作的一部分带回家。
- 在结束会谈前的几次会谈中，询问成员他们希望如何结束他们的团体。这种干预可能会引发成员对离别的现实反应，这样可以让大家为告别做好心理准备。
- 给团体成员一个纪念品让他带回家，例如，让每个成员产生共鸣的语录或代表个人的小标志物，这样成员可以记住团体和他们在团体中学到的东西。

团体结束阶段的工作方案

在第 10 章和第 11 章中，我们会列举各种团体方案，用以说明如何为结束团体以及如何为组织最后一次会谈做好准备。在第 10 章提到的受虐待儿童团体中，最后一次会谈致力于庆祝团体成员在团体中的收获。主要目的是为成员提供一个环境，让他们反思对他人及自己增加了哪些认识。特雷莎·克里斯滕森想让参与团体的每个儿童都有机会参与到团体结束，她采用了结构化的团体结束会谈。结构化的团体结束会谈是多种多样的。她要求成员分享这类信息：（a）他们了解的自己的个人优势和才能；（b）他们计划如何继续做出积极的选择，并在团体之外建立健康的关系；（c）他们关于如何关心自己的个人计划。

在第 11 章中，居丧老年人团体的成员将获得进一步的机会，以便在该团体结束时学习如何以健康的方式处理丧失问题。艾伦·福里斯特（Alan Forrest）鼓励他的丧亲团体成员解决与如何对待死者、与其他团体成员或与团体领导者有关的任何未完成事件。团体领导者鼓励团体成员互相提供有关他们在团体中的体验的反馈，并互相说再见。成员们可以谈论他们不再拥有这个团体将会是什么样子，探讨团体体验对他们的意义，并检查他们的持续支持计划。可以举办仪式性活动，例如让每个参与者点燃代表死者的蜡烛并分享他们对死者的反应，帮助成员巩固他们所学到的东西，并提供进一步的情绪治疗。在这个最后的共同经历中，光被用作洞察和照明的隐喻，蜡烛作为具体的东西可以被成员带回家。当你查看第 10 章和第 11 章中的其他团体方案时，你会注意到所有团体领导者都认真地对待结束问题，并让成员为处理因团体结束而引发的想法和感受做好准备。

处理分离的感受

在团体初始阶段的讨论中，我们就强调了鼓励新成员表达恐惧和期望的重要性，因为这能促进信任的形成。随着团体接近结束，同样重要的是，鼓励成员表达自己的感受。他们可能对分离感到恐惧或担忧。对一些人来说，离开团体可能会像加入团体一样让人感到焦虑。某些成员可能不得不接受他们现在在团体中的体验无法复制到外界的事实。团体领导者此时的中心任务是提醒成员，他们现在的凝聚力是他们一步步积极行动的结果。成员需要记住，亲密的关系不是偶然发生的，而是经过了相当大的努力和投入，处理了许多人际冲突的结果。

尽管成员意识到他们可以创建有意义的关系，而且可以在团体外建立起支持系统，但他们还是会有丧失和伤心的感受。结束通常会引起与死亡、分离和被抛弃有关的情绪反应，并希望有一个新的开始（Rutan et al.，2014）。为了促使成员表达出他们对分离的感受，团体领导者必须审视自己关于告别的体验或困难，这一点很重要。精神分析取向的团体领导者着重于识别和管理他们的反移情，这可能会干扰他们协助成员探索其对团体结束的反应的能力。有学者强调，团体领导者如果希望以符合伦理的、有效的方式帮助成员处理分离，就必须意识到他们自己在结束或丧失方面的个人抑制（Mangione and colleagues，2007）。参加调查的团体治疗师中有 62%的人表示，由于个人在生活中的事件，他们在团体结束时遇到了困难。

尽管团体领导者可能对团体取得的成果做出了部分贡献，但是团体领导者需要帮助成员确认他们自己对团体取得的成功的贡献。依照我们的经验，如果成员所认为的我们的功劳超出我们实际应得的，我们可能会回应说："团体的成功归功于我们大家的努力。如果你们能够记得自己在这里的哪些行为带来了想要的改变，那么团体结束后，你也能够创造一种情境，将类似的改变带到你的日常生活中。"

在行动中学习

告别信

当你在即将结束的团体中反思自己在团体中的体验时，请为这段体验写一封告别信。你可能需要在你的信中和反思中考虑以下问题的答案：

- 你在这个团体中的体验对你有何影响？
- 你会如何描述你从开始到现在的旅程？
- 你是如何进入团体的？
- 你如何离开团体？
- 你想记住哪些从自己身上学到的东西？
- 你从别人那里学到了哪些将对你的人际关系有帮助的东西？
- 你想从其他成员那里获得什么？
- 你想感谢团体中的谁？
- 回顾你参加该团体的方式时，你希望自己可以有哪些不同？

- 一般情况下，你是如何处理离别的？
- 当你在这个团体中的时间即将结束时，你有哪些想法和感受？
- 你是否想与团体成员告别或离开团体？
- 你想要对团体中的其他人分享希望或愿望吗？
- 你的文化背景是如何影响你的告别方式的？

我们鼓励你与团体成员分享你写的信。给自己做个提醒——在 6 个月后重新阅读这封信，以提醒你想要努力和希望继续学习的方向。

注意：此活动可以以课程学员、应届毕业生或团体成员的身份来完成。你可能还想在领导结束团体时运用这个练习。

团体早期感知和后期感知的对比

在我们带领的许多团体中，我们经常会在第一次会谈时要求成员花些时间静静地环视一下整个房间。我们会说："在你看着不同成员时，关注自己内心的反应。你对某些人的印象是否要比对其他人的印象更深刻？这里是否有些人已经能让你感到亲近？你是否已经开始对人们做判断了？"几分钟沉默环视房间的环节过后，我们要求成员记住他们刚才的想法或感受，而不要与别人分享。通常，我们会告诉他们，团体最后一次会谈中还会做这个练习。到最后一次会谈时，我们会对成员说："重新审视这个房间，关注这里的每个人。你还记得你在第一次会面中的反应吗？你对团体成员的反应发生了改变还是一点改变也没有？现在你的感受和最初相比有什么不同？"在最后一次会谈中，我们会要求成员说出自己从第一次到最后一次发生了什么，他们从别人那里和自己身上学到了些什么。如果团体在最后的会谈中的表现与第一次不同，我们会邀请成员反思他们做了些什么，从个人和团体两方面来思考引起这些变化的原因。

处理未完成事件

在团体的结束阶段，需要留出时间来表达和处理与成员有关的事情，或者与团体过程和团体目标有关的未完成事件。团体领导者在团体结束时不能回避冲突，因为这种冲突可能有许多的原因。成员可能正在尝试通过"贬低"他人来减轻离别的痛苦，或者进入了对关系结束感到愤怒的行为模式。有时一个成员可能对另一个成员有尚未化解的情绪。尽管我们做了很多准备工作，让成员不要等到团体最后一次会谈时才处理挥之不去的感受，但有时这些问题还是会在最后才浮出水面。尽管在上一次会谈中可能没有时间来"解决"冲突或未完成事件，但是讨论成员选择隐瞒感受直到团体结束的相关话题及其影响仍然有用。成员可以从这种经验中学习，并评估将来在类似情况下表达自己的想法和感受是否值得。

期望我们探索的所有主题都得到充分处理是不现实的。如果在最后一次会面之前的几次会谈中就给成员这样的提醒，他们就可能带着很强的动机充分利用剩下的时间，完成他们的个人议题。我们经常会问这样的问题："如果这是我们最后一次团体会谈，你对已经做过的事情有什么感觉？你认为在哪些方面还可以做些不同的事情？"另外，团体可能会给大家指出离开团体后可以关注的很多建设性领域。

表达团体体验意义的个人举动

在团体的结束阶段，成员向团体领导者赠送礼物或略表感谢这种情况并不少见。你的咨询理论和个人风格可能会影响你对这种做法的看法。根据我们的经验，这可以是已经完成的工作的一个有意义的部分，也可以导致对赠送和接受礼物持开放态度的富有成效的讨论。无论你对送礼的看法是什么，在团体内探索成员的意图都是有益的。例如，这是一个表示感激的信号，还是在心理咨询结束后想与你建立个人关系的愿望？在团体成员的文化中，给导师或老师送礼是常见的行为吗？以好奇和感兴趣的方式探究成员的意图可以引发丰富的讨论。

结束团体期间另一个常见的情况是，来访者可能会要求拥抱你，或者你可能会被感动而想拥抱他们。一般来说，等待一个来访者要求拥抱而不是自己发起拥抱是最安全的。思考一下你将如何提前应对这一点是很有用的。对一些咨询师来说，与来访者有肢体接触的想法是被禁止的；对其他咨询师来说，这是一种建立联结愿望的自然表达。处理这种情况，没有一种方法是万能的。

回顾团体体验

在团体的结束阶段，我们要再次回顾成员在整个会谈中学到了什么，以及他们是如何学到的。例如，亚当学到，由于他否定自己的愤怒，因而导致了抑郁和很多心因性疾病。在会谈中，他尝试表达愤怒，而不再报以微笑，不再否定感受，结果学习到了重要的技能。对亚当来说，让他回忆自己为了让大家认真听他的发言所做的事情会很有帮助，因为他可能很容易忘掉这些辛苦得到的成果。

在我们的实践中，有些团体结束时会取消时间限制，给所有成员机会谈论以下主题：他们在团体中学到了什么，他们的转折点是什么，哪些是他们喜欢的，哪些对他们来说是困难的，什么样的会谈方式可能带来更大的影响，如何用不同的视角重新看待他们经历的整个团体历程。为了使这个评估的过程有意义，我们鼓励成员具体描述。如果有成员给出概括性的描述，如“这个团体太神奇了，我从中学到了很多东西”或者“我认为我不会忘记在这里学到的任何东西”，我们都会帮助他们具体化，可以提出以下问题：

- 这个团体对你来说最有意义的地方表现在哪里？
- 你提到自己学到了很多东西，那么在你身上发生了哪些改变？
- 在你学到的很多事情中，你最愿意记住哪几件？

通过提问让成员把在团体中的个人所学具体化，这样他们就能更好地决定用这些新学的知识做什么。我们经常会强调，对成员来说，重要的是把所学的内容转化为特定的语言，并且通过一定的方式把自己的领悟转化为行动。

在行动中学习

回顾课堂和团体体验

组建小团体，讨论你学到的关于自己的观点，你认为这会增强还是削弱你作为团体领导者的有效性。探讨以下问题：

- 你在这门课上有多愿意冒险？
- 通过你在课堂上的体验和团体体验，你认为团体如何才能最好地发挥作用（或者是什么降低了一个团体的有效性）？

- 你在团体中达到了什么目标？
- 你的团体如何处理结束议题？
- 你的团体有哪些重要的转折点？
- 作为一个团体领导者，你如何评价团体的人际互动水平和团体凝聚力？

行为改变练习

对每周活动一次的团体来说，在每次团体会谈中有很多机会练习新的行为。应该鼓励成员思考如何才能在会谈之间继续这样的工作。成员可以通过家庭作业来练习，到下次会谈时报告他们在各种情境中尝试新的行为方式取得了哪些成果。这种方式能使学习的迁移效果最大化。成员在团体会谈中练习新的行为，也将这些更有效的应对技能运用到实践中处理现实的难题。

在团体的结束阶段，我们借鉴了认知行为疗法的许多概念和技能，以巩固成员的学习成果。我们再次强调这种练习（包括团体内和团体外的生活）的价值，并把它作为巩固学习成果的方法。我们很重视对预期的互动进行角色扮演和行为预演，教给成员一些具体技能帮助他们实现自己渴望做出的改变。我们鼓励成员在团体外继续采取行动，并且尝试用新的行为模式对待所选的重要他人。

我们要求成员关注自己以及可以采用何种方式推动自己继续改变，而不是考虑他们可以怎样改变别人。如果卢克想让他妻子对家庭更感兴趣，更好地接纳他的改变，我们会鼓励他与妻子谈论他的改变以及他自己。我们希望他警惕希望妻子先改变的念头。在行为预演和角色扮演中，我们经常要求成员用简单的方式说出他们想对生活中重要他人说的话，通过这种预演，他们在生活中实际表达时就不会落下重点。

深化学习成果

> 帮助成员把学到的知识转化为行动是团体领导者最重要的职责。

团体结束阶段的一个重要任务是制订一个特殊的行动计划，通过一些方法使团体中发生的改变在团体外得以延续。帮助成员把学到的知识转化为行动是团体领导者最重要的职责。在我们的实践中，会和成员讨论把团体所学应用到其他情境的多种方法。对很多成员来说，团体只是个人改变的开始。有些成员会用团体完成自己的任务，但团体对有些成员来说只是一个“准备改变”的地方。有时候团体成员会把时间花在拒绝成长或只是准备改变上。而当团体时间快结束时，他们可能突然发现了要做一些不同于以往生活中的事情的动力。支持成员在将自我觉察转化为行动上有自己的节奏是很重要的。改变永远都不晚，团体成员可以用他们在团体中、从自己的矛盾心态中获得的洞察力去学习新的生活方式。

如果一个团体是成功的，成员们现在就会有一些新的方向来处理出现的问题。此外，成员会获得一些需要的工具和资源来继续个人成长的过程。出于这个原因，团体结束时需要及时讨论可以应用的计划与转介资源。

要帮助成员概念化一个长期方向，一个还不错的策略是，让他们给自己写一封信，或者在团体中表达出来。团体领导者可以让成员思考他们在六个月或者一年后最可能发生哪些改变，这样成员就会把整个团体想象成计划中的一段时光，会彼此珍惜，愿意对彼此说出他们最想说的话。他们还可以谈谈自己希望做些什么来实现这些长期的目标。

未来规划的技术在心理剧中应用广泛，其设计意图是帮助团体成员表达和澄清他们对未来问题的关心。规划不是大家随便谈谈自己未来会怎样，而是邀请成员在此时此地就创造出他们描述的未来。例如，通过角色扮演，与团体中的某个人预演自己希望和某个心爱的人进行的对话。通过预演要在未来的某个时刻、地点和特定任务中进行的对话，把这个事情带到现在，这个方法可以使他们获得新的视角，帮助他们理解如何才能更好地获得自己想要的东西。更多运用未来规划技术的内容，请参考本书第 4 章。

提出和接受反馈

对那些在团体中明确讨论过期待的改变并愿意将改变带到生活中的成员来说，来自他人的反馈非常有帮助。如果成员想将自己所学内容的效果最大化，那么，这样的准备对他们处理团体外的人际关系非常必要。成员通过练习新的人际沟通技能、获取反馈、讨论反馈、修正某些行为而获益，这样他们在离开团体后就更有可能实现自己渴望的改变。

在整个团体过程中，成员都在不断地提出和接受反馈，这可以帮助他们评估自己对他人的影响。然而，到了结束阶段，我们经常会强调大家要更加关注彼此之间的反馈。我们一般在开始的时候会要求一些成员简单报告一下他们在团体中是如何感知自己的，团体给他们带来了怎样的影响，哪些冲突开始变得清晰，以及他们思考过哪些决定（如果有的话）。接下来由其余成员给出反馈，关注他们的感知以及如何受到该成员的影响。

在团体结束时可能会出现一个问题，即成员很容易给出概括性的反馈，而这通常不会让人印象深刻，也没有多大的帮助。我们要求大家避免表达类似“我真的喜欢你”“我感到与你很亲近”“你真是个超级有能力的人”或者“我会永远记得你”之类的观点。另外，对于如何给出有意义的反馈，我们提出了一些指南，建议成员使用下列的句子来表述。

- 我对你的希望是……
- 如果我可以给你一些东西，会是……
- 我从你那里学会的是……

团体结束阶段的反馈需要聚焦在整合和整理学到的东西上。如果团体接近尾声，要用建设性反馈的方式让每个人都有机会来告别。这不是“肇事逃逸”的时候。我们不希望成员留下负面的或批判性的反馈，我们要求成员不要向其他人说他们以前从未说过的话。这不是成员清理积累的负面反应的时候，因为被面质的成员没有真正的机会来对这样的反馈做工作。在反馈会谈中，我们强调一定要让成员拟定某种形式的契约，承诺自己在团体结束后会在更广阔的领域里继续探索。在实践中，我们发现在团体结束之后举行某种类型的团体后续会谈是有用的，这会增强成员去思考可以使新决定保持活力的方法的动机。

日志提示

下面的问题可作为团体结束阶段对成员的提示。如果你是团体领导者，你可能会发现无论是让成员在团体会谈中讨论这些问题，还是在会谈间隙写关于这些问题的日志都是有用的。此外，我们鼓励你以一名成员的角度（在一个真实的或者想象的团体中）来思考这些问题的答案。

1. 你对团体的结束和你与团体成员之间分离的现实感觉如何？你在团体里做什么来处

理这些感觉？（你是在退缩、挑起争论、脱离关系、表达悲伤吗？）

2. 你以什么方式与其他成员分享你对团体结束的反应？
3. 你打算如何将你在团体中学到的东西运用到你生活中的其他方面？
4. 如果有的话，你被触发了哪些丧失或被抛弃的体验？
5. 你想如何向团体成员、团体领导者，以及你的团体经历道别？

承诺书和家庭作业的应用

有效地帮助成员，使他们在团体中确立的新起点得以继续发挥作用的方法就是，在结束阶段，利用一次会谈的时间让大家写承诺书。承诺书要列出成员愿意采取的步骤，以便在团体结束后帮助他们增加实现目标的机会。重要的是由成员亲自制作自己的承诺书，要特别注意不要制订太有野心的计划而导致最终无法实现。许多认知行为疗法的团体领导者在团体的结束阶段大量利用家庭作业来进行干预。例如，现实取向的治疗师花大量时间教成员用特定的方法来制订成功的行动计划。如果你的理论是体验和关系取向的，你的成员也最有可能受益于现实取向团体中最核心的行动计划。

如果成员愿意，可以大声地读出自己的承诺书，这样其他人可以给出非常有帮助的反馈。或者要求成员在团体中至少选择一个人，当着那个人的面说出自己实现目标的步骤、方法，这也很有价值，特别是考虑到现在他们马上就要失去每周一次的团体支持。这样的安排不仅有利于增强成员的责任意识，同时还教给他们，建立一个支持系统的价值就在于能帮助他们实现自己渴望的改变。下面是一些有关成员在团体结束阶段的会谈中所做承诺的例子：

- 阿曼达（Amanda）在课堂上努力增加发言的频率。她承诺继续在课堂中积极发言，在学期末的时候至少给两个朋友打电话，让他们知道自己的进步。
- 罗兰（Roland）探索了他容易把自己和其他人隔绝的倾向，并已经在团体内和团体外的接触他人上有了一些收获。他说感觉自己好多了，他和团体外的几个人约定，每月打一次电话、发一次电子邮件或短信。
- 杰森（Jason）开始注意到，他对和他想法、做法不同的人有偏见。在团体中他已经挑战了自己，去接近那些他一直回避的和他不同的人，并取得了良好的效果。杰森想要在离开团体后继续实践这个新的行为。他承诺会给团体中的一些人打电话告诉他们自己的进步，这些都是他原来回避去做的事情。

我们推荐在团体的所有阶段使用家庭作业。然而，在团体接近尾声的时候，需要特别强调完成不同性质的家庭作业。家庭作业里可以写成员做出的承诺，讨论的评估方法，以及当成员给自己设定的家庭作业没有达到期望时可以采取的相应措施。

处理挫折

尽管有不懈努力和承诺，成员也不可能在所有的情境里都做得和自己期待的一样好。在团体的结束阶段，有必要增强成员的力量，让他们有能力应对现实中的挫折，避免失去勇气或者放弃。帮助成员建立一个支持系统就是一个不错的方法，这可以帮助他们处理挫折，并且把注意力聚焦在为实现目标而需要做的事情上。重要的是，他们要意识到，即使是小的改变也是新方向的第一步。

预防复发是许多认知行为团体的基本组成部分。无论你的理论取向是什么，都要讨论如何预防复发和如何应对意料之外的结果。如果成员给自己安排的家庭作业是适当的，那么出现令人失望的结果的概率就会降低。团体领导者要使家庭作业符合每个人的承诺，并且提醒成员不要制订过于庞大的计划。如果在团体结束后还有后续会谈，那么后续会谈就是一个极好的重新评估承诺的机会，也就是评估成员的家庭作业是否有效。（在本章后面的部分我们会讨论后续会谈。）我们总是向成员强调参加后续会谈的重要性，特别是在团体结束后他们没有完成自己承诺要做的事情时就更有必要参加。后续会谈是评估每个成员未来行动计划的另一个机会。

将团体学习成果应用于生活的指南

在团体中，一些特定的行为和态度能大大增加对自我进行有意义的探索的机会。我们建议你回顾一下第 6 章关于“帮助成员从团体体验中获益最大化”的内容。在成员加入团体的早期阶段，我们会教他们如何主动让自己卷入，这样的教导一直贯穿整个团体过程。在结束阶段，我们会特别强调一些教学重点，来帮助成员巩固所学，指导他们把学习成果应用到日常生活中。越临近结束，成员越容易思考自己要如何应用所学。

意识到团体过程是通向团体结束的方式 我们不认为一次团体就完成了所有任务。尽管与团体中的他人亲近可能是令人愉快的，但是团体的目的是让参与者能够对他们如何在现实生活中改变自己做出决定。鼓励成员们观察自己，看看是否喜欢观察到的自己，如果他们渴望改变，那么就做出计划。这样的团体才是治疗性的团体。

在团体临近结束时，你的任务是帮助成员回顾他们所学的东西，思考他们是如何学习的，他们打算如何处理他们的领悟。成员们现在处于一个转折点，他们要决定将来如何运用团体学习成果。

意识到改变可能是缓慢而不易觉察的 人们有时会期待改变自动发生，一旦他们改变了，就期望改变永远有效。然而一旦突发挫折，这样的期望很可能会引发挫败感。最理想的情况是，成员会主动把这些挫折带回自己的团体中。意识到改变可能是缓慢的，会成为团体有用的探索资料。

不要期望一次团体就可以改变你的人生 寻找治疗性团体的人有时会抱着不切实际的期待，他们期待发生快速的、戏剧性的改变。需要提醒成员，一次治疗体验，不管它本身有多成功，也只是显著改变的一个催化剂而已，很难支撑起所有的决定。人们花很多年塑造了自己的独特人格，让人们抛弃自己的面具和防御模式并不容易，即使保持防御模式必须要承受痛苦，它也还是会发挥作用。从某种角度来说，改变的过程仅仅是过程，而不是最终状态。即便人们决定了他们想要怎么改变，并发展出日常生活的现实行动计划，计划的实施仍需要持续的投入和反馈。

自己决定做什么来应用所学 团体最大的一个好处就是提供了信任的氛围，成员可以从中看到自己是谁，以及自己是如何在其他人面前表现的，然而最终还得由成员来决定他们会利用他们获得的信任做些什么。成员可能会小心谨慎地将团体中的所学运用到他们的日常生活中。许多人之所以选择治疗，是因为他们丧失了让自己的生活变得丰富多彩的能力，变得需要依赖别人来指导自己的人生，让别人为自己的决定负责。他们期待团体为他们做决定，或者敏感地调整自己，使自己与团体的期待保持一致。如果团体真的有效，成员应该学会自己做决定，自己决定该做些什么让自己的生活变得不同。

> 最终还得由成员来决定他们会利用他们获得的信任做些什么。

提醒成员注意保密问题

在最后一次会谈上，我们再次谈论保密的重要性，即使在团体结束之后也要保密。我们要提醒的是，成员们往往会在无意中透露自己的秘密，因为他们热切地想和别人分享他们团体体验的细节。我们提供了一些例子，帮助成员学习如何在不泄密的情况下谈论这个团体。我们提出的一个建议是，成员可以告诉别人他们学到了什么，但在描述他们是如何学到一些东西的细节时要小心。当成员讨论其体验"如何"时，他们可能会不恰当地提到其他成员。此外，我们鼓励成员谈论自己的问题，而不是其他成员的问题。

团体体验的评估

评估在任何团体体验中都是最基本的组成部分之一，它可以使成员和团体领导者都受益。评估是一个持续的过程，贯穿于团体的整个生命周期（至少团体的重要转折点会有评估），不断地追踪成员或整个团体的进展过程。团体领导者可以设计恰当的评估标准来掌握每个成员经历了怎样的体验，并且对整个团体进行评估。标准化的工具也可以用来考察个体对改变的态度和重视程度。这些实践性的测评工具可以帮助成员对自己在团体中的表现进行自测，而且可以帮助团体领导者了解哪些干预措施更有效，哪些没有效果。在团体中纳入评估的结构，还会对团体领导者未来改进团体起到促进作用。

在团体结束后，我们有时会给成员邮寄问卷。因为对成员来说，一旦远离团体很可能会对团体有不同的感受。邀请成员回答我们的问题，也是鼓励他们再次反思，再次把团体中获得的积极体验转化为文字。通过写下对团体体验的感受，他们也可以评估团体对他们产生了什么样的效果。收到的反馈也可以让我们了解所做的治疗努力是否有成效，在将来的团体中需要做哪些调整。

下面是一个问卷的样例：

1. 请大致谈谈团体体验对你的生活产生了哪些影响。
2. 有哪些特殊的事情让你开始关注你的生活方式、态度以及与他人的关系？你认为你的生活中发生的哪些改变可以部分归功于你的团体体验？
3. 离开团体后在决定继续坚持改变的过程中，你遇到了哪些问题？
4. 你认为参加团体对你生活中的重要他人有哪些影响？
5. 在团体结束后，你的生活是否出现过危机？你是如何处理的？
6. 如果没有参加团体，你的生活会有什么不同？
7. 关于你自己以及你在团体中或者团体结束后的经历，还有什么想说的吗？

我们使用以下方法来评估团体的效果：

- 我们会对成员进行后续个体访谈，或者采用其他办法与成员保持联络；如果一对一的面谈不现实，通信或电话交谈是我们通常会采用的方法。
- 我们会组织一次或更多的后续团体会谈，这会在后面部分详细介绍。
- 我们会让成员填写一个简短的问卷，采用类似上面例子中提到的形式，评估成员认为团体经历中最有效和最无效的是哪些方面。
- 我们邀请或要求（取决于团体的类型）成员把团体过程记录在日志上。日志是保密的，在此基础上，成员填写一些反应记录单，描述自己在团体中的主观体验和他们在团体外的行动。这些反应记录单会在团体过程中和团体结束后交给我们。

一直有成员反映说他们发现，记录下团体过程和团体结束后的事情对他们坚持改变的承诺非常有价值。通过写作，成员能聚焦在与承诺有关的趋势以及发现的与自己相关的关键问题上。通过日志，他们有机会私下澄清自己的经历，预演想对他人说的话。这些文字资料还给他们提供机会，回忆自己在团体中遇到的转折点，帮助他们用回顾的方式评估团体的影响，为他们从有意义的视角看待这些经历提供了契机。

团体结束阶段的协同领导者议题

协同领导者之间达成一致是很关键的，如果议题不能在团体结束前充分处理好，就不要再涉及新的议题。成员有时会在马上要结束时才抛出积攒已久的问题，几乎是期盼着大家没有时间探索这些问题。这可能会诱使某个协同领导者对这个成员开展新的工作，而另一个协同领导者可能已经准备好结束团体。

你可以在结束阶段和协同领导者一同讨论以下相关主题，以确保你们在工作中精诚合作：

- 你们中是否有人特别关心某些成员？是否想要对特定成员说一些话？
- 你或者协同领导者是否有些对团体的感受和反应要在结束前和成员分享？
- 你们两个是否都能处理好自己对于分离和结束的情绪？如果不能，你可以通过避免谈论与结束团体有关的感受来与成员共谋。
- 你们认为该如何最好地帮助成员回顾团体中的收获，并且把学到的东西应用到日常生活中？
- 你们是否有什么计划来帮助成员在团体结束前或者在某次后续会谈中评估团体的体验？

当团体结束后，我们鼓励协同领导者及时见面讨论彼此在带领团体时的体验，以及自己对于整个团体历程的观察。这个练习参照了《团体最佳实践指南》（ASGW，2008）的要求，鼓励团体领导者通过与彼此、团体成员、督导或者其他同事的工作来推进团体的进程。下面的一些要点可以帮助你和协同领导者把自己的体验和学习整合起来：

- 讨论和协同领导者之间的责任平衡问题。是否其中一位协同领导者对带领团体负有主要责任，而另一位是辅助者？
- 是否一位协同领导者过度使用了支持，而另一位过度采取了面质的方式？
- 你们两位团体领导者的风格是如何融合的，对团体产生了怎样的影响？
- 你们对一些基本问题的认识是否一致，比如评估团体的方向以及如何促进团体进步等问题。
- 谈谈你们之间的合作，哪些是你喜欢的，哪些对你来说是挑战。彼此讨论在个人或者专业上从对方那里学到了些什么，包括弱点和长处、技术以及领导风格，这种坦诚的讨论会让你们从中获益。
- 除评估对方之外，还要评估自己。把你对自己团体领导者角色的评估与协同领导者对你的评估结合起来会非常有价值。关注在未来工作中需要提高的部分。这种方式能提高你们两人有效带领团体的能力。
- 你们都可以通过回顾团体的转折点学到很多。团体是怎么开始的？如何结束的？其间发生了什么导致团体成功或者失败？这种全面的评估可以帮助你理解团体的进程，还将成为将来带领团体的基本信息。

团体领导者把对整个团体的评估写下来，如果条件允许，给每个成员都写一些简单的评估，这会是个不错的做法。做好笔记，特别是记录下团体的进步，会对改进将来带领团体的方式尤其有帮助。

后续行动

后续团体会谈

在团体开展时安排后续团体会谈日程是常见的做法。后续行动在《团体最佳实践指南》(ASGW, 2008) 中被重点推荐："团体工作者为了评估结果去联系团体成员或者在一个或多个团体成员要求下开展后续工作是合适的。" (C. 3)

因为成员知道他们还会聚在一起评估他们取得的进步是否接近自己设定好的目标，所以他们为改变而努力的动机会增强。成员可以在最后几次会谈中制作承诺书，内容包括他们在团体结束后与后续会谈开展前这段时间的行动计划。成员经常把彼此当作支持系统。如果他们在团体结束后完成承诺的过程中遇到困难，可以一同讨论这些困难。这意味着大家不再依赖彼此的意见，而是把团体作为一个获得支持的资源。

在后续会谈中，参与者可以分享他们在离开团体后遇到了哪些困难，讨论他们为了改变采取了哪些步骤，同时重温在团体中最积极的体验。后续行动还给成员一个机会去表达与团体经历有关的事后想法和感受，如果有必要，可以针对这些想法和感受开展工作。因为团体成员此时远离了团体体验，所以他们可能会发现一些之前的遗憾，或产生一些新的想法。这时后续会谈就提供了一个让大家可以在过一段时间后表达对团体体验的想法和感受的机会。

第 11 章中提到的乱伦幸存者女性支持团体的团体方案，提供了一个在治疗团体项目中纳入后续团体会谈的例子。团体治疗师卢佩・阿勒 - 科利斯安排了几次后续会谈（团体结束后 6 ～ 12 周），以帮助成员从每周的会谈过渡到依靠自己，依靠团体外的支持网络。第 11 章还提到一个社区机构中的男性团体的团体方案，为了评估团体效果，团体领导者兰迪・阿勒–科利斯安排了一次团体后续会谈，称为"重聚团体"。重聚团体让成员们有机会再看一下重聚对他们来说意味着什么，以及他们在日常生活中是如何应用所学的。男性成员也有机会讨论他们在采用新的行为方式时遇到的任何问题。

在团体中，我们要确保成员了解后续会谈的目的。后续会谈并不是为了开展新工作，而是为了帮助人们找到在日常生活中利用团体体验的方法。成员要报告他们是否以及是如何把提高的自我觉察能力应用到团体外的人际关系中的。后续团体会谈是一个对团体领导者和成员都有益的方式。我们会在后续会谈中询问成员是否在继续追求自己的目标；是否已经取得了一些变化，是哪些变化；是否面临更大的风险；如果他们正在尝试新行为，那么结果如何。这些只是我们要在后续会谈中探讨的几个主题。其他一些话题和问题，在前面作为基础使用的评估问卷中已经涉及。

后续会谈给了我们机会再次提醒大家，只有他们自己能为自己变成什么样负责，如果想改变就必须承担风险。后续会谈还提供了一次及时的机会，鼓励成员再次讨论还有哪些方法能帮助他们继续应用在团体中学到的做法。

如果你在团体开始前进行了信念、价值观、态度以及个人适应水平的前测，那么后续团体会谈就是一个理想的后测时机，可以继续做同样的测试，然后对比结果。我们支持团体领导者开发出合适的评估工具，并在团体开始前（或者第一次会谈时）进行前测，然后在结束阶段的某次会谈中再次施测，在团体结束后的某个时间进行最后测试。如果你对成员进行个体访谈，回顾他们个人目标的实现情况，那么这样的评估在讨论态度和行为转变时会非常有价值。

当然，后续团体会谈并不一定都能付诸实践。有必要使用替代的方式，比如邮寄一份前面提到的简短问卷来评估成员对团体的感受，以及团体对他们生活的影响。另一种方法是通过一个安全的在线视频聊天程序与团体成员建立联系。注意要确保与成员联系前已经取得了他们的知情同意，避免侵犯成员的隐私或违反保密原则。

▼ 记忆要点

团体的结束阶段

结束阶段的特征

以下特征是团体处于结束阶段的典型表现：

- 面对分离的现实可能会出现一些悲伤和焦虑的情绪。
- 成员很容易退缩，而当他们预期到团体要结束时，参与积极性会降低。
- 成员开始决定他们可能会用到哪些方法。
- 有对分离的恐惧，以及对将团体中的体验带入日常生活中的恐惧。
- 成员可以表达他们对彼此的恐惧、希望和担忧。
- 团体会谈可以使成员做好准备面对日常生活中的重要他人。角色扮演和有效地与他人交流的行为演练是常见的。
- 成员将参与评估团体体验。
- 可能会讨论一些关于后续会谈或计划的责任，鼓励成员实施他们的改变计划。

团体成员的职责

团体成员在团体结束阶段面临的主要任务是巩固他们的学习并将所学迁移到外界环境中。现在是时候让成员回顾团体并领悟团体体验的意义了。此时团体成员的职责为：

- 处理关于分离和结束的感觉，使自己不会疏远团体。
- 准备将所学应用到日常生活中，这样的话便不会感到气馁，也不会低估团体工作的价值。
- 完成所有未完成事件，无论是有关团体的还是有关成员的议题。
- 评估团体的影响并记住改变需要付出时间、努力和实践。
- 就自己想要做出的改变以及如何去做，做出决定和计划。

团体结束后，成员的主要职责是将团体中的所学应用于他们的日常生活中，评估团体，并参加一些后续会谈（如果可行的话）。下面是成员的一些关键职责：

- 在没有团体支持的情况下，找到巩固自己的新行为的方法。
- 通过一些不需要支持性团体环境的自我指导项目，找到继续采用新行为的方法。

团体领导者的职责

团体领导者在结束阶段的核心目标是提供一个结构，使成员阐明他们团体体验的意义，并协助成员将团体中的学习成果应用到日常生活中。以下是团体领导者在本阶段的职责：

- 协助成员处理他们关于结束的任何感受。
- 为成员提供可以表达和处理团体中的未完成事件的机会。
- 强化成员的改变并确保成员了解能让他们取得更大进步的资源。
- 协助成员决定如何将特殊技能应用到日常生活的各种情境中。

- 帮助成员总结他们所做的改变，看到与其他成员的共同点。
- 与成员合作建立具体的契约和用实践方式促进改变的家庭作业。
- 协助参与者制定概念框架，帮助他们理解、整合、巩固和记住他们在团体中所学的知识。
- 为成员提供一个给其他人建设性反馈的机会。
- 再次强调团体结束后保密的重要性。

在一个团体结束后，团体领导者有这些职责：

- 如有任何成员需要，应提供私人咨询服务，至少在有限的基础上，讨论成员对团体体验的反应。
- 如果可以，提供后续团体会谈或个别访谈以评估团体的影响。
- 为那些想要或需要进一步咨询的成员提供转介资源。
- 鼓励成员们寻找一些能提供持续支持的途径，以便在团体的结束阶段提供新的方向。
- 如果可以，与协同团体领导者会面，评估团体的整体有效性。
- 运用某种类型的团体结束评估工具去评估个体改变的性质和团体的优势与不足。
- 记录团体的总结报告并在保密的地方保存。

▼ 练习

团体的结束阶段

以下是适合团体结束阶段的一些练习。同样，我们提供的大多数练习都适用于课堂和咨询团体。

1. **打折扣**。当索菲娅离开团体时，她感觉与许多人很亲近，并认为冒险与人接近是值得的。 她在工作中尝试了这一做法，但遭到了拒绝，于是开始告诉自己她在团体中所经历的并不真实。团体结束后团体收获打折扣，或旧模式阻碍了新行为的建立都是常见的反应。在这个练习中，想象一下你可能会对自己说的所有会破坏你的改变计划的事情。我们的想法是公开承认你将会有干扰建立新行为的倾向。

2. **团体结束**。学生轮流假装他们是团体领导者，而班级是一个即将结束的团体。考虑如何让成员做好离开团体的准备。

3. **结束面谈**。一名班级成员志愿成为团体领导者并与团体成员（也是志愿者）进行面谈，就像他们刚刚一起完成团体体验一样。团体领导者就成员的团体体验的特点与成员进行大约 10 分钟的面谈。练习结束后，成员对面谈进行反馈。

4. **未来预测**。在最后一次会谈期间，可以要求成员想象 1 年（或 5 年、10 年）以后团体正在重聚，他们最希望向团体说的他们的生活、他们所做的改变，以及团体对他们的影响是什么？他们对这次重聚有哪些担心？

5. **记忆**。简单地分享团体历史中的记忆和转折点是有帮助的。可以让成员回忆他们印象最深刻的事件。

6. **订立特定的契约**。在最后的会谈期间，成员可以订立契约，说明他们愿意采取哪些具体行动，以加强他们已经开始的改变。这些契约可以让成员写下来然后读给其他团体成员。其他人可以给予反馈，以及提出完成契约的其他可行方案。

问题讨论

以下是课堂讨论团体中的几个问题：

1. 团体结束时，团体领导者的职责是什么？
2. 你如何处理成员在开放式团体中的退出？你如何介绍一个新成员加入该团体？
3. 你的哪些个人特征可能会妨碍团体成员处理分离和结束问题？
4. 你可以制定哪些指导方针来帮助成员思考他们在团体中学到的知识，并找出将这些所学应用到日常生活中的方法？
5. 有效行动计划的主要特征是什么？你如何鼓励成员制订计划？
6. 你可以在团体开始和结束时使用哪些评估技巧？
7. 如何在团体设计中建立评估研究？你是否看到团体工作中整合研究和实践的价值？
8. 在团体结束后，你会想与协同团体领导者探讨哪些问题？

第三部分

团体咨询在学校和社区机构中的应用

第三部分阐述面向特定群体开展团体的过程概念和实践。与儿童、青少年、成年人和老年人一起工作的团体领导者都有特殊的责任。邀请的撰稿嘉宾将帮我们介绍如何设置这些特殊团体，并分享对你设计团体可能有用的方法。在规划和带领这些特殊类型的团体时，团体领导者需具备必要的胜任力。除了第2章中讨论的有关团体过程的技能和知识外，团体领导者还必须熟悉目标人群对团体的特殊需求。

心理咨询专业或者相关项目的学生通常需要完成实习项目，它涉及对各种各样的人群进行工作：儿童或青少年、大学生、老年人、物质使用障碍者、住院病人或社区的门诊病人。作为一名心理健康工作者，可能需要组建和带领各种团体。当然，本书不可能详述所有类型的专业团体，但关于团体过程的示例可以为你提供一些想法，以便创建一个与带领者个人风格、来访者和工作环境相匹配的团体。本书所描述的大多数团体方案都有以下组成部分：组建团体、团体目标、团体形式和团体效果。在阅读了各种团体方案后，请在其中寻找共同点，以帮助你组建自己的团体。

无论设计的是哪种类型的团体，都会关注一些因素，比如获得知情同意、建立信任、处理可能的隐藏议题、帮助成员度过团体的各个阶段等等。团体领导者还负责记录团体的过程和结果。团体类型、工作环境及团体成员所属人群都会影响团体领导者关于需要记录哪种笔记的决定。

在学校和各种社区机构中工作的团体领导者，制作了第三部分中的团体方案。这些团体领导者考虑到了他们的兴趣和工作环境中来访者的需求。这些示例方案提供了团体领导者如何将前几章中讨论的许多概念应用于团体的实例。我们鼓励团体领导者研究如何组建其感兴趣的团体，同时满足其所服务的来访者群体的需求。

第 10 章

学校的团体咨询

前言
学校背景下的团体咨询
儿童和青少年团体工作的指导方针
儿童和青少年团体中的游戏治疗
青少年发展性主题
带领青少年团体的特殊议题和挑战
帮助青少年处理愤怒和冲突
大学心理咨询中心团体
记忆要点
练习

本章学习目标

1. 描述学校的团体类型及其影响因素（CACREP，2016，标准 F）
2. 描述开展团体的方法，包括招募、筛选成员的方法（CACREP，2016，标准 E）
3. 明确儿童和青少年团体工作的指导方针
4. 明确与儿童和青少年团体中的游戏治疗有关的治疗性因素
5. 描述青少年的关键发展性主题
6. 探讨带领青少年团体的挑战
7. 明确帮助青少年处理愤怒和冲突的指导方针
8. 描述用于大学心理咨询中心团体的主题

前言

在本章，我们将介绍学校背景下的儿童和青少年咨询团体，这里介绍的团体的一般形式可以应用于其他许多情境，包括大学心理咨询中心、个人执业、公立或私立医院。本章中的许多内容还能帮助你带领有各种特殊需求的儿童、青少年以及大学生团体。仅本章的内容恐怕还无法为你组建自己的儿童和青少年团体提供足够的信息，你还需要学习并实践团体促进的技巧，并将所学知识应用于你计划组建的团体中。我们希望本章内容能促进你进行更深入的阅读，参加专题研讨会，探寻与更有经验的实践者共同促进团体的方法，在监督指导下现场实践。

虽然这里描述的团体是在学校背景下的，但类似的团体在社区心理健康机构和其他机构通常也存在。学校咨询师的角色和职能与社区咨询师的不同，通常关注的重点也不同。法律、法规、政策以及学校或机构的任务也有可能不同，团体实践者需要了解这些差异。尽管如此，很多在学校和社区中开展的团体之间并没有明显的区别。

学校背景下的团体咨询

学校的咨询团体涵盖了各种各样的主题和形式。由于能有效地传递信息和处理问题，儿童和青少年团体成了学校提供的咨询服务的主要形式。小团体可以在学生因更严重的心理健康问题而进行补救性治疗之前，就让学生得到帮助。以学校为基础的咨询团体强调预防和干预策略，以支持学生健康地发展和以更有效的方式处理日常事务（Sink，Edwards，& Eppler，2012）。学校背景下的咨询研究证实，团体对于学生参与者和学校咨询师都有益处。这些项目会影响学生的个人和社会功能，并已被证明可以提高学生的学习成绩（Sink et al.，2012；Steen，Bauman，& Smith，2007）。咨询团体因其能有效地传递信息和提供治疗，在儿童和青少年全面发展学校咨询项目中发挥着关键作用（Steen，Henfield，& Booker，2014）。

许多学校咨询团体注重提高个人发展水平及其社会化发展水平，同时也有心理教育的目的，如教授学习技能。斯蒂恩和他的同事介绍了一个团体咨询模型，旨在帮助 K-12 学校的咨询师将学生的学业和个人社会发展融入他们的团体工作中。有学者研究了心理教育团体在处理 K-12 学校的孩子们对社会和学业的担忧方面发挥的作用（Villalba，2007）。儿童和青少年团体工作在很多方面有显著作用，包括减少欺凌行为，提高酗酒学生的自尊水平，减轻自然灾害中年轻幸存者的创伤性焦虑，降低离异家庭儿童的焦虑程度以及提高他们的学业成绩。韦拉巴（Villalba）认为注重健康和预防一样，是在学校中开展小型或大型团体的心理咨询工作的一个理想的方法。

有研究者的 DVD 说明了结构化的心理教育团体对高中生的价值（DeLucia-Waack，Segrist，& Horne，2007）。领导者需要具备灵活性，并且鼓励成员相互交流，结构化的练习可以促进成员间的互动。本章还会介绍筹备组建团体的价值、制定团体基本规则的方法、破冰活动、如何鼓励成员建立联系，以及如何帮助成员掌握他们所学到的知识。心理教育团体的目的不同于治疗团体，但这两种类型团体的开展过程相似。

学校团体通常是短暂的、结构化的，以问题为中心、成员同质化，也许还会是认知行为取向的。咨询团体和心理教育团体都很重视健康和预防，且两者都非常适用于学校环境。在课堂上教授学生一些基本的技能，以及在团体活动中为处于危险状态的儿童和青少年提供进一步的咨询服务可以帮助他们提高处理问题的能力和沟通交流的能力。学校中可能会提供具有治疗性的发展团体，但对于更严重问题的治疗通常超过了学校提供的咨询服务的范围。这是因为并不是所有的儿童和青少年都准备好了参与团体，因此你应该知道怎样推荐替代性的助人方法。学校咨询师需要熟悉常用的转介资源，并且愿意充分利用这些资源来实现儿童和青少年的最大利益。

通常，学校咨询师都有很多的事情要处理。无论咨询师多么能干，他为改变学生所能做的也十分有限。咨询师的大部分时间花在解决儿童们当前的需求而不是开展预防项目上。如果有充足的资源和数量不断增长的能干的咨询师，我们就可以看到包括小学、初中、高中的团体咨询项目。团体咨询的目的在于创造一个培养出关心和富有同情心的个人的理想平台，创造阿德勒（Adlerian）所谓的“社会兴趣”。开展团体工作时，可以优先解决儿童和青少年的被拒绝、被激怒、被疏远和被孤立的感觉。团体也是年轻人了解归属感和为社会做贡献的意义的地方。

想要了解更多关于学校咨询团体的详细讨论，请参考下列资料：Falco & Bauman，2014；Sink，Edwards，& Eppler，2012；Sklare，2005；Steen，2009；Sink，Bauman，& Smith，2007，2008；Steen & Bemak，2008；Steen，Griffin，& Shi，2011；Steen，Henfield，& Booker，2014；Murphy，2015；Winslade & Monk，2007。

儿童和青少年团体工作的指导方针

这部分内容是为计划组建儿童和青少年团体的咨询师提供的实践指导方针。

制定扎实的方案

第 5 章我们详细地讨论了设计团体的方案，同样的原理也适用于学校背景下的儿童和青少年团体的筹建。你需要牢记以下步骤：

- 清晰描述团体的目标和目的。
- 清晰陈述拟建团体的理论基础，包括团体方法有特殊优势的理由。
- 为学校管理者提供证据，证明团体咨询是学校咨询项目的重要组成部分，它可以帮助学生改变行为，改善学生的教育体验（Sink et al.，2012）。
- 向学校管理者、教师和家长清楚地说明儿童和青少年从参加治疗团体中获得的益处并证明咨询团体是如何成为学校使命的有益补充的，并将帮助学生不仅在学业上而且在个人和社会上都能取得成就（DeLucia-Waack，2006c；Steen，Bauman，& Smith，2007）。
- 陈述你的意图、团体活动流程、处理的问题、评估程序，以及你将使用的文件形式。
- 制定出勤制度。
- 为学生家长提供一个团体指导。

法律上的考虑

你必须了解当地有关儿童和青少年的法律规定，明确你学校所在地区或所在机构的特殊的规章制度以及儿童和青少年咨询中特殊的伦理法则。你不能告诉儿童们你可以为团体里讨论的每一件事保密，因为你可能会被要求向你的机构或学校管理者报告关于儿童的信息。就隐私这方面来说，你要明确你能保证什么和不能保证什么。要意识到你有法律责任去报告虐待或怀疑虐待未成年人的情况。当未成年人传达出使人怀疑他有被虐待或被忽视的信息时，学校咨询师有义务向儿童保护组织报告这件事。在这种情况下你是无法保密的，因为法律要求你采取行动通知相关部门。有学者提供了在团体咨询中的伦理和法律问题的简要概述，包括关爱的标准、成员筛选、知情同意、保密性和特权、需要保密的情况，以及对自己或他人的危险（Bertram，2011）。有关未成年团体工作的其他伦理考虑，请回顾第 3 章和第 5 章对这些标准的讨论。

实践上的考虑

团体的规模和持续时间取决于成员的年龄。一般来说，儿童年龄越小，团体人数应越少。4 ～ 6 岁儿童的注意力集中时间与 10 ～ 12 岁的儿童有很大不同，因此你一定要考虑到这个事实。组建团体要考虑的另一个因素是儿童问题的严重性。例如，一个由 12 岁的成员组成的冲动儿童团体的规模也许应该和一个学前儿童团体的规模一样小。同样重要的是，要弄清楚你团体中的儿童是否正在服用一些药物，或者存在其他的健康问题。被诊断患有注意力缺陷多动障碍（ADHD）的儿童就可能正在服用对行为有副作用的药物。这也许可以为你理解在团体中所观察到的一些行为或症状提供背景。你也必须考虑你对挑衅你的儿童的忍耐度，和成年来访者一样，儿童们也可以引起你的反移情。如果你意识到了这一点，那么你的感受和反应妨碍你有效开展儿童团体工作的可能性就会更小。

环境 考虑活动场所是否符合你所计划的对小来访者的工作需要。他们是否可以自由地走来走去？是否会不停被要求轻声说话，以免打扰隔壁房间的其他人？团体活动的地点能保证隐私和免受干扰吗？房间里是否摆放了什么容易被儿童破坏或者明显不安全的物件？房间里的家具能舒适地容纳活跃的儿童吗？

说明你的期待 用儿童和青少年能理解的语言告诉他们团体的目标，你对他们的期待，以及他们可以对你产生的期待。确保他们理解了那些最基本的、没有商量余地的团体规则，并尽可能让他们一起参与团体规则的建立和强化过程。

儿童和青少年经常测试他们的极限，以确保他们的安全。这个测试通常是一个阶段，并且发生的概率会随着团体安全度的提高而降低。然而可以预期，这种情况会不时发生，所以你必须在每节课上都保持耐心，避免成为严格纪律的执行者，而不是咨询师。

准备 为每次团体活动做好充分的准备，但你应该具有足够的灵活性，能根据每次活动的临时情况随时应变，调整预先设计的程序和主题。无论如何，避免一味机械地“完成日程表”；创新，但不草率。你要记住团体的整体目标，并利用团体内发生事件的时刻，帮助成员学习新技能。你可以大胆地利用即时发生在团体内的互动，因为同龄人的影响力是非常大的。

家长卷入 对一些团体来说，获得家长的书面许可可能不是法律的要求，但是我们认为最好得到参加学校团体咨询的 18 岁以下学生的家长或监护人的书面许可。这样做往往会加强伙伴关系，同时得到法定监护人的配合。你可以利用许可书上所包含的内容来帮助你得到家长们对自己的孩子目前状态的看法。即使你与父母或者监护人有会面，也要让他们在一份文件上签字，这会使他们更用心地配合对儿童的治疗。你可以在此文件中写上团体规定、会谈的时间和日期以及保密政策。此外，你还可以向家长征求如何联系他们并使其了解团体进展或其他重要信息。

家长（或者法定监护人）和咨询师是具有共同目标的工作伙伴。和年轻人一样，你应该用一种家长能理解的方式向他们说明你的期望和目的，这样他们才能理解，而不会产生猜疑。如果你对家长的态度是“你能怎样帮助我辅导你的孩子？我们怎样作为一个团体为了共同的目标而开展工作？”，那么他们以抗拒和防御的方式对待你的概率会大大降低。你可以召集一次家长会，利用一个晚上的时间向他们介绍你的计划，或者给家长写一封信来简要描述你们的团体。你可以告诉家长团体的目标、主题，甚至是样本活动的大纲，这可以帮助他们理解团体中正在发生的事情，而不会违反保密原则。如果你有员工，在儿童们参加儿童咨询团体的同时组织一个家长团体。当他们的孩子发展一项新的技能时，父母和家庭就能从类似的机会中获益。

有学者建议学校咨询师向家长、教师和管理人员介绍团体工作中涉及的治疗性因素，以增加他们对团体工作方式和团体在学术项目总体任务中的价值的理解（Steen，Bauman，& Smith，2007）。从家长和老师那里获得他们的意见，是你在学校里筹建团体获取支持的重要一步。

团体工作策略

自我表露 你可以根据你团体的目的和目标，决定鼓励多大程度的自我表露，尤其是对涉及家庭生活和个人创伤问题的表露。一些个人化的主题可能超出了团体工作的目的和范围，更适合个体治疗，因此你需要判断让儿童在团体中讨论个人问题的细节是否合适。预测一些他们可能表露的个人资料，以及你会如何回应。例如，在一所小学的团体中，你可能不想让儿童详细描述被虐待的细节。如果发生这种情况，你可以鼓励儿童表达自己是如何受到这件事影响的。课程结束后，你需要按照学校或机构的规定程序，报告涉嫌虐待儿童的情况。

强调保密 与私人执业相比，在学校背景下坚持保密原则更困难。在学校，儿童和青少年在团体之外还会花很多时间待在一起，这样就更可能发生泄密事件。和成年人团体一样，教导学生如何以一种不泄密的方式谈论团体经历是有帮助的。你需要帮助学生理解他们在团体中分享的信息属于他们，但是他们在团体内听到的或者学到的信息属于这个团体。咨询师需要通过使用适合这个年龄阶段的语言来传达保密的重要性。你可以教儿童们如何以适当的方式谈论团体，以及给出具体的方针来帮助他们回应对团体内容感到好奇的人。你还可以通过鼓励家长询问自己孩子在团体中的参与情况获得家长的支持，你需要提醒家长，家庭和老师不要探究除自己孩子以外其他孩子的具体情况，因为这可能会导致他们的孩子泄密。

应特别注意你要引导儿童承担起对彼此的责任。在有成年人参与的团体工作中，针对尊重其他团体成员所提供的个人材料进行讨论是相对简单的。成年人和青少年都很清楚不尊重同龄人隐私的后果。然而，你需要明确告诉儿童们这件事，并且这件事值得我们在课上探讨。从事儿童工作的领导者可能会问：“如果你发现团体成员在课堂上或操场上告诉了某人你说过的话或做过的事，你会有什么感觉？”“如果组内成员给老师分享其他人在团体中的所说所行你会怎么办？”儿童应该清楚咨询师可能会与其父母或老师谈话，他们有权利知道什么样的信息会被告知成人，什么样的信息不会。儿童们往往比人们认为的更有思想，他们可以理解他人的感受并细心地对待他人。

保持中立 避免与儿童和青少年站在一边反对他们的父母或某个机构。他们可能十分喜欢和欣赏你的耐心和理解，抱怨他们在父母或老师那里得不到这些。只要他们承认和你在一起的感觉与跟其他成年人在一起时不同就足够了。

使用合适的练习和技术 在团体活动刚开始的阶段，适合使用不需要深入自我表露的互动练习。当儿童和青少年对团体流程更熟悉时，你可以开展一些更难的活动或练习。你需要用一种巧妙的方式来说明活动的目的。参与某项特定的练习时，如果儿童感到不舒服，请你不要给他们施加压力。虽然儿童和青少年常常因为缺乏理解而不愿意参加活动，但他们也会因为对练习的目的感到困惑或担心表现得不好而抵触参加活动。你需要有耐心并通过观察团体中的其他人来使那些不情愿的成员更好地参加活动。

有些学者为儿童和青少年团体工作提供了关于合适的练习和活动的优秀资源（Foss，Green，Wolfe-Stiltner，& DeLucia-Waack，2008）。针对各种多元文化群体和多样性相关群体工作的团体活动可以参照萨拉查的研究（Salazar，2009）。鲍曼和斯蒂恩（Bauman & Steen，2009）的 6 期 DVD，是一个专门为由五年级学生组成的多元团体提供的 DVD，用来帮助学生更好地理解自我，欣赏文化多样性。这些 DVD 展示了如何挑选适合儿童发展水平的活动和如何在团体中进行练习。鲍曼和斯蒂恩（Bauman & Steen，2012）也有针对由八年级学生组成的多元文化团体的 DVD，名为《庆祝多样性：领导中学生多元文化团体》（*Celebrating Diversity: Leading Multicultural Groups for Middle School Students*）。

倾听并保持开放 高明的咨询师不仅会倾听言语，也会“倾听”行为。团体领导者会与儿童和青少年进行一些可以反映问题的交谈，帮助团体成员将他们的经历组织成语言。你可以创造性地运用一些艺术活动，特别是音乐、舞蹈、运动、戏剧和幽默，这些都是促进团体交流的宝贵方式（Gladding，2016；Veach & Gladding，2007）。

你可以让儿童和青少年自己决定前进的方向，并注意把握他们提供的线索。要鼓励年轻人用他们自己的语言来表达自我。倾听他们的言语，同时也要注意他们的行为可能传达的意义。例如，如果一个儿童表现出难以控制的冲动行为，她是否是在告诉你“请让我停下来，因为我自己停不下来”？如果一个儿童不断尖叫，他可能是在说：“注意我！别人都不关注我！”如果我们想要帮助儿童们，就必须时刻关注他们想要告诉我们的关于他们自己的信息。你需要注意任何先入为主的标签和诊断都可能会微妙影响你们之间的互动。你所辅导的儿童往往已经被分门别类和贴上标签了。注意不要限制儿童改变的能力，不要以他们只能是他们被标签的那样的心态来回应他们。你可能是少数接受过训练并能为他们辩护的人。你需要继续探索阻碍儿童发挥出他们全部潜能的其他因素。

为结束做好准备 儿童和青少年往往很快就会与那些对他们表现出关心和爱的成年人产生情感上的联结。在团体结束之前，对持续时间较短的团体，例如，在 12 次活动的最后 3 次活动，你需要尽快地让他们知道离结束已经不远了。这种提醒可以让儿童们表达出自己的想法，你也可以给他们反馈你的反应，如果不可能的话，你要避免向他们保证你会和他们保持联系。如果你不处理这些问题，他们可能会认为是你抛弃了他们，并把你看成是另一个让他们无法信任的成年人。在整个团体工作期间，你要帮助儿童识别团体以外的支持网络。为了让儿童和青少年有一种要结束的感觉，你可以选择一些活动来帮助他们明确自己从群体中学到了什么，以及他们是如何受到他人影响的（DeLucia-Waack，2006a，2006b）。

不再继续参加另一个咨询团体的儿童和青少年可以因为某些项目的完结而收益颇丰。例如，结业证书可以给团体成员一种成就感。如果儿童们出现新的情况或问题，你可以与他们再次见面。这些见面通常会被当作重聚。如果知道这样的团聚是可能的，学生会感到安心。关于这方面的内容，你可以回顾一下第 9 章中团体结束阶段的实践指南。

个人和专业资质

你必须认识到开展儿童和青少年团体会对你个人产生的影响。例如，在辅导遭受虐待和被忽视的未成年时，你会发现很难将自己的生活与他们的生活处境隔离开。如果你一直关注他们的问题，你可能会发现你的生活和人际关系都受到了负面影响。你需要明确自己的能力能给来访者带来多大帮助，以及为了继续富有激情和创造性地投入工作，你需要做多少和做什么来为自己补给能量。

开展儿童和青少年团体时，有些个性特征很重要，例如：耐心，关心，真实可靠，有童心，有幽默感，能够察觉和回忆自己的童年和青少年经历，坚忍不拔，灵活，具有不用讽刺而表达出愤怒的能力，对儿童有极大的关心和兴趣，拥有认为儿童可以积极地参与治愈过程的乐观心态，以及其他在第 2 章中描述的团体领导者特征。

我们认为以下专业资质对于儿童和青少年团体领导者尤其重要。

- 充分理解特定年龄团体的发展目标和发展阶段。
- 熟练掌握儿童和青少年团体工作的进程。
- 掌握有效辅导来自文化多样性群体的儿童和青少年所需的知识和技术。
- 在独立带领团体之前有接受儿童团体工作的督导训练的经验。
- 了解与团体背景下儿童和青少年咨询有关的文献和重要研究。
- 明确了解团体所在的学校或机构的期望。

在辅导有紧急而严重问题的儿童和青少年时，你往往会压榨自己。你要实事求是，并意识到你不可能有效地辅导每个学生，也不可能提供他们所需的所有服务。了解社区中的资源可以帮助来访者找到他们所需的资源。了解你的能力范围和你的职责所在。你要知道如何区分治疗团体和发展性、预防性或教育性团体。学校背景下的团体通常侧重于预防和发展问题，并会与教育目标结合在一起。

争取对咨询团体的支持

得到学校或机构中管理层或老师的支持对于开展团体很重要（Sink et al.，2012；Steen et al.，2007）。如果你制定了一个完善的方案，你将很可能得到来自管理层的支持和他们的建设性意见。记住，如果你的咨询团体工作收效甚微或者损害了学校声誉，那么，学校校长或机构负责人——而不是你——将会成为被批评的对象。如果你忽略了获得父母许可的重要性（如果需要的话），那么就得由校长打电话回应家长的质疑了。这章提到的方案都是被认真审核过，并取得过成功的。章节中的很多内容都可以应用于开展自己的团体的实践中。

一位从业者报告说，当她想为儿童们组建一个“离婚团体”时，遭到了所在学校校长的反对。然后，她为团体重新命名为“迷失团体”，她认为这样更具描述性，结果她为团体争取到了支持。然而，这个新名字使儿童们感到困惑。他们报告说：“我们是迷失团体，我们来这里是希望被找到的。”团体的名字应当准确地描述团体目的，但不能使参与者、家长或者校长感到困惑或担忧。

如果你想要了解更多关于学校背景下学生咨询团体的信息，我们建议你参阅以下研究成果：Ashby，Kottman，& DeGraaf，2008；DeLucia-Waack，Bridbord，Kleiner，& Nitza，2006；Falco & Bauman，2014；Foss，Green，Wolfe-Stiltner，& DeLucia-Waack，2008；Halstead，Pehrsson，& Mullen，2011；Murphy，2015；Salazar，2009；Sink，Edwards，& Eppler，2012。

儿童和青少年团体中的游戏治疗

游戏治疗在儿童和青少年团体中越来越受欢迎。北得克萨斯大学和其他一些大学提供了游戏治疗的学位课程，现在有很多关于这一主题的书可供阅读。在针对孩子们的治疗中，游戏治疗已有很长的历史了。北得克萨斯大学游戏治疗中心的创始人和前主任加里·兰德雷思（Garry Landreth）在以来访者为中心的治疗理念的基础上，发展出以儿童为中心的游戏治疗方法。兰德雷思将游戏治疗看成是儿童和治疗师之间的一种人际关系。治疗师会为儿童提供精挑细选出来的游戏材料，并提供一个安全的场所，让他们能够在游戏中表达，探索自己的感受、想法、经验和行为。游戏是儿童们最容易说出的自然语言。游戏治疗能以一种更轻松愉悦的方式实现自我表达，而不是直截了当地说出来。游戏有助于提高儿童在童年时期的发展认知技能、语言技能、解决问题的技能和其他一些发展性技能。学校中的游戏治疗可以致力于探讨促进学业水平提高或阻碍学业进步的人际交往问题。将游戏治疗的干预措施与学业进步联系起来，能够证明这种方法在学校环境中是可行的。团体游戏治疗给孩子们一种安全感，使他们可以在学校中建立良好的人际关系，同时，团体也为儿童提供了专心学习的地方（Sweeney，Baggerly，& Ray，2014）。

无论你领导的是什么类型的团体，以游戏为基础的活动都可以帮助儿童们更好地适应团体活动。游戏治疗通常适用于 12 岁以下的儿童，但有时也适用于青少年。儿童会对这些活动积极地回应，因为这顺应了他们的发展。游戏会适当地拉开儿童与难以言说或不愿提及的事情之间的心理距离。儿童们通常会在愉悦的状态下结束游戏治疗，他们会积极地期待下一次治疗的到来。在团体游戏治疗中，儿童们往往会觉得他们是要来这与朋友玩一个小时。

现有的任何一个团体形式都可以加入一些游戏治疗的因素。游戏治疗有很多不同的理论，包括阿德勒游戏疗法（Adlerian play therapy）、心理分析游戏疗法（psychoanalytic play therapy）、以儿童为中心的游戏疗法（child-centered play therapy）、认知行为游戏疗法（cognitive behavioral play therapy）、生态系统游戏疗法（ecosystemic play therapy）、格式塔游戏疗法（Gestalt play therapy）、荣格游戏疗法（Jungian play therapy）和主题游戏疗法（thematic play therapy）（Sweeney et al.，2014）。阿德勒式的方法特别适合开展儿童团体工作（Kottman & Meany-Walen，2016），沙盘疗法对治疗青少年行为障碍很有帮助（Flahive & Ray，2007）。来自不同理论的概念和方法可以被纳入各种儿童群体中，在本章后面的团体建议中你将看到这一点。

如果你想要将团体游戏治疗应用于儿童和青少年团体工作，那么从游戏治疗实践者那里获得正规的训练和监督临床经验是很重要的。许多研究生项目就有游戏治疗课程，像游戏治疗协会（Association for Play Therapy）及其分会这样的组织都会在全国范围内提供培训。游戏治疗协会为注册的游戏治疗师和管理人员提供指导方针。通过这个组织你可以获取服务、培训、人际网、研究和其他资源。想获取更多关于游戏治疗的信息，参见下列著作：《游戏疗法：基础和超越》（*Play Therapy: Basics and Beyond*，Kottman，2011）；《游戏中的合作伙伴：一种阿德勒式的游戏治疗法》（*Partners in Play: An Adlerian Approach to Play Therapy*，Kottman & Meany-Walen，2016）；《团体游戏治疗：一种具有活力的方法》（*Group Play Therapy: A Dynamic Approach*，Sweeney，Baggerly，& Ray，2014）；《荣格儿童青少年游戏治疗手册》（*The Handbook of Jungian Play Therapy With Children and Adolescents*，Green，2014）。

团体方案

针对 6 ～ 11 岁儿童的咨询团体

这部分内容依据玛丽安娜·施奈德·科里的工作内容撰写而成。

我在一所小学为 6 ～ 11 岁的儿童设计了一个团体。团体容量预定为 10 ～ 15 名儿童，我计划每个星期和儿童们会谈一次，每次约一小时，共 24 次会谈。这些儿童是由校长、老师或校医介绍给我的，他们几乎无一例外都被认为有学习上的问题。这些学习障碍往往是他们内心情感冲突的反映。所以我决定设计一个团体来改善儿童们在学校里的行为。

组建团体

与校方接触

要知道有时学校会不信任校外工作人员，因此，我的首要目标就是赢得老师和管理层的信任。我会与他们进行会谈，以确定他们希望这个项目能完成到什么程度。我告诉他们，我希望可以和他们密切合作，我会把儿童们的情况反馈给他们，提出我的具体建议，并征求他们的意见。我还让他们知道，我打算对这些儿童开展个体和团体的工作，并让家长尽可能多地参与治疗过程。

相应地，我制订了一个和这些儿童的老师、校方和家长保持联系的计划。老师们和校长在与我的会谈中都非常配合。我还经常和学校的心理老师、行政秘书谈话，了解这些儿童的情况，收集尽可能多的信息。这些信息在后面的工作中被证明是非常有用的。

场所

我辅导儿童的场所并不理想。这所学校的规模很小（新校区正在建设中），为了顺利开展团体工作，我总是在寻找更合适的地方来与儿童们相处。

如果天气不错的话，我们经常在学校草坪处见面。我需要一个地方让儿童们可以自我探索，触摸世界，畅所欲言，如果生气就可以大喊，或者发泄他们正在经历的其他一些情绪。如果我需要带着儿童离校或者做点什么特别的事，我首先要获得家长和校方的书面许可。尽管我没有一个理想的工作场所，但这并没有阻止我有效地对儿童们开展工作，因为我们通常是临时选地方聚在一起。儿童们的适应能力很强，我也不得不学会适应不理想的环境。

因为环境的缘故，我不得不把这些儿童从教室里领出来，这点让我很担心。儿童们对于被单独挑出来会有何感受？在众目睽睽下，我对他们的特别关注会对他们有负面影响吗？幸运的是，我发现事实恰好相反。儿童们对于我将他们挑出来表现得很积极，并且总是很乐意跟我走，甚至在他们的休息时间也是。

初步接触家长

在与校方工作人员会谈后，他们确定了我将辅导的儿童名单，我联系了每名儿童的家长，尽量和他们安排一次个别谈话。因为我早就要求校长和儿童所在班级的老师联系家长，所以在我拜访之前，他们已经知道我打算对他们的孩子开展工作。在我与家长初步接触的过程中，我向他们指出，老师对学生在课堂上的表现很担心，所以将他们的孩子推荐到我这里来。这次谈话使家长有机会了解我，以及向我提出他们的疑问，同时这也让我有机会得到家长对我接触他们孩子的许可。利用这次谈话，我还搜集到有用的信息，了解了家长在教养儿童中遇到的困难，并搜集到完成各种表格所需的数据。如果家长对我的调查感到焦虑，或对自家孩子被挑出来做心理咨询这一事实感到尴尬，那么我会向他们解释，因为老师不得不同时顾及很多儿童，所以他们不能给儿童们提供所需的关注，我告诉他们，给予儿童这种额外的服务就是我的工作。

虽然学校的政策规定儿童必须获得家长的许可才能参与团体，但并不是每个学区都有这样的规定。各州法律对在咨询未成年之前取得家长的许可的规定也各不相同。一般来说，我认为最好是得到父母的许可，并与他们成为盟友合作帮助儿童，而不是冒着他们不同意的风险，在他们不知情和不同意的情况下给他们的孩子开展咨询工作。但也有例外，如果法律不要求咨询师一定要取得家长的同意，并且通知家长可能不利于未成年来访者，那么儿童的福祉往往是要优先考虑的。

在大多数情况下，父母都愿意合作，同意学校为他们的儿童提供额外的心理服务。为获得理解儿童在学校的行为的线索，我询问了家长他们在针对儿童进行的家庭教育中遇到的困难。在回答问题时，起初家长往往有所保留。随着时间的推移和接触次数的增多，他们逐渐变得更加开放。我的沟通目的并不是让他们自己觉得自己是“坏”父母，因为这一定会激起他们的防御。他们的孩子遇到了问题，我想寻求他们的帮助从而一起解决这个问题。通过深入儿童们的家庭，我就能得到与儿童表现出的问题有关的信息，而这些信息是用其他方法很难得到或不可能得到的。

我会告诉家长，儿童们会与我讨论关于学校、家庭和同伴的问题。我需要向他们说明，我会尽可能对我和儿童们在咨询过程中一起探索的内容保密。因此，我让他们大概了解我和儿童们活动的进展情况，但不会透露任何细节，除非法律要求我这样做。

我也告诉他们，我希望他们可以多花些时间与儿童们相处，然而，因为有些家长工作繁忙，在初次接触后就很难再见到他们了。但我至少可以与大多数家长取得进一步的联系，其他家长我会通过手机与他们交流。

在团体外要注意的特殊问题

和家长一样，老师也不断向我提供有关儿童进步的情况。我能够利用这些信息来决定隔多久去看一个儿童或者关注哪些方面的问题。另外，老师们需要对项目主管领导提交书面评价，他们也会与我分享这些评价。我会记录我对团体中每一个儿童的工作，对儿童的观察，对老师提出的建议，而且我也会记录与老师和家长联系的情况。

在这些团体工作中，我了解到儿童有许多必须解决的发展问题。有很多途径可以解决这些问题。为了有效辅导儿童，咨询师需要整合尽可能多的资源和人力。为了满足儿童的各种需要和适应儿童的多元文化背景，咨询师可以创造性地开展团体工作。重要的是让父母或法定监护人了解这些项目和资源，以便他们也参与其中。

由于我无法提供必要的个别辅导，因而我联系了附近的一所大学，招募了5名需要获得儿童心理学课程学分的研究生。除了提供个别指导外，他们还能给予儿童们额外的个性化的积极关注。这种形式让儿童和大学生都受益良多。

当我发现儿童存在生理健康方面的问题时，我会把儿童转到学校医务室那里。一旦发现有忽视或虐待儿童的情况，我会采取适当的行动。作为辅导未成年人的咨询师，我们需要了解国家有关涉嫌虐待的举报法律以及我们的工作环境。我们必须明确地报告应采取的具体步骤。在学校里，第一步可能是向校长汇报，你还可以与儿童保护机构（或者社会服务部门）沟通，了解评估和报告受虐待儿童的可疑个案的相关信息。

许多儿童的问题是营养不良，穿着不当，需要医疗救助、玩乐机会以及放学后的照料。如果儿童的基本需求得到满足，那么咨询可能会更有效果。我发现，社会有必要做许多基本工作，来为这些儿童和他们的家庭提供必要的食物、衣服、钱和其他特殊服务。本质上，我承担着很大的个案管理责任。一些家庭出于自尊或者担心有附加条件而拒绝求助于外界机构，或者仅仅是因为不知道该去哪里寻求帮助。当一个家庭在情感、经济或医疗问题上确实需要帮助时，我会介绍他们去某个合适的机构，但我也经常和这些机构联系，做一些他们需要的文案工作。通常情况下，咨询师没有时间与这些机构联系，但他们可以创造性地想办法将这些任务委托给其他人。

团体过程安排

初次接触儿童

儿童们往往不愿意发起谈话，只习惯回答问题。咨询师需要提供一些结构和指导帮助儿童表达自己，然后儿童会逐渐认识到这种表达其实并不难，我向他们介绍说自己是一类特别的老师叫作咨询师。我会说明他们的老师会关心他们的课堂行为，以及我会每周与他们谈几次话——一对一地或作为一个团体或在他们的家里。我还告诉儿童们说，我们将一起讨论他们在学校、在家里或者和同伴之间的问题。

我认为儿童的隐私权经常被忽略或侵犯，所以我让他们知道，我会和他们的父母或者教师谈起他们。我也向他们说明，当我与家长或教师联系时，我会告诉他们。虽然我说过我们在团体中谈论的大部分内容都是保密的，但我告诉他们，任何有助于他们解决问题的事情，我都会和他们的父母讨论。与此同时，我还让他们知道，他们不能和他人谈论其他成员在团体里分享的任何内容。这也是我们在团体活动里一再讨论的规则。我告诉他们，他们可以在团体里讨论任何烦恼，包括他们的恐惧和受到的伤害。此外，我还让他们知道，我不能为所有事情保密，尤其是涉及人身安全时。我用他们能理解的语言，向他们解释了保密的目的及其局限性。我也提醒他们不能伤害其他儿童的身体，或者用言语攻击他们，也不能破坏任何财物。我们还制定了其他规则，我让儿童们意识到他们的责任。要成为这个团体的一员，他们必须同意遵守这些规则。

在团体里辅导儿童

我的目的是指出儿童的一些不适当行为，教他们如何在不伤害自己或他人的情况下表达情绪，并提供一种氛围能让他们自由地表达各种感受。我想让儿童们知道，愤怒等情绪本身并不会给他们带来麻烦，是对这些情绪采取的处理方式导致了问题。为了教他们如何安全地表达自己的全部情感，我让他们参与了各种各样的活动，包括角色扮演、游戏治疗、情景表演、绘画、完成由我开始的故事、表演木偶剧、演奏音乐、运动和舞蹈。

最容易开展工作并且最高效的团体是由 3～5 名同年龄、同性别的儿童组成的。如果团体规模再大一点，我发现我自己有以下困难：（1）不能与个体深入联系；（2）会陷入教导员的角色，忙于维持纪律；（3）会因为成员数量和我的注意力分配之间的矛盾感到沮丧；（4）没有足够的时间来监控团体的基本动力。此外，如果要等很长时间才能发言，6～11岁的儿童往往会变得不耐烦。

我会刻意地将含蓄内向的儿童与活泼外向的儿童组合在一起，但我认为让儿童们和那些正在经历相似体验的同龄人在一起也十分重要。例如，我会将两个为自己父母离婚以及随后的再婚而感到很愤怒、受伤害、伤心和挫败的男孩放在同一个团体里。他们慢慢地学会了如何表达自己对于很少有机会联系、不在一起生活的那一方父母的感受。起初，两个男童只能通过游戏象征性地表达自己的感受，后来他们学会了用语言描述自己的情绪和感受。

根据计划，我为每个儿童提供了一些单独交流的时间。我发现所有团体中的儿童不再嫉妒其他人，并且会在我为他们提供了这样一对一的交流时间后更加信任我。

再有，儿童们变得更加懂得合作，相互之间的竞争性相对会更小一点。他们感觉不必要再用令人讨厌的方式来寻求关注。有成年人愿意花时间与他们单独相处，这能给予他们一种被重视的感觉。在老师允许的情况下，我经常会在教室或操场上观察组中的儿童，或通过触摸或者言语来一个简短的接触。尽管这有些耗费时间，但从长期来看效果非常好。

我们的团体或个人咨询每周定期开展两次，时间从半个小时到一个小时不等。我坚持咨询活动应该持续一定时间，但这可能是个错误的认知，因为每次儿童们的耐心程度都不一样。

如果儿童想要中途离开一次团体会谈，我会很和气地告诉他们，他们有离开的自由但我希望他们可以留下来直到这次活动结束。大多数时候他们会选择留下，但他们如果真想要离开，我也不会强行要求他们留下。通常情况下，儿童们都很享受这些活动。一个较好的做法是事先让他们知道这次团体活动即将结束，然后一到时间就坚定地要求他们离开，而不能屈服于儿童的要求而继续活动。

我的团体是开放式的，因此可能会有新成员加入进来。儿童们对这种情况应对得非常好。他们往往认识这些来自同一学校的新成员，没有对新成员的加入表现出任何负面的反应或抗拒。在团体活动中，我会以直接的或象征性的不同方式让儿童们在前面领路，而我只是倾听他们想说的话。木偶游戏是一个非常好的方法，可以帮助儿童们表达各种各样的情绪和再现冲突产生的情境。我为一年级和二年级的儿童准备了木偶，但发现即使是四年级和五年级的儿童也可以用木偶来宣泄自己压抑的情绪。

在团体活动中，儿童们有机会把引起情感冲突的场景表演出来，有时我会建议表演某个问题情境，有时是儿童们自己选择一个问题来表演。儿童们会扮演老师、朋友、校长、家长、兄弟、姐妹或者其他相关人员的角色。通过这种方式他们可以释放自己的情绪而不伤害他人。

让儿童自由地发言可能会花上几次会谈的时间。在活动时，我在地板上和儿童们坐得很近，经常和他们有身体接触，这本身似乎就有一种安抚的作用。我会专注地听他们讲话，并时常对他们所说的内容给出回应。然而，更重要的是，我经常用非言语的方式向他们传达信息，让他们感到自己正在说的话非常重要，我很关心他们的表达。我要求组中的其他成员也应该聆听，我会保证他们每个人都有时间发言。这是个很难理解的理念，尤其是对于6～7岁仍然在学习分享的儿童们而言。

在一次我认为效果不太好的团体会谈结束后，我却惊讶地听到老师说有儿童的行为发生了改变。在这次会谈后，一个以前总是表现得很有破坏性和不遵守纪律的男孩表现得更愿意合作并能考虑伙伴们的感受了。我们对他敲碎一块黏土的行为会做出负面的理解，但结果表明这对这个小孩有很重要的意义。这一行为帮助他释放了许多怒气，因此大大降低了他攻击别人的需要。

我常常会怀疑自己对儿童们的工作是否有效。他们的行为改变进展很慢，并且有时出现反复。有些儿童上一周表面上看来有所改善，但下周他们的行为又会变得非常不好。我坚信，在效果可能会出现反弹的情况下，如果他们经受住了考验，儿童们就一定能够改变。这个信念一次又一次地受到挑战。但事实上，据老师、校长、家长和我的观察，大多数儿童确实有所改善。经常逃学的儿童来上学的次数越来越多，一名有偷窃习惯的男孩总是把偷来的东西分给其他人，他认为这样做别人就会喜欢他，在团体活动中，他终于意识到了他的行为是其他人不喜欢他的主要原因之一，他开始通过更积极的行为来获取其他人的关注。一个习惯于不信任他人的女孩学会了交朋友，并且会主动发起沟通，这原本是她最害怕的事情。

这些改变激励人心，但也需在家里进行强化。虽然多数家长乐于见到他们孩子的许多新行为，但有些家长发现这些儿童的这种新的行为很有威胁性。例如，一个女孩开始询问关于她缺席的父亲的信息，这让她的母亲有些焦虑。我鼓励这位母亲和其他面临类似问题的父母，尽量不设防地倾听儿童的意见。

一些儿童在家里处境艰难，这让我感到手足无措，然而我意识到这在我的控制能力之外。我没有因为我不能改变他们在家里的处境而感到灰心，我不得不提醒自己我可以给他们提供更多积极正面的学校生活，而这会对他们产生指导性的影响。作为咨询师，我们需要提醒自己去关注自己可以做的事，而不要被我们无法做到的淹没。

团体的结束

当我开始辅导这些儿童时，我就告诉他们这种活动只会在一学年中持续有限的一段时间。在结束之前的几次会谈中，我提醒他们团体和个体的会谈很快就要结束了，我们还对此进行了讨论。

虽然在我和儿童们一起工作的过程中，我对他们产生了很深的感情，但我不会成为一位代理妈妈或把自己树立成一个能完全满足他们所有需要的永远存在的人物，因为这对他们来说是一种欺骗。我知道在实现团体咨询的主要目的时，要建立适当的界限。从一开始，我就确定了自己的比较实际的工作界限，这样我就能避免活动的结束成为儿童们的一段负面经历。

教师对咨询项目进行评估

同家长一样，教师也会持续地给我提供关于儿童的进步情况。我可以利用这些信息来决定要隔多长时间去看某一个儿童或者要聚焦哪个方面的问题。另外，教师需要对项目主管领导提交书面的评估，他们也会和我分享这些评估。

团体方案

针对离婚或不稳定家庭小学生的咨询团体

这部分内容是依据学校咨询师卡伦·克拉姆·劳登斯拉格（Karen Kram Laudenslager）的工作内容撰写的。

在任何一所学校里，都有许多儿童来自离异家庭，这很常见。这些学生面临着一些个人和社会问题，包括感到孤独，觉得自己要为父母离婚负责，体验到忠诚被破坏，不知道如何处理父母的冲突，以及如何面对家庭稳定性的缺失。研究证明，团体在处理离异家庭子女相关问题上是卓有成效的，包括心理、社会和学业问题（DeLucia-Waack，2011）。学校和社区机构正在为围绕这些主题组成的儿童群体提供服务。该方案所描述的咨询团体就是为来自离婚和不稳定家庭的儿童而设计的。

组建团体

在正式启动团体工作之前，我们需要做大量细致的准备工作。这些准备工作包括需求调查，向儿童和教师宣传团体，获得家长许可，帮助儿童了解团体参与规则，以及向儿童、家长、教师和管理人员清晰地陈述团体目标。如果对这些准备工作的细节不给予足够的关注，团体可能永远只是一座空中楼阁。

调查儿童的需求

在对团体工作进行相关决策前先评估儿童的需求是很有帮助的。我做这件事的方式是进行一次初步的课堂访问，与老师和儿童们讨论团体咨询为什么对他们有好处，我对他们解释了这些团体或“俱乐部”（后来我对团体的叫法）关注的主题。家庭俱乐部是为二年级到五年级的儿童而设的。每个级别的俱乐部会谈都安排了具体的日期和时间，所有俱乐部每周举行一次，每次30分钟，共6次。

然后我着手调查儿童的需求，请所有学生考虑团体关注的这些主题，并做出真实的回答。我告诉他们这些调查是保密的，只有班级负责老师和我能看到调查的结果。在选择学生时，我考虑的是学生和教师双方的意见。关于调查表格的样本，见德卢西亚–瓦克的著作（DeLucia-Waack，2001）。

获得家长许可

每一个同意参加团体的儿童都会带一封信回家。这封信概述了团体中要讨论的问题和主题，请求得到家长的许可，并鼓励父母支持和参与。我深信父母双方任何一方卷入都是有价值的。我鼓励孩子们和他们父母讨论这个团体。关于许可表格的样本，见德卢西亚–瓦克的著作（DeLucia-Waack，2001）。

团体规则

所有学生都是自愿成为俱乐部的成员的。当然，我会鼓励那些害羞或者不愿意尝试的儿童。任何想要离开这个团体的人都可以自由地离开。

儿童一直有保持沉默的权利。我强调倾听和相互学习的重要性。有些学生知道永远不会有人强迫他们发言或者讨论任何他们认为是隐私的问题，这让他们感到更舒服。其他规则包括：（1）任何人都有发言和参与的机会；（2）倾听每个人的发言；（3）不取笑或嘲弄任何人说的话；（4）坦诚；（5）遵守保密原则。

在我的指导下，学生在第一次团体活动时制定了规则。前面提到的所有规则通常是他们自己想出的。如果团体没能自发提出一些关键规则，我会将关键规则加到规则清单里。我解释了添加这些规则的原因，这有助于儿童更好地遵守这些规则。最后，所有人都签上了自己的名字，做出承诺并同意遵守这些规则。每次团体活动之前，我们把这些规则张贴出来进行复习。

团体目标

儿童们需要知道的

通过调查、阅读和与儿童们的直接接触，我发现孩子们需要了解一些重要信息。我会持续地通过 6 周的会谈来讨论、解释、强调这些观点：

- 你是特别的。
- 你可以熬过这段困难时期。
- 你拥有关心你的人。
- 父母的离异和分居不是你的错。
- 你不该受到责备。
- 这不是你的离婚，没有人要离开你，是爸爸妈妈彼此分开了。
- 你没有造成你父母之间的矛盾，你也无力使他们破镜重圆。
- 你们可以互相帮助。

我希望实现的

团体的一部分目标是：

- 在需要的时候给予帮助。
- 让儿童们知道他们并不孤单。
- 教授他们应对技能。
- 促进学生表达和处理感受。
- 帮助儿童处理情绪和行为上的担忧，这样他们可以集中注意力在学习和团体工作上以发挥他们的潜能。
- 向学生和家长提供资源，例如阅读疗法，并在有需要时提供外部的私人咨询。
- 帮助儿童开放地与其他学生、教师和家长们沟通。

针对离异家庭中儿童的咨询、保障和心理教育，团体注重解决离婚现状的事实和与此相关的感受。有学者意识到了离异家庭儿童团体的重要性并指出："团体咨询是一种实用有效的治疗，因为它为孩子们提供了大声说出自己的感受和经历的途径，并且团体咨询可能会减轻由父母离异带来的负面情绪。"（Falco & Bauman，2014，p. 321）

德卢西亚－瓦克（DeLucia-Waack，2001）确定了 7 条离异家庭儿童团体的具体目标，所有这些目标也正是我所开展团体的目标：（a）通过讨论和搜集信息帮助儿童对父母离婚过程有准确的了解；（b）使围绕父母离婚的共同情感正常化；（c）为儿童创造一个安全有保障的场所，让他们谈论有关父母离婚的问题；（d）识别、表达和理解对父母离婚的感受；（e）获得新的应对技能，以处理因父母离婚而经历的感情和情况；（f）帮助儿童适应现实；

（g）为未来制订计划。

团体形式

俱乐部的关注点是发展性的而非治疗性的。这些团体旨在提供支持，教授应对技巧，并帮助不稳定家庭的儿童探索表达和处理情感的方法。当需要更进一步的咨询服务时，我们通常会联系父母，转介儿童到外面接受咨询。

任何在小学工作的咨询师都可以证明从老师和家长那里得到反馈和支持是多么重要。我发现让家长、老师和学校管理者参与这些项目是至关重要的，这样他们便成为儿童和咨询师的盟友。他们的支持对团体的成功大有裨益，他们的反对则可能会阻碍项目的发展。

老师的反馈是特别重要的，因为他们每天都可以看到学生，并且可以观察到学生行为上的变化。我会尽可能多地和各班老师交谈。教师可以把学生各方面的信息及时通知咨询师，如自尊、自信、与同龄人的互动，以及家庭作业的完成情况。他们还可以分享学生在课堂上所做的口头和书面练习，以及他们在做练习时的反应。所有这些信息都可以帮助我觉察学生的情绪和他们在社会性方面的进步。

会谈每次30分钟，每周一次，为期6周，这种时间安排的效果非常好。这个时间表让我有时间组织更多的团体，辅导更多儿童。有这么多的学生正经历家庭的变化，我尽力帮助尽可能多的学生。这种时间结构对课堂学习的干扰是最小的。我尽量对学生和老师双方对打断学习日程的反应保持敏感。长期占用太多课外时间会造成额外的压力，毕竟，我们关心的是支持和改善学习，而不是扰乱它。

第一次会谈

第一次会谈结构明确，聚焦于讨论团体的目标，澄清我作为身为团体咨询师的角色，以及帮助儿童认识到他们为什么加入团体。我们会玩一个“姓名游戏”，让每个儿童选择一个形容词来描述自己，这个形容词的首字母必须和他们名字的首字母相同，例如，“出色的万达”（Wonderful Wanda）或“好心的尼克”（Nice Nick），以此作为自我介绍。唯一的要求就是这个形容词必须是积极的。我们会给家庭下定义，让每个儿童都通过回答“我是谁，谁和我生活在一起”这个问题来介绍自己。我邀请年龄小的儿童绘画，画他们住过的不同房子和住在房子里的人。我们一起讨论我们在多少个不同的地方住过，在每个地方和谁一起生活过。我鼓励他们描述他们在家庭中的感受。在这次会谈中，我们建立了基本规则，并将规则写在一张大纸上，后面在每次会谈前都会把它张贴出来以提醒大家遵守这些规则。第一次会谈的目的是帮助儿童发现他们并不是孤单一人的。如果时间允许的话，我会鼓励他们看到彼此处境的相似和不同之处。我可能会问孩子们：“你的家庭与团体里其他同学的家庭有什么相似或者不同之处，有谁想要说点什么吗？”

中间四次会谈

我发现，我带领的这些团体会根据第一次会谈引出的主题的不同而不同。我会把精心选择的练习作为互动的焦点。中间四次会谈是根据团体成员的需要安排的。以下是会谈中的一部分练习：

- “感受游戏”。学生们会对感受进行头脑风暴，我们将大家所有想到的感受写下来。接下来儿童们挑选其中三个词语来描述他们对自己家庭状况的感受，我们就大家选出来的词语展开讨论。

- 明确自己对家庭的三个愿望。最常见的一个愿望就是他们希望自己的父母可以重归于好。他们还希望与非监护方的父母的相聚时间更长。这些儿童经常表示，在战争的夹板中生活对他们来说很难，他们希望和平。他们愿付出任何代价来换取这种和平，他们愿意做任何事来实现这种和平。
- 我们绕着桌子走，轮流分享各自的感受和为什么会有这种感受，这些都是借助一个从 1 到 10 的量表工具来进行的。
- 儿童们决定“我想让我的父母知道什么”（如果可以的话，还可以包括继父母、继兄弟和继姐妹）。我经常发现，儿童们不愿意透露他们与继母或继父之间可能存在的一些差异。他们往往希望父母了解他们在新家庭的感受。有时，儿童们在做好心理准备之前就被迫做出调整，而且他们经常会有一些未经探讨的不舒服的感觉。
- 我们会探讨孩子们能控制什么和不能控制什么。例如，他们可以控制自己的行为。我们还讨论了他们控制某些情感的方法。然而，他们无法控制父母对离婚或当前生活状况所做的决定。我也告诉儿童们这不是父母与他们“离婚”这个事实。换句话说，是爸爸妈妈正在离开彼此，而不是离开孩子。我希望团体成员明白的是，他们没有导致父母的离异，因而也不能“修复”这种情况。团体的大部分时间都花在探索和头脑风暴上，为儿童改变自己在家里的处境提供选择。
- 我们讨论变化是如何发生的。让孩子们明确新家庭对自己的生活产生的影响是积极的还是消极的。
- 在整个会谈期间，会有一个问题箱，孩子们可以匿名地写一些他们可能不愿意在团体里分享的问题或担忧，然后把它们放在问题箱中。这些问题会在下一次会谈中讨论。

最后一次会谈

正如初次会谈一样，最后一次会谈也是经过精心组织的。这一次会谈将围绕结束的任务进行。儿童们通常会谈论对团体即将结束的感受，并说出他们在这些会谈中学到了什么。我们还会花时间用纸杯蛋糕和爆米花来庆祝结束。每个学生都会收到一份证书，上面写着：咨询师说我是特别的！

团体效果

学生反馈

学生们报告说，自从加入团体后，无论独处还是与家长在一起都感到更舒服了，他们也意识到自己并不孤单。他们需要和其他正在经历类似烦恼和感受的儿童们交流。而且，团体成员开始懂得了每个人都要在人生中经历艰难的阶段，同时他们可以通过学习一些技能来使自己感觉更好，在参与团体活动的过程中，他们互相帮助，接受他们无法控制的东西，并为他们所能控制的负起责任来。

家长反馈

家长们报告说，他们的孩子很享受参与团体的活动，回家经常和他们分享讨论的内容。他们的孩子通过了解别人是如何适应的而对离婚有了更好的理解。父母在分居或离婚时常常感到痛苦和矛盾，看到有其他人正在支持他们的小孩，他们会感到高兴和轻松。

家长对儿童在团体里做的事情很感兴趣，他们经常和孩子们一起阅读一些推荐的书。许多家长表示，他们希望了解更多关于如何帮助儿童的信息。针对他们的这个需要，我开办了晚间工作坊和家长课堂。我想开发一个持续进行的家长支持团体，以满足成年人的需要。我还认为，让父母和孩子们一起参加一到两次的团体会谈可能会很有帮助。

跟进

我所做的跟进工作包括：向老师了解学生的进步情况，通过课堂访问、亲自观察和鼓励学生自我表露的方式来核查学生的状态。我也会在后面的时间里举办团体“重聚”活动，了解团体成员的进展情况。

挫败感的来源

对我来说，让我最沮丧的就是结束俱乐部。孩子们往往拒绝终止团体并讨价还价，或恳求增加团体活动次数。我发现当我知道这些孩子多么需要交谈和学习时，就很难结束会谈。我无法直接解决孩子们的一些问题，这也进一步增强了我的挫败感。以下是这些儿童面临的一些复杂问题：

- 因为父母一方的情绪问题，孩子很少见到另一方。
- 由于儿童“干涉”父母一方的亲密关系而产生的错位。
- 在性虐待案件中经常出庭作证。
- 家庭暴力。
- 受到父母的忽视。
- 因被父母要求必须挑选一方而产生的心理冲突。
- 父母的婚外恋。
- 酒精和药物滥用。
- 父母之间的虐待。
- 身体上或者情感上受到虐待。
- 监护权战争。
- 经济问题。

挫败感的另一个来源就是时间。似乎永远没有足够的时间来辅导所有需要帮助的学生，也没有足够的时间与所有家长当面讨论每个儿童的进步。然而，如果在俱乐部的会谈期间，当我认为有任何深入治疗的必要，我就会推荐这些家庭接受校外的咨询服务。

结语

我发现团体的经验对于支持学生适应变化和应对家庭问题是非常有效的。学生们可以互相联系，提供支持、鼓励和建议，并能看到希望。在团体这个安全的地方，他们互相帮助对方理解感受和走出困境。我的经验是，这种小型团体结构是非常有优势的。我强烈建议咨询师为学生提供这种咨询服务。

若对设计离婚家庭儿童的团体有兴趣，请参看德卢西亚－瓦克的书（DeLucia-Waack，2001）。《在离婚家庭儿童团体中使用音乐：一步一步指导咨询师的手册》（*Using Music in Children of Divorce Groups*：*A Session-by-Session Manual for Counselors*）这本手册说明了练习和音乐是如何帮助儿童们表达情绪，并将在团体中所学的东西运用在日常生活中的。

团体方案

受虐待儿童团体

这部分内容依据特雷莎·克里斯滕森博士的工作内容撰写而成。

前言

虐待给儿童带来的伤害是弥散性的，而且往往涉及许多方面。除了由许多虐待行为所造成的明显的身体伤害外，受虐待儿童往往还会产生各种各样的负面感受和想法，如愤怒和敌意，恐惧和焦虑，脆弱和无力，悲伤和丧失，羞耻和自责。儿童因受虐待而产生的有害结果往往会在那些有信任危机、自责、抑郁、孤僻、不良的自我形象问题，以及许多其他人际关系问题的儿童身上体现出来。呼吁增加文献用来说明专门为受虐待的儿童和有心理创伤的儿童提供的心理健康服务。咨询师不断地寻求辅导受虐待儿童的新方法，许多专家对这些需求做出了回应（Gil，2010；Terr，2009）。他们主张有效的干预措施应聚焦于情绪的正确表达，积极的自我形象，人际交往技能，以及在各种社会环境中重建信任（Gil，2010）。因此，探讨人际关系和社会关系的干预对受虐待的人来说是非常有效的。特别是，团体咨询提供了一种非评判和安全的氛围，在这里儿童被鼓励解决各种问题，并且有机会与有相似经历的同龄人建立良好的关系。依据我几年来的经验，我发现团体辅导对受虐待儿童非常有帮助。下述模式来自我对受虐待儿童的团体咨询工作的丰富经验。

团体目标

团体的主要目标就是培养一种使受虐待的儿童可以感到足够安全来信任其他儿童和一个成年人的治疗性关系。团体的建立是为了创建一个安全的环境，赋予儿童力量，并改善他们的自我认知。团体也是为了帮助孩子们发现不止他们有这样的经历和感受。这些目标的实现要求团体能提供一种环境，使儿童有机会表达困难和复杂的情绪，并表达出其受虐待的经历。通过帮助，儿童表达出对施暴者的各种混乱情绪，儿童体验到了一种掌控感（Gil，2010），而这也是团体的另一个目标。到团体结束时，我们希望所有的儿童都能学会恰当地表达感受，认识到自己的长处，并培养出健康成长所需的技能。

组建团体

筛选成员

筛选对于来咨询的受虐待儿童是非常重要的，掌握一个好时机对于确定儿童们参加团体的时间也是必要的。儿童们必须已经做好了准备，并非常愿意在一个治疗性环境下与其他儿童们互动，这可以根据儿童们对于与同龄人一起玩游戏、交谈，以及和别人待在一起的意愿来做出判断。我组中的所有儿童都已经完成了或同时正在接受个体和家庭咨询。我可以利用这些案例记录和临床印象来辅助筛选过程。当我认为儿童们已经准备好了，我会邀请他们参加团体咨询。我会强调他们可以拒绝，让对方意识到自己拥有做出选择的权利，这种做法可以赋予孩子们力量。

团体咨询在这些情况下是不合适的：（a）虐待发生不久；（b）虐待对儿童来说仍然是严重的创伤；（c）儿童有严重的心理障碍，如自杀行为、自残和严重的情绪波动或思维失调（幻觉或妄想）；（d）儿童同时遭受不止一个施虐者的虐待。然而，我认为，当儿童准备好的时候，所有的儿童都可以从团体咨询中得到帮助。

团体的运行和气氛依赖于未来成员的行为模式。总的来说，均衡好有相似的年龄和身材以及同性别的成员是很重要的。与此类似的是，组建团体时一定要考虑虐待行为的种类和严重程度，这样一来儿童们就不会因其他儿童的故事而受到精神创伤。一旦儿童被评估为是适合接受团体咨询的，我就会开始寻求法定监护人的同意。

获得父母或法定监护人的许可

大多数情况下，我会与家长或法定监护人面谈，但有时我也会给他们发出一封知情同意信。信中强调了保密原则、治疗因素和团体中会被讨论的话题，信中还介绍了受虐待儿童团体咨询的过程和基本原理（见信）。我强调团体不会取代个体或家庭咨询，而是对现有治疗方案的一个补充。

在将团体的相关信息告知儿童之前，必须征得法定监护人的书面知情同意（注意要证实法定监护关系，特别是当儿童不和亲生父母住在一起的时候）。法定监护人可以是养父母、祖父母或大家族中的其他成员。

亲爱的家长/法定监护人：

正如你已经意识到的，曾经遭受过虐待的儿童往往会挣扎于信任、自责、抑郁、焦虑、孤僻、不良的自我形象，以及许多其他人际关系问题。尽管你们正在或已经通过个人或家庭咨询着手解决这样的问题，但我认为，团体咨询也具有良好的治疗作用，十分有利于你的孩子的健康成长。

在我作为咨询师和游戏治疗师的整个经历中，我发现许多受虐待影响的儿童往往在人际关系上表现出很大的困难，特别是同伴关系。研究表明，并且我也坚信，团体咨询可以在以下方面帮助儿童：（a）学习怎样信任他人；（b）明白他们的经历不是唯一的；（c）发展健康的人际交往技能；（d）提高他们在社会情境下的掌控感。通过与有着相似感受、经历和烦恼的人互动，孩子们会学会如何有效地接受并处理自己的情绪和想法。

基于临床观察和我的职业判断，我认为你的孩子已经为接受团体咨询做好准备了。为此，我请求你同意________（孩子的名字）参加这个为期10周的团体，这个团体还有5～7个有着相似经历的儿童参加，所有孩子的年龄、身材相仿，性别相同。

团体活动包括一系列与虐待和其他一些心理健康问题有关的结构化和非结构化的对话和练习。所有的儿童和家长会被告知要保密，但是我无法控制孩子们在团体活动以外的言行。但是我会尽最大努力落实保密原则，并确保孩子的身心安全。如果你对团体有任何的疑问或担忧，请联系我，电话是________________。

如果你在下面签上名字，那就代表你同意并支持你的孩子参与这次团体咨询，并因此提供给我这份书面的知情同意书。

家长/监护人签名________　　日期________

见证人签名________　　日期________

特雷莎·克里斯滕森博士　　日期

团体构成和特征

这种类型的团体在成员年龄相似（相差 1 ～ 3 岁）并且遭受过同样类型虐待的情况下工作效果最好。青少年也可以从这一团体中受益，但这里描述的活动适合 7 ～ 12 岁遭受过性虐待的儿童团体。因为需要考虑发展和性别问题，每个团体的结构会根据成员需求的不同而稍有不同。考虑到信任、力量与控制、团体凝聚力和界限问题等因素，这是一个封闭式的团体。该团体由 5 ～ 7 名成员组成，他们每周进行一次会谈，每次持续 45 ～ 60 分钟，连续 10 次。

场所

能为 4 ～ 12 岁的儿童团体工作提供便利的理想环境是一个足以容纳所有成员的游戏室，或者有类似结构的空间。这个空间应该可以举行各种活动，包括各种表现艺术活动，包括各种非指导性和指导性的活动。必要的资源包括治疗性的玩具和游戏、艺术用品、木偶、吹泡泡玩具、沙盘，以及其他有创造性的材料。

团体过程安排

我把指导性和非指导性技术结合起来运用到整个团体过程中。通过将每次团体会谈分成三个部分来处理发展和进程问题：热身、工作、结束。每次会谈都会有 5 ～ 10 分钟的热身环节，包括：（a）成员报道，并依次描述自己今天的感受；（b）反思并讨论上一次团体会谈的内容；（c）讨论接下来的团体会谈的情况。接下来的 25 ～ 35 分钟是工作阶段，包括结构化的练习或自由游戏。最后的 10 ～ 15 分钟用作结束，也被称作 T&T（探讨和谈话时间，treat and talk time）。在 T&T 环节，我们给团体成员提供了健康的零食，并鼓励他们轮流分享对会谈的感受。讨论的重点是成员在团体会谈中学到了什么，以及思考团体经历是如何影响他们和迁移到他们团体以外的生活当中的。

每次会谈的结构和主题因个别成员和整个团体的问题和需要而有所不同。因此，除了第一次会谈（定向）和最后一次会谈（庆祝）以外，每周的会谈有的是规划好的，有的是没有规划好的。我在第 1 ～ 4 次会谈，以及第 6、8、10 次会谈中精心谋划了一些侧重于虐待主题的活动。我在规划好的会谈中使用了各种各样的表现艺术、活动、角色扮演和游戏，这些都来源于我的咨询经验和其他资源。第 5、7、9 次会谈是面向过程的，时间不确定，地点在游戏室，或者在一个团体成员可以自由选择各种游戏、玩具、艺术用品和活动的空间中。以下概要包括每次会谈的主题和活动实例。

第 1 次会谈：定向

第 1 次会谈包括对保密原则、团体的目的和结构以及一些基本规则（方针）的探讨。例如：不能打架，一次只能一人发言，要遵守保密原则。通常我会在最开始感谢成员选择成为团体的一分子，我也会说明，这个团体里的每个人都被虐待过，但是这并不是他们被选择加入团体的唯一理由。我指出这个团体是用来了解他人，学习如何正确地表达情绪，以及如何做出积极的选择的。为了帮助孩子们相互了解，我组织了一个破冰活动，孩子们需要轮流说出自己的名字和关于自己的其他事情（最喜欢的颜色、动物，或者一天中的某个时间），这种活动会持续 15 ～ 20 分钟。

在会谈的后半部分，我使用“团体政策”这个术语来讨论团体规则并在为这个团体制定规则列表时寻求团体成员的帮助。这也设定了一个赋权儿童共同构建团体经验的基调。我将这些信息记在一张标题为“团体宣言”的海报上，并提供了各种艺术材料来鼓励孩子们签上自己的名字并装饰海报，这张海报在每一次团体会谈时都会被展示出来，以便在有必要设定界限时作为参考。我会密切观察团体成员会选择哪些规则，确保这些规则足以保障儿童的身心安全。同时，我也要确定我们的宣言能给儿童们保持沉默或跳过轮流活动的自由，我也强调自我表露、保密，以及身体接触等界限问题。在大多数情况下，团体成员提出的规则远远超出了我所预想的规则和限制。因此，我会监督团体来确保他们不会制定过多的规则或者制定的规则不至于过分死板。这次会谈以 T&T 活动为结尾。

第 2 次会谈：觉察

第 2 次会谈包括一个关系建立的练习，目的在于帮助成员获得洞察力并推动健康的成员互动。每个团体成员都会设计一张“个性大拼贴”，选择 4 ～ 5 张杂志图片、一些短语或文字来描述他们眼中的自己。我建议咨询师更广泛地选择杂志，以保障多元化和适合发展。一旦成员们有机会展示他们的拼贴图，就鼓励他们去反思在被虐待以后自己是如何改变的。然后鼓励团体成员选择至少一个物体、单词或短语来表现他们认为自己因为虐待而发生的变化，以及他们对这一变化的感觉。这些物体还可以被用来改造前面制作的拼贴图，团体成员有机会再次分享他们修改过的拼贴图。

这个活动给团体成员一个机会去自我反省和自我探索虐待是如何影响他们的，在开展这些活动时，重要的是讨论有关儿童对虐待产生的各种感受以及他们所发生的变化。例如，在我带领的遭受过性侵犯的儿童团体里，曾有这样的分享：“我对于不能再和父母住在一起感到很难过。”“我讨厌当男孩！我的身体是奇怪而肮脏的东西。”“我不知道自己是否还能找到一个丈夫，因为在知道我与爸爸发生了什么之后，没有一个男孩会喜欢我的。”

第 3 次会谈：秘密与触碰

这次会谈包括一项专门针对适当的和不适当的触碰以及安全的和不安全的秘密的活动。由于这项活动的目的是帮助儿童学习如何设定和遵守适当的身体界限，并区分安全和不安全的秘密，因此首先以与儿童发展水平相适应的术语来界定这些概念是很重要的。例如，我会说明：“安全的秘密就是将事情说出来不会伤害其他人，比如保守一个惊喜生日派对的秘密。”然而，知道某些伤害性的或危险的事情正发生在你身上或者其他人身上，这时候保守秘密而不告诉其他人就是不安全的。作为一项团体活动，我们鼓励成员们列出一系列适当的或不适当的触碰，以及安全的或不安全的秘密。在这项活动结束时，成员们需要制定一个方案，就是如何在未来恰当地处理触碰和秘密。

第 4 次会谈：信任

经过最开始的签到，第 4 次会谈开始侧重于信任练习。在“信任行走”活动中，团体成员与另一个人搭档，一个人的眼睛被蒙上，另一个人做向导。活动的目的就是希望成员在走迷宫或者引领方向时相互信任并沟通。被蒙住眼睛的人会感到脆弱、无力、冒险、焦虑和依赖于他人的支持。没有被蒙住双眼的人则有机会体验领导和掌控的感觉。一旦成员们做出对“信任行走”活动的回应，他们就需要把所有他们认为可以相信的人画在纸上或列在表上，并说出原因。成员可以选择将列表分享给团体中的其他人。在这次会谈的末尾，我会提醒成员们下一次会谈是关于非指向性的游戏，他们需要开始想他们要选择什么游戏以及他们会如何一起度过这段时间。

第 5 次会谈：面向过程

签到后，我会鼓励成员们自己决定在这次会谈中做什么。我可能会提供一些使成员们能玩到一起的建议。例如，我可能会说："你们可以选择一起玩游戏、做活动、角色扮演，或者你们可以选择自己玩。"我可能会指出一些可用的工具，但是第一部分的大部分活动还是要保证非指向性。在这次会谈中，我作为团体领导者的工作就是观察团体中成员之间的互动，观察他们是否会参与到其他成员的活动中，同时观察他们所采用的方式。成员们选择是开展集体活动还是个人活动时，我会提供一些语言或者非语言的鼓励与反思。孩子们通常会选择一起玩游戏或者构建沙盘，但也有一些儿童会利用这段时间自己探索游戏室，或者创作一幅画或涂画。会谈依旧是以 T&T 活动结束的，儿童们有机会在团体中回味自己的经历。

第 6 次会谈：人际互动

在开展活动的过程中，我们逐渐建立起了团体凝聚力，我关注的重点是帮助成员解决关系动态问题和潜在问题。我们会涉及许多与交流沟通有关的主题：使用关于"我"的信息；如何尊重情感上和身体上的界限；如何说出自己的需求以及如何正确地表达感受。我专门设计了许多游戏以及结构化的活动来探讨这些话题，包括：（a）"交谈、感受、行动"游戏；（b）角色扮演；（c）木偶戏；（d）家庭绘画；（e）电话游戏。我们也可以通过看书、听音乐、看电影来解决虐待和心理创伤问题。

受过虐待和有心理创伤的儿童们经常挣扎于过渡期（Gil，2010；Terr，2009），所以我会尤其关注团体的终止阶段。在第 6 次会谈的末尾，我提醒成员们离结束只剩 3 次会谈了，我要求他们开始思考他们生活中的其他团体是如何结束的。作为例子，我会谈论一些社团、队伍解散或学年结束时的情况。特别是，成员们一起讨论了怎样和别人说再见，分享了成员在家庭和社区中所经历的"告别仪式"。我告诉他们，我们自己可以决定如何相互道别来结束这一重要的经历。这次会谈标志着团体结束的开始。

第 7 次会谈：过程导向

在这次会谈中儿童们又会有一次非指向性的游戏经历。他们通常会选择读书、玩木偶或者利用艺术材料来绘画或创作自己的日志。

第 8 次会谈：重新振作

这次会谈的目的是帮助成员发展积极的自我形象。关键在于帮助儿童们认识到个人的力量并学习如何利用这种力量在未来做出健康的选择。会谈刚开始时，我澄清了什么是力量，并鼓励成员们列出他们认为自己拥有的至少 4 种力量。例如："我是一个很好的聆听者。""我是一个好的朋友。""我学会了如何以不伤害其他人或物的方法来表露自己的愤怒。""我知道如何说不。"由于虐待可以摧毁一个人的自尊，所以在这个会谈中团体咨询师的帮助就显得尤其重要了。作为一个团体，我们会共同决定如何创造性地展现我们的力量。任何一项活动或游戏都可以达到这种目标，我会鼓励成员创造一些新东西。有时他们用艺术和其他材料来制作风筝，个人或家庭的徽章，个性化车牌或者T恤。然后，成员们列出了他们在生活中的愿望和需求。我们集思广益，探讨他们是如何利用自己的力量，以健康的方式满足自己的需求和完成自己的愿望的。我要强调的是，无论过去人们对他们说了什么或者做了什么，他们仍然在生活的许多方面拥有选择权。我们讨论的是他们的力量能怎样帮助自己做出健康的选择，如何让他们的需求在未来得到满足，以及如何表达他们的感受和想法。

在这次会谈结束时，我们会讨论即将到来的最后的庆祝。我们进行头脑风暴，思考要怎样庆祝团体的结束（活动、游戏、艺术创作、交谈、唱歌或跳舞）。我告诉团体成员，我将提供一些饮料（通常是果汁）和点心（通常是水果或者爆米花）。

第9次会谈：过程导向

随着团体的发展和成员间的信任逐渐增强，在第9次会谈中成员通常会选择言语交流性的活动。例如，孩子们经常玩棋盘游戏、画画和分享他们的照片。

第10次会谈：庆祝

最后一次会谈是一次庆祝，也是一个回忆团体经历的时刻，这时成员们可以各自总结他们在提升自我和人际交往上的收获。这次会谈的目的是产生某种完成感，因为团体成员共同参与了这次会谈的规划工作，所以团体的结构有所变化。最后一次会谈包括但不限于以下内容。年龄较小的儿童可能想拍一张道别照，并且团体中的每个人都在照片上签名，创作并表演小喜剧或者角色扮演，或者一起玩个游戏。年龄较大的儿童和青少年可能更喜欢一个非指向性的会谈，在这个过程中，团体成员有机会回忆以前的各次会谈，并交流各自在团体中的经历。大多数情况下，年龄较大的儿童和青少年能为最后一次会谈带来新意，他们使用艺术材料制作个人日志，然后由团体的每一位成员题字或装饰，作为对这一经历的美好回忆。无论以何种形式，我总要求所有成员分享下列信息：（a）他们增加了哪些对于个人优势和才干的理解；（b）他们计划如何继续在团体外建立健康的人际关系；（c）他们如何实施并坚持自己所做的个人计划。

预期团体成果

受虐待的儿童应该有机会在一个安全和建设性的环境中向其他人表达自己的感受和反应。基于我20多年开展受虐待儿童团体工作的经验，我相信团体辅导为儿童提供了一个理想环境，让他们认识到自己并不孤单，可以接受团体咨询，并学会如何与其他儿童和成年人建立信任、健康的关系。在团体中，儿童可以打破自我隔离的栅栏，表达他们内心深处的挣扎，澄清错误的指责，并对与他人的互动感到更自在。我认为，团体氛围为受虐待儿童提供了更深入的治疗。人际关系技能提高，自信心增强，独立性增强，以及自我肯定，只是团体儿童表现出来的改变的一部分。虽然帮助儿童从受虐经历中康复的任务可能是复杂而困难的，但我鼓励团体咨询师寻求独特而富有创意的方法，将团体工作的治疗因素纳入他们对受虐待儿童的干预工作中。

推荐的资源

对于设计这样的团体有帮助的资源包括以下这些：Gil，1991，2006，2010；Hindman，

1993；Kleven，1997；Lowenstein，1999；Spinal-Robinson & Wickham，1992a，1992b，1993；Sweeney，Baggerly，& Ray，2014；Terr，1990，1991，2008，2009。有关团体使用创意艺术及游戏治疗的有用资料，可参考下列几本书：Gladding，2016；Kottman，2011；Kottman & Meany-Walen，2016。

青少年发展性主题

关于青少年的独特需求就不在本书中详述了。对青少年团体的领导者来说，学习青少年心理学的课程是必不可少的。反思自己青少年时期的经历，重温其中的一些经历，也是能帮助你为青少年咨询做好准备的重要方法。

青少年时期是寻找自我同一性、澄清价值观体系的重要时期，对人的一生有重要的影响。青春期会带来压力和冲突，但它也是一个可以完善认知、提升社会化程度和生理上显著成长的时期。青少年对理解个人经历是如何影响其当下的感受和行为的越来越感兴趣。这一时期最重要的需求之一就是体验成功，这将促进他们理解自身的个性和彼此的联系，进而产生对其独特性和共同性的自信和自尊。青少年需要机会去探索和理解他们的各种感受，并学会如何与其他重要的人交流，充分表达自己的需要、感受、想法和价值观。

在青少年时期，社会关系至关重要。青少年利用这些关系来了解自我、世界和他人。这种对社会的定位增强了他们对独立的需求。然而，青少年及其父母有时错误地认为这相当于减少了儿童对父母陪伴时间和注意力的需求。优秀的青少年有很强的社交能力，并且能够与父母保持开放、健康的关系。良好的家庭关系对儿童未来的成功很重要。

青春期压力来源

许多青少年感觉家庭和学校生活之间存在紧张关系。他们可能会觉得自己挣扎于这两个世界之中，这两个系统的规则或期望不匹配或不和谐，而这可能是压力的重要来源之一。来自特定种族和文化群体的青少年的压力可能还会来源于种族主义、贫困和其他社会政治生态、社会和环境等问题。在探索自我意识的过程中，青少年往往难以与父母、祖父母或其他监护人联系在一起。青少年可能会面临来自家庭的压力，他们需要去工作养家。在这一时期，学习自由和独立很重要。

青少年有成功的压力，经常期望自己要比他人的要求表现得更好。他们常常有得到普遍认同的需求，但也必须学会区分为他人而活和为自己而活。青少年是否被信任，是否可以自由地做出重大的选择，这些往往是基于文化期望的。在西方文化中，青少年在细心的成年人的信任和支持下自己做出决定是被鼓励的，但同时也需要指导和限制。成长于美国的儿童和他们的移民父母之间的文化冲突往往是一个重要的压力来源。这些青少年可能与其父母处于不同的文化同化或融合水平。而价值观、信仰和文化习俗可能成为亲子冲突的根源。

青少年发展性团体咨询

以上内容是对青少年生活主流的简要概述，强调了这个年龄阶段的人群对发展性咨询的需求。一般来说，青少年比幼龄儿童更在乎伙伴关系，另外，青少年还要面对与父母斗争获得独立和自我同一性的主题。同龄人成为一种重要的支持资源，所以很多类型的团体都是不错的治疗选择（Shechtman，2014）。团体领导者需要了解青少年的发展需求，并需要对他所服务的群体有文化意识。鉴于我们社会迅速变化的人口统计学因素，团体领导者需要做出一些努力来解决文化多样性问题。

与经历十分相似的同龄人交往是一种疗愈性体验。有学者说明了在青春期早期伙伴关系的发展的重要性，以及团体是如何提供有用的资源来帮助探讨儿童与同龄人之间的问题的（Akos，Hamm，Mack，& Dunaway，2007）。青少年会自然而然地向同龄人寻求肯定和陪伴。这使得团体辅导对这个年龄的群体来说特别有效。中学咨询师的任务是设计团体，帮助青少年处理各种发展中的任务，为促进他们的个人与社会发展提供一个合适的平台。

团体是一个接纳青少年优势和不足的理想场所。此外，在设计团体结构时，团体领导者有机会将个人主题与教育目标结合起来，青少年可以通过积极的团体经历了解他们自己的价值、他们的信仰、他们的关系、他们的选择。团体应该有明确的目标、相关的主题和能够使成员对团体产生信任的结构。他们越趋向社会化，就越能与团体过程完美地融合在一起。在团体中，成员的孤独感会减弱，获得社交技能，并有机会了解自己的心理因素。

带领青少年团体的特殊议题和挑战

激励青少年成为积极的团体参与者可能是一个挑战。团体领导者需要清楚地说明活动期间的行为准则，并获得成员的认可。为了使会谈朝着有意义的方向发展，可能需要创造力。有学者描述了创造性的群体技术——如音乐、运动、视觉艺术、戏剧、游戏和幽默——如何用作高中群体互动的催化剂（Gladding，2016）。创造性的群体技术有助于青少年恰当地表达他们的情绪，以不同的、更健康的方式行事，并洞察自己和他人。对青少年来说，将团体工作与创造性技术相结合是一种相对有吸引力和熟悉的形式。然而，不管我们多有创造力，在帮助青少年群体方面都确实存在挑战。以下各节讨论了建立信任和限制自我表露的一些常见挑战。

建立信任

青少年群体促进者的首要任务是建立融洽的关系，这取决于能否做自己和避免伪装。为了发展信任关系和有效地与年轻人合作，团体领导者需要具备文化敏感性，了解当前趋势，并表现出对年轻人的尊重。

熟悉成员的亚文化，包括他们的俚语、彼此交谈的风格、他们喜欢的音乐和娱乐媒体的类型，他们当前的沟通方式，以及现在他们生活中的许多社交媒体形式。团体领导者最好对青少年之间的各种交流方式有一个普遍的认识。然而，你可能会发现青少年会喜欢教你不知道的东西。让他们有机会分享知识可以为建立信任提供基础。

了解群体文化维度的一种方法是，在团体会谈开始时，要求成员引入一首描述他们生活主题或哲学的歌曲，或要求成员确定他们最喜欢的电影，然后确定讨论主题。这种讨论可以帮助团体领导者了解成员的文化，并为团体中的共同语言创造一些隐喻。你没有必要像你的青少年团体成员那样，模仿他们的俚语和说话方式，但如果你对他们的文化有一定的了解，那么对加入和理解他们的世界是有帮助的。了解年轻人的世界并不意味着你要成为他们中的一员。如果你所做的努力不被接受，你可能会失去青少年的信任和尊重。

直接、坦率、公开地与团体成员打交道。如果你被他们吓坏了，他们会知道的。如果你不清楚自己在做什么，却假装与他们同频，青少年就会察觉到这一点。然而，友好、富有表现力和热情有助于与青少年建立融洽的关系。你表现得和蔼可亲，并不会贬低客观性，只要传达出接纳的态度，就往往会让年轻人感到安心。

在第一次会谈中，讨论应包括保密性、团体规范、基本规则、确定界限以澄清团体内部互动的适当和便利方式、提供和接收反馈以及对团体外申请的建议等内容。（关于在团体早期阶段建立信任的方式的其他主题，请参阅第 6 章初始阶段的讨论。）

找到自我表露的舒适区

青少年会直接问你个人问题。有时这是为了试探你是否真的赞同你试图与他们交流的想法。青少年经常试探团体领导者，以确定团体领导者是否真的告诉了他们关于团体的事情。例如，青少年经常会问团体领导者这样的问题："你曾经尝过毒品吗？""你父母离婚了吗？""你结婚了吗？""你有男朋友或女朋友吗？""你有孩子吗？""你对婚前性行为有什么看法？"以真诚的方式与青少年打交道需要一些坦率的回应，但这必须是经过深思熟虑的。例如，对吸毒问题的一个恰当的回答是："对我来说，这是一个双输的问题。如果我说吸过，你会说：'你可以这么做，那我也可以这么做。'如果我说没吸过，你就会说：'你不明白。'其实，你认为我说什么不重要。"团体领导者如何回答对抗性问题，可以让青少年决定他们可以多信任团体领导者。如果团体领导者以非评判性和非破坏性的方式接受青少年的这一试探，青少年的信任就会增强，而不情愿的行为会减少。团体领导者适当地与团体分享自己，表现出关心他人的态度、热情和活力、开放和直接，青少年一般会对团体领导者做出良好的回应。如果你真的尊重和喜欢青少年，你通常会得到他们的尊重。

青少年很快就能察觉到任何不真诚的痕迹。团体领导者的一项关键任务是在所说与实际所做之间保持一致性。然而，这并不意味着团体领导者需要披露其私生活的各个方面。团体领导者可以做出适当的选择，以抵御公开的压力，就像他或她对待成年人群体一样。许多青少年，特别是那些处于"系统"中或生活在困难家庭中的青少年，都需要积极的榜样，而团体领导者可以向他们的青少年团体成员提供这种榜样。

团体方案"让青少年做出改变"描述了组建年轻人团体的策略，该团体可以应用于社区和学校环境。这是一个很好的例子，说明了当仔细考虑团体的目标时，可以完成些什么。这个团体方案也说明了理解如何在一个系统中工作的重要性，无论是在学校、邻里之间还是在社区。

团体方案

让青少年做出改变（T-MAC）：一个防止青少年犯罪的团体

这部分内容是根据心理学博士希拉 · D. 莫里斯（Sheila D. Morris）的工作内容撰写而成。

问题青年基层社区团体是未来的发展潮流。基于社区心理学的观点，这个团体被设计成用来帮助住在公寓楼的年轻人的预防和干预形式。这种社区主要由社会经济地位低下的工薪阶层的非裔美国人和拉美裔美国人组成。该团体用来为那些因社会、经济和环境因素而易受犯罪行为影响的青少年家庭提供额外支持。团体用来解决传统的犯罪行为问题，以及青少年早恋、帮派、种族差异和类似问题。这是通过整合几个不同的组成部分来实现的，从而提高认识，促进对话，并培养自豪感和归属感。最初的团体设计是以社区公寓为基础的，但它已被纳入青少年拘留领域，并可被应用和推广到学校环境和集体住宅区。

组建团体

这个团体被安置在一座公寓大楼里，那里的年轻人和他们的家人住在一起，团体还会涉及这些年轻人的邻居以及社区领导、商界专业人士和政治家。团体成员的年龄从 12 岁到 19 岁不等，都是自荐来的。该团体由几个不同的部分组成，以帮助青年在其社区、学校和家庭中提高生产力。该团体的座右铭是“胡德生活不是唯一的生活”，该团体的重点是去郊游，远离他们的直接生活环境。团体每周与一名团体促进者和家长 / 邻居进行 60 分钟的会面。通常情况下，团体是开放式的和持续的，但这种结构是灵活的，并且基于社区的需求。

要在学校中使用 T-MAC，请与学校管理部门探讨方案，并明确该团体会给学生成员、学校和整个社区带来什么好处。T-MAC 成员可由教师、辅导员或家长推荐，也可自荐。团体可以由一整个教室的人组成，由老师、辅导员、学校心理学家或不同年级、不同班级的学生参与。团体将有时间限制，有实地考察活动，使学生暴露在他们的社区以外的地点是该团体的活动之一，以此进一步强化对格言“胡德生活不是唯一的生活”的理解。

团体商定了团体行为规范、团体效果和领导者。保密和安全问题也得到了讨论和重视。当涉及对自己或他人的严重伤害威胁时，团体促进者解释了父母参与的重要性和保密的限制。这个团体通过公开讨论来解决问题。结构化活动包括观看录像带和其他社交媒体，与演讲嘉宾互动，以及角色扮演。事实证明，有几个部分有助于该团体取得成功：

- 讨论团体。即使在当今的科技时代，大多数青少年仍然在寻找一个关怀型的倾听者和一种健康的表达方式。他们主要对约会、性、同龄人和家庭关系、职业、帮派、音乐和时尚等关注和感兴趣。许多城市中的年轻人没有一个论坛来公开表达他们对这些领域的关注，特别是与对这些领域感兴趣和关切的成年人交流。应鼓励团体成员提出感兴趣的主题。
- 应用于学校。同伴互动和人际关系是重要的话题，尤其是在高中青少年中。学校经常是青少年人际关系（包括帮派活动）开始的场所。有不良同伴关系、易愤怒和与人疏远的年轻人都容易受到帮派的影响。T-MAC 是一个专门为预防和干预青少年犯罪而设计的团体，在学校中，辅导员可以选出最有可能发生犯罪行为的青少年。
- 活动和郊游。郊游对这一群体起着重要的作用，因为它有助于创造机会。附近的青少年已经知道如何在周围的社会和环境问题中生存下来。通过向年轻人展示这个世界是广阔的，充满了机会，能增强他们的信心，同时也给了他们一个探索新道路的机会。T-MAC 的郊游包括到萨克拉门托（Sacramento）的州议会大厦参观，徒步旅行，去博物馆和游乐园玩，去山上的雪地旅行，去看舞台剧，以及许多其他的郊游活动。成员们还参与清理涂鸦和与政治人物一起游行，抗议附近的犯罪和暴力行为。在更具限制性的环境中，T-MAC

出游可以利用虚拟旅游形式，以及利用社交媒体和互联网。在学校中，实地考察可以预先安排，并最终得到企业成员和社区领导的支持。

- 筹款。T-MAC 是一个草根组织。为了资助郊游和团体活动，举办了筹款活动。团体成员提出筹款的想法，其中包括售卖糕点、洗车、网络抽奖和举办舞会，以帮助真正践行团体的使命和座右铭。此外，还从各种渠道寻求捐款和赞助。
- 演讲嘉宾。关于帮派、建立自尊、青少年早恋、暴力、大学和职业选择等主题的客座演讲人在为成员提供其他观点和动机方面发挥了重要作用，他们充当了榜样和导师。来自社区、执法部门、商界和娱乐部门的发言人可以帮助弥合社区、学校和个人之间的差距。
- 父母的参与。这是团体最具挑战性的方面。通常家长不能参与，当家长在场时，团体成员也不能完全参与团体活动。一些父母通过提供交通工具、准备食物和陪伴提供了支持。
- 社区参与。当地的商界人士、社区领导和政客们通过提供捐赠、物资、赞助和其他资源做出了贡献。T-MAC 是一座桥梁，可以在社区领导和学校官员之间建立联系，共同打击青少年犯罪。这座桥帮助青少年从他们的社区过渡到学校，并提供更多的安全感和稳定感。社区领导、商界人士和家长支持者可以在团体中进行演讲和讨论，进一步将学校和社区联系起来。

团体目标

团体的主要目标是通过提供处理城市压力源（如帮派、毒品、少女怀孕、朋辈压力、犯罪和暴力以及贫困）的替代方法来减少违法行为。此外，通过参与团体，成员的视野可以得到拓展，他们可以找到成功的机会。为此，本项目主要关注以下目标：

- 学习积极行为；
- 将学校和社区体验联系起来；
- 提高社交技能；
- 提高对自我和他人的积极态度；
- 提高在学校生活和学习的能力；
- 提高社区生产力；
- 减少破坏社区的行为；
- 建立社区归属感；
- 提供尽可能多的积极的成年人示范角色；
- 提供社区资源以帮助家庭。

团体形式

T-MAC 是为满足特定人群的需求而设计的。从社区心理学的角度来看，团体成员和整个公寓综合体社区都直接参与到团体主题和团体组成的确定中。学校或拘留机构中的 T-MAC 可以使用本方案中的主题来组建。下面列出的 15 周的会谈讨论了社区环境中的帮派问题。课堂环境中的 T-MAC 主题可能会解决与同伴和亲密关系、职业技能培养以及通过虚拟旅行提高成员全球意识相关的问题。每节课都以介绍特定主题开始，以复习和吸收新知识结束。这些课程适用于不同的团体。

会谈 1：团体介绍

- 团体促进者描述团体的目的和重点，并审查安全性和保密性。
- 成员自我介绍，制定团体规则（例如一次只有一人发言，尊重其他成员，不辱骂他人），并确定团体讨论的主题。

会谈 2 和会谈 3：帮派历史

- 团体促进者根据各种阅读材料让大家了解帮派历史。
- 成员们讨论阅读材料，并将这些信息与自己对帮派的了解联系起来。
- 成员们两人一组讨论阅读材料。
- 小组与团体讨论他们的看法。

会谈 4、会谈 5 和会谈 6：与帮派相关的个人经历

- 成员们讨论哪些可识别的帮派在他们附近活动，穿哪些颜色的衣服不安全。
- 成员们讨论参与帮派或差点儿参与帮派的个人经历。
- 成员们讨论他们的担忧和恐惧。
- 成员们讨论帮派是如何影响邻居、学校和公寓里的人的。
- 成员们与家人或朋友讨论个人关系。
- 一名成员向较大的群组介绍他或她作为帮派成员的经历。
- 成员回答来自较大群组的问题。

会谈 7 和会谈 8：录像带演示

- 成员们观看和讨论电视剧《少年监狱之旅》（Beyond Scared Straight or Gangland）一集的内容。新闻报道和网络片段也是可利用的好资源。
- 团体促进者总结这一集电视剧。
- 团体促进者确定参与帮派的替代方案。

会谈 9：建立联结

- 团体促进者让团体成员讨论这一集电视剧与社区、学校或自己生活中发生的事情的关系。
- 成员讨论备选方案，并为选定的角色编写不同的结尾。
- 成员与团体分享并讨论新角色。例如，他们可能会问："新角色的行为有什么不同？这种不同对故事的发展会有什么影响？"

会谈 10 和会谈 11：做出改变

- 团体促进者让团体成员讨论如果没有帮派，他们的社区或公寓将有什么改变。
- 成员回答诸如"青年有什么积极的选择可以取代帮派""帮派如何改变以提升正面形象"等问题。
- 成员做一下计划，想象他们的社区没有帮派会是什么样。

会谈 12：使用角色扮演

- 团体促进者提供角色扮演的场景。
- 成员可以设计有帮派成员接近他们或者他们与同伴相处不好等场景。
- 成员既提供场景也参与角色扮演。
- 成员可以结对写下他们的经历并与团体分享。

会谈 13、会谈 14 和会谈 15：替代方案

- 团体促进者介绍自己的帮派经历以及他或她是如何脱离帮派生活的。
- 团体促进者让团体讨论和总结有关帮派的话题。
- 团体促进者帮助成员学习新知识和新方法，以实施应对帮派的替代策略。
- 成员讨论新知识和帮派参与的替代方案。
- 成员讨论他们的学习和接下来的计划。
- 成员继续补充改变计划。

团体效果

尽管没有针对这一团体效果的衡量标准，但有传闻称，这组成员通过在一个安全的地方分享正常的青少年发展问题，获得了自我改善的感觉。他们还获得了可以应对困扰他们所在社区的社会和环境问题的技能。

作为团体过程的一部分，成员被鼓励描述他们正在学习什么以及团体是如何影响他们的。随着团体临近结束，成员们被要求写下这次经历的个人收获。一位 12 岁的非裔美国男孩写道："在 T-MAC 俱乐部的好处是玩得开心，解决问题，参加了很多活动。"据一位 16 岁的拉美裔女子说："在 T-MAC 的好处是我们会思考我们看到的和正在做的事情。这帮助我认识到我想去哪里。我也喜欢参加俱乐部的活动。我们能够远离毒品和暴力，并且获得成功。"这些主观的描述展示了团体成员普遍的积极经历。对公寓而言，积极效果包括破坏行为和游荡行为的发生率降低了，故意毁坏财产的行为减少了。对学校的好处可能包括对 T-MAC 成员的纪律处分减少了，学生的到课率提高了。

事实证明，开发和促进 T-MAC 既有挑战，也有回报。把团体概念推广到其他系统中，比如学校和拘留机构，是一个持续的过程。多年来，对帮助青少年度过发展转变期，我一直保持着一种兴奋和满足感。为年轻人提供发现新经验的机会，帮助他们面对个人的困难并努力加以解决，这些都是设计这一团体的好处。我学到了许多关于青少年的宝贵经验，预防犯罪的干预策略，获得社区资源的方式方法，以及与商界、政界、学校和社区领导有效互动的手段。此外，以公寓为基础的预防和干预青少年犯罪的理念仍然是一个创新的概念。未来对这一团体有效性的研究将有助于以公寓为基础的预防形式和社区心理学的发展。

帮助青少年处理愤怒和冲突

作为团体咨询师，我们知道金属探测器和执法力度的增加不会解决学校面临的暴力发生频率和强度增加的问题。帮助年轻人了解和管理愤怒和冲突，有助于防止暴力行为。冲突管理团体和旨在教导青少年学会表达和处理愤怒的适当方式的团体是极好的预防手段，这些团体在学校环境中最有用。这些团体的目标是学习有效的方法，通过人际交往技能的发展、解决问题、学习适应性的自我交谈等方式来处理愤怒。

团体方案

一个高中愤怒管理团体

这部分内容是根据杰森·索尼耶（Jason Sonnier）的工作内容撰写而成，他在加州安扎的汉密尔顿高中组建并推动了一个高中青少年愤怒管理团体。

作为一名高中团体辅导员，我可以为青少年提供一对一的咨询服务，并为他们组建愤怒管理和暴力预防，酒精、毒品意识及其干预，以及其他需要的专题团体。高中辅导员都会有同感，即似乎一天中没有足够的时间来承担这份工作的所有职责。在我担任学校辅导员的第一年，我发现团体咨询可以为许多学生提供服务，节省宝贵的时间。

第一次为青少年群体提供便利是一种令人畏惧但又有回报的经历。一个学生问我，我们是否可以成立一个愤怒管理团体，因为法院命令她参加心理咨询，在我们的农村小社区，她别无选择。虽然经验不足，紧张不安，我还是同意了，成立了这个团体。这是我第一次尝试组建一个高中愤怒管理团体。

组建团体

那个学生帮助我为这个团体招募参加者。其他参加者是根据对暴力行为事件的管理要求被推荐的。一共有七个学生，四男三女。四名成员为自愿参加者，三名（均为男性）由行政当局转介。这个团体被设计成每周两次，每次一小时，持续四周，共八次会谈。活动时间是周一和周四，每节课都有可选择的时段来弥补错过的时间。

团体目标

这个愤怒管理团体的参与者的目标如下：

- 意识到并挑战他们自己关于冲突和暴力的信念；
- 能够识别导致暴力和冲突的情况和行为；
- 理解并识别导致冲突的个人诱因；
- 识别他们处理冲突的无效方法，以及某些情况下的备选方案；
- 学习沟通、谈判、媒体传播、避免暴力和压力管理方面的技能；
- 能够识别和避开某些可能导致冲突的人、地点和情况。

团体形式

会谈 1：团体介绍

- 解释团体的目的。
- 主持人和成员相互介绍。
- 讨论团体规则，强调保密性。
- 探究团体成员对攻击和暴力的态度。

会谈 2：个人触发器

- 参与者讲述他们或他们的家庭是如何受到暴力影响的。
- 讨论让他们生气的情况以及他们的反应。
- 思考他们为什么会做出这样的反应，以及他们是如何学会这一点的。
- 开始学着先关注自己，并提前发现是什么让他们生气。

会谈 3：避免冲突和暴力

- 讨论可能导致冲突的情况以及避免冲突的方法。
- 学生分享哪些策略对他们或他人有效。
- 学习避免和摆脱不健康状况的技巧。
- 学生在角色扮演活动中共同练习技巧。

会谈 4：个人价值观和目标

- 考虑家庭价值观和个人目标与周围其他人的价值观、目标和信念的关系。
- 讨论哪些价值观和目标在他们的生活中最重要，以及他们计划如何实现这些目标。
- 讨论愤怒、暴力和原本可避免的冲突是如何阻止他们实现生活中的某些目标的。

会谈 5：提高沟通技巧

- 思考沟通问题如何导致冲突。
- 学生确定他们需要解决哪些沟通问题。
- 讨论如何更仔细地听和说从而避免冲突。
- 参与者学习并实践有效的沟通技巧。

会谈 6：同伴关系

- 想想朋辈压力是如何导致不恰当行为的。
- 回顾会谈 4 中讨论的目标，确定当前的同伴 / 朋友是否妨碍了这些目标的实现。
- 鼓励学生选择朋友和团体来支持他们在避免暴力和冲突方面所做的努力。
- 就选择与谁交往做出正确决定。

会谈 7：谈判与调解

- 学习和实践谈判的基本步骤。
- 了解何时以及如何寻求和使用调解。
- 学生分享协商或调解对自己或他人的作用。

会谈 8：最后一次团体会谈

- 找出生活中让他们产生最大压力的领域。
- 讨论压力管理技巧和应对策略。
- 学生们谈论他们对这个团体的感受，以及他们将如何致力于减少生活中的冲突和暴力。

团体效果

虽然这个特殊的团体开始得有点难，但最终还是顺利结束了。一开始，我很难让其中两个成员开口说话，而其他许多人则全神贯注地吹嘘自己的暴力事件，并声称自己很坚强。到了第四次会谈，一个捣乱的学生被学校管理者从团体中除名，其余的成员随后安定下来。当我克服了最初的恐惧和焦虑，开始表露自己时，我发现学生们真的开始敞开心扉了。从第一次努力维持秩序到最后几次深入的哲学讨论，我的确学到了很多关于我的学生和我自己的东西。具体来说，我了解到，作为团体促进者，我不会得到所有答案，这是可以接受的。这个团体可以走一条不受约束的道路，这对成员是有益的。更重要的是，我了解到真正互相帮助的是学生，因为他们经常会比成年人更愿意倾听和信任同龄人。

我遇到的最大问题是我的学生有偏离正轨的倾向。尽管只有七名青少年参与者，但我不得不努力请他们聚焦于讨论话题，每次会谈都要强调几次。所以，如果只有一个人带领团体，我建议团体规模要小一些，少则四个学生，最多不超过八个。下一次，我将尝试引入更多的练习和现实世界的例子来使学生集中注意力，对当天的话题感兴趣。当然，如果所有参与者都是自愿参加或自荐来的，则会有所帮助，但这种情况在高中环境中是不太可能的。虽然对那些并不真正想加入团体的学生工作经常很难，但我相信他们确实从其他成员身上学到了东西，并对自己有了新的认识。一些学生比其他学生更容易敞开心扉，这有助于其他学生最终分享自己的故事。许多成员就今后如何以不同方式处理某些情况相互提供反馈。这个团体让学生有机会审视自己，质疑自己的行为，以及他们想如何改变某些行为。对一些人来说，仅仅知道其他学生在家庭中也面对过和自己一样的愤怒问题就是一种良好的体验。在团体成员的反馈下，学生们有了一个改变的起点和一个支持网络。

反思与事后思考

回顾过去几年的经验，我可以看到我的能力的提高和在推动一个富有成效的、有意义的团体方面咨询经验的增长。我对学生们想讨论的问题的处理更加灵活，反应更灵敏。我尽量不固执地往一个方向走，也避免了那种非理性的信念，即必须深入探讨某个话题，否则就浪费了时间。我逐渐意识到没有一个团体会以相同的方式展开。有些团体比其他团体更成功，而有些则似乎在漫无目的地游荡。在我最初的几个团体中，我更喜欢提供成员们所寻找的“答案”。现在我喜欢看着学生自我反省，找到相互支持的方法，提出自己的解决方案。他们有责任做出选择，接受由自己的决定产生的后果，并制订改变的计划。当他们在这个过程中互相帮助时，学生之间建立了牢固的联系，他们有一种被赋予权力和自我控制的感觉，而当初正是因为缺乏这种感觉，他们才来到了这个团体。

大学心理咨询中心团体

我们经常听到的抱怨是，在大学校园里很容易感到孤独。随着对智力发展的重视，学生们常常感到对个人发展的关注相对较少。对许多学生来说，大学经历让他们的学业和个人生活都充满了压力。大学校园的各种特殊需求都可以通过团体体验来探索。在团体中，学生可以制定目标，讨论共同关心的问题，探索导致人际关系问题的因素，并找出阻碍他们充分利用能力的内部障碍。通过处理他们的个人问题，学生能够克服他们自己的某些情感障碍，可以学习，可以成为更好的学生，以一种热情、投入的态度对待他们的学习。

学院和大学的咨询中心解决问题的资源通常很有限。尽管团体工作的价值对大学咨询中心的从业者来说是显而易见的，但有研究者发现，由于委托人不愿意参加团体，成员不愿意将团体作为一种治疗方式，以及无效的团体形式和团体糟糕的市场营销等，招募成员往往很困难（Parcover, Dunton，Gehlert，& Mitchell，2006）。

大学团体中的共同话题

在大学的咨询中心里，最常见的是有时间限制、主题结构化的团体。大学团体咨询师在组建开放式过程团体、个人成长团体和没有特定主题的团体时通常会遇到困难。在大学里，团体通常用于满足紧急需求或帮助委托人解决特定问题。在任何一所大学的校园里，许多学生都可能成为暴力、强奸、性虐待、性骚扰、种族主义或歧视的受害者。一个群体的主题往往反映了这个群体的独特构成。设计团体的好起点是在大学校园里进行需求调查。

学院和大学的咨询中心经常提供各种心理教育类的、主题导向的和咨询类的团体。有效的主题团体是有时间限制的，并会涉及通过学习过程指导团体参与者掌握改变的具体策略。例如，职业发展和职业规划团体、焦虑管理团体、压力管理团体、哀伤团体、文化认同团体、非传统年龄学生团体、关注关系团体、处理身体形象团体、处理创伤团体、自尊团体、儿童性虐待幸存者团体和个人身份团体。

这些团体通常持续 6 ～ 16 周，目的是通过结合治疗和教育两个部分来满足各种特殊需要。结构化团体和主题团体的主题范围取决于团体成员的需求、团体领导者的创造力，以及促进团体的努力。大学咨询中心的主题团体、心理教育团体和结构化团体是满足不同类型大学生需求的有成本效益的方法。

大学生团体举例

在学院和大学的咨询中心可以找到各种各样的团体。作为实习生，你可以通过大学咨询中心参与或协同领导一个团体。芬奇和马歇尔（Finch & Marshall，2011）在《大学团体咨询师的团体工作和外展计划》（*Group Work and Outreach Plans for College Counselors*）中，回顾了围绕大学和大学生的特定关注点组建的各种心理教育和咨询团体。以下是这些团体的三个示例：

- 学院和大学中的人际交往过程团体（Reese，2011）。很明显，学院和大学团体需要关注人际关系和人际交往过程。大学生正处于一个独特的发展阶段，人际交往过程团体在帮助他们认清自我身份和拓宽人际交往范围方面最有用。这个为期 10 周的团体是根据团体的发展阶段来组织的。
- 有色人种学生支持团体（Steen，Griffin，& Shi，2011）。许多有色人种学生和低收入家庭学生由于学习和个人的支持有限，在第一年之后便不会继续留在学校。斯蒂恩（Steen）和他的同事们描述了一个针对有色人种学生、第一代大学生和来自穷苦落后地区的学生的团体咨询项目，旨在帮助他们制定应对大学阶段的个人和学业挑战的策略。
- 同性恋学生支持团体（Thomas & Hard，2011）。男女同性恋大学生可以从参加支持性团体中受益，该团体为参与者提供了分享他们在应对歧视方面的问题的机会。该团体可以成为促进积极身份发展和减少疏离感的有力工具。成员在团体中得到的肯定有助于抵消成员在团体外面临的家庭、社区和精神上的问题。为期 13 周的团体工作包括心理教育方面的内容，但它主要是作为一个心理发展和咨询的团体存在。

团体工作为广大大学生提供了希望。这些团体可以帮助那些面临学业问题的学生，同时它们也提供了支持性的环境，使学生能够在管理个人生活和社会生活方面获得洞察力和技能。团体使人们能够应对生活的转变和挑战——例如建立新的关系，应对与自我认同有关的挣扎，以及处理压迫。团体咨询是满足大学生发展需求的有效途径（Whittingham，2014）。

▼ 记忆要点

学校的团体咨询

为学校设置的团体

以下是在学校环境中为儿童、青少年和大学生设计和组建团体的一些要点：

- 作为有效促进儿童或青少年团体的一个先决条件，必须了解将加入你的团体的人的发展需要。
- 在学校或机构中设计团体时，要努力与机构管理者、校长、教师和同事建立协作关系。
- 必须了解该国有关未成年人的法律和你所在的工作机构的政策。
- 对于未满18岁的团体成员，最好获得家长或监护人的书面许可。
- 在有儿童和青少年的团体中，保密尤其重要。与年轻人交流保密的重要性。
- 并非所有学生都准备好在学校环境中参加团体。你需要有明确的标准来确定谁可以从参加团体中获益。
- 在有儿童或青少年的团体中，拥有某种结构是特别重要的。
- 请思考如何有效评估有儿童或青少年参加团体的效果。
- 学校中的团体可以将个人主题与心理教育目标结合起来。
- 在学校环境中进行需求评估是明智的做法，由此可以确定最有用的团体类型。
- 团体领导者的真诚和热情对团体成功至关重要。
- 角色扮演可以创造性地应用于儿童和青少年的团体中。
- 团体体验可以为大学生与他人建立联系、增强归属感提供途径。
- 主题导向的团体特别适合大学生，因为他们有明确的目标。这类团体要通过有时限的策略来建构。
- 大学生团体可以探究导致人际交往困难的因素。通过解决他们的个人问题，通常能够帮助学生克服学习中的情感障碍，提高学习成绩。

▼ 练习

课堂活动

1. **为儿童或青少年设计一个团体。**在课堂上分成不同小组，合作设计适合儿童或青少年的不同类型的团体。每个亚团体都可以在不同类型的团体中工作。确定你有兴趣组建的特定类型的团体，集思广益，确定建立该团体的可能步骤。在制作方案时，请考虑以下因素：团体类型、目标和宗旨、招募成员的策略、团体的形式和结构，以及评估结果的方法。

2. **演讲嘉宾。**邀请一位指导儿童或青少年团体的治疗师到你的课堂上，讨论他或她是如何组建这类团体的。演讲者可以分享对儿童或青少年进行团体工作的挑战和团体参与的独特优势。

3. **回顾T-MAC团体概念。**如果你是一个机构的管理者，或者是一个学校的校长，你会对在你自己的环境中资助和发起这种团体有什么样的反应？

4. **评估团体方案。**在团体中，对本章提到的团体方案进行评估。在审查这些方案时，请特别注意各个方案的多个自然维度。你希望将这些方案的哪些方面纳入你的团体方案中？以团体的形式处理每个团体中探索的问题有哪些好处？在本章所述的所有团体方案中，你认为哪个方案最不寻常，为什么？

5. **你们大学咨询中心提供的团体。**访问你们的大学或学院的咨询中心，询问可以利用的特定类型的团体。你有兴趣成为这些团体中的一员吗？

6. **社区计划。**一些班级成员可以访问为儿童或青少年提供团体服务的学校或社区机构。了解其团体类型、团体结构和成员的反应。把你的发现展示给你的班级。

第 11 章

社区情境中的团体治疗

前言

女性团体工作

男性团体工作

家庭暴力罪犯的团体治疗

物质使用障碍者的团体治疗

老年人团体工作

老年人团体工作中实际而专业的问题

健康老年人团体

哀伤团体的治疗性价值

记忆要点

练习

本章学习目标

1. 叙述团体形成的过程，包括招募、筛选成员（CACREP，2016 年，标准 E）
2. 诠释女性团体工作的价值
3. 诠释男性团体工作的价值
4. 阐述家庭暴力团体心理治疗的关键方面
5. 理解物质使用障碍者的团体心理治疗的基本原理
6. 确定在团体心理治疗中与老年人进行高效工作所需的态度和技巧
7. 探索针对老年人团体治疗工作的实际而专业的问题
8. 探索哀伤团体的治疗性价值

前言

本章涉及由各种不同的从业者设计的成人团体，以满足从业者工作的社区机构的特定需要，这些团体常常向得不到充分服务的来访者提供负担得起的团体心理治疗。团体心理治疗方案中阐明了这些从业者将本书中讨论的概念应用于社区中各类来访者时所使用的方法。我们希望这些团体治疗的方案可以帮助你进行创造性思考，即如何设计不同的团体来高效地满足相应来访者的需要。

团体方案中包括乱伦幸存者女性支持团体、社区机构中的男性团体、家庭暴力团体，以及物质使用障碍者团体。除此之外，还有三个团体方案强调了与老年人在不同的社区机构一起开展团体工作的价值：成功老龄者团体、居丧老年人团体、住院老年人团体。

团体心理治疗是许多社区机构治疗的首选，这些社区机构致力于向有众多问题的不同来访者群体提供服务。团体工作的从业者也必须充分了解机构系统的运作方式，包括该社区机构的构成、对来访者和治疗人员造成影响的政策和程序、政治问题，以及来访者和机构的需要。团体工作使社区机构能够提供有成本效益、临床上适当的治疗性服务，这些服务一般可以用来满足许多心理健康机构因资金有限而无法解决的重要需求。心理咨询师必须了解在机构场景中看到的多种类型的来访者群体，以量身设计出有效的团体治疗方案，从而满足这些来访者的特殊需求。

女性团体工作

尽管女性团体和其女性成员一样都具有多样性，但它们有共同的主题，即支持女性的体验。成员们了解到她们不是孤独的，她们分享并且开始批判性地探索她们内在的、有关自我价值和社会地位的信息。团体可以向女性提供一个社交网络，减少孤立感，培养普遍感，以及创造一个鼓励分享体验的环境。有学者表示，团体帮助女性了解了她们所关心的许多问题的系统起源，并在改变她们工作和生活的压迫性环境方面起到了重要作用。他们相信，团体成员会通过分享各自的经历、智慧和勇气开始意识到她们的价值和她们之间互相回馈的能力（Kees & Leech，2014）。“团体向女性提供支持、希望和力量来帮助她们走出逆境，还提供知识和教育来帮助她们改善个人生活处境。”（p. 518）

选择加入女性团体的女性们会收益颇丰。她们可以发现她们个人的优点和资源，能在团体的环境中专心致力于学习处理人际关系，消除男权压迫感，在一个安全的环境中练习和塑造新的行为能力，找到她们自己的“声音”。在团体环境中，成员们往往都能找到属于她们自己的声音，表达她们的担忧、害怕、秘密和梦想。在父权社会中，占主导地位的声音是以独立、自主性和孤独为基础的，女人们很早就知道联结（connection）是不被重视的。她们可能认为她们所必须做出的贡献是没有价值的。但是在一个团体中，女性不用冒着她们的贡献被认为理所当然的危险，因为所有的声音都是被重视和鼓励的。

女性团体的另一个优点是有机会去展开一个关于在父权社会中作为女性意味着什么的性别分析。这个性别分析帮助女性意识到造成她们痛苦和挣扎的外部原因。它还能帮助女性辨别出当初促使她们来到团体的那些担忧的外部和内部原因。该团体的影响向其成员们表明，个人的变化和社会的变化都是有可能的。

团体方案

乱伦幸存者女性支持团体

以下内容根据临床社会工作者卢佩·阿勒－科利斯的工作内容撰写而成。

心理健康专业人士一直都在关注遭到家庭成员性侵犯的儿童。被信任的家庭成员性侵犯的经历不仅会导致严重的心理创伤，还经常会导致幸存者在以后的生活中都会存在情感问题。一些常见的问题包括自尊心受损、消极的自我认同感、亲密关系困难、性功能障碍和重复受害（Gerrity，2014；Herman，1992）。

各种类型的心理治疗团体正被用来治疗童年时代遭到性侵犯的幸存者，包括支持团体、心理教育团体、有时间限制的团体、长程的或开放式的团体以及静修团体（Courtois，2010）。这个团体方案针对的是一个有时间限制的治疗团体，该团体目的是使女性开始处理与她们过去被亲人强迫乱伦有关的未解决的问题。如今，随着心理健康护理领域的快速发展，发展有时间限制的心理治疗团体更有优势，因为它更经济、更高效，而且符合短程治疗的需要。

组建团体

文献资料显示，对童年时遭过性侵犯的幸存者进行团体治疗是经济且高效的（Gerrity，2014）。对经历过童年性侵犯的幸存者来说，团体和个体相结合的治疗可能比分别单独进行治疗更有效（Lubin，2007）。有学者（Briere，1996）提议团体治疗和个体治疗同时进行，因为来访者自己的记忆和其他团体成员的故事可能让其产生压力。结构是团体治疗的一个重要维度，因为它提供了安全感，也使团体成员在治疗的过程中观察到一致性和清晰的界限（Gerrity，2014）。为乱伦幸存者提供一个安全的、治疗性的环境，最主要的目标是通过帮助这些女性摆脱性侵犯的阴影和“受害者”的角色来使她们变得强大。如果受害者能更好地处理与乱伦有关的过去经历，那么她们不仅能成为幸存者，也能成为成功者。其他的目标还有帮助女性分享她们的秘密，让她们认识到她们不是孤独的，帮助她们了解这段经历对现在的影响，让她们开始努力处理与她们的创伤有关的情绪，并做出改变。在团体环境中，许多女性找到了与他人的共性和自我认可的基础，以及可以形成的新的家庭类型，它与来访者已有的功能失调的原生家庭是不同的。

我在自己的机构内通过留言板、公告和与同事私下联系等渠道来宣传我的心理治疗团体，以招募潜在成员。在考虑团体成员的关系时，我会寻找那些愿意接受公开处理乱伦创伤的来访者。这些女性通常都在接受个体治疗。对于那些有其他个体治疗师的女性，我会要求她提供一份许可证，这样我就能与她的个体治疗师商议和协调了。

即便是非家庭强奸和乱伦都会造成极大的创伤，更何况是那些被信任的人背叛、经历过家庭乱伦的女性，她们会有更深层的需要抚平的创伤。我会定期与潜在成员见面，评估她们是否准备好参加团体活动以及团体体验是否适合她们，并使她们了解团体的进程和目标。通过筛选，我还可确定她们是否适合参加其他团体。一些候选人虽然口头上表达了对参加团体的渴望，但她们实际上可能并没有准备好。她们可能会对在团体治疗中一定会被提出的关于性侵的问题感到非常不适。还有一些人可能是被转介的，可即便如此，评估她们真正的动机仍然很重要，因为她们可能没有完全准备好加入这种高强度的团体，她们可能是由于压力或为了取悦他人而采取行动的。此外，随着团体逐渐形成，你会清楚地发现某个来访者可能不适合待在这种特殊的团体中。

来访者会被询问她们对这类团体的兴趣点，以及个人是否准备好在团体中谈论乱伦及其影响。其他筛选问题包括："如果你以前有过团体治疗体验，对你来说它是怎样的？""你曾经接受过或者现在正在接受个体治疗吗？体验是怎样的？""对于团体治疗你的个人目标是什么？""在参与团体治疗的过程中，你有哪些期待、希望和恐惧呢？"我鼓励来访者向我询问关于团体治疗和我的治疗风格方面的问题。

至关重要的是，成员们要有自我力量（ego strength）来处理会谈期间将探讨的事情。成员们在团体环境中要有足够的和他人相处的人际交往能力。有自杀和极度严重自我毁灭倾向的人和没有与现实充分接触的人会被筛选掉。此外，最近被物质成瘾困扰的来访者在她们的康复过程中可能会非常脆弱，因此，她们可能没有准备好加入这样一个对情绪卷入要求很高的团体中。注意不要把家庭成员或朋友安排到同一个团体中。我们需要排除没有准备好谈论或不愿意公开谈论她们的经历的人。

团体形式

团体是封闭式的，每周会面一次，一次 75 分钟，为期 12 周。这个时间限制是为了促进成员与团体的融合，产生合理而必要的压力来应对成员们的阻抗。尽管每个团体都有自己的流程，但这些团体通常都要经历以下描述的各个阶段。

初始阶段

初始阶段的任务包括成员互相了解、建立基本规则和确定个人目标。这个阶段的重点在于发展信任和融洽的关系，以及容许成员进行情感宣泄。我们鼓励成员签署承诺书，这能帮助来访者感到她们的参与是有价值的、重要的。

在第一次团体会谈中，我强调了定期出席、守时、保密、时间限制以及将未解决的问题带回团体中而不是在团体外处理的重要性。治疗结束后约 3 个月的后续团体会谈时间，通常也是在第一次会谈中确定的。在团体治疗的早期阶段，成员们会在分享乱伦问题的困难上产生共鸣，下面提出的指导性问题是为了帮助她们直接处理乱伦对她们的影响："性侵害是怎么发生的？""谁对你进行了性侵害？""你那时多大？""这持续了多长时间？""你那时是怎样处理的？""你对那些有能力保护你不受伤害却没有保护你的人有什么看法？""这段经历对现在的你有什么影响？"

初始阶段大多集中于确认和探讨个人的目标，这使团体中的所有人都能了解到其他人的目标，并为接下来的会谈提供方向。一开始，成员们通常会感到焦虑和忧惧。某个成员经常感觉只有她一个人有如此沉重的负担，她可能也会认为如果其他人知道了她的秘密，她就会被排斥。当成员们认识到她们有共同的经历时，她们开始敞开心扉畅谈，并且在团体中找到了有效的支持。通过分享被亲人强迫乱伦的经历，成员们可以放开自己，观察乱伦是如何持续对她们产生影响的。会谈的重心不是仅仅说明具体行为的细节，而在于探讨她们的感受、信念和对发生的事情的看法。虽然对这些女性来说，分享她们的经历是很重要的，但这个团体的重心是帮助她们处理乱伦对她们的生活产生的持续影响。她们需要获得能使她们变得强大和使她们继续前进的应对能力。

中间阶段

中间阶段的焦点是实现每位成员的个人目标。要在女性成员的过去行为和现在行为之间建立联系。通过这种方式，她开始发现某些模式，也开始了解自己的动力。例如，一个女人可能最终选择了那个支配她、虐待她或以某种方式利用她的男人。她更加清楚地看到，她自己在允许这种被对待方式继续存在方面的作用。对帮助一个女人意识到并且挑战她错误的信念体系来说，团体治疗是一个很好的方式。通过团体治疗，这些女性能摆脱她们消极的信念，并学习如何创造有效的自我表达。

随着对自己的动力模式的了解，女性还认识到，她可以通过自我表露来帮助他人。通过表达紧张的情绪和个人分享，创造出一种安全的气氛，促进了对诸如隔绝、隐秘、羞耻、无力、伤害和愤怒等共同主题的进一步探索。这种相互表达易于增强团体的凝聚力。

随着团体治疗的发展，个人生活中的其他主题开始被确定，有许多治疗策略能促进情感、态度和行为的改变。具体方法包括安抚她们，让她们知道她们在异常情况下的行为是正常的；以自己的方式进行阅读，坚持写日记或记日志，记下她们在某些情况下的想法、感受和行为；写不会寄出去的信；和其他的家庭成员交谈；记录和分享自己的梦。

艺术创作是帮助这些女性表达情感的一个有用的方法。通过让她们画出内心中被虐待的那个孩子，领悟会因痛苦的表露而出现。参与表现艺术通常使成员能够直面性侵害对她们产生的所有影响，并会对她们过去的经历在情感上产生理解。表达性艺术在疗愈和社会性改变方面的价值正逐渐被认可（Rogers，2011）。

鼓励成员们继续努力恢复记忆和处理闪回场景，闪回可能看起来非常真实，这在乱伦幸存者身上是常见的现象。重要的是要提醒这些女性她们不再是小孩了，这些闪回场景只是过去的一个记忆，我们要提供足够的必要支撑和认可，帮助来访者识别出不合适的防御模式，发展更健康的应对方式。认知行为疗法和形象化的操练也能促进积极的改变。

结束阶段

在团体治疗的最后，女性们会被提醒团体即将结束。我会帮助成员们回顾在整个团体过程中发生的一切，个人学到的东西，以及她们现在如何能够继续把她们的领悟和新获得的行为应用于团体治疗以外的情况。角色扮演在这个巩固的过程中起了作用。我给成员们一份结构性的问卷来帮助她们团结在一起，并评估她们的学习情况。成员们评估她们的进步，制订未来的计划，明确她们仍然需要做的工作。她们彼此反馈，并且确定团体中可以充当自己的支持系统的人。虽然女性在认知上知道这个团体将结束，但她们普遍的反应是不想结束。

成员们通过分享食物和参加一个“个人海报”活动来庆祝团体治疗的结束，在参加的过程中，每个成员都可以向团体中其他人提供个人化的支持和建设性的反馈。这样做的原因是，每个成员都能得到一些建设性的反馈或支持性意见，并能将这一体验当作支持和鼓励。“个人海报”的练习经常是很有效果的，这张海报可以作为她们在团体经历中的收获的提醒。而团体治疗师参加这个活动也可以从中获益，因为做这项工作对团体治疗师来说也是有情感负担的。如果成员们并没有在个体或者团体治疗中获得成长，我会鼓励她们以开放的态度接受进一步的治疗。

团体效果

设计团体的时候确立后续程序，这是为了解团体治疗体验的长期价值以及为改进今后的团体设计提供基础。有学者在针对短程团体治疗的报告中指出，他们对参加团体治疗 6 个月后的 28 名女性进行了后续调查，结果证明了他们的假设，即这种治疗方法在解决与乱伦有关的羞耻、隐秘和污名化等问题上特别有效（Herman & Schatzow，1984）。成果包括增强自尊心，增加安全感，减少羞耻感、罪恶和隔离。最有用的因素是与其他幸存者的接触。

我安排了几次后续会谈，以帮助团体成员从对周期性团体的依赖过渡到独立工作，并依靠自己建立的支持网络。这一后续行动的部分目的是巩固所学，并提供新的支持。后续会谈安排在团体治疗结束后的6～12周后举行。在这些会谈中，来访者们会被问到以下这些问题：

- 你最喜欢这个团体中的什么？
- 你最不喜欢这个团体中的什么？
- 你对你加入这个团体后获得的改变有什么感受？

我们会邀请团体成员用“更好”“更糟”“没有变化”等不同等级的描述对自己进行评估。评估的内容包括工作、友谊、与家人的关系、亲密关系、对性的感受、对自己的感受，以及保护和照顾自己的能力。

根据与我的团体成员举行的许多后续团体会谈可知，经过合理筛选的、发展良好的团体形式能够产生治疗性团体经验。总的来说，我还发现，精心规划过的团体极大地提高了对乱伦幸存者的治疗效果，因为团体定期见面，并且可以持续性地提供痊愈所需的支持。这些团体中的女性能够建立一个强有力的支持网络，这个支持网络给她们提供了力量和勇气，使她们开始解决过去的问题，抛弃负面模式，并为她们的未来制定积极的目标。也许，她们获得的最多的信息是，她们“值得”感觉自己是好的，并有资格过上更有建设性的生活。几年后，如果团体成员需要进一步的咨询，她们会拥有安全感，从而愿意回来接受一个简单的治疗。

男性团体工作

越来越多的男性表示他们人格中存在男性和女性两个维度。然而，在我们的社会中，许多男性仍然生活在传统的男性模式中，那就是做一个男人。有些男性被束缚在死板的性别角色中，如果他们偏离了那些角色或表现出与他们的性别不符的特征，他们可能会受到惩罚。男人可能会深陷于他们的角色中而与自我疏远。他们不再知道内在的自己是什么样的，因为他们在维持一个可被人接受的形象上投入了太多的精力。尤其对那些与当今社会一致认可的真正的“男性”形象不一致的男性而言，遵循传统男性角色的限制和依此生活通常要付出代价。男性可能要为自己做出的反性别行为付出比女性更高的代价，这使男性选择继续保持根深蒂固的男性角色。一些男性深陷在他们的角色中，以至于他们与自我疏远，不再能感受到与内在自我之间的联系。如果男性要对其男性身份的某些方面做出选择，无论文化背景如何，男性从其文化中内化的性别角色都需要得到理解和挑战。男性面临的挑战是明确自己想要成为什么样的人，不管是顺从还是拒绝传统的性别角色。

一个新的强调积极男子气概（positive masculinity）的咨询提供了关于性别角色变化的更乐观的画面。有学者主张，在给男孩和男人提供指导以及进行心理咨询或者做研究中，应该把男子气概放在核心地位（Kiselica & Englar-Carlson，2010）。也有学者从积极男子气概的框架出发，超越了刻板印象。他们强调男性现有的优势；注重男性的能力和资源；确定了能使男性变强的因素；将男性视为他们自己、他们可以成为谁，而不是他们不是谁；认识到对男性来说什么才是对的，而不是去想他们错的地方；将注意力转移到那些善良的、宽容的、有创造力的、成功的和有能力的男性身上（Englar-Carlson & Kiselica，2013）。

传统的个体治疗形式可能不是适合男性来访者的最佳方式。为男性设计的团体在帮助男性明确其性别角色、帮助他们应付生活中的挣扎以及培养积极男子气概方面具有独特的优势。有学者描述了男性团体是如何加深男性对自己的认识的。在这样一个团体中，男性都有机会面对和表达他们的失望和丧失（Rabinowitz & Cochran，2002）。团体不会否定男性的精神痛苦和受到的伤害，而会给他们提供一个环境，在这里，他们可以将自己的全部情感展现出来，在团体中其他人的支持下，他们可以得到疗愈。团体工作中经常出现的主题和话题包括信任、脆弱、恐惧、羞耻、优势、弱点、男性之间的关系、竞争、原生家庭的问题、性、友谊、统治、顺从、爱、仇恨、梦、悲伤、强迫、工作和死亡。在一个男性团体中，成员通过分享他们的经验而更加了解自己。一个非常有用的干预方法是治疗师通过分享他自己的一些生活经历来示范适当的自我表露。

男性团体为男性提供了必要的支持，使他们意识到自己可能早已陷入限制性规则和角色中，并使他们有能力质疑男性角色的限定。男性团体为男性提供了一个能与其他男性接触的场所，一个能够被倾听的场所，一个能谈论关于做父亲、做儿子、恋爱关系、离婚、衰老和转变的场所（Englar-Carlson，2014）。有学者指出，参加男性团体的一个主要好处是每个人都能得到接纳、认可和支持（Rabinowitz，2014）。对一些男性来说，这可能是他们第一次在其他人的支持下揭露过去的经历和创伤。男性团体还提供了许多男性所渴望的亲密关系，他们在生活中往往得不到这种关系。

大多数男性团体治疗既包括心理教育的元素，也包括人际关系的和过程导向的元素。我们的一位同事在一个社区机构的大型健康管理组织工作了大约 25 年，以下方案描述的就是他参与的这样一个团体。

团体方案

社区机构中的男性团体

以下内容根据社会工作者兰迪·阿勒－科利斯（Randy Alle-Corliss）的工作内容撰写而成，她在一个大型健康管理组织（HMO）工作。

该方案描述的是一个旨在帮助男性探索他们体验和表达他们的性别角色的方式的团体。方案中既包含心理教育元素，又有人际关系的和过程导向的元素。该团体的目的是为来到精神咨询中心的男性提供一个机会，让他们一起处理诸如抑郁、压力、婚姻和关系问题、养育子女的问题、与工作有关的问题、孤独和隔离等共同主题。

组建团体

虽然在我们这里没有组织过任何男性团体，但我和我的协同领导者都认为，男性可以在一个安全和支持性的团体中谈论生活中的挣扎，并从中获益。我们认为，深入探讨个人的问题将会减少他们的孤立感，并加强男性之间的联系。我们的许多男性来访者没有特别要好的男性朋友；即便有朋友，他们也往往会和朋友保持较远的距离。

因为我们是为一个大型健康管理组织工作，所以我们知道团体会谈的人数必须是有限的。更多的成员可以在团体中花费较少的时间、以较高的频率被看到，这既可满足来访者的需要，同时又可满足组织的需要。我们相信，除了成本效益因素外，该团体还可取得其他治疗效益。我们认为，该团体将为男性提供一个场所来让他们发现共同主题，宣泄他们积累的情绪，练习他们在团体之外可以用到的技能，并将这些技能应用于日常生活中的各种情境。

首先，我们会写一份方案，并将这份方案提交给主管部门。我们会用便签列出团体的目标，分发给临床医生，请他们推荐适合这一类型团体的候选者。我们会筛选掉精神病患者或有自杀倾向的人、正处于极端危险处境的人，还有那些缺乏在团体互动中必需的心理能力的候选者。

团体形式

该团体治疗每周会谈一次，一次 90 分钟，共 16 周。此外，在每次会谈之前和之后的 15 分钟，协同领导者们都会定时进行 15 分钟的会谈。团体治疗是主题导向性的，以教育性和治疗性为主，并结合了各种技术。有时，我们需要花比一次会谈更多的时间来完成一个特别的话题。

初始会谈

我们从成员和团体领导者的自我介绍来开始这个团体。我们在第一次会谈时介绍基本活动章程，包括保密原则、出席要求和健康管理组织的基本政策。在第一次会谈时，我们探讨了与性别有关的问题，如作为一个男性意味着什么，男性在成长过程中接收到的男性信息，以及这些信息是如何影响现在的他们的。我们通常会讨论一些男性要遵守的规范。请成员们分享他们对适应或违反这些规范的反应，以及这些规范是如何影响他们的日常行为的。下面将介绍在其他会谈中讨论的典型主题。

与父母的关系

我们会诊察男性与父母之间的关系，特别是他们与父亲的关系，因为这似乎对大多数男性的人生有关键影响。许多男性因为父亲在人生中的缺席而感到失望，或者对他们的父亲在管教他们时给他们造成的过度压迫和侵略性的伤害感到愤怒。我们还探索了他们与母亲的关系，特别是这种关系与他们如何处理他们的情感之间的联系。我们通常会请成员给他们的父母写信，他们也会在团体中分享这些信的内容。

与重要他人的关系

我们很清楚，我们团体中的男性通常难以承认他们的感受，更不用说表达出这些感受。一些男性加入这个团体的原因之一是他们在表达感情和自信地做事上有困难。成员有机会谈论他们与重要他人的关系，特别是与女性的关系。他们中的一些人可能经历过离婚或遇到了婚姻难题。我们扩大了对关系描述的范围，将同性恋关系也包括在内。与这类团体中的一些男同性恋者一起工作的经验告诉我们，使用不带偏见的语言和尊重他们的性取向是很重要的。除了个人性取向外，我们团体里的男性还发现他们有很多共同点。

发展和维持友谊

我们还会讨论与其他男性和女性的友谊，因为我们不断发现，男性接收到的与性别角色相适应的信息是矛盾的。我们还发现，男性很难建立友谊和维持亲密关系。他们容易与其他男性疏离，而团体治疗的一个目的就是向他们提供大量的支持资源。我们鼓励团体成员在团体外聚会，并发展其他的支持资源，特别是同其他男性之间的。但是，我们也会提醒成员注意，分成小团体的方式可能会降低整个团体的凝聚力。

与孩子的关系

我们还会诊察男性与子女的关系，因为许多加入团体的男性都面临着如何成为成功的父亲的问题。我们讨论男性与他们子女关系的重要性。我们向男性传授决断性的技巧，来帮助他们设定界限，并且将他们对待孩子的方式贯彻始终。我们通常让男性给他们的孩子写信，并让他们在团体中读出这些信，以帮助他们探索和表达未被意识到的情绪。

与工作的关系

那些失去工作的成员常常在没有工作的糟糕感受里挣扎。成员们会讨论工作是如何影响他们的家庭生活，特别是与他们的伴侣和孩子的关系的。男性经常在工作过多、设定界限和工作遭受挫折中挣扎。许多男性表示，在担任养家糊口的角色时，感到自己责任极重、压力重重。通过谈论工作的重要性，许多男性认识到生活不只有养家糊口和工作，他们要意识到平衡工作和休闲的重要性。

性关系

大部分男性有很多与性有关的问题，但他们往往不愿意公开讨论这些问题。我们有一些小册子来激发男性对这些特定话题的思考，例如，性行为的表现、被他人吸引的感觉、阳痿、性欲差异和衰老。我们惊讶地发现，如果团体足够安全，男性会讨论与早年遭遇性虐待经历有关的问题。由于成员们在这些问题上的共性，男性可以探索他们在性方面的恐惧，并采用能使他们对其性关系有更深入了解的方法来进行性方面的练习。

结束团体

团体以成员和治疗师互相道别和回忆团体经历的方式结束。成员们彼此给出有价值的反馈，还对他们的体验进行评价。我们会强化成员已经取得的任何成果，并送给他们一件小物品，以提醒他们参与过团体。我们还给他们颁发了证书，上面写道："做一个男人没什么大不了的。"我们鼓励成员们继续他们的新行为。我们也指出，他们在将团体中学到的东西应用到日常生活中时可能会遇到潜在障碍。

团体效果

协助成员们评估团体经历的影响是至关重要的。为此，我们安排了一个后续团体，我们称之为"重聚团体"。在一个为期16周的团体结束后和一个新团体开始前，我们让前一个团体的成员再次相聚。我们向所有成员发出提醒，督促他们出席。重聚团体让成员们有机会重新审视团体对他们的意义。我们特别强调他们在日常生活中是如何运用他们学到的东西的。男性有机会讨论他们在采用新的行为方式时遇到的任何问题。除了提供支持外，我们还要求各成员在觉得合适的地方适当冒险。后续团体给男性提供了一个方法，使他们在团体治疗已经结束的情况下能制订计划将他们的新目标付诸行动。

成员对后续会谈经历的评价通常是积极的和建设性的。大部分男性说他们多年来一直在寻找这样的团体。他们经常说，他们非常珍视在团体情境下讨论个人重要话题的机会。他们说他们感觉不那么抑郁，不那么孤立了，并且能更好地觉察自己的情绪、进行更好的情感交流。一些男性在团体治疗中有所收获，这使他们之后有动力再次返回团体继续接受治疗。

有的男性报告团体治疗帮助他们更有效地控制自己的愤怒情绪，结交更多的男性朋友，并变得更加果断。许多男性能够通过更多地觉察自己的情绪，并在人际交往中与人更多地沟通，来快速应用在团体中获得的反馈。他们开始更积极地看待自己和其他男性。总的来说，他们表示对自己感到更满意，他们开始拥有更多的情绪，他们能开始大笑，并能获得更多的乐趣。

家庭暴力罪犯的团体治疗

团体工作的治疗性因素使得团体工作非常适用于治疗男性罪犯。这些治疗性因素在第 8 章中详细讨论过，它们也有助于处理虐待行为模式。具体而言，增加普遍性、凝聚力和人际关系的学习是减少团体成员重新施暴的非常有效的方法（Waldo，Kerne，& Kerne，2007）。大量研究也证实了对家庭暴力罪犯进行团体治疗这一方法的有效性（Lee，Sebold，& Uken，2003）。

在《家庭暴力罪犯的焦点解决治疗：责任的改变》（*Solution-Focused Treatment of Domestic Violence Offenders: Accountability for Change*）一书中，作者描述了一个治疗方案，它为家庭暴力罪犯带来了有效、积极的变化。该方法的复发率为 16.7%，康复率为 92.9%。很多传统的方法通常会有 40%～60% 的复发率，而康复率不足 50%（Lee et al.，2003）。与处理这一问题的传统方法截然不同，这种方法聚焦于犯罪者对形成解决办法的责任和义务，而不是关注他们的问题和挑战。这种方法是有时间限制的，在 10～12 周的时间里只有 8 次会谈，比传统方案的标准设置要简短。

焦点解决的方法着重强调团体设置具体的、可实现的、有关特定行为的目标，而且每个参与者必须在第 3 次会谈时确立这些目标，并且必须在整个治疗过程中持续不断地开展工作。团体促进者使用每个团体成员的改变目标来帮助他重新定义自己作为个人、家庭成员和社区成员的角色。

关于这个主题的更多信息，有用的资源有以下一些：Edleson & Tolman，1994；Lee，Sebold，& Uken，2003；Schwartz & Waldo，2004；Wexler，2000，2004，2005，2006。韦克斯勒在 2000 年的书中描述了一个关于家庭暴力治疗的研究项目，其中包括工作日程表、练习和团体领导者的理论背景。下面的团体方案描述了对家庭暴力罪犯的另一种治疗办法。

团体方案

非自愿的家庭暴力团体

这一部分内容根据保罗·雅各布森（Paul Jacobson）的工作内容撰写而成，他是一位执业婚姻家庭治疗师。

组建团体

大多数团体主要面向自己来寻求帮助的人，但我在这里所描述的家庭暴力团体是专门针对非自愿人群的。来到这个团体的男性都接到过法官或缓刑监督官要求其必须接受治疗的命令。大多数成员通常带着怨恨、责怪他人以及确信自己不需要心理咨询的态度来到这里。应对这类阻抗性来访者的技术和策略与对自愿来访群体使用的技术和策略有些不同。

对团体工作的阻抗

所有成员在参加任何团体之前，都要进行一次个体评估性访谈。这通常会减少他们的潜在的破坏性敌意，并使他们安心地进入更紧张的团体环境。在这期间，我们试图提供一定的个人支持，探索暴力行为和他被捕时的情节，以缓和的方式应对他的防御机制，并通过对治疗性需求提出建议来争取他的合作。

评估性访谈有助于发展治疗关系。如果成员和治疗师之间没有建立起诚实的关系，那么让成员在一群保持戒备的陌生人中进行自我表露是不可能的。该团体的设计是基于这样的假设，即在给予参与者机会时，他们会愿意说到自己的个人信息，即使在最初仍不想对自己的行为承担责任。

有暴力行为的男性常常是在拒绝的状态下来到团体的。他们通常把问题的根源归咎于外界，而很少将问题归咎于他们自己的暴力行为。为了发生改变，这些人需要了解自己的行为动力，并为自己的行为负责。如果他们最终没有意识到并接受自己有问题的行为，他们就不太可能做出改变。他们也不会理解他们的行为对他们的伴侣、他们的人际关系和他们自己的影响。

例证

为了具体说明这种阻抗是如何对成员参与团体治疗产生影响的，让我们来看一下杰尔姆的例子。杰尔姆赶到这次会谈时迟到了 20 分钟，抱怨说他完全忘记了两天前的这个约定。杰尔姆像其他所有团体成员一样，在收到认罪辩诉协议后被要求加入这个项目，他同意参加咨询，而不是在监狱里待上 45 天。对他的指控已从家庭暴力的重罪减为轻罪。

尽管杰尔姆选择了团体这个替代方案，但他坚持说他不需要心理咨询，他宁愿接受时间更短的监狱生活。他抱怨公诉人非让他加入这个项目，而不是让他遵循自己的选择。当我们交谈时，他最初的激动情绪有所减弱。但当他说到对他的妻子施暴的情况时，他再次变得说话嗓门高、激动和情绪化。杰尔姆说，一天晚上他喝了几杯啤酒后回家晚了，因为妻子没给他做晚饭，他很生气。当他要求妻子去做饭时，她回答说："你自己做吧。"他突然失去了控制，声称他不知道自己在做什么，但他坚持说，他从未挥拳打她。杰尔姆坚持认为，如果她去做晚饭的话，这一切都不会发生。因此，这都是她的错。

在探索其他的愤怒体验时，杰尔姆承认，当他变得暴力时会有些烦躁，但他想更好地控制自己。这一表述是个人愿意参加团体的第一个信号。在进一步向他提问后发现，杰尔姆很高兴能在失业几个月后再次找到工作，他承认自己的饮酒量在失业期间有所增加。杰尔姆显然与他自己的情绪是隔离的，他不知道自己的压力水平，也没觉察到自己对酒精的依赖。此外，他没有对自己的行为或情绪负责。

带领家庭暴力团体的建议

- 了解你组建和带领一个家庭暴力团体的动机。
- 对自己的压力水平和反应保持觉察，及时采取措施防止倦怠。
- 尽量保持冷静和理性的反应。
- 学会用日常用语来具体表达理论观点。
- 请记住，已经被普遍认可的治疗概念在团体中并不都能被普遍理解或接纳。
- 发现你自己与团体成员的相似主题。
- 提前预测阻抗，避免采用个人卷入的应对方式。尊重阻抗，通过鼓励来访者探索任何关于参加团体治疗的犹豫或警惕来治疗性地对其开展工作。
- 使用任何你安排的媒介（如艺术、视频和讲义）来进行教学和干预。
- 学会识别任何微小的朝向非连续的、可获得的治疗目标的改变。
- 为自己建立一个好的支持系统。

团体目标

一些目标是在评估性访谈中达成一致的，但大多数是由团体领导者根据个人治疗计划挑选的。下面是一些团体目标：

- 发展出可替代身体暴力的新行为。
- 学会控制愤怒的认知技能。
- 讨论虐待事件和可供替代的行为。
- 了解关系的动力模式、期望和身体虐待的发展情况。
- 学会与压力和减压方法有关的心理学应对方法。
- 培养对情感和情绪过程的识别能力。
- 增加个人自我表露、个人讨论和决断性沟通。
- 增强个人责任感。
- 增强对重要他人的共情和理解。
- 停止或减少酒精 / 毒品使用，并识别使用的模式。

团体形式

每一次团体会谈都以教导式的陈述开始。团体形式要满足教育和治疗两个目标。在首次会谈的教导部分之后，成员们将得到一份书面的选择题问卷。这能让大家在没有冗长的团体说教的压力下做出反应。之后一个回合是让大家进行激烈的讨论。治疗师给每位团体成员设立的主要目标之一是让他们在参加的过程中发言。

为期 15 周的方案使用开放式团体的形式进行，在整个团体治疗持续期间，一直有人陆陆续续地加入。开放式团体的主要优点是，面对高退出率时，仍能保持足够数量的成员；

其主要缺点是难以发展团体凝聚力和信任感。

团体规范

在最初的访谈中，成员们被告知参加会谈期间不能使用毒品。如果有人违反了，就不允许他加入团体治疗。如果有人在参加团体会谈时喝醉了，那他也将不被允许参加这次团体活动。这类事件发生两次就意味着他将被终止团体治疗。另一个要求是出席，成员如在会谈中缺席次数超过规定的三次，他的治疗就会被终止。

发展出能在团体内互动的主题

会谈是围绕与团体目标相关的主题而设置的。主题讨论的设计目的是教育成员、提高成员参与度、传递信息和使这些人直面相关的问题。向团体呈现的主题大致可分为个人的和人际的两种。个人主题包括有关人类生理学和内分泌系统的功能、情绪处理的认知技巧、放松方法、毒品和酒精的影响、压力和减压，以及愤怒。人际主题涉及人际关系，人际关系包括沟通理论、解决问题的技巧、性别角色、人际期待、人类的需求和差异、价值观，以及家庭经历。

团体效果

一些团体目标是宽泛的，更适合长程治疗，但许多成员还是表现出了明显的进步。一些人在整个团体治疗过程中不断地埋怨是他们的配偶让他们落到了这种境地。对我来说，与这些人一起工作是困难的，需要不断尝试，充满挫折，但也很有成就感。为了保持个人的持续投入，我必须要注意到微小的积极变化，并将其视为成功和进步的迹象。可以增强我信心的一个办法是观察他们的进步。我不断督促自己去评估我的表达、风格、反移情和动机。开发这个方案能帮助我检查自己的理论信仰和评估我的治疗技能。

团体治疗回顾

设计这个团体是我应用从大学里最重要的课程中学到的常识原则的一个创造性实践，而且我还把这些知识应用到与其他人群的团体工作中。我尝试预想什么对这个群体是有帮助的，而组建一个能够满足我们社区中未被满足的需求的团体是很有意义的。

如果我可以再次领导这个团体，我将使用韦克斯勒（Wexler，2000，2004，2005，2006）开发的研究讲义、工作表和调查问卷，以及其他更完整的以教育和回馈为目的的控制愤怒的方案。如果你在初始、中间和后期阶段使用工作表来评估成员的进度，就可以获得更准确的工作情况［详见 Morgan，Romani，& Gross（2014）］。

物质使用障碍者的团体治疗

随着社会上吸毒和酗酒问题的增多，物质使用障碍的治疗需求也在增加。团体工作是治疗物质使用障碍问题的方式。物质使用障碍治疗团体通常是开放式的，并实行循环成员制。可能当一些成员准备“毕业”并结束这一阶段的团体治疗时，另一些成员正准备开始接受治疗。

在来访者恢复过程的各个阶段，都有不同类型的团体来满足他们的需要（Substance Abuse and

Mental Health Services Administration，2012）。心理教育团体可以提供关于药物和酒精对大脑和身体的有害影响、与特定药物相关的戒断综合征、食欲和复发触发因素，以及支持性团体在恢复过程中的作用的准确信息。技能训练团体将教育部分与角色扮演活动结合起来，这样来访者就可以练习自信技巧、预防复发和实现高效沟通。认知行为团体帮助来访者意识到他们的思想、感受和行为之间的联系，从而做出支持他们无毒品生活方式的选择。一些主题包括认知错误、挑战错误信念和学习有效的思维方式。认知行为团体在预防复发团体中尤其重要，因为患者选择在没有药物的情况下实践和维持他们生活中的改变。对一些人来说，终止治疗是很常见的，因为他们认为自己的问题得到了控制，或者是因为他们重新开始使用药物。

化学药品依赖咨询领域的治疗往往是高度结构化的。物质使用障碍治疗被分成若干阶段，其中包括在与其他人群合作时可能不需要的结构化组成部分。强度最高的门诊服务是以团体的形式提供的，可能包括每周 2 小时的团体治疗，治疗重点放在过去一周的事情上。善后团体（aftercare groups）也很常见。这些团体为已结束了戒毒项目的人提供额外服务，为患者保持新的无毒品生活方式提供持续的支持。教育、技能培训和人际关系过程分析将会是这些善后团体的工作内容。从戒毒到安置，团体工作都会提供支持，并帮团体成员消除整个恢复过程中的隔离感。

特别是在恢复的早期阶段，治疗聚焦在戒断、稳定和恢复过程中取得进步所需的学习技能上。大多数早期的毒品和酒精治疗团体专注于帮助个体保持活力并且让他们以“过好每一天”的态度生活。长期生活质量的问题需要解决，但重建生活这项任务往往更重要，在重建生活的同时要放弃药物，并发展新的生活方式。

大多数为物质使用障碍者提供帮助的服务机构，都鼓励他们在正规治疗进程之外获得与毒品没有联系的人际关系和稳定的支持。如匿名戒酒协会（Alcoholics Anonymous，AA）和戒毒合作所（Narcotics Anonymous，NA）的 12 步支持疗法自助团体，虽不被认可为治疗团体，但它们通常是团体治疗的补充。匿名戒酒协会和戒毒合作所是最广为人知的支持性团体，它们可帮助药物使用和滥用的人。在治疗期间建立一个外部支持系统有助于成员从结束正式治疗顺利过渡到无毒品的生活。

团体方案

使用支付矩阵的物质使用障碍治疗团体

这部分内容根据凯西·埃尔森（Kathy A. Elson）的观点写成。她为那些被诊断患有物质使用障碍的患者提供直接治疗服务，她也是俄亥俄州代顿市辛克莱社区学院人类服务和行为健康方向的副教授。

组建团体

团体治疗是处理成瘾问题的最佳选择（Substance Abuse and Mental Health Services Administration，2012）。与戒毒和戒酒的人一起工作需要灵活性，因为大多数团体是开放式的，一些成员准备好了“毕业”，而另一些成员才开始接受治疗。每个人往往认知水平不同，所处的变化阶段也不同。物质使用障碍团体中的成员可能是法院推荐的，也可能是他人推荐的，还有的是自荐的。

住院治疗是为那些在门诊基础上无法成功完成康复计划的个人提供的必要的强化护理

形式。本团体是为被诊断患有药物使用障碍的人（SUDs）提供的 90 天住院治疗的一部分。在这个团体治疗中，支付矩阵（payoff matrix）被用作实现改变的持续性工具。

在住院治疗期间，支付矩阵对来访者大有益处，它是可以在恢复过程中帮助来访者的有效工具（Mueser，Noordsy，Drake，& Fox，2003）。尤其在促进个人思考和意识的发展，以及取得发展成果方面大有帮助。成员们学会做知情选择，并开始预测其选择的结果。这个团体的总目标是帮助来访者提高他们的积极性，从而帮助推动恢复进程。

团体结构

本团体是在住院治疗中心开展的开放式团体，在 90 天中连续开展 8 个星期。它由经过正式评估并被诊断患有物质使用障碍的人组成。

- 该团体最多由 20 名成员组成。
- 成员在他们待在这里的 13 个星期中，在第 4 周至第 11 周这 8 周期间每周参加一次团体活动。
- 会谈持续 2 小时，开始 50 ～ 60 分钟后有 10 分钟的休息时间。
- 团体会谈以介绍、报到和对先前家庭作业的简短讨论作为开始。
- 讨论的主题包括沟通技巧、药物和酒精使用、说“不”、预防复发，以及换朋友。重点是确定关于主题的利弊的基本概念。
- 一旦确定了一个主题，成员就会写下与该主题相关的想法和经验。支付矩阵表会被发给每位团体成员，供会谈使用，并带回去做家庭作业。
- 团体治疗利用个人和小团体活动，以及大型的团体讨论。
- 提问和回答的时间都是被分配好的。
- 团体以一个调查和一个任务结束。任务的重点是写下从这次经历中产生的新的认识，或者是思维、行为的变化。

团体规范

此团体在住院环境中开展，团体方案应符合所有的住院相关章程。这一团体的具体规范包括：

- 准时参加全部的团体会谈，在休息后准时返回。
- 作业必须在到会前完成。
- 要求参加大团体和小团体。
- 尊重成员和治疗师。
- 关注你自己，并且在别人说话时保持倾听。

团体形式

患者需要几个星期才能适应住院治疗的进程。在住院护理的第 3 周，我们会在一个心理教育团体中为成员介绍支付矩阵，并为潜在的团体成员介绍这项治疗的目的，以及如何利用它来促进改变和做决定。支付矩阵团体成员将在其住院治疗的第 4 周开始团体活动。

在早期恢复中，一些来访者往往对改变感到矛盾。他们经常尝试改变，却无法维持这些改变。因此，他们的改变需要从评估和理解他们的行为和症状开始。在早期阶段，他们持续处于评估自己的行为和权衡做出改变的利弊的过程中。尽管来访者常常为要不要改变而感到苦恼，但他们确实希望对自己的改变能力有一种控制感和自信心。

支付矩阵帮助来访者澄清使用物质可能带来的好处、使用物质可能带来的坏处、不使用物质可能带来的好处，以及不使用物质可能带来的坏处（Mueser et al.，2003）。在该活动中，要求团体成员讨论并提供与象限一致的思想、信念和想法。该工具也可用于解决其他行为问题。

象限的组织方式是很重要的。我的工作是帮助某个群体的来访者确定他们的“买入”点，也就是他们中大多数人会采用的行为方式。首先，从该矩阵的左上象限开始构建，记录保持一个特定行为的好处，右上象限记录停止该行为的坏处。然后，是左下象限，填写保持该行为的坏处，最后是右下象限，记录停止该行为的好处。

保持该行为的好处	停止该行为的坏处
保持该行为的坏处	停止该行为的好处

这一安排顺序是有目的的，这让来访者有机会分享他们保持有问题的行为的原因，尽管他们是因为这些行为的后果而遭到他人反对的。这项活动可能吸引那些经常缺乏动力或者刚接受治疗的来访者。

在初步登记后，团体成员会回顾之前的团体会议的家庭作业。团体成员最开始的项目是“报到”，接着回顾上一次团体的家庭作业，之后进行支付矩阵活动。支付矩阵可用于诸如毒品和酒精的使用问题，参加团体或遵循考察期的要求等其他主题也可以使用。重要的是，每个团体成员提供的任何想法都应囊括在讨论的那个象限之内，或者被定位在相应的象限中。团体领导者必须有效地处理来访者行为上的阻抗，秉持非评判的态度，并且能够接受可能被认为是粗暴的或有争议的回答。团体领导者还有机会提出开放式的问题，阐明他们想要强调的议题。例如，当一个团体成员指出使用毒品和酒精的坏处之一是“失去了我的家庭”时，团体领导者可以请他进一步解释一下这种经历是什么样的。再者，如果一个来访者说停止使用毒品和酒精的一个好处是“改善了与孩子的关系”，团体领导者可以提醒他继续谈论该话题。这些都是有经验的临床医生帮助来访者获得觉察和领悟的机会，我们希望这将增加来访者改变的动力。在第一次的10分钟休息之前，我们需要填完4个象限的内容，这样团体成员就有时间把所有已填写的内容都过一遍。休息过后，我会先询问是否还有人想在象限中增加其他东西。一旦好处和坏处都被列出来了，我们就开始开放地讨论。

成员之间的交流在团体治疗中很重要。虽然我会指导讨论，但最有益的发言来自成员自己。在讨论还剩下5分钟的时候，我们会请每个成员考虑，他们将完成一个什么内容的支付矩阵作为家庭作业。他们可以选择当天讨论的主题或与之相关的内容。作业指导在团体结束前进行。团体成员根据他们选择的主题完成一个支付矩阵，并将这个家庭作业带到下一次会谈。团体成员还可以与主要治疗师单独讨论支付矩阵的结果，以帮助确定他们需要进一步关注的领域。

团体效果

支付矩阵团体治疗只是为期 90 天的住院恢复过程的一小部分。然而，它在明确戒除物质滥用与后续恢复的障碍方面起了很大的作用。这一团体治疗的最终目标是增强患者改变的动力。虽然主要的目标是戒除物质滥用，主要的改变是从使用物质到不使用，但患者生活中的许多其他方面也需要改变以支持新的行为。讨论现实的选择和由其产生的结果能系统地帮助来访者实现他们的目标。在这个团体治疗过程中所获得的领悟对来访者和主要临床医生是有帮助的，因为这种领悟可以成为审视停滞不前、支持积极变化和增强改变动机的基础。

在物质滥用咨询领域有一句流行语："我的工具箱中的另一个工具。"我们帮助来访者收集支持恢复的工具，使他们可以在他们的终生恢复过程中使用这些工具。

老年人团体工作

我们现在把注意力转向在社区情境下组织领导老年人团体的话题。老年人的团体工作是促使人们看到衰老的积极方面和帮助参与者应对年龄增长这一挑战的一种方法。老年人有一些经常被忽视的生活经历和个人能力。咨询师需要设计针对老年人的特殊项目，并继续努力寻找帮助这些来访者的方法。团体工作者将开展越来越多的合适的发展性项目，以帮助老年人找到生活的意义，丰富退休后的生活。随着越来越多的心理健康专业人员参与到老年群体的工作中，他们面临的挑战是做除了延长老年人的寿命外更多的工作——必须帮助老年人过上更充实、更美好的生活。

我们首先需要确定对与老年人一起进行团体工作感兴趣的人的态度、知识和所需要的技能。然后我们会向你们这些感兴趣的人提供建议。

治疗师的态度、知识和技能

正如从事儿童和青少年工作的治疗师需要专业知识一样，处理老年人面临的独特问题也需要专业知识。心理健康工作者需要对如何与老年人一起工作了解更多，因为老年人群体是美国增长最快的群体之一（Kampfe，2015），临床医生面临着为这一年龄阶段的群体提供有效心理服务的挑战。个体治疗和团体治疗似乎在治疗老年人的心理问题上都很有效。然而，与年轻人一样，在对老年人进行干预时，必须了解文化、种族、性别、性取向和社会阶层的差异（APA Working Group on the Older Adult，1998）。

有学者（Christensen and colleagues，2006）发现，当团体治疗师带领老年团体时使用较慢的节奏，灵活地处理团体治疗进程的议题，更容易接纳潜在的干扰，以及更了解不同的世界观，他们的效率会提高。这个发现表明了治疗师提供空间和时间让成员们分享他们的故事的重要性。虽然需要专门的知识和培训，但在带领老年人团体时使用的许多技能和方法与其他不同治疗团体、不同人群、不同情境中使用的技能和方法具有很多相似性。

你的生活经历，以及你的基本人格特征，有可能帮助你，也有可能妨碍你的工作。（这里最好回顾一下第 2 章中讨论的成功的团体领导者的个人特征。）我们认为以下各点是开展老年人团体工作的重要有利条件：

- 发自内心的尊重。
- 与老年人打交道的积极经历。
- 深切的关怀。
- 尊重人的文化价值。
- 了解个人的文化背景是如何持续影响目前的态度和行为的。
- 向老年人学习的能力和愿望。
- 坚信人生最后阶段既具有挑战性又有收获。
- 耐心，特别是对重复的故事有耐心。
- 了解老年人特殊的生理、心理、精神和社会需要。
- 对老年人的负担和焦虑的敏感性。
- 让老年人有能力挑战许多关于年龄的错误看法。
- 愿意接触或被接触，如果这样做在文化上是合适的。
- 以健康的心态看待自己的衰老。
- 衰老的病理背景。
- 处理丧失、沮丧、孤立、绝望、悲伤、敌对和绝望等极端感觉的能力。
- 对老年人进行团体治疗所需的特殊技能。

做好与老年人一起工作的准备

如果你对与老年人一起工作感兴趣，你可以通过与老年家庭成员交往而获得宝贵的经验。重要的是，你要探索你对年长家庭成员的责任的感受，这可以帮助你理解你所领导的团体中成员的挣扎。审视你对衰老的态度，挑战你对老年人的负面看法。这种自我评价可能是一项终生任务，涉及反思、监督、训练，也许还有个人体验（Kampfe，2015）。下面是你可以采取的一些其他措施，让自己做好与老年人一起工作的相关准备：

- 参加处理老年人问题的课程。
- 参加与老年人相关的实地工作和实习工作。
- 在自己的国家旅行或出国旅行时，访问与照顾老年人有关的机构。
- 参加老年学会议，这是一个新兴领域。
- 了解带领老年人团体的培训机构和专题工作坊。
- 觉察你基于别人年老而对其做出的判断或者形成的刻板印象。探索你对你自己衰老的感受和你对生活中的老年人的感受。
- 拜访一些代表某一特定文化或宗教群体的老年人之家，这将使你对不同群体如何看待和对待老年人有一些了解。
- 列出一个清单，以明确哪些是你成为老年人后希望看到的。你希望别人怎么看待你？你希望别人怎么照顾你？你希望自己如何看待自己？如果你能列出一张你作为老年人所希望拥有的特征和品质的清单，你可能会对你团体中老年人的需求有所了解。
- 和老年人谈论他们的经历，你会学到很多东西。根据你与他们的讨论，做一个需求评估，作为你可能有兴趣设计的团体的基础。

老年人团体工作中实际而专业的问题

团体过程的指导方针

当你开始考虑在社区情境下设计和带领老年人团体时，请参考本书的第二部分，它涉及团体发展的各个阶段。本节提供了一些实际问题的简单范例，供你在组建老年人团体时参考。

团体方案 制定一个合理的方案特别重要，因为你可能遇到来自负责处理老年人问题的社区机构的阻力。根据目标团体的功能水平，来实际考虑团体的规模、持续时间、设置和技术。关于老年人团体方案中可能包含的具体内容，请参阅本书第 5 章。

成员筛选 老年人的需求是多种多样的。需要仔细考虑团体的目标，然后确定哪些人可以从团体经历中受益、哪些人不能。老年人通常希望对一个团体的具体目标以及为什么他们可以从中受益有一个明确的、有组织的解释。需要给潜在的团体成员展示积极的方法。老年人团体的焦虑水平可能很高，这就要求团体有明确的结构，并反复向成员解释团体的目标和程序。关于挑选或排除成员的决定必须是恰当的、谨慎的。例如，将康复中的病人（如阿尔茨海默病患者）与功能相对良好的老年人混合在一起，就会引起混乱。排除极度焦虑的、有错觉的、有严重身体问题的人，因为这些问题会妨碍他们从团体中获益，或者他们的行为表现可能会给整个团体带来负面的影响。

保密 机构中的生活往往是没有隐私的。老年团体成员在被要求谈论自己时可能会产生犹豫，他们可能担心工作人员或其他成员会进行某种形式的报复。我们要尽可能注意设计保密的界限，以确保信任不会被破坏，并提供一个安全而不受威胁的环境。

给团体成员贴标签和先入为主 机构会快速地对人群进行诊断和分类，当人们不再是以前那样的时候，要撕掉这些标签却很难。和老年人一起工作时，要注意不要被你所听到的或所读到的关于这个成员的内容影响。保持开放的态度，形成自己的某种印象，并愿意挑战任何对你的老年来访者的限制性标签。

价值观差异 要对你的成员的社会和文化背景有很好的了解，这将能使你对他们关心的问题更敏感。你可能比成员年轻，并且这个年龄差可能意味着你们有显著的价值观差异。例如，一个团体领导者可能会认为公开讨论个人问题和冲突是有治疗性价值的；然而，由于文化价值观的原因，对一些老年人来说，表露个人私事可能是极其困难的。要尊重成员们，让他们按自己的节奏来决定何时谈论自己。

一些注意事项 以下是你在与老年人一起工作时可以做和不该做的事：

- 不要想当然地把老年人都当成是脆弱的人去对待。
- 避免让成员忙于无意义的活动。
- 肯定老年团体成员的尊严、智慧和骄傲。
- 不要以为每个老年人都愿意被别人直呼其名或被称为“亲爱的”或“甜心”。
- 恰当地利用幽默。不要因为你的成员没有完成任务而嘲笑他们，而当他们创造了一首有趣的诗时，请和他们一起大笑。
- 不管他们有多衰弱，都不要像和小孩子说话一样与他们交谈。

- 允许你的成员抱怨，即使你对他们的抱怨无能为力。不要给自己增加心理负担，觉得你应该为他们的悲伤做点什么；有时候听他们发泄就足够了。
- 避免深入挖掘你和他们都无法在团体会谈中有效处理的强烈情绪。
- 确定在不会精疲力竭的情况下你能做多少事情，并找到保持活力和热情的方法。

健康老年人团体

团体在老年人的发展性议题和老年人寻找接下来的生活意义方面最富有成效。在和健康老年人工作时，团体的社会支持机制有助于成员了解其挣扎的普遍性。许多老年人在应对变老上都存在问题。除了要面对年青一代也经历的压力和冲突外，老年人还必须应对与老年有关的许多丧失问题。他们可以从适合所有年龄层的人际关系团体或个人成长团体中获益。有学者认为，团体治疗特别适合老年人，“因为这些人经常感到孤独和隔离，而且人际交往对身心健康至关重要”（Kampfe，2015，p. 21）。服务于社区中不同人群的团体需求不断增加，而且越来越多的证据表明与老年人一起开展团体工作很有价值，这催生了这一实践的新兴领域（Vacha-Haase，2014）。

杰米·布鲁德沃斯（Jamie Bludworth）设计了一个聚焦于成功老龄者的团体，并发现以下参考文献很有帮助：Erber，Szuchman，& Rothberg，1990，1991；Kampfe，2015；Levy，1996；Rowe & Kahn，1998。

团体方案

成功老龄者团体

这一部分内容根据杰米·布鲁德沃斯博士的观点写成，他是执业心理咨询师，也是亚利桑那州立大学（Arizona State University）的讲师。

组建团体

在我作为一个实习医生（后来成为一名正式工作人员）在一家大医院工作期间，我带领了许多老年人团体：关节炎支持团体、帕金森支持团体、痴呆护理人员支持团体、丧亲团体和追忆（reminiscence）团体。这些团体似乎都聚焦于成员们生活中的“故障”。当团体成员对他们生活中的挫折感到沮丧时，他们往往将他们的困境归咎于他们正在老去，而没有考虑其他可能的影响因素。

在我看来，许多和我一起工作的老年人都陷入了各种关于变老意味着什么的负面传言和刻板印象中，这些信念阻碍了他们过上更令人满意的、更积极参与社会的生活。还有一些团体成员，他们似乎根本不相信关于老年的传言和刻板印象，而且还积极地参与社区活动。他们对团体是一种鼓舞，对我来说也是试金石。我据此设计相关的团体，致力于揭穿人们普遍持有的关于衰老的传言，并鼓励他们朝着健康的生活方式改变。我围绕成功老龄者的概念在当地的老年人活动中心成立了一个团体。这个团体在该老年中心的客户中非常受欢迎，并有效地实现了很多设定的目标。

团体的基本要素

团体类型

成功老龄者团体是一个发展性的心理教育团体，其重点是关注老年人在变老过程中必须接受维持身体和心理能量挑战时面临的问题。该团体设立在当地的老年人活动中心。宣传该团体的方式是张贴传单，并在老年人活动中心的时事通讯中刊登广告。

成员构成

尽管该团体主要是为老年人（65 岁及以上）设计的，但我们也鼓励任何其他年龄的人参加。特别鼓励团体成员让家庭成员参加该团体，因为这非常有益于家庭成员加深对老年人的了解。

基本原则和基本假设

传统上，老年人的形象总是被美国媒体描述为老态龙钟、步履蹒跚的老爷爷或记忆衰退、有点耳背的老奶奶，他们在商业广告或者情景喜剧中被无数次当成笑料。这些事例只是许多对老年人有误解和过于简单地看待老年人这种现象中的极少一部分例子。

虽然我自己对团体中的老年人工作的经验很丰富，但我还是参考了研究文献，以便更全面地了解可能发生的事情。此外，通过实验证实的此类团体的基本原则也验证了我的观点，即老龄者团体的成功开展可以使医院的服务对象受益。

资源和方法

这个团体的主要资源是《成功老龄者》（*Successful Aging*）（Rowe & Kahn，1998），这本书是根据 1984 年麦克阿瑟基金会（MacArthur Foundation）支持的有关老年人的纵向研究成果编写而成的，其研究领域包括普通医学、心理学、神经生物学、社会学，以及用于创建“新老年医学”的其他几个相关学科。在开始的会谈上，我建议团体成员购买一本《成功老龄者》，以促进讨论，并鼓励他们在团体外继续对成功老龄者展开讨论。在团体中还会利用其他文献，如杂志、报纸和研究刊物上的文章。

团体目标

我设计这样一个团体不仅是为了挑战成员们关于老年的认知体系，我还要给他们提供准确的、有科学依据的、具有积极性和鼓励性的替代信息。我希望互动性团体中的教育性干预可以扭转团体成员有关老年化的图式。我相信，如果团体成员在这个范围内可以发生转变，那么接下来很可能会改变他们对生活方式的选择，这种选择可能不仅仅会“延长他们的生命岁月，也将为他们的生活增添色彩”。团体的目标如下：

- 促进团体成员提高对已有的关于老年人的刻板印象和传言的觉察。
- 帮助团体成员了解已有的刻板印象或限制性思维是如何对他们的生活产生明显负面影响的。
- 增加成员们在生理、智力和情绪健康领域的知识。
- 成员们可以利用在团体中获得的知识去挑战与老年人有关的传言和刻板印象。
- 在成员间建立一个社会支持网络。
- 协助成员做出明智的关于生活方式的选择，以减少罹患与年龄有关的疾病和遭遇残疾的风险，同时促使他们对生活抱有更大的热情。

团体形式

每次交流会的前半部分主要是心理教育讲授，后半部分更具有互动性。团体成员分享他们对会谈话题相关的反应和体验。该团体虽然只有12次会谈，但在整个过程中都对新成员开放。在12次会谈结束后，有两周的休息时间，然后重新开始会谈，从第一周开始循环。

第1次会谈：前言

- 介绍团体的目标和性质。获得知情同意。
- 介绍关于老年人的传言和刻板印象。可以让团体成员回答这个问题："当听到以下几个词时，你的第一反应是什么：长者、年迈或者老人？"可以将回答写在黑板上。
- 选择几个突出的、流行的错误传言，并用证据加以驳斥。让成员们讨论他们对老年人的信念和态度，以及他们认为的他人对老年人所持的态度。

第2次会谈：普通老年人与成功老龄者

- "普通老年人"指的是身体机能相对较好，但也会面临严重的疾病或残疾风险的老年人。具体说，例如"X综合征"。
- "成功老龄者"指的是能够保持关键行为能力的老年人：（a）疾病和残疾的风险较低；（b）生理和心理机能水平高；（c）积极地投入生活，充满社会活力。
- 探索关于这些主题的任何传言和刻板印象。

第3次会谈：环境与遗传

- 证据显示，生活方式的选择对成功老龄者来说很关键，许多慢性病可以通过改变生活方式加以预防或治疗。例如，戒烟、节食和锻炼。
- 本次会谈为该团体的基本假设奠定了基础：生活方式的选择对一个人老年生活的影响要大于遗传因素的影响。
- 解释生活方式的改变并不是一个简单的过程，这点很重要。

第4次会谈：疾病的发现、治疗和预防

- 制定老年人早期发现疾病的策略，并且鼓励他们自我监控。
- 区分主要由生活方式引起的疾病（例如，高血压、糖尿病、肺癌和心脏病）和其他与遗传相关的疾病，如帕金森综合征和类风湿性关节炎。
- 指出对大多数疾病来说早期检查是重要的，并为此提供依据（既包括实证证据，也包括坊间证据）。
- 讨论被普遍推荐的预防疾病的策略（合理饮食、锻炼和参与社会活动）。

第5次会谈：锻炼和营养

- 介绍关于这个话题的最新研究成果及其与老年人健康的关系。
- 讨论社区资源中适合老年人的营养治疗和锻炼设施，如徒步俱乐部、水上项目、力量和平衡项目。
- 请一位演讲嘉宾介绍适合老年人的锻炼设施的使用知识并示范使用方法。
- 一定要向团体成员表明，在他们开始做出任何生活方式的改变之前，应咨询他们的主治医生。

第 6 次会谈：衰老和记忆

● 介绍并讨论有关衰老过程和正常记忆功能之间的关系的最新信息。

● 详细介绍社区中提供的针对失智症和阿尔茨海默病的资源，如全国阿尔茨海默病协会。同时提供有关治疗老年痴呆症的最新方法的资料。

● 告诉成员多种药物可能会相互作用，可能对认知功能造成负面影响。

● 提出用于保持和增强记忆及心智功能的策略，例如助记符、记事簿和日历。

● 正常化成员的轻微记忆丧失。比如，忘记他们的钥匙在哪里或在购物时想不起汽车停在哪里。

第 7 次会谈：心理健康

● 提出并讨论团体成员或许会面临的抑郁、焦虑和可能的心理健康问题。

● 许多老年人对心理健康问题持负面态度，认为抑郁或焦虑是虚弱的表现。重要的是为成员提供有关这些问题的教育，使其获得一种更加平衡的观点。

● 讨论影响老年人心理健康的环境因素和发展性因素（亲人的死亡、应对疾病或残疾，以及多种药物的相互作用）。

● 准备一份易于理解的社区资源清单，给成员提供适合的时候用得上的资源。

第 8 次会谈：关系

● 讨论社会参与度与晚年总体健康状况之间的关系。研究结果表明，社会支持是成功老龄化的关键因素，而这往往被忽视。

● 描述不同类型的社会支持。特别重要的是，要提到社会支持网络的健康监测功能，在这个网络中，一个人会在朋友的鼓励下寻求医疗服务，而没有支持的那个人可能就不会这样做。

● 将此话题与团体中可能发展的任何关系联系起来。

第 9 ～ 11 次会谈：巩固学习成果并为结束做准备

巩固通常是通过回顾早期会谈中呈现的资料而进行的。例如，在第 9 次会谈上，我们回顾了第 1 ～ 3 次会谈中讨论的信息；第 10 次会谈时回顾了第 4 ～ 6 次会谈；第 11 次会谈时回顾了第 7 和第 8 次会谈。

然而，需要注意的是，回顾性的会谈不应只是由治疗师以演讲的方式朗读资料。我用来使巩固会谈更具有互动性的一个练习是“成功老龄化大冒险”。在这个练习中，我将回顾的主题中出现的各种困难总结成各种问题。例如，第 10 次会谈的主题是疾病预防、锻炼和营养、衰老和记忆力。然后，我根据问题的难易程度将问题进行分类（困难的问题往往分值更高，很像电视上的游戏秀）。团体被分成两队，每队有平等的机会抢答问题。

起初，成员们似乎不愿意玩这个游戏。然而，在我的鼓励下，在一些比较外向的团体成员的劝说下，他们参与了这个活动。在经过最初几分钟的友好竞赛后，整个团体变得热情起来。这个活动提供了一个开放的空间，团体成员可以在回顾信息的同时，就会谈主题和与老年有关的传言进行热烈的交流。

进行这项练习的治疗师需要明确地说明游戏规则。我坚持的大多数基本规则就是自然的互动。例如，如果一个人不能正确地回答一个问题，其他成员不得批评他或她。“成功老龄化大冒险”会谈往往是所有会谈中最有活力的。虽然游戏对团体治疗来说可能很有趣，但治疗师必须始终聚焦于主题，干预的方式是持续鼓励团体成员对知识进行更深入的理解和觉察。

结束的话题在第 9 次会谈上提出，并在第 10 次和第 11 次会谈上也简单地提一下，你可以这样说：“我们的会谈将在 3 周后结束。重要的是，你们每个人都要想一想，你们希望如何最好地利用我们所剩的时间。”

第 12 次会谈：结束

第 12 次会谈专门讨论结束问题。在这次会谈上，我们鼓励每个成员分享在一起度过的 12 个星期中的体验。此外，我们还鼓励各成员讨论他们在生活方式上发生的任何改变，并就如何保持这些改变进行头脑风暴。由于隔离在老年人中具有普遍性，所以我非常重视促进成员形成团体之外的社会交往和社会支持，使成员可以在团体结束后继续保持彼此之间的联系。

特别需要注意的事项

团体治疗师必须注意不要超出自己的专业领域。团体成员通常会寻求医疗建议。一定要让他们去咨询自己的医师。除此之外，每个团体在结束时都应该做这样的声明：“该团体的设计意图是提供有关老年人的最新信息。该团体的目的不是提供医疗或其他专业咨询。如果你要改变与你的身体健康有关的行为，一定要咨询你的医生或其他医疗专业人员。”

治疗师的年龄同样是在老年团体成员中建立信任要考虑的一个因素。团体成员和我在的年龄差异是相当明显的。我在第一次会谈上便以非防御的方式提出了这一主题，以便团体成员能够信任我，而他们对我的信任度也确实在不断提高。对我来说，重点是提到我在带领这一团体方面的资质。此外，我以开放和诚实的方式解释了我对开展老年人团体工作感兴趣的原因——因为我的祖父母在我的生活中非常重要，而且我在理解和应对我敬爱的祖母身体日益衰弱的问题上也有过挣扎。团体成员似乎接受了我作为团体治疗师的角色，尽管在多数情况下我的年龄还没有他们的一半大。我相信我对他们的发自内心的尊重以及我领导这个团体的诚意和坦率态度为这一切的发生创造了可能。

许多团体成员都有明显的身体缺陷，因此至关重要的是要妥善对待这些缺陷。例如，让听力不太好的成员坐在离我更近的地方，以便他们能够听到我在说什么。其他的团体成员被鼓励大声说话，以便让每个人都能听到。要给坐轮椅的人留出适当的空间。当我在黑板上写字时，我会写得大一些来照顾那些看不大清楚的成员。极其重要的是要保持灵活性，根据成员的特殊需要进行调整，使他们感到安全和舒适。

团体效果

本团体中的一些成员明显地改变了生活方式。一名近 80 岁的女性又开始游泳了。她曾经做过很多年的游泳运动员，但当她觉得自己“老了”后就停止了。在女青年会（YWCA）游泳几个星期后，她被邀请参加一个专业游泳队的比赛。当她告诉团体这件事时，她显然非常自豪，而且她似乎重新获得了信心。后来，一些团体成员到现场去为她 40 多年来的第一次比赛加油！

类似的还有，一名 92 岁的男性一直想写一本书，但不知怎么的，他从未做过那件事。

通过他在团体中获得的支持（以及团体成员的一些善意的“撺掇”），他开始写他的回忆录。他经常向团体报告他最近写了多少页。在团体结束时，他大声朗读了一段文章，团体中其他的成员都被这段经历感动了。

一位 70 多岁的女性建立了一个每月进行一次旅行的团体，组织去博物馆、跳蚤市场、品酒会，或参加其他类似活动。该团体租了一辆小公共汽车，并拍摄了他们的历险经历，随后与团体中的其他成员分享了这些经历。这吸引了更多团体成员加入他们的行列。许多参加该团体的人报告说，他们已经有很多年没有和一群人一起外出了，而且通过做这些曾经很容易就“遗憾地错过”的事情，他们感觉自己更有热情和活力了。

该团体中的许多成员建立了新的社会联系，他们能够在团体之外相互支持。例如，团体中一位成员注意到另一位成员有些不大对劲，就鼓励她去看医生。这可能会使一种潜在的威胁生命的疾病被提早发现，使成员在病情无法控制之前得到治疗。

最后，不仅老年团体成员是成功老龄者团体的受益者，我也被许多成员感动和鼓舞。我亲眼看到了老年女性和男性的活力、尊严，而此前他们常常被社会和家人忽视。我认识到，当事情变得艰难时，幽默感是很有帮助的。最重要的是，我懂得了真正相互尊重的价值。第一批接受成功老龄者团体治疗的一些成员已经去世了。尽管我对他们的离世感到悲痛，但我也感到极大的安慰，因为我知道，他们曾被团体的成员理解和照顾，甚至在某些情况下，他们也重新获得了弥补丧失的机会。

哀伤团体的治疗性价值

对哀伤（grief）或居丧（bereavement）的工作，是对因明显的丧失而产生的情绪的探索。失去家人、朋友和亲密关系会给人类带来需要被疗愈的创伤。丧失之后，一些常见的情绪包括悲伤、懊悔、恐惧、受伤、困惑、沮丧、怨恨、解脱、孤独、愤怒、绝望、羞耻和内疚。哀悼（mourning）包括承认我们内心的哀伤，并表达出来。哀悼的过程需要在情感和理智两个层面上处理悲痛，因而具有治疗性价值。哀伤是重大损失后的必然和自然的过程，但哀伤经常被过于病态化。未处理的哀伤可能导致人生活在一种久久不散的哀伤中，妨碍人们放下失去的东西，开始一段新的关系。除了死亡外，哀伤还可能是由其他多种丧失引起的，例如，一段关系的破裂、失业，或者孩子离家出走。有学者认识到了靠近哀伤而不是逃离哀伤的价值（Wolfelt，2015）。如果我们希望痊愈，就必须直接体验我们的哀伤。当人们否认悲伤和丧失带来的痛苦时，他们会不可避免地在很长一段时间里遭受更多的痛苦，并且更难以表达他们所有的情绪。这种未能表达的痛苦可能会在身体和心理上使人无法活动，并可能阻止人们接受一个自己所爱的人已死亡的现实。

当人们想以自己的方式、自己的步调应对他们的痛苦和悲伤时，团体可以帮助他们减少孤独感。老年人正在努力适应因失去亲人而面临的许多变化，如果有机会处理哀伤并认识到丧失的重要性，他们将从中受益。孤独感的增加往往是所爱之人去世后的一个重要表现，团体可以为老年人提供急需的支持和社会化（Vacha-Haase，2014）。尽管处理哀伤团体的丧失和痛苦等议题很重要，但发展新关系的可能性也是至关重要的，这种可能性可以在团体中进行探讨。

居丧是老年人的一项特别重要的发展任务，这不仅是因为他们失去了与他们亲近的人，还因为他们同时丧失了一些能力。尽管死亡对儿童和老年人来说是很大的打击，但老年人还要面对伴随老年而来的严重问题，就是同时面对自己将要死亡和重要他人已经死亡的事实。如果正在经历丧亲之痛的人们能够充分表达他们的想法和感受，他们就更有可能适应新的环境。事实上，基本的生活变化和体验新的成长都是哀伤过程的组成部分。团体治疗对处在这个时期的人们特别有帮助。

社会中有很多力量使人们难以完全体验悲伤。社会规范要求“快速治愈”，而其他人常常不理解为什么一个哀伤的人需要“这么长的时间”才能“恢复正常”。在我们今天快节奏的世界里，哀伤的人被敦促“克服它，继续前进”。有学者提供了一个截然不同的观点来帮助人们处理丧失和继续前进（Hedtke & Winslade，2004）。他们相信人诞生于人际关系网络中，人在死后很长时间仍然与这些网络交织在一起。那些经历了失去所爱之人的人可以在与死去的人建立新的关系中得到安慰。这种处理哀伤的方法是基于“重新记忆”的过程，也就是在一个人死后继续培养对他或她的生命的记忆。通过使这个人的声音和想法保持存活，我们获得了帮助我们在生活中前进的持续的动力。在面对困难时，我们可以通过回忆这些故事和想象所爱之人的声音，来不断更新我们生命中的死人的存在。带领居丧团体的人可以从赫德克特和温斯莱德（Hedtke & Winslade，2004）的《回忆生命：与死亡和死者的对话》（*Re-membering Lives: Conversations with the Dying and the Bereaved*）中获得一些关于哀伤和居丧的非常有用的想法。

如果你想了解更多关于居丧老年人团体的设计和实施情况，那么请参考艾伦·福里斯特（Alan Forrest）设计的居丧团体。此外我们还推荐下列资料：Capuzzi，2003；Christensen et al.，2006；Evans & Garner，2004；Fitzgerald，1994；Freeman，2005；Hedkte & Winslade，2004；James & Friedman，1998；Tedeschi & Calhoun，1993；Wolfelt，2003，2015；Worden，2002；Yalom & Vinogradov，1988。

团体方案

居丧老年人团体

这部分内容根据瑞德福大学（Radford University）的心理咨询教授艾伦·福里斯特的工作内容撰写而成。

前言

在带领丧失和居丧团体之前，我充满了热情、兴奋和利他的情绪，但也多少有些恐惧、焦虑和不安。有时候在团体中不说话也可以表达出强烈的情感，正是在这个过程中我认识到了治疗性沉默的价值，以及一个人如何表现才能具备治疗性。真正听到和感受到他人的痛苦是需要努力的，你还必须知道你无法带走折磨人、让人绝望的痛苦。第一次会谈通常是最困难的，因为每个团体成员都沉浸在自己的丧失里。伤害、忍耐和痛苦可能都让人无法忍受，但知道不一定是要一个人孤独地面对这一切也是一种安慰。

随着年龄的增长，丧失也在增加：朋友、家人和其他的丧失（如退休，健康状况变差，失去家庭，以及一些心理和认知功能丧失）。除了死亡带来的丧失外，所有这些人生转变都需要哀悼，而这些可以在居丧团体中得到解决。居丧老年人团体的目标是通过提供一个开放的和支持性的环境使情感复苏，从而推动他们在哀伤的各个阶段和任务中行动。鼓励团体成员表达他们的需求和愿望，以处理他们的哀伤，并确定他们希望在团体中达成的目标。

组建团体

居丧团体治疗的主要目标之一是让悲伤者明白一个事实，即走出悲伤是一个以年衡量的过程，而不是几个月就能走出来的。这个过程对每个人来说都不一样，正如一位寡妇所说的那样："你永远无法完全从丧失中走出来，但我们要学会如何与丧失共存。"我努力使这个团体的目的和结构更明确，并专注于建立一种互相支持的团体文化。

这个团体重点在心理教育层面上，包括教育、情感支持和鼓励社会互动的元素。该团体旨在充当满足成员情感需要的催化剂，消除与丧失反应有关的传言和错误概念，并提高在团体之外发展新的人际关系的能力。为了形成高水平的团体凝聚力和信任感，我设计了一个封闭的、有时间限制的团体。该团体举行 8 ～ 10 次会谈，每次持续两小时，成员不超过 8 名。

筛选

筛选是促进团体成功的基本要素。首先要明确谁可能通过团体获益，再决定如何选择成员。需要考虑的一个因素是丧失发生的时间。我不会选择丧亲不到 12 周的人，因为绝大多数处于丧亲早期阶段的人还没有对团体经历做好准备。还需要排除有额外的心理、情感、人际问题或危机的人，他们不是这类团体的最佳人选，纳入他们可能会使该团体脱离探索和治疗哀伤的轨道。必须排除那些表现出严重病状的候选人，因为他们有可能妨碍团体的治疗进程，还会占用其他团体成员的宝贵时间。我发现，那些拥有基本社交技能并对自我表露感到舒适的人，最有助于使团体治疗既令人满意又使人受益颇多。

咨询师的自我觉察

要想成功地担任哀伤心理咨询师，需要具备对自己和与自己有关的丧失体验的觉察。围绕哀伤和丧失主题的情感是非常强烈的，能触动我们人类最深的恐惧。如果心理治疗师没有觉察自己的丧失问题，那么这会对来访者的哀伤治疗工作产生严重影响，效果也会大打折扣。

咨询师自己的居丧经历是必须要诊察的，至少要考虑三个方面的情况：第一，对经历丧亲的人开展工作会增加一个人对自己丧失的觉察。检查个人有关丧失和居丧的主题（过去的和现在的）是一项艰巨的任务，充满了深深的感伤。心理咨询师不需要完全解决他们经历的所有关于丧失的主题，但是他们要能做到自我觉察，并且积极投入地对它们开展工作。如果一个来访者正经历丧失，而这种丧失与心理咨询师最近生活中的一次丧失相似，那么这次治疗很可能不会有什么效果。

第二，如果咨询师自己对丧失感到恐惧，那么哀伤可能会干扰对来访者开展的工作。尽管所有心理咨询师过去都经历过丧失，但这些也可能促使他们对未来的丧失多些理解。在与来访者一起工作的过程中想到自己失去的孩子、伴侣或父母时，心理咨询师可能会感到非常焦虑。这通常不是什么大问题，除非来访者的丧失和咨询师自己最害怕的那个丧失类似。例如，如果心理咨询师有一对年迈失能的父母，他或她可能难以带领老年丧亲者团体开展治疗工作。

第三，心理咨询师对存在焦虑和个人死亡的觉察。死亡是生命循环的一部分，对经历老年丧亲的个体开展工作会不断提醒我们，在自己的生命中，以及在我们深爱的人的生命中，死亡是不可避免的。我们中的大多数人会考虑自己的死亡概率问题，而且会体验到不同程度的焦虑。然而，承认它的存在，并且不允许它妨碍我们对来访者开展工作是有可能的。我们选择的应对自己生命中丧失的方式，将决定我们在为他人提供安慰和成长体验方面的有效性。

领导能力问题

治疗师的治疗风格和活跃程度是丧亲团体的重要考虑因素。治疗师的高度卷入在团体的早期阶段是有效的。但是当团体发展成一个有凝聚力的集体时，我就要开始降低活跃度了。我推荐协同领导的模式。一个协同领导者在关注帮助个体表达和处理痛苦的体验时，另外一个协同领导者可以关注其他成员对这种痛苦的反应。

破坏性的行为会阻碍团体治疗进程。重要的是，一旦出现破坏性行为，就一定要及时解决。例如，在团体中，一个成员表现出“我失去的比你失去的要多得多”的态度是很正常的。我会这样处理：“我们不是来比较谁失去的更多。每个人的丧失都是独一无二的。我们聚在这里是因为我们都失去了某个人，每个人的丧失对团体来说都很重要。”其他需要意识到的破坏性行为包括：习惯性地提供建议但很少参与个人分享；提出说教的建议并使用“应该”“必须”以及“不得不”等词；经常观察但很少参与个人分享；发表无关评论；习惯性地自我表露和垄断团体；在解决丧失问题时不断插话打断其他团体成员。

团体形式

规则和期待

在团体的初始阶段，我会讨论团体的规则和期待，包括按时开始和结束，以及在团体外保持社会化。我还要回答成员关于该团体如何运作的问题。按时结束会谈可能很困难，因为很难精确衡量表达被引起的强烈情绪所需要的时间。

团体外的社会化通常不被推荐，因为成员中可能形成亚团体，而这会对团体的凝聚力和进程产生负面影响。然而，当带领居丧老年人团体时，我并不坚持这个原则。成员在团体外保持联系有很多好处，比如帮助他们处理孤独和社会隔离的问题，这也是处理丧亲体验的一部分。

我试图确定团体成员在叙述中展现的共同主题，以便将团体成员的共同经历和感受联系起来。重要的是，团体成员要意识到他们的丧失有相似性和共同性，这样他们就不会产生隔离和孤独的感觉。普遍性和希望重塑的治疗性因素是存在的，并且它们可以激励团体成员继续参加该团体，即使继续参加会引起强烈的痛苦情绪。

参与者自我介绍

在第一次团体会谈上，我请参与者做自我介绍，并且分享一些个人信息。我监督这些自我表露的过程，使每个成员的分享时长大致相同。自我介绍使每个成员都有机会成为团体的焦点，并促进大家发现感受和表达悲伤的普遍性。介绍通常仅包括姓名、丧失的情况、参与者的恐惧和焦虑，以及他们希望别人了解的关于自己的其他情况。一个有用的技巧是让团体成员在他们第一次会面时分享他们的想法和感受。我们会提到共同性，这可以让大家在开始的时候就建立联结。由于许多成员可能出现过度的焦虑，所以有时有必要先进行两两介绍练习，然后再在整个团体中介绍自己。

分享个人的丧失和丧亲经历

在第一次会谈的某个时刻，每位参加者都有机会详细讨论他或她在到现在为止体验到的丧失和居丧。自我介绍时也会讨论到一些，然而随着团体成员之间的关系变得更加融洽，他们会更愿意用更个人化的方式来讨论与他们的丧失有关的更多细节。

此外，在团体中谈论到其他一些问题时，团体成员也不会被妨碍。这些问题往往与他们生活中的丧失有关。其中热门主题可能有家庭重组、角色调整、财务状况、管理家务、搬迁，甚至是再次约会。

理解哀伤过程

也许咨询师送给丧亲的人最重要的礼物是准确地理解他们的哀伤过程，这样他们就不会再认为他们的哀伤是不正常的，或者他们是在“发疯”。讨论的范围一般是对哀伤过程的描述，可能的反应包括身体症状、自杀意念、对药物依赖的增加、抑郁、典型行为，以及其他人对丧失的反应。

沃尔夫尔特（Wolfelt，2003）描述了一个理解哀伤的模型，它包括 10 个“检验标准”或路径标记，人们可以利用这些标记来走出哀伤和丧亲的混乱状态。沃尔夫尔特把“检验标准”称为“智慧教导”，它可以帮助团体成员更好地了解哀伤的过程，更好地了解自己。检验标准包括：确认丧失的存在，消除对哀伤的误解，接受哀伤的独特性，探索丧失的感觉，认识到自己并不是疯狂的，理解哀悼的需要，帮助自己，接触他人，寻求和解，并开始欣赏自己的改变。这些标准可以被合并到团体治疗过程中，甚至可以作为一个为期 10 周的团体的大纲。

话题性问题

一般在团体中讨论的主题包括内疚、孤独、改变身份、害怕放下去世的人、相互依存、多重损失、个人死亡意识的增强、社会和人际角色的变化、重要的日期如生日和周年庆、宗教和精神信仰、仪式、家庭成员对哀伤过程的影响、营养和身体锻炼。团体治疗本身的结束对成员来说也是一个需要提及的丧失。虽然团体治疗师可以采用上面提到的任何主题，但重要的是对团体成员希望探讨的主题保持开放。

照片和记忆

为了向其他团体成员真实、具体地介绍已故的亲人，我鼓励成员们带照片来与大家分享。这推动了回忆过程，也可以作为一种回顾生活的形式。每位团体成员都有机会向团体介绍照片中的人。这个练习有助于团体成员对彼此的丧失有更深切的感受，并使每个悲伤者有机会分享回忆，从而重申他与逝去的人的关系。

处理二次丧失

在丧亲过程中，二次丧失常常被忽略，尽管它们和丧亲本身一样影响重大。二次丧失——死亡的结果带来的丧失——可以以多种形式出现，并以戏剧性的方式影响一个团体。

例如，一位女性的丈夫在刚刚退休时突然去世了，她不仅挣扎于因丈夫离开她而带来的丧失，还失去了他们共同拥有的希望、计划和梦想。对她来说，要讨论关于如何走出来并继续她的生活的话题是很困难的，因为她的未来计划与她丈夫的计划是如此紧密地交织在一起。直到她审查了自己的二次丧失，她才能打开她自己，参加团体心理治疗，并接受团体的支持。来访者需要识别和预测二次丧失，以便为体验悲伤做好准备。

情绪的强度

丧亲者团体会经历高强度的情绪反应，但许多来访者不能或者没有准备好处理它们，他们想不到自己可能会感受到自己或他人的如此广泛且深刻的情感。情绪的表达，可能容易让人受到攻击和伤害，许多参与者可能还没有对此做好准备。其他人可能把这种脆弱之处看成是软弱的表现。因此，必须在整个团体治疗过程中不断重复这些话题。有些团体成员可能会在每次会谈时从头哭到尾，这清楚地表明该团体治疗对他们来说是多么困难。需要承认这种情绪，但是不需要立刻处理。成员可能需要时间来处理他们的情绪，直到感到舒服些才能用语言表达出来。这些人从团体中其他人对他们的需要的尊重中获得支持，过一段时间后，就能和情绪保持一定的距离。

信心和技能培训

许多丧失亲人的老年人，特别是寡妇，都非常依赖他们的配偶。一部分依赖可能会转移到成年子女身上。尽管这些人也感到哀伤，正在经历痛苦，但他们有能力发展新的技能。这样做可以增强信心和自尊心。一名丈夫去世的团体参与者透露，她不会付账单，因为她丈夫一直在处理家庭财务。当其他人在团体中分享了同样依赖自己配偶的情况时，她受到了鼓励，去银行学习如何付账单。这名女性在这次关于财务的团体会谈中获得了很大的信心，所以后来她分享说，她买了一辆新车，这向来是由她丈夫为她做的。重要的是要记住，自信和自尊心对老年人和其他任何人而言都同样重要。

接触的运用

许多老年人，特别是那些失去配偶的老年人，非常需要被接触。没有了配偶，他们的这一需求就很难得到满足。如果心理咨询师可以接受使用治疗性接触，那么这种接触的方式就可部分满足来访者被接触的需要，对咨询师或其他团体成员来说，这也是与他人建立联系的一种方式。最重要的是，心理咨询师要清楚接触的适当性和来访者是否愿意被接触。在与一个悲伤的人接触时要小心一点：如果这种接触意味着或者被理解为“不要哭，一切都会好起来的”，那么这种接触起到的就是相反的治疗效果。哭是疗愈过程的一部分，所以团体治疗师需要小心使用接触，并且掌握好使用时机。

宗教和精神信仰

宗教和精神信仰领域常常被心理咨询师忽略。然而，丧亲的老年人需要审视他们对世界的适应，特别是对他们假设的世界的适应。一个人的核心信念和价值观会因为失去所爱的人或重要的朋友而动摇。丧亲的老年人感觉失去了生活的方向、目标和信心，这并不罕见。团体成员经常在他们的生活中寻找意义或目标，体验到失去联结的感觉，感到内疚或无价值，质疑他们的信仰，渴望被宽恕，并可能感受到被上帝抛弃的感觉。当老年人对至爱之人的死有强烈的反应时，他们可能会质疑意义、信仰和与上帝（或更强大的力量）的联结。团体治疗可以作为一个机会，审视由于恐惧、羞耻、内疚或尴尬而经常不与他人讨论和分享的这些问题。

许多丧亲的老年人在某种程度上正遭受着由意义、信念或特定的宗教或精神信仰问题引起的痛苦，这是正常和合理的。询问人们的精神信仰如何，他们是如何处理自己的丧失的，更广泛地倾听这对他们的意义，可以创造一种开放和接纳的氛围，从精神信仰的角度来谈论他们的丧失。

一位团体成员认为是上帝让其结婚40多年的丈夫在车祸中死去，她非常愤怒。虽然她是一个有信仰的妇女，以前会定期去教堂，但她对上帝表达了她的愤怒，并停止出席和参加教会活动，从而切断了一个可能的心理、社会和人际支持来源。

结束

有些团体成员在两到三次团体会谈后就突然不来了。在后续访谈中发现，他们的离开有很多原因，其中一些原因是成员认为该团体的情绪威胁性太高了、太过亲密了、太令人悲伤了，或者他们认为"应该"由自己来处理丧失。在与老年人一起工作时，要重点了解代际、文化和性别的差异。是会分开还是要在一起，都可能会对一个人是否选择留在团体中产生影响。

从整个团体治疗的结束中可以学到哪些经验？丧亲团体的结束为参与者提供了另一个学习如何以健康的方式处理丧失的机会。鼓励成员继续解决对亡故的人、其他团体成员或治疗师的未完成事件。我们还鼓励团体成员相互分享他们对团体体验的感受，并道别。可以要求成员想象如果没有团体的话会是怎样的，探索团体经历对他们有什么意义，并且检验他们对获得持续支持的计划。

仪式

仪式是指一系列的行为，主要具有象征价值，旨在保存一个社会的传统。哀伤仪式可以提供一个过程，让人们达到适应另一种不同的生活方式的水平。大多数文化都规定了纪念过渡到生命周期不同阶段的仪式。丧亲仪式可以使丧亲者与社会的其他成员分离，并帮助丧亲者重新融入社会并作为一个已做出改变的人重返社会。葬礼和追悼会也许是丧葬仪式中最熟悉的例子。

仪式可以在整个团体经历中被有效地使用，并且可以成为提高自我觉察的有力工具，特别是在结束阶段。一种被证明很有用的团体结束的手段是，让每个参与者点燃一支蜡烛来代表已故的亲人。参与者可以与团体分享他们所学到的任何观点，或分享他们对已故者的想法，以及这个团体治疗对他们的意义。这个练习使团体进入最后分享的阶段，以光明来比喻领悟和启发是一个很好的结束仪式，并且可以让每个参与者将一些具体实物（蜡烛）带回家。团体成员认为这是一种高度情感卷入和有治疗效果的体验。

团体效果

丧亲老年人团体的治疗效果如何？虽然我没有对我所带领的丧亲老年人团体进行实证研究，但一些有趣的访问支持了这些团体的治疗价值。

丧亲老年人团体的一个主要目标是减少可能由丧失造成的隔离和孤独，特别是在有人失去多年配偶的情况下。团体的效果之一是，所有参与者都交换了各自的电话号码，并定期举行非正式的聚会，给彼此情感和社会上的支持。另外一个团体还主动和我联系，希望每个月聚会一次，我们一共进行了3个月，我们把这种正式团体治疗结束后的活动团体叫作“善后团体”。在每个团体中，所有成员在团体治疗开始时都是陌生人。

我从帮助这些团体中学到了什么？我和丧亲老年人团体一起流泪、一起大笑。这看起来有些荒谬，但我还是从带领这些团体中学到了更多关于生活的课题，而不是死亡和悲伤。带领一个丧亲老年人团体是一种对生命的肯定，也丰富了我的个人经历。我学会了把每一天都当作珍贵的礼物，并深深珍视我的人际关系。智慧、勇气和力量在大学课本中是学不到的，但我已经从一些聪明、勇敢和坚强的人——我的来访者们那里受益颇丰。

团体方案

住院老年人团体

此方案根据玛丽安娜·施奈德·科里的观点写成。

前言

有许多适合老年人的不同类型的团体。团体的数量和种类的限制只来自咨询师的想象力和他们对组建满足老年来访者需要的团体的意愿。这里所描述的团体是精神病医院组织的预置团体，为将要返回自己的家中或将要去往社区其他类型的居住场所的老年人服务。

组建团体

预置团体由目前在住院的人组成，他们将被送回社区——要么回家，要么去寄宿制护理院。同其他团体一样，有必要仔细考虑成员的筛选工作。如果一个团体里心理正常的来访者中混进了捣乱的、有幻觉的成员，那么这个团体就不可能很好地发挥作用。然而，团体中最好同时有健谈的人和安静的人、抑郁的人和热情的人、容易激动的人和比较冷静的人、爱怀疑的人和容易信任别人的人，以及来自不同背景的人。团体的规模取决于参与者的心理和社会功能水平。

我和我的协同治疗师所组建的预置团体一般有三个男人和四个女人——性别和数量的平衡使团体适合两位团体领导者带领。在第一次集体会面之前，我会与成员们进行个别接触，向他们介绍团体的基本方向。我会告诉他们团体的目的、活动可能有哪些，以及团体的活动地点、活动时间和需要进行多长时间。我让每个人都知道成员都是自愿的。当人们似乎对参加犹豫不决时，我建议他们再参加一次初始会谈，然后决定是否要继续。

团体目标和团体形式

在第一次会谈前，我和我的协同领导者给团体设定了一些基本的目标。我们最初的目标是提供一种氛围，让大家能够自由地讨论共同关心的事，促进成员之间相互交流。我们希望为成员们提供一个表达抱怨和做出改变的决定的机会。我们强烈地感受到，这些人可以做出改变，而团体进程可以激励他们这样做。

团体每周在访客室见一次面，每次一小时。在每次团体会谈前，我都会联系所有成员，提醒他们团体不久后将进行会谈，邀请他们参加，甚至会陪同他们去团体会议室。我了解到，他们很难记住会谈的时间，因此向每个人提供帮助对于确保定期出席会谈是很重要的。那些缺席的人要么生病了，要么参加了不能重新安排的活动，如身体治疗。这个团体是开放的；成员会不定期地离开，我们鼓励新接收的病人加入。只要团体领导者不断努力，尽可能让参加团体变得方便，就不会打扰原来的成员，也不会影响到团体的凝聚力。

我们总是留出一些时间来介绍新成员，并让他们说出希望成为这个团体的新成员的任何想法，我们会请原来的团体成员欢迎他们。

初始阶段

在最初的会谈期间，成员容易只对两位团体领导者说话。我和我的协同领导者希望能够打破使大家隔绝、分离的外壳，我们会立即开始鼓励成员们彼此对话，而不是对着我们说话。当成员们谈到另外一个成员时，我们请他们直接与该成员对话。在成员们讨论某一特殊问题或担忧时，我们鼓励其他成员分享自己类似的困境。

一开始，成员们避免谈论自己、表达他们的抱怨，或是讨论他们离开该团体后的期望。他们惯常的评论反映了他们内心的绝望："这样做有什么好处呢？反正没人会听我们的。"我们的任务是让他们学会彼此倾听。

倾听和行动的重要性

我和我的协同领导者认为，教导这些人倾听的最好方式是做示范——让他们知道我们是真的在倾听他们讲话。因此，当成员们谈到与寄宿制护理院生活有关的问题时，我和我的协同领导者会积极地参与进来，与他们一起解决其中的一些冲突。例如，一名成员抱怨说，他房间里的一位病人整晚都在大声喊叫。于是我们把那个不开心的成员安置到了另一个房间。当一些成员与我们分享对他们会被安排到的寄宿制护理院的担心时，我们便安排他们前往数家护理院参观，以便他们能在知情的情况下做出选择。一名女性抱怨说，她丈夫很少探望她，所以她认为当她回家时，他会对她漠不关心，也不会愿意与她发生性关系。我和我的协同领导者会在合适的时候组织几次夫妻私人会谈。

有些男性抱怨说无事可做，所以我们安排他们参与打理花园的活动。另一位团体成员说她是个艺术家，所以我们请她带领团体中或者病房里的人组织一个艺术项目。她做出了积极的回应，并使其他几个成员参与进来。

我们的理念是鼓励成员重新充满活力，来给他们的生活做出新的决定，哪怕只是很小的改变。我们学会了不做两件事：（1）鼓励病人参与一项会遭受挫折，或者在将来可能破坏已经很低的自我形象的活动；（2）做出我们不能兑现的承诺。

聆听回忆

除了处理成员的日常问题外，我们还花了很多时间聆听他们回忆他们所经历的悲伤和内疚、他们经历的许多丧失、他们居住和访问过的地方、他们所犯的错误等等。老年人通过回想和积极重现他们的过去，就能够努力解决影响他们的冲突，并决定如何利用剩下的时间。此外，成员在回忆快乐的时光时，会觉得自己更有能力、更有力量。

练习的运用

我和我的协同领导者设计了各种练习来促进成员间的互动，把这些练习作为促进团体互动的简单手段。我们会在开始时演示一下练习如何进行。下面是我们在这个团体中使用的一些练习：

- 进行一次幻想的旅行，挑选几个团体成员陪你。（尽管你可能要在事后处理那些没有被选中的成员的被拒绝感，但这个练习对那些不愿意相互接近、结交朋友的人来说是非常有帮助的。）
- 如果你可以做你想做的任何事情，你会做什么？
- 带上一张你和你的家人的照片，谈谈你的家庭。
- 描述一些对你来说很重要的回忆。
- 说出你最喜欢的假期是什么，以及你在那时最享受的是什么。

另一项有助于老年人聚焦和投入的练习是对低文化水平的来访者使用句子补全法（Yalom，1983）。不完整的句子可以围绕不同的主题来组织。以下是几个例子：

- 自我表露（人们如果知道会感觉十分惊讶的关于我的一件事是……）
- 分离（我曾经经历过的最艰难的分离是……）
- 愤怒（有一件事让我很恼火，那就是……）
- 隔离（我生命中最孤独的时光是……）
- 病房事件（昨晚在病室的打斗让我感觉……）
- 共情（当……时我被别人感动了。）
- 此时此地的互动（我在这个房间里最喜欢的人是……）
- 个人改变（我想改变自己的一些地方是……）
- 压力（当……时我感到紧张。）

完成这些句子可能会引发强烈的情绪，而团体领导者需要具备处理这些情绪的技能。

这些练习通过鼓励成员表达自己的想法，使他们彼此了解，这反过来又减少了最初普遍存在的“这有什么用”的感受。

表露错误观念

我和我的协同领导者探讨了一些关于老年人的传言和态度，并挑战成员们对这些错误观念的接受度。任何与老年人一起工作的人都需要区分关于变老的传言和事实。事实是，老年人有能力并且正在学习改变自己的生活。有创造性的、拥有相关知识的专业人员可以在帮助老年来访者上做很多工作，从而帮助消除传言，给老年人提供高质量的服务。

结束

我做这个团体的协同领导者只有3个月，我在离开前的几个星期，就开始帮助成员对我的离开做好准备。在我离开后，我的协同领导者继续独立带领团体。当我再次回去访问该团体时，大家都还记得我，并且热情地欢迎我。

团体效果

为了使你对老年人的工作更成功，你必须重视这一点：老年人改变的资源是很有限的，不要采用宿命论的态度，这样只会强化他们的无望感。如果我和我的协同领导者期望带来戏剧性的个性改变，我们很快就会感到沮丧。因为产生的改变总是很小，而且来得缓慢。事实上，我们认为只要能带来适度的影响就好，然而接下来的改变给了我们足够的动力和能量继续下去。以下是我们观察到的一些成果：

- 成员们认识到他们在经历的问题上并不孤独。
- 团体中的人感受到他们的感情被接纳，并意识到他们有表达自己的权利。
- 团体治疗氛围变成了信任的、关怀的和友善的。
- 成员们继续进行在团体会谈之外开展的团体中的社交活动。
- 成员们相互了解了对方的名字，这有助于增加在病房中的互动。
- 参与者参与有挑战性的活动，而不仅仅是等待结束和离开。
- 成员们开始更进一步谈论他们个人的哀伤、丧失、希望、欢乐、回忆、恐惧、遗憾等，他们说，被倾听和与人交谈的感觉很好。
- 工作人员开始考虑为不同的成员开展相应合适的活动，并帮助他们参加这些活动。

在团体治疗的过程中，我和我的协同领导者也遇到了一些令人沮丧的情况。例如，成员有时会昏昏欲睡。后来，我们发现，发生这一情况是因为参与者在团体讨论开始前接受过药物治疗。然而，仍然难以确定一个成员出现这样的状况是由于药物还是心理因素。某位成员在上一周一切正常，然而下一周，就会发现她曾有过精神病史，并无法对任何人做出回应，这种情况并不罕见。

团体中发生的一些小的改变会是源于日常住院生活中的未完成事件。有些成员会坚持不想让自己的住院生活变得更有乐趣，因为他们害怕留下在这里会待很久的印象。他们会说："如果我说我喜欢这里，你可能不会让我走。"另一些成员把自己托付给机构，并且把病房看成自己的家，直接地表示他们不想离开。

和老年人一起工作是非常有收获的，但也会是精疲力竭的和吃力的。有时我感到沮丧、绝望和愤怒。这些情绪很少与我和病人的活动直接相关；我在其中观察到的最小的变化对我来说都是奖励，能给我继续前行的动力。当我看到精神科实习技师或其他同事对病人不尊重时，我会很生气。这些人经常对老年人直呼其名，却坚持要别人尊称他们的姓。有时，表现激动的病人会直接受到身体限制，或者被直接喂镇定药而根本不问他为什么不开心。另一个让人生气的场景是，一个坐在轮椅上的病人被推来推去，没有人告诉他要去哪里。

有时，病人的行为被认为是疯了，而实际上，如果有人尝试了解一下，就会发现事出有因。一天，一个学生带了一个盲人（W 先生）来参加团体，那个盲人接着就直接脱下他的鞋子。那个学生对他大声呵斥，要他赶紧把鞋穿上。我走近 W 先生，蹲下来和他平视："W 先生，你在我们的团体会谈上脱鞋了。"我说，"为什么这样做？"他道歉说他以为自己被送进了物理治疗的房间。

还有一个例子，一个 75 岁的病人白天都不穿鞋，总是收集报纸放在脚边。所有人都认为这种行为很奇怪。我记得小时候在德国，大人告诉我把报纸放在鞋子里会让脚暖和些。

和这个男人待了一段时间后，我发现这种“奇怪”的行为是基于同样的经历。我学会了仔细谨慎，不要太快判断一个病人的行为是怪异的或妄想性的，而是要花时间去找出这种特殊的行为背后是否有符合逻辑的理由。

病人在以身体行为表达对其他住院成员的爱意时，有时人们会感到沮丧或羞耻。员工们认为好色不好，因为“它导致不好的影响”。我与工作人员就我们对老年人性行为的态度进行了几次很充分的讨论。通过处理我们自己的态度、误解和恐惧，我们可以更加理解病人，同时，也能为他们提供更大的帮助。

▼ 记忆要点

社区情境中的团体治疗

为社区机构设计的团体

- 在任何一个成人团体中，对多样性保持敏感是至关重要的。技能应该适合成员的生活经验，而不应该强加给成员。
- 对成员的社会、文化和精神背景有很好的了解，将使你能够更敏感地处理他们关心的问题。
- 团体可以帮助老年人用整体的发展观点来整合当前的生活变化。在这样一个团体中，可以鼓励成员反思他们是谁，曾经到过什么地方，以及未来有哪些目标。
- 家庭暴力团体和物质使用障碍者团体的人数剧增。带领这样的团体需要极大的耐心和极强的能力来应对难处的，并且常常是非自愿的来访者。
- 制定方案成为团体工作者面临的主要挑战，要让这些方案能够帮助老年人在其生活中找到意义并在退休后有所作为。
- 团体心理咨询师在试图组织和带领老年人团体时常常遇到障碍。其中一些障碍是由这一人群的独特性造成的，但也会发现在系统中还有其他一些不支持老年人团体工作的障碍。
- 团体在为老年人工作中有独特的优势，因为他们非常需要被倾听和理解。团体过程应鼓励分享和叙述，这对老年人有治疗性价值。

▼ 练习

课堂活动

1. **讨论团体方案。**在阅读了本章针对成人团体的各种方案后，你最感兴趣的具体方案是哪个？在课堂上分成小的讨论组来分析和评论本章中描述的成人和老年人的特殊类型的团体。在你审视每个方案时，请讨论你认为最具创新性、最有趣和最有用的特征是什么。如果你要设计一个类似的团体，你可能希望对该方案进行哪些改动？通过研究这些方案，你对设计一个特定的团体有了什么了解？

2. **女性团体。**回顾本章中描述的为乱伦幸存者设立的女性支持团体。你认为哪些独特的治疗性因素可以促进这种团体的疗愈？

3, **男性团体。**回顾社区机构中的男性团体。你愿意加入这个团体吗？为什么愿意或为什么不愿意？

4. **物质使用障碍者团体。**回顾物质使用障碍者团体的方案。这个团体有哪些你感兴趣的特征？如果你被要求为有物质使用障碍的人设计方案和组建团体，这个方案对你有多大用处？

5. **社区机构中的团体。**如果你在一个社区机构工作而且被要求为男性或女性组建一个团体，在设计男性或女性团体时你应该采取哪些步骤？假设你被要求去组建一个心理教育的团体，你应该在这个为男性或女性预备的团体设置什么主题？

6. **成功老龄者团体。**回顾有关成功老龄者团体的描述。你从这个方案中学到了什么？如果你被要求去为社区中心的健康老年人组建一个团体，你会采取哪些步骤去组建这个团体并且招募成员？你会告诉这些潜在成员关于这个特殊团体的哪些内容？

7. **居丧团体。**回顾关于居丧团体的描述。影响哀伤工作的治疗性价值的主要因素是什么？在处理老年人的丧失时，使用团体的形式有哪些好处？如果你正在设计一个类似的团体，组建和带领这样一个团体会带来哪些改变？在带领这类团体时你会遇到哪些挑战？

8. **适用于住院机构团体的技术。**回顾本章描述的住院老年人团体方案。你认为哪些特殊技术和练习对这类特殊团体最有用？

9. **住院老年人团体。**假设你在一家精神健康中心实习或正式工作，并且被要求开发用于探索和服务社区中老年人群体需求的策略。你将采用哪些步骤来评估社区需求，并形成适当的团体项目？哪些个人问题会帮助你或阻碍你高效地促进老年人团体工作？

参考文献

Akos, P., Hamm, J.V., Mack, S. G., & Dunaway, M. (2007). Utilizing the developmental influence of peers in middle school groups. *Journal for Specialists in Group Work, 32*(1), 51–60.

American Counseling Association. (2014). *ACA code of ethics.* Alexandria, VA: Author.

American Group Psychotherapy Association. (2002). *AGPA and NRCGP guidelines for ethics.* Retrieved from http://www.groupsinc.org/group/ethicalguide.html

American Group Psychotherapy Association. (2007). *Practice guidelines for group psychotherapy.* New York, NY: Author.

American Psychological Association. (2003). Guidelines on multicultural education, training, research, practice, and organizational change for psychologists. *American Psychologist, 58*(5), 377–402.

American Psychological Association. (2010). *Ethical principles of psychologists and code of conduct* (2002, amended June 1, 2010). Retrieved from http://www.apa.org/ethics/code/index.aspx

American Psychological Association. Division 44. (2000). Guidelines for psychotherapy with lesbian, gay, and bisexual clients. *American Psychologist, 55*(12), 1440–1451.

American School Counselors Association. (2010). *Ethical standards for school counselors.* Alexandria, VA: Author.

Anderson, D. (2007). Multicultural group work: A force for developing and healing. *Journal for Specialists in Group Work, 32*(3), 224–244.

APA Presidential Task Force on Evidence-Based Practice. (2006). Evidence-based practice in psychology. *American Psychologist, 61*(4), 271–285.

APA Working Group on the Older Adult. (1998). What practitioners should know about working with older adults. *Professional Psychology: Research and Practice, 29,* 413–427.

Arredondo, P., Toporek, R., Brown, S. P., Jones, J., Locke, D. C., Sanchez, J., & Stadler, H. (1996). Operationalization of the multicultural counseling competencies. *Journal of Multicultural Counseling and Development, 24*(1), 42–78.

*Ashby, J. S., Kottman, T., & DeGraaf, D. (2008). *Active interventions for kids and teens: Adding adventure and fun to counseling!* Alexandria, VA: American Counseling Association.

Association for Lesbian, Gay, Bisexual and Transgender Issues in Counseling. (2008). *Competencies for counseling gay, lesbian, bisexual and transgendered (GLBT) clients.* Retrieved from www.algbtic.org/resources/competencies.html

Association for Multicultural Counseling and Development. (2015). *Multicultural and social justice counseling competencies.* Alexandria, VA: American Counseling Association.

Association for Play Therapy. (2008). *Welcome to the Association for Play Therapy!* Retrieved from http://www.a4pt.org

Association for Specialists in Group Work. (1999). Principles for diversity-competent group workers. *Journal for Specialists in Group Work, 24*(1), 7–14. Retrieved from http://www.asgw.org/diversity.htm

Association for Specialists in Group Work. (2000). Professional standards for the training of group workers. *Group Worker, 29*(3), 1–10. Retrieved from http://www.asgw.org/training_standards.htm

Association for Specialists in Group Work. (2008). Best practice guidelines. *Journal for Specialists in Group Work, 33*(2), 111–117. Retrieved from http://www.asgw.org/pdf/Best_Practices.pdf

Association for Specialists in Group Work. (2012). *Multicultural and social justice competence principles for group workers.* Retrieved from http://www.asgw.org/

Badenoch, B. (2008). *Being a brain-wise therapist: A practical guide to interpersonal neurobiology.* New York, NY: Norton.

Baker, E. K. (2003). *Caring for ourselves: A therapist's guide to personal and professional well-being.* Washington, DC: American Psychological Association.

Barlow, S. H. (2008). Group psychotherapy specialty practice. *Professional Psychology: Research and Practice, 39*(2), 240–244.

Barlow, S. H., Fuhriman, A. J., & Burlingame, G. M. (2004). The history of group counseling and psychotherapy. In J. L. DeLucia-Waack, D. Gerrity, C. R. Kalodner, & M. T. Riva (Eds.), *Handbook of group counseling and psychotherapy* (pp. 3–22). Thousand Oaks, CA: Sage.

Barnett, J. E., Wise, E. H., Johnson-Greene, D., & Bucky, S. F. (2007). Informed consent: Too much of a good thing or not enough? *Professional Psychology: Research and Practice, 38*(2), 179–186.

*Bauman, S., & Shaw, L. R. (2016). *Group work with persons with disabilities*. Alexandria, VA: American Counseling Association.

*Bauman, S., & Steen, S. (2009). *DVD celebrating cultural diversity: A group for fifth graders.* Alexandria, VA: ASGW (A Division of the American Counseling Association).

*Bauman, S., & Steen, S. (2012). *DVD celebrating diversity: Leading multicultural groups for middle school students.* Tucson, AZ: Sierra Moon Productions.

*Beck, J. S. (2005). *Cognitive therapy for challenging problems: What to do when the basics don't work.* New York, NY: Guilford Press.

*Beck, J. S. (2011). *Cognitive behavior therapy: Basics and beyond* (2nd ed.). New York: Guilford Press.

Bemak, F., & Chung, R. (2014). Post-disaster group counseling: A multicultural perspective. In J. DeLucia-Waack, C. R. Kalodner, & M. T. Riva (Eds.), *Handbook of group counseling and psychotherapy* (2nd ed., pp. 571–584). Thousand Oaks, CA: Sage.

Bennett, B. E., Bricklin, P. M., Harris, E., Knapp, S., VandeCreek, L., & Younggren, J. N. (2006). *Assessing and managing risk in psychological practice: An individualized approach.* Rockville, MD: The Trust.

Berg, R. C., Landreth, G. L., & Fall, K. A. (2013). *Group counseling: Concepts and procedures* (5th ed.). New York, NY: Routledge (Taylor & Francis).

*Bertram, B. (2011). Ethics and legal issues for group work. In T. Fitch & J. L. Marshall (Eds.), *Group work and outreach plans for college counselors* (pp. 9–17). Alexandria, VA: American Counseling Association.

*Bieling, P. J., McCabe, R. E., & Antony, M. M. (2006). *Cognitive-behavioral therapy in groups.* New York, NY: Guilford Press.

Bieschke, R. M., Perez, K. A., & DeBord, K. A. (Eds.). (2006). *The handbook of counseling and psychotherapy with lesbian, gay, bisexual, and transgender clients.* Washington, DC: American Psychological Association.

*Blatner, A. (1996). *Acting-in: Practical applications of psychodramatic methods* (3rd ed.). New York, NY: Springer.

*Blatner, A. (2000). *Foundations of psychodrama: History, theory, and practice* (4th ed.). New York, NY: Springer.

Briere, J. (1996). *Therapy for adults molested as children: Beyond survival.* New York, NY: Springer.

*Brown, L. S. (2010). *Feminist therapy.* Washington, DC: American Psychological Association.

Burlingame, G. M., & Fuhriman, A. (1990). Time-limited group therapy. *Counseling Psychologist, 18*(1), 93–118.

Burlingame, G. M., Fuhriman, A. J., & Johnson, J. (2002). Cohesion in group psychotherapy. In J. C. Norcross (Ed.), *A guide to psychotherapy relationships that work.* Oxford, England: Oxford University Press.

Burlingame, G. M., Fuhriman, A. J., & Johnson, J. (2004a). Current status and future directions of group therapy research. In J. L. DeLucia-Waack, D. Gerrity, C. R. Kalodner, & M. T. Riva (Eds.), *Handbook of group counseling and psychotherapy* (pp. 651–660). Thousand Oaks, CA: Sage.

Burlingame, G. M., Fuhriman, A. J., & Johnson, J. (2004b). Process and outcome in group counseling and psychotherapy: A perspective. In J. L. DeLucia-Waack, D. Gerrity, C. R. Kalodner, & M. T. Riva (Eds.), *Handbook of group counseling and psychotherapy* (pp. 49–61). Thousand Oaks, CA: Sage.

Burlingame, G. M., MacKenzie, K. R., & Strauss, B. (2004). Small group treatment: Evidence for effectiveness and mechanisms of change. In M. Lambert (Ed.), *Bergin & Garfield's handbook of psychotherapy and behavior change* (5th ed., pp. 647–696). New York, NY: Wiley.

Burlingame, G. M., Whitcomb, K., & Woodland, S. (2014). Process and outcome in group counseling and psychotherapy: A perspective. In J. DeLucia-Waack, C. R. Kalodner, & M. T. Riva (Eds.), *Handbook of group counseling and psychotherapy* (2nd ed., pp. 55–67). Thousand Oaks, CA: Sage.

*Cain, D. J. (2010). *Person-centered psychotherapies.* Washington, DC: American Psychological Association.

*Cain, D. J., Keenan, K., & Rubin, S. (Eds.). (2016). *Humanistic psychotherapies: Handbook of research and practice* (2nd ed.). Washington, DC: American Psychological Association.

Capuzzi, D. (2003). *Approaches to group work: A handbook for group practitioners.* Upper Saddle River, NJ: Merrill/Prentice-Hall.

Capuzzi, D., & Stauffer, M. D. (2016). *Counseling and psychotherapy: Theories and interventions* (6th ed.). Alexandria, VA: American Counseling Association.

Cardemil, E. V., & Battle, C. L. (2003). Guess who's coming to therapy? Getting comfortable with conversations about race and ethnicity in psychotherapy. *Professional Psychology: Research and Practice, 34*(3), 278–286.

Carlson, R. G., Barden, S. M., Daire, A. P., & Greene, J. (2014). Influence of relationship education on relationship satisfaction for low-income couples. *Journal of Counseling and Development, 92*(4), 418–427.

Carter, S. (1998). *Combating teen delinquency in an apartment setting through village building*. Los Angeles, CA: South Central Training Consortium, Inc.

*Cashwell, C. S., & Young, J. S. (Eds.). (2011). *Integrating spirituality and religion into counseling: A guide to competent practice* (2nd ed.). Alexandria, VA: American Counseling Association.

Christensen, T. M., Hulse-Killacky, D., Salgado, R. A., Thornton, M. D., & Miller, J. L. (2006). Facilitating reminiscence groups: Perceptions of group leaders. *Journal for Specialists in Group Work, 31*(1), 73–88.

Christensen, T. M., & Kline, W. B. (2000). A qualitative investigation of the process of group supervision with group counselors. *Journal for Specialists in Group Work, 25*(4), 376–393.

*Chung, R. C., & Bemak, F. P. (2012). *Social justice counseling: The next steps beyond multiculturalism*. Thousand Oaks, CA: Sage.

Chung, R. C., & Bemak, F. (2014). Group counseling with Asians. In J. DeLucia-Waack, C. R. Kalodner, & M. T. Riva (Eds.), *Handbook of group counseling and psychotherapy* (2nd ed., pp. 231–241). Thousand Oaks, CA: Sage.

Corey, G. (2013a). *The art of integrative counseling* (3rd ed.). Belmont, CA: Brooks/Cole, Cengage Learning.

Corey, G. (2013b). *Case approach to counseling and psychotherapy* (8th ed.). Belmont, CA: Brooks/Cole, Cengage Learning.

Corey, G. (2015). Combining didactic and experiential approaches to teaching a group counseling course. In B. Herlihy & G. Corey, *Boundary issues in counseling: Multiple roles and responsibilities* (3rd ed., pp. 177–183). Alexandria, VA: American Counseling Association.

*Corey, G. (2016). *Theory and practice of group counseling* (9th ed.) and *Manual*. Boston, MA: Cengage Learning.

*Corey, G. (2017). *Theory and practice of counseling and psychotherapy* (10th ed.) and *Manual*. Boston, MA: Cengage Learning.

*Corey, G., & Corey, M. (2016). Group psychotherapy (Chapter 15, pp. 289–306). In J. Norcross, G. R. VandenBos, & D. K. Freedheim (Eds.). *APA Handbook of Clinical Psychology* (Volume 3, Application and Methods). Washington, DC: American Psychological Association.

Corey, G., Corey, M., Corey, C., & Callanan, P. (2015). *Issues and ethics in the helping professions* (9th ed.). Belmont, CA: Cengage Learning.

*Corey, G., Corey, M., Callanan, P., & Russell, J. M. (2015). *Group techniques* (4th ed.). Boston, MA: Cengage Learning.

*Corey, G., Corey, M. S., & Haynes, R. (2014). *Groups in action: Evolution and challenges, DVD and workbook* (2nd ed.). Belmont, CA: Brooks/Cole, Cengage Learning.

*Corey, G., Corey, M., & Muratori, M. (2018). *I never knew I had a choice* (11th ed.). Boston, MA: Cengage Learning.

*Corey, M., & Corey, G. (2016). *Becoming a helper* (7th ed.). Boston, MA: Cengage Learning.

Cornish, M. A., & Wade, N. G. (2010). Spirituality and religion in group counseling: A literature review with practice guidelines. *Professional Psychology: Research and Practice, 41*(5), 398–404.

Council for Accreditation of Counseling and Related Educational Programs. (2016). Council for Accreditation of Counseling and Related Educational Programs (CACREP) 2016 standards. Retrieved from http://www.cacrep.org/wp-content/uploads/2015/05/2016-CACREP-Standards.pdf

*Courtois, C. A. (2010). *Healing the incest wound: Adult survivors in therapy* (2nd ed.). New York, NY: Norton.

*Curtis, R. C., & Hirsch, I. (2011). Relational psychoanalytic psychotherapy. In S. B. Messer & A. S. Gurman (Eds.), *Essential psychotherapies: Theory and practice* (3rd ed., pp. 72–104). New York, NY: Guilford Press.

de Shazer, S. (1984). The death of resistance. *Family Process, 23*, 79–93.

Debiak, D. (2007). Attending to diversity in group psychotherapy: An ethical imperative. *International Journal of Group Psychotherapy, 57*(1), 1–12.

DeLucia-Waack, J. L. (2001). *Using music in children of divorce groups: A session-by-session manual for counselors*. Alexandria, VA: American Counseling Association.

DeLucia-Waack, J. L. (2006a). Closing: Thanking others. In J. L. DeLucia-Waack, K. H. Bridbord, J. S. Kleiner, & Nitza, A. (Eds.), *Group work experts share their favorite activities: A guide to choosing, planning, conducting, and processing* (Rev. ed., pp. 159–161). Alexandria, VA: Association for Specialists in Group Work.

DeLucia-Waack, J. L. (2006b). Closing: What have we learned about ourselves? In J. L. DeLucia-Waack, K. H. Bridbord, J. S. Kleiner, & A. G. Nitza (Eds.), *Group work experts share their favorite activities: A guide to choosing, planning, conducting, and processing* (Rev. ed., pp. 152–154). Alexandria, VA: Association for Specialists in Group Work.

DeLucia-Waack, J. L. (2006c). *Leading psychoeducational groups for children and adolescents*. Thousand Oaks, CA: Sage.

DeLucia-Waack, J. L (2010). Diversity in groups. In R. K. Conyne (Ed.), *The Oxford handbook of group counseling* (pp. 83–101). New York, NY: Oxford University Press.

DeLucia-Waack, J. L. (2011). Children of divorce groups. In G. Greif & P. Ephross (Eds.), *Group work with at-risk populations* (3rd ed., pp. 93–114). New York, NY: Oxford University Press.

DeLucia-Waack, J. L. (2014). Introduction to multicultural and diverse counseling and psychotherapy groups. In J. L. DeLucia-Waack, D. Kalodner, & M. T. Riva (Eds.), *Handbook of group counseling and psychotherapy* (2nd ed., pp. 193–195). Thousand Oaks, CA: Sage.

*DeLucia-Waack, J. L., Bridbord, K. H., Kleiner, J. S., & Nitza, A. (Eds.). (2006). *Group work experts share their favorite activities: A guide to choosing, planning, conducting, and processing* (Rev. ed.). Alexandria, VA: Association for Specialists in Group Work.

DeLucia-Waack, J. L., & Donigian, J. (2004). *The practice of multicultural group work: Visions and perspectives from the field.* Belmont, CA: Brooks/Cole, Cengage Learning.

*DeLucia-Waack, J. L., Kalodner, C. R., & Riva, M. T. (Eds.). (2014). *Handbook of group counseling and psychotherapy* (2nd ed.). Thousand Oaks, CA: Sage.

*DeLucia-Waack, J. L., Segrist, A., & Horne, A. M. (2007). *DVD leading groups with adolescents.* Alexandria, VA: ASGW (A Division of the American Counseling Association).

Dies, R. R. (1994). Therapist variable in group psychotherapy research. In A. Fuhriman & G. M. Burlingame (Eds.), *Handbook of group psychotherapy: An empirical and clinical synthesis* (pp. 114–154). New York: Wiley.

Drum, D., Becker, M. S., & Hess, E. (2011). Expanding the application of group interventions: Emergence of groups in health care settings. *Journal for Specialists in Group Work, 36*(4), 247–263.

*Duncan, B. L., Miller, S. D., & Sparks, J. A. (2004). *The heroic client: A revolutionary way to improve effectiveness through client-directed, outcome-informed therapy* (Rev. ed.). San Francisco, CA: Jossey-Bass.

*Duncan, B. L., Miller, S. D., Wampold, B. E., & Hubble, M. A. (Eds.). (2010). *The heart and soul of change: Delivering what works in therapy* (2nd ed.). Washington DC: American Psychological Association.

*Dworkin, S. H., & Pope, M. (Eds.). (2012). *Casebook for counseling lesbian, gay, bisexual, and transgender persons and their families.* Alexandria, VA: American Counseling Association.

Edleson, J. L., & Tolman, R. M. (1994). Group intervention strategies for men who batter. *Directions in Mental Health Counseling, 4*(7), 3–16.

*Elkins, D. N. (2016). *Elements of psychotherapy: A nonmedical model of emotional healing.* Washington, DC: American Psychological Association.

*Ellis, A., & Ellis, D. J. (2011). *Rational emotive behavior therapy.* Washington, DC: American Psychological Association.

Englar-Carlson, M. (2014, November 8). *Deepening group work with men.* Presentation at Western Association for Counselor Education and Supervision conference, Anaheim, CA.

Englar-Carlson, M., & Kisalica, M. S. (2013). Affirming the strengths in men: A positive masculinity approach to assisting male clients. *Journal of Counseling & Development, 91*(4), 399–409.

*Enns, C. Z. (2004). *Feminist theories and feminist psychotherapies: Origins, themes, and diversity* (2nd ed.). New York, NY: Haworth.

Erber, J., Szuchman, L. T., & Rothberg, S. T. (1990). Everyday memory failure: Age differences in appraisal and attribution. *Psychology and Aging, 5*(2), 236–241.

Erber, J., Szuchman, L. T., & Rothberg, S. T. (1991). Age, gender, and individual differences in memory failure appraisal. *Psychology and Aging, 5*(4), 600–603.

*Evans, K. M., Kincade, E. A., & Seem, S. R. (2011). *Introduction to feminist therapy: Strategies for social and individual change.* Thousand Oaks, CA: Sage.

Evans, S., & Garner, J. (Eds.). (2004). *Talking over the years: A handbook of dynamic psychotherapy with older adults.* New York, NY: Bruner-Routledge.

Falco, L. D., & Bauman, S. (2014). Group work in schools. In J. L. DeLucia-Waack, C. R. Kalodner, & M. T. Riva (Eds.), *Handbook of group counseling and psychotherapy* (2nd ed., pp. 318–328). Thousand Oaks, CA: Sage.

Fallon, A. (2006). Informed consent in the practice of group psychotherapy. *International Journal of Group Psychotherapy, 56*(4), 431–453.

*Feder, B. (2006). *Gestalt group therapy: A practical guide.* Metairie/New Orleans, LA: Gestalt Institute Press.

*Feder, B., & Frew, J. (Eds.). (2008). *Beyond the hot seat revisited: Gestalt approaches to groups.* Metairie/New Orleans, LA: Gestalt Institute Press.

Fitch, T., & Marshall, J. L. (Eds.). (2011). *Group work and outreach plans for college counselors.* Alexandria, VA: American Counseling Association.

Fitzgerald, H. (1994). *The mourning handbook.* New York, NY: Simon & Schuster.

Flahive, M. W., & Ray, D. (2007). Effect of group sandtray therapy with preadolescents. *Journal for Specialists in Group Work, 32*(4), 362–382.

Fosha, D., Siegel, D., & Solomon, M. (Eds.). (2009). *The healing power of emotion: Affective neuroscience, development & clinical practice.* New York, NY: Norton.

*Foss, L. L., Green, J., Wolfe-Stiltner, K., & DeLucia-Waack, J. L. (Eds.). (2008). *School counselors share their favorite group activities: A guide to choosing, planning, conducting, and processing.* Alexandria, VA: Association for Specialists in Group Work.

Francis, P. C., & Dugger, S. M. (2014). Professionalism, ethics, and value-based conflicts in counseling: An introduction to the special section [Special section]. *Journal of Counseling & Development 92*(2), 131–134.

Freeman, S. J. (2005). *Grief and loss: Understanding the journey*. Belmont, CA: Brooks/Cole, Cengage Learning.

Frew, J., & Spiegler, M. (Eds.). (2013). *Contemporary psychotherapies for a diverse world*. New York, NY: Routledge (Taylor & Francis).

Fuhriman, A., & Burlingame, G. M. (1990). Consistency of matter: A comparative analysis of individual and group process variables. *Counseling Psychologist, 18*(1), 6–63.

Fuhriman, A., & Burlingame, G. M. (1994). Group psychotherapy: Research and practice. In A. Fuhriman & G. M. Burlingame (Eds.), *Handbook of group psychotherapy: An empirical and clinical synthesis* (pp. 3–40). New York, NY: Wiley.

Gerrity, D. A. (2014). Groups for survivors of childhood sexual abuse. In J. L. DeLucia-Waack, D. Kalodner, & M. T. Riva (Eds.), *Handbook of group counseling and psychotherapy* (2nd ed., pp. 463–473). Thousand Oaks, CA: Sage.

Giannone, F., Giordano, C., & Di Blasé, M. (2015). Group psychotherapy in Italy. *International Journal of Group Psychotherapy, 65*(4), 501–511.

Gil, E. (1991). *The healing power of play: Work with abused children*. New York, NY: Guilford Press.

Gil, E. (2006). *Helping abused and traumatized children: Integrating directive and nondirective approaches*. New York, NY: Guilford Press.

Gil, E. (2010). *Working with children to heal interpersonal trauma: The power of play*. New York, NY: Guilford Press.

Gladding, S. (2012). *Group work: A counseling specialty* (6th ed.). Upper Saddle River, NJ: Pearson.

*Gladding, S. T. (2016). *The creative arts in counseling* (5th ed.). Alexandria, VA: American Counseling Association.

Goodrich, K. M. (2008). Dual relationships in group training. *Journal for Specialists in Group Work, 33*(3), 221–235.

Goodrich, K. M., & Luke, M. (2012). Problematic students in the experiential group: Professional and ethical challenges for counselor educators. *Journal for Specialists in Group Work, 37*, 326–346.

*Goodrich, K. M., & Luke, M. (2015). *Group counseling with LGBTQI persons*. Alexandria, VA: American Counseling Association.

Green, E. J. (2014). *The handbook of Jungian play therapy with children and adolescents*. Baltimore, MD: Johns Hopkins University Press.

Hage, S. M., Mason, M., & Kim, J. (2010). A social justice approach to group counseling. In R. K. Conyne (Ed.), *The Oxford handbook of group counseling* (pp. 102–117). New York, NY: Oxford University Press.

Halstead, R. W., Pehrsson, D., & Mullen J. A. (2011). *Counseling children: Core issues approach*. Alexandria, VA: American Counseling Association.

Hayes, J. A., Gelso, C. J., & Hummel, A. M. (2011). Management of countertransference. In J. C. Norcross (Ed.), *Psychotherapy relationships that work: Evidence-based responsiveness* (2nd ed., pp. 239–258). New York, NY: Oxford University Press.

Hays, D. G., Arredondo, P., Gladding, S. T., & Toporek, R. L. (2010). Integrating social justice in group work: The next decade. *Journal for Specialists in Group Work, 35*(2), 177–206.

*Hedtke, L., & Winslade, J. (2004). *Re-membering conversations: Conversations with the dying and bereaved*. Amityville, NY: Baywood.

*Herlihy, B., & Corey, G. (2015a). *ACA ethical standards casebook* (7th ed.). Alexandria, VA: American Counseling Association.

*Herlihy, B., & Corey, G. (2015b). *Boundary issues in counseling: Multiple roles and relationships* (3rd ed.). Alexandria, VA: American Counseling Association.

Herman, J. (1992). *Trauma and recovery*. New York, NY: Basic Books.

Herman, J., & Schatzow, E. (1984). Time-limited group therapy for women with a history of incest. *International Journal of Group Psychotherapy, 35*(4), 605–616.

Hindman, J. (1993). *A touching book: ... for little people and for big people*. Ontario, OR: AlexAndria Assoc.

*Hubble, M. A., Duncan, B. L., Miller, S. D., & Wampold, B. E. (2010). Introduction. In B. L. Duncan, S. D. Miller, B. E. Wampold, & M. A. Hubble (Eds.), *The heart and soul of change: Delivering what works in therapy* (2nd ed., pp. 23–46). Washington, DC: American Psychological Association.

Hulse-Killacky, D., Killacky, J., & Donigian, J. (2001). *Making task groups work in your world*. Upper Saddle River, NJ: Merrill/Prentice-Hall.

Hulse-Killacky, D., Orr, J. J., & Paradise, L. V. (2006). The corrective feedback instrument–revised. *Journal for Specialists in Group Work, 31*(3), 263–281.

Ibrahim, F. A. (2010). Social justice and cultural responsiveness: Innovative teaching strategies for group work. *Journal for Specialists in Group Work, 35*(3), 271–280.

Ieva, K. P., Ohrt, J. H., Swank, J. M., & Young, T. (2009). The impact of experiential groups on master's students counselor and personal development: A qualitative investigation. *Journal for Specialists in Group Work, 34*(4),

351–368.

International Journal of Group Psychotherapy. (2015). Special issue on group therapy around the world. *International Journal of Group Psychotherapy, 65*(4), 483–646.

Ivey, A. E., Pedersen, P. B., & Ivey, M. B. (2008). *Group microskills: Culture-centered group process and strategies.* Hanover, MA: Microtraining Associates.

Jackson, T. (2012). *Dreamchild adventures in relaxation and sleep.* Idyllwild, CA: Circadian.

Jacobs, E. E., Schimmel, C. J., Masson, R. L., & Harvill, R. L. (2016). *Group counseling: Strategies and skills* (8th ed.). Boston, MA: Cengage Learning.

James, J. W., & Friedman, R. (1998). *The grief recovery handbook.* New York, NY: HarperCollins.

Jensen, D. R., Abbott, M. K., Beecher, M. E., Griner, D., Golightly, T. R., & Cannon, J. A. N. (2012). Taking the pulse of the group: The utilization of practice-based evidence in group psychotherapy. *Professional Psychology: Research and Practice, 43*(4), 388–394.

Joyce, A. S., Piper, W. E., & Orgrodniczuk, J. S. (2007). Therapeutic alliance and cohesion variables as predictors of outcome of short-term group psychotherapy. *International Journal of Group Psychotherapy, 57*, 269–296.

Joyce, A. S., Piper, W. E., Orgrodniczuk, J. S., & Klein, R. H. (2007). *Termination in psychotherapy: A psychodynamic model of processes and outcomes.* Washington, DC: American Psychological Association Press.

Kampfe, C. M. (2015). *Counseling older people: Opportunities and challenges.* Alexandria, VA: American Counseling Association.

Kees, N., & Leech, N. (2014). Women's groups: Research and practice trends. In J. DeLucia-Waack, C. R. Kalodner, & M. T. Riva (Eds.), *Handbook of group counseling and psychotherapy* (2nd ed., pp. 506–520). Thousand Oaks, CA: Sage.

Kennedy, P. F., Vandehey, M., Norman, W. B., & Diekhoff, G. M. (2003). Recommendations for risk-management practices. *Professional Psychology: Research and Practice, 34*(3), 309–311.

*Kirschenbaum, H. (2009). *The life and work of Carl Rogers.* Alexandria, VA: American Counseling Association.

Kiselica, M. S., & Englar-Carlson, M. (2010). Identifying, affirming, and building upon male strengths: The positive psychology/positive masculinity model of psychotherapy with boys and men. *Psychotherapy: Theory, Research, Practice, Training. 47*(3) 276–287.

Kiselica, A. M., & Kiselica, M. S. (2014). Gender-sensitive group counseling and psychotherapy with men. In J. DeLucia-Waack, C. R. Kalodner, & M. T. Riva (Eds.), *Handbook of group counseling and psychotherapy* (2nd ed., pp. 521–530). Thousand Oaks, CA: Sage.

Kleven, S. (1997). *The right touch: A read-aloud story to help prevent child abuse.* Bellevue, WA: Illumination Arts.

Knauss, L. K. (2006). Ethical issues in recordkeeping in group psychotherapy. *International Journal of Group Psychotherapy, 56*(4), 415–430.

Kocet, M. M., & Herlihy, B. J. (2014). Addressing value-based conflicts within the counseling relationship: A decision-making model. *Journal of Counseling & Development, 92*(2), 180–186.

Kottler, J. A., & Englar-Carlson, M. (2015). *Learning group leadership: An experiential approach* (3rd ed.). Thousand Oaks, CA: Sage.

*Kottman, T. (2011). *Play therapy: Basics and beyond* (2nd ed.). Alexandria, VA: American Counseling Association.

Kottman, T., & Meany-Walen, K. (2016). *Partners in play: An Adlerian approach to play therapy* (3rd ed.). Alexandria, VA: American Counseling Association.

Lambert, M. J. (2011). Psychotherapy research and its achievements. In J. C. Norcross, G. R. Vandenbos, & D. K. Freedheim (Eds.), *History of psychotherapy* (2nd ed., pp. 299–332). Washington, DC: American Psychological Association.

Landreth, G. L. (2002). *Play therapy and the art of the relationship* (2nd ed.). New York, NY: Brunner-Routledge.

Lasky, G. B., & Riva, M. T. (2006). Confidentiality and privileged communication in group psychotherapy. *International Journal of Group Psychotherapy, 56*(4), 455–476.

Lau, M. A., Ogrodniczuk, J., Joyce, A. S., & Sochting, I. (2010). Bridging the practitioner-scientist gap in group psychotherapy research. *International Journal of Group Psychotherapy, 60*(2), 177–196.

*Ledley, D. R., Marx, B. P., & Heimberg, R. G. (2010). *Making cognitive-behavioral therapy work: Clinical processes for new practitioners* (2nd ed.). New York, NY: Guilford Press.

Lee, M. Y., Sebold, J., & Uken, A. (2003). *Solution-focused treatment of domestic violence offenders: Accountability for change.* New York, NY: Oxford University Press.

Leslie, R. S. (2010). Treatment of minors without parental consent. *Legal Resources, Avoiding Liability Bulletin.* Retrieved from http://cphins.com/LegalResources/tabid/65/

Levy, B. (1996). Improving memory in old age through implicit self-stereotyping. *Journal of Personality and Social Psychology, 71*(6), 1092–1107.

Lowenstein, L. (1999). *Creative interventions for troubled children and youth*. Toronto, Ontario, Canada: Champion Press.

Lubin, H. (2007). Group and individual therapy for childhood sexual abuse survivors. *International Journal of Group Psychotherapy, 57*(2), 257–262.

Luke, M., & Hackney, H. (2007). Group coleadership: A critical review. *Counselor Education and Supervision, 46*(4), 280–293.

Luke, M., & Kiweewa, J. M. (2010). Personal growth and awareness of counseling trainees in an experiential group. *Journal for Specialists in Group Work, 35*(4), 365–388.

MacNair-Semands, R. R. (2007). Attending to the spirit of social justice as an ethical approach in group therapy. *International Journal of Group Psychotherapy, 57*(1), 61–66.

Mangione, L., Forti, R., & Iacuzzi, C. M. (2007). Ethics and endings in group psychotherapy: Saying good-bye and saying it well. *International Journal of Group Psychotherapy, 57*(1), 25–40.

McCarthy, C. J., Falco, L. D., & Villalba, J. (2014). Ethical and professional issues in experiential growth groups: Moving forward. *Journal for Specialists in Group Work, 39*(3), 186–193.

McCarthy, C. J., & Hart, S. (2011). Designing groups to meet evolving challenges in health care settings. *Journal for Specialists in Group Work, 36*(4), 352–367.

McWhirter, P., & Robbins, R. (2014). Group therapy with Native people. In J. DeLucia-Waack, C. R. Kalodner, & M. T. Riva (Eds.), *Handbook of group counseling and psychotherapy* (2nd ed., pp. 209–219). Thousand Oaks, CA: Sage.

*Metcalf, L. (1998). *Solution-focused group therapy: Ideas for groups in private practice, schools, agencies and treatment programs*. New York, NY: Free Press.

*Miller, S. D., Hubble, M. A., Duncan, B. L., & Wampold, B. E. (2010). Delivering what works. In B. L. Duncan, S. D. Miller, B. E. Wampold, & M. A. Hubble (Eds.), *The heart and soul of change: Delivering what works in therapy* (2nd ed., pp. 421–429). Washington, DC: American Psychological Association.

*Miller, S. D., Hubble, M. A., & Seidel, J. (2015). Feedback-informed treatment. In E. Neukrug (Ed.), *The Sage encyclopedia of theory in counseling and psychotherapy* (Vol. 1, pp. 401–403). Thousand Oaks, CA: Sage.

*Miller, W. R., & Rollnick, S. (2013). *Motivational interviewing: Helping people change* (3rd ed.). New York, NY: Guilford Press.

Morgan, R. D., Romani, C. J., & Gross, N. R. (2014). Group work with offenders and mandated clients. In J. DeLucia-Waack, C. R. Kalodner, & M. T. Riva (Eds.), *Handbook of group counseling and psychotherapy* (2nd ed., pp. 441–449). Thousand Oaks, CA: Sage.

Morran, D. K., Stockton, R., & Whittingham, M. H. (2004). Effective leader interventions for counseling and psychotherapy groups. In J. L. DeLucia-Waack, D. Gerrity, C. R. Kalodner, & M. T. Riva (Eds.), *Handbook of group counseling and psychotherapy* (pp. 91–103). Thousand Oaks, CA: Sage.

Mueser, K. T., Noordsy, D. L., Drake, R. E., & Fox, L. (2003). *Integrated treatment for dual disorders: A guide to effective practice*. New York, NY: Guilford Press.

*Murphy, J. (2015). *Solution-focused counseling in schools* (3rd ed.). Alexandria, VA: American Counseling Association.

Neukrug, E. (2011). *Counseling theory and practice*. Belmont, CA: Brooks/Cole, Cengage Learning.

Norcross, J. C., & Beutler, L. E. (2014). Integrative psychotherapies. In D. Wedding & R. J. Corsini (Eds.), *Current psychotherapies* (10th ed., pp. 499–532). Belmont, CA: Brooks/Cole, Cengage Learning.

*Norcross, J. C., & Guy, J. D. (2007). *Leaving it at the office: A guide to psychotherapist self-care*. New York, NY: Guilford Press.

Norcross, J. C., Krebs, P. M., & Prochaska, J. O. (2011). Stages of change. In J. C. Norcross (Ed.), *Psychotherapy relationships that work: Evidence-based responsiveness* (2nd ed., pp. 279–300). New York, NY: Oxford University Press.

Norcross, J. C., & Lambert, M. J. (2011). Evidence-based therapy relationships. In J. C. Norcross (Ed.), *Psychotherapy relationships that work: Evidence-based responsiveness* (2nd ed., pp. 3–31). New York, NY: Oxford University Press.

O'Hanlon, B. (2003). *A guide to inclusive therapy: 26 methods of respectful, resistance-dissolving therapy*. New York, NY: Norton.

O'Hanlon W. H., & Weiner-Davis, M. (2003). *In search of solutions: A new direction in psychotherapy* (Rev. ed.). New York, NY: Norton.

Ohrt, J. H., Frier, E., Porter, J., & Young, T. (2014). Group leader reflection on their training and experience: Implications for group counselor educators and supervisors. *Journal for Specialists in Group Work, 39*(2), 95–124.

Ohrt, J. H., Prochenko, Y., Stulmaker, H., Huffman, D., Fernando, D., & Swan, K. (2014). An exploration of group and member development in experiential groups. *Journal for Specialists in Group Work, 39*(3), 212–235.

Parcover, J. A., Dunton, E. C., Gehlert, K. M., & Mitchell,

S. L. (2006). Getting the most from group counseling in college counseling centers. *Journal for Specialists in Group Work, 31*(1), 37–49.

Piper, W. E., & Ogrodniczuk, J. S. (2004). Brief group therapy. In J. L. DeLucia-Waack, D. Gerrity, C. R. Kalodner, & M. T. Riva (Eds.), *Handbook of group counseling and psychotherapy* (pp. 641–650). Thousand Oaks, CA: Sage.

Polster, E. (1995). *A population of selves: A therapeutic exploration of personal diversity.* San Francisco, CA: Jossey-Bass.

Polster, E., & Polster, M. (1973). *Gestalt therapy integrated.* New York, NY: Brunner/Mazel.

Polster, E., & Polster, M. (1976). Therapy without resistance: Gestalt therapy. In A. Burton (Ed.), *What makes behavior change possible?* New York, NY: Brunner/Mazel.

Pope, M., Pangelinan, J. S., & Coker, A. D. (Eds.). (2011). *Experiential activities for teaching multicultural competence in counseling.* Alexandria, VA: American Counseling Association.

*Prochaska J. O., & Norcross, J. C. (2014). *Systems of psychotherapy: A transtheoretical analysis* (8th ed.). Belmont, CA: Cengage Learning.

Rabinowitz, F. E. (2014). Counseling men in groups. In M. Englar-Carlson, M. P. Evans, & T. Duffey (Eds.), *A counselor's guide to working with men* (pp. 55–70). Alexandria, VA: American Counseling Association.

Rabinowitz, F. E., & Cochran, S. V. (2002). *Deepening psychotherapy with men.* Washington, DC: American Psychological Association.

Rapin, L. S. (2010). Ethics, best practices, and law in group counseling. In R. K. Conyne (Ed.), *The Oxford handbook of group counseling* (pp. 61–82). New York, NY: Oxford University Press.

Rapin, L. S. (2014). Guidelines for ethical and legal practice in counseling and psychotherapy groups. In J. L. DeLucia-Waack, C. R. Kalodner, & M. T. Riva (Eds.), *Handbook of group counseling and psychotherapy* (2nd ed., pp. 71–83). Thousand Oaks, CA: Sage.

Reese, M. K. (2011). Interpersonal process groups in college and university settings. In T. Fitch & J. L. Marshall (Eds.), *Group work and outreach plans for college counselors* (pp. 87–92). Alexandria, VA: American Counseling Association.

Riva, M. T. (2014). Supervision of group leaders. In J. DeLucia-Waack, C. R. Kalodner, & M. T. Riva (Eds.), *Handbook of group counseling and psychotherapy* (2nd ed., pp. 146–158). Thousand Oaks, CA: Sage.

*Rogers, N. (2011). *The creative connection for groups: Person-centered expressive arts for healing and social change.* Palo Alto, CA: Science and Behavior Books.

Rowe, J. W., & Kahn, R. L. (1998). *Successful aging.* New York, NY: Pantheon Books.

*Rutan, J. S., Stone, W. N., & Shay, J. J. (2014). *Psychodynamic group psychotherapy* (5th ed.). New York, NY: Guilford Press.

*Salazar, C. F. (Ed.). (2009). *Group work experts share their favorite multicultural activities: A guide to diversity-competent choosing, planning, conducting, and processing.* Alexandria, VA: Association for Specialists in Group Work.

*Schneider, K. J., & Krug, O. T. (2010). *Existential-humanistic therapy.* Washington, DC: American Psychological Association.

Schwartz, J. P., & Waldo, M. (2004). Group work with men who have committed partner abuse. In J. L. DeLucia-Waack, D. Gerrity, C. R. Kalodner, & M. T. Riva (Eds.), *Handbook of group counseling and psychotherapy* (pp. 576–592). Thousand Oaks, CA: Sage.

Shapiro, J. L. (2010). Brief group treatment. In R. K. Conyne (Ed.), *The Oxford handbook of group counseling* (pp. 487–510). New York, NY: Oxford University Press.

Shapiro, J. L., Peltz, L. S., & Bernadett-Shapiro, S. (1998). *Brief group treatment: Practical training for therapists and counselors.* Pacific Grove, CA: Brooks/Cole.

*Sharf, R. S. (2016). *Theories of psychotherapy and counseling: Concepts and cases* (6th ed.). Boston, MA: Cengage Learning.

Shechtman, Z. (2014). Group counseling and psychotherapy with children and adolescents. In J. DeLucia-Waack, C. R. Kalodner, & M. T. Riva (Eds.), *Handbook of group counseling and psychotherapy* (2nd ed., pp. 585–596). Thousand Oaks, CA: Sage.

Shumaker, D., Ortiz, C., & Brenninkmeyer, L. (2011). Revisiting experiential group training in counselor education: A survey of master's-level programs. *Journal for Specialists in Group Work, 36*(2), 111–128.

Siegel, D. (2010). *The mindful therapist.* New York, NY: Norton.

Siegel, R. D. (2010). *The mindfulness solution: Everyday practices for everyday problems.* New York, NY: Guilford Press.

Singh, A. A., & Salazar, C. F. (2010a). Process in action in social justice group work practice, training, and supervision: Introduction to the second special issue. *Journal for Specialists in Group Work, 35*(3), 209–211.

Singh, A. A., & Salazar, C. F. (2010b). The roots of social justice in group work. *Journal for Specialists in Group Work, 35*(2), 97–104.

Singh, A. A., & Salazar, C. F. (2010c). Six considerations for social justice group work. *Journal for Specialists in Group*

Work, 35(3), 308–319.

*Sink, C. A., Edwards, C. N., & Eppler, C. (2012). *School based group counseling*. Belmont, CA: Brooks/Cole, Cengage Learning.

*Sklare, G. B. (2005). *Brief counseling that works: A solution-focused approach for school counselors and administrators* (2nd ed.). Thousand Oaks, CA: Corwin Press.

*Sonstegard, M. A., & Bitter, J. R. (with Pelonis, P.). (2004). *Adlerian group counseling and therapy: Step-by-step.* New York, NY: Brunner-Routledge (Tayler & Francis).

Spinal-Robinson, P., & Wickham, R. E. (1992a). *Flips flops: A workbook for children who have been sexually abused.* Notre Dame, IN: Jalice.

Spinal-Robinson, P., & Wickham, R. E. (1992b). *Cartwheels: A workbook for children who have been sexually abused.* Notre Dame, IN: Jalice.

Spinal-Robinson, P., & Wickham, R. E. (1993). *High tops: A workbook for teens who have been sexually abused.* Notre Dame, IN: Jalice.

St. Pierre, B. K. (2014). Student attitudes and instructor participation in experiential groups. *Journal for Specialists in Group Work, 39*(3), 194–211.

Steen, S. (2009). Group counseling for African American elementary students: An exploratory study. *Journal for Specialists in Group Work, 34*(2), 101–117.

Steen, S., Bauman, S., & Smith, J. (2007). Professional school counselors and the practice of group work. *Professional School Counselors, 11*, 72–80.

Steen, S., Bauman, S., & Smith, J. (2008). The preparation of professional school counselors for group work. *Journal for Specialists in Group Work, 33*(3), 253–269.

Steen, S., & Bemak, F. (2008). Group work with high school students at risk of school failure: A pilot study. *Journal for Specialists in Group Work, 33*(4), 335–350.

Steen, S., Griffin, D., & Shi, Q. (2011). Supporting students of color on campus. In T. Fitch & J. L. Marshall (Eds.), *Group work and outreach plans for college counselors* (pp. 111–122). Alexandria, VA: American Counseling Association.

Steen, S., Henfield, M. S., & Booker, B. (2014). The achieving success everyday group counseling model: Implications for professional school counselors. *Journal for Specialists in Group Work, 39*(1), 29–46.

Steen, S., Shi, Q., & Hockersmith, W. (2014). Group counseling for African Americans: Research and practice considerations. In J. DeLucia-Waack, C. R. Kalodner, & M. T. Riva (Eds.), *Handbook of group counseling and psychotherapy* (2nd ed., pp. 220–230). Thousand Oaks, CA: Sage.

Stockton, R., & Morran, D. K. (2010). Reflections on practitioner-researcher collaborative inquiry. *International Journal of Group Psychotherapy, 60*(2), 295–305.

Stockton, R., Morran, K., & Chang, S. (2014). An overview of current research and best practices for training beginning group leaders. In J. DeLucia-Waack, C. R. Kalodner, & M. T. Riva (Eds.), *Handbook of group counseling and psychotherapy* (2nd ed., pp.133–145). Thousand Oaks, CA: Sage.

Stockton, R., Morran, D. K., & Krieger, K. M. (2004). An overview of current research and best practices for training beginning group leaders. In J. L. DeLucia-Waack, D. Gerrity, C. R. Kalodner, & M. T. Riva (Eds.), *Handbook of group counseling and psychotherapy* (pp. 65–75). Thousand Oaks, CA: Sage.

Stockton, R., & Toth, P. L. (1997). Applying a general research training model to group work. *Journal for Specialists in Group Work, 22*(4), 241–252.

Substance Abuse and Mental Health Services Administration. (2012). *Substance abuse treatment: Group therapy in-service training*. Rockville, MD: Author.

Sue, D. W. (2016). Race talk and facilitating difficult racial dialogues. *Counseling Today, 58*(7), 42–47.

Sue, D. W., Arredondo, P., & McDavis, R. J. (1992). Multicultural counseling competencies and standards: A call to the profession. *Journal of Counseling and Development, 70*(4), 477–486.

Sue, D. W., Ivey, A. E., & Pedersen, P. (1996). *Multicultural counseling and therapy*. Pacific Grove, CA: Brooks/Cole.

Sue, D. W., & Sue, D. (2013). *Counseling the culturally diverse: Theory and practice* (6th ed.). New York, NY: Wiley.

*Sweeney, D. S., Baggerly, J. N., & Ray, D. C. (2014). *Group play therapy: A dynamic approach*. New York, NY: Routledge (Taylor & Francis).

Tedeschi, R. G., & Calhoun, L. G. (1993). Using the support group to respond to the isolation of bereavement. *Journal of Mental Health Counseling, 15*(1), 47.

Terr, L. C. (1990). *Too scared to cry*. New York, NY: Harper & Row.

Terr, L. C. (1991). Childhood traumas: An outline and overview. *American Journal of Psychiatry, 148*, 10–20.

Terr, L. C. (2008). *Magical moments of change*. New York, NY: Norton.

Terr, L. C. (2009). The use of context in the treatment of traumatized children. *Psychoanalytic Study of the Child, 64*, 275–298.

Thomas, M. C., & Hard, P. F. (2011). Support groups for gay and lesbian students. In T. Fitch & J. L. Marshall (Eds.), *Group work and outreach plans for college counselors* (pp. 123–136). Alexandria, VA: American Counseling Association.

Torres-Rivera, E., Torres Fernandez, I., & Hendricks, W. A. (2014). Psychoeducational and counseling groups with Latinos/as. In J. DeLucia-Waack, C. R. Kalodner, & M. T. Riva (Eds.), *Handbook of group counseling and psychotherapy* (2nd ed., pp. 242–252). Thousand Oaks, CA: Sage.

Vacha-Haase, T. (2014). Group work with those in later life. In J. DeLucia-Waack, C. R. Kalodner, & M. T. Riva (Eds.), *Handbook of group counseling and psychotherapy* (2nd ed., pp. 276–287). Thousand Oaks, CA: Sage.

VanderSchaaf, J. C. (2013). *Integrating yoga and psychotherapy: A doctoral dissertation*. Sarasota, FL: Argosy University.

Veach, L. J., & Gladding, S. T. (2007). Using creative group techniques in high schools. *Journal for Specialists in Group Work, 32*(1), 71–81.

Villalba, J. A. (2007). Incorporating wellness into group work in elementary schools. *Journal for Specialists in Group Work, 32*(1), 31–40.

*Wagner, C. C., & Ingersoll, K. S. (2013). *Motivational interviewing in groups.* New York, NY: Guilford Press.

Waldo, M., Kerne, P. A., & Kerne, V. (2007). Therapeutic factors in guidance versus counseling sessions of domestic violence groups. *Journal for Specialists in Group Work, 32*(4), 346–361.

Weber, R., & Weinberg, H. (2015). Group therapy around the world. *International Journal of Group Psychotherapy, 65*(4), 483–489.

Wedding, D., & Corsini, R. J. (Eds.). (2014). *Current psychotherapies* (10th ed.). Belmont, CA: Brooks/Cole, Cengage Learning.

Wexler, D. B. (2000). *Domestic violence 2000: Group leader's manual*. New York, NY: Norton.

Wexler, D. B. (2004). *Why good men behave badly: Change your behavior, change your relationship*. Oakland, CA: New Harbinger.

Wexler, D. B. (2005). *Is he depressed or what?* Oakland, CA: New Harbinger.

Wexler, D. B. (2006). *STOP domestic violence: Innovative skills, techniques, options, and plans for better relationships.* New York, NY: Norton.

*Wheeler, N., & Bertram, B. (2015). *The counselor and the law: A guide to legal and ethical practice* (7th ed.). Alexandria, VA: American Counseling Association.

Whittingham, M. (2014). Group work in colleges and university counseling centers. In J. L. DeLucia-Waack, C. R. Kalodner, & M. T. Riva (Eds.), *Handbook of group counseling and psychotherapy* (2nd ed., pp. 329–339). Thousand Oaks, CA: Sage.

Winslade J., Crocket, K., & Monk, G. (1997). The therapeutic relationship. In G. Monk, J. Winslade, K. Crocket, & D. Epston (Eds.), *Narrative therapy in practice: The archaeology of hope* (pp. 53–81). San Francisco, CA: Jossey-Bass.

Winslade, J., & Monk, G. (2007). *Narrative counseling in schools: Powerful and brief* (2nd ed.). Thousand Oaks, CA: Corwin Press (Sage).

Wolfelt, A. D. (2003). *Understanding your grief: Ten essential touchstones for finding hope and healing your heart.* Fort Collins, CO: Companion Press.

Wolfelt, A. D. (2015). 5 toxic misconceptions about grief. *Bottom Line Health, 29*(5), 13–14.

Wolitzsky, D. L. (2011a). Contemporary Freudian psychoanalytic psychotherapy. In S. B. Messer & A. S. Gurman (Eds.), *Essential psychotherapies: Theory and practice* (3rd ed., pp. 33–71). New York, NY: Guilford Press.

Wolitzsky, D. L. (2011b). Psychoanalytic theories in psychotherapy. In J. C. Norcross, G. R. Vandenbos, & D. K. Freedheim (Eds.), *History of psychotherapy* (2nd ed., pp. 65–100). Washington, DC: American Psychological Association.

Worden, J. W. (2002). *Grief counseling and grief therapy: A handbook for the mental health practitioner* (3rd ed.). New York, NY: Springer.

*Wubbolding, R. (2011). *Reality therapy: Theories of psychotherapy series.* Washington, DC: American Psychological Association.

*Yalom, I. D. (1980). *Existential psychotherapy.* New York, NY: Basic Books.

Yalom, I. D. (1983). *Inpatient group psychotherapy*. New York, NY: Basic Books.

*Yalom, I. D. (2005a). *The Schopenhauer cure: A novel.* New York, NY: HarperCollins.

*Yalom, I. D., (with Leszcz, M.). (2005b). *The theory and practice of group psychotherapy* (5th ed.). New York, NY: Basic Books.

Yalom, I. D., & Vinogradov, S. (1988). Bereavement groups: Techniques and themes. *International Journal of Group Psychotherapy, 38*(4), 419–446.

Zur, O. (2007). *Boundaries in psychotherapy: Ethical and clinical explorations.* Washington, DC: American Psychological Association.

译后记

出走半生，归来仍是少年。提起笔时，就想到了这句话，想到某天与同行聊天时谈到，在心理咨询的道路上，自己曾经有过“离家出走”的内心历程，而今又回归。

科里夫妇和他们的女儿辛迪联手奉献的这本书，系统、全面、多元且与时俱进，对于有志于在团体咨询领域发展的同行们来说，不仅可以一览团体咨询的全貌，还可以深入到团体过程中徜徉、驻足与回味。本书的翻译过程如同内心的自我对话。初入团体学习的大门时，初生牛犊不怕虎，无畏与好奇之心难能可贵，犹记得研一时上北师大张西超老师的团体课时带领团体实践，我与协同带领者每晚骑行在回大运村公寓的路上，可以热烈地讨论一路，凉爽的夜风下体会着在团体中的洞察、失误或者成长，很美好；犹记得读博期间跟随樊富岷老师为钱学森力学班的学子们开展心理潜能开发团体，三教外的竹叶经年常青，老师的热情与投入始终如一，感染着我。走进团体的领域，才发觉团体动力之复杂，团体带领者专业积累和人格修炼非一日之功，反而有些怯场，如履薄冰，渐渐生出“可远观而不可亵玩焉”之感。相对于学习历程中的训练团体，职业生涯中的工作团体，家庭和社会是更复杂的团体。家庭是我们学习处理沟通与冲突的系统，社会是我们学习平衡个性和社会性的更广阔的团体环境。随着对生活中各种关系的体验，与自己有了更多的和解。看山仍是山，看水仍是水。山远河阔，人间烟火，有人在的地方，无处不是团体。再走近团体时，更能以平常心处之。

与本书结缘于四年前，我与两位同行合作完成了翻译。第 1 ～ 5 章、第 9 章由涂翠平翻译，第 7 ～ 8 章由夏翠翠翻译，第 6 章、第 10 ～ 11 章由张英俊翻译。彼时，我内心正经历着重新自我定位的波澜起伏，外在又逐渐添加了义不容辞的人生责任，复杂感受一时难以处理；而翻译中的简单而专注的状态，慢慢抚平了内心深处的焦虑与浮躁，一如团体历程中从惊心动魄到云淡风轻。当然，“举重若轻，万物不絮于怀”还是遥远的向往。那又如何呢？

团体咨询师的成长道路，绝非坦途，然而，在团体中穿越丛林，跨过险滩，日益亲近的过程又如此迷人。在生命的长河中，我们体验孤独与亲密，繁华与静谧，新生与凋零，丧失与获得，脆弱与坚定，这些人类心灵深处的相遇，谁又能拒绝呢？与同行们共勉。

涂翠平
2021 年 12 月 12 日

推荐阅读书目

ISBN	书名	作者	单价（元）
心理学译丛			
978-7-300-26722-7	心理学（第 3 版）	斯宾塞·A. 拉瑟斯	79.00
978-7-300-28545-0	心理学的世界	阿比盖尔·A. 贝尔德	79.80
978-7-300-29372-1	心理学改变思维（第 4 版）	斯科特·O. 利林菲尔德 等	168.00
978-7-300-12644-9	行动中的心理学（第 8 版）	卡伦·霍夫曼	89.00
978-7-300-09563-9	现代心理学史（第 2 版）	C. 詹姆斯·古德温	88.00
978-7-300-13001-9	心理学研究方法（第 9 版）	尼尔·J. 萨尔金德	68.00
978-7-300-16579-0	质性研究方法导论（第 4 版）	科瑞恩·格莱斯	48.00
978-7-300-22490-9	行为科学统计精要（第 8 版）	弗雷德里克·J. 格雷维特 等	68.00
978-7-300-28834-5	行为与社会科学统计（第 5 版）	亚瑟·阿伦 等	98.00
978-7-300-22245-5	心理统计学（第 5 版）	亚瑟·阿伦 等	89.00
978-7-300-13306-5	现代心理测量学（第 3 版）	约翰·罗斯特 等	39.90
978-7-300-17056-5	艾肯心理测量与评估（第 12 版·英文版）	刘易斯·艾肯 等	69.80
978-7-300-12745-3	人类发展（第 8 版）	詹姆斯·W. 范德赞登 等	88.00
978-7-300-13307-2	伯克毕生发展心理学：从 0 岁到青少年（第 4 版）	劳拉·E. 伯克	89.80
978-7-300-18303-9	**伯克毕生发展心理学：从青年到老年（第 4 版）**	**劳拉·E. 伯克**	**55.00**
978-7-300-29844-3	伯克毕生发展心理学（第 7 版）	劳拉·E. 伯克	258.00
978-7-300-18422-7	社会性发展	罗斯·D. 帕克 等	59.90
978-7-300-21583-9	伍尔福克教育心理学（第 12 版）	安妮塔·伍尔福克	109.00
978-7-300-16761-9	伍德沃克教育心理学（第 11 版·英文版）	安妮塔·伍德沃克	75.00
978-7-300-29643-2	教育心理学：指导有效教学的主要理念（第 5 版）	简妮·爱丽丝·奥姆罗德 等	109.00
978-7-300-18664-1	学习心理学（第 6 版）	简妮·爱丽丝·奥姆罗德	78.00
978-7-300-23658-2	异常心理学（第 6 版）	马克·杜兰德 等	139.00
978-7-300-17653-6	临床心理学	沃尔夫冈·林登 等	65.00
978-7-300-18593-4	婴幼儿心理健康手册（第 3 版）	小查尔斯·H. 泽纳	89.90
978-7-300-19858-3	心理咨询导论（第 6 版）	塞缪尔·格莱丁	89.90
978-7-300-29729-3	当代心理治疗（第 10 版）	丹尼·韦丁 等	139.00
978-7-300-25883-6	人格心理学入门（第 8 版）	马修·H. 奥尔森 等	98.00
978-7-300-14062-9	社会与人格心理学研究方法手册	哈里·T. 赖斯 等	89.90
978-7-300-12478-0	女性心理学（第 6 版）	马格丽特·W. 马特林	79.00
978-7-300-18010-6	消费心理学：无所不在的时尚（第 2 版）	迈克尔·R. 所罗门 等	79.80
978-7-300-12617-3	社区心理学：联结个体和社区（第 2 版）	詹姆士·H. 道尔顿 等	69.80
978-7-300-16328-4	跨文化心理学（第 4 版）	埃里克·B. 希雷	55.00
978-7-300-14110-7	职场人际关系心理学（第 12 版）	莎伦·伦德·奥尼尔 等	49.00
978-7-300-15678-1	社会交际心理学：人际行为研究	约瑟夫·P. 福加斯	39.00
978-7-300-13303-4	生涯发展与规划：人生的问题与选择	理查德·S. 沙夫	45.00
978-7-300-18904-8	大学生领导力（第 3 版）	苏珊·R. 考米维斯 等	39.80

西方心理学大师经典译丛

978-7-300-17807-3	自卑与超越	阿尔弗雷德·阿德勒	48.00
978-7-300-17774-8	我们时代的神经症人格	卡伦·霍妮	45.00
978-7-300-17806-6	动机与人格（第三版）	亚伯拉罕·马斯洛	58.00
978-7-300-17739-7	人的自我寻求	罗洛·梅	48.00
978-7-300-20299-0	教育心理学简编	爱德华·桑代克	45.00
978-7-300-20342-3	心理物理学纲要	古斯塔夫·费希纳	49.00
978-7-300-18539-2	精神病学的人际关系理论	哈里·沙利文	45.00
978-7-300-20275-4	社会学习理论	阿尔伯特·班杜拉	48.00
978-7-300-20339-3	追求意义的意志	维克多·弗兰克尔	48.00
978-7-300-17738-0	当事人中心治疗：实践、运用和理论	卡尔·罗杰斯 等	89.00
978-7-300-24518-8	理解人性	阿尔弗雷德·阿德勒	39.90
978-7-300-24517-1	寻找灵魂的现代人	卡尔·荣格	48.00
978-7-300-23941-5	动力心理学	罗伯特·伍德沃斯	45.00
978-7-300-23940-8	挫折与攻击	约翰·多拉德 等	45.00
978-7-300-26138-6	性学三论与爱情心理学	西格蒙德·弗洛伊德	38.00
978-7-300-26033-4	人类的遗产："文明社会"的演化与未来	利昂·费斯汀格	55.00
978-7-300-26034-1	实现自我：神经症与人的成长	卡伦·霍妮	65.00
978-7-300-27774-5	压力：评价与应对	理查德·拉扎勒斯 等	85.00
978-7-300-27972-5	心理学与灵魂	奥托·兰克	48.00
978-7-300-28167-4	习得性无助	马丁·塞利格曼	58.00
978-7-300-27210-8	思维风格	罗伯特·斯滕伯格	49.00
978-7-300-29171-0	偏见的本质	戈登·奥尔波特	118.00
978-7-300-29478-0	理智、疯狂与家庭	R. D. 莱因 等	69.00
978-7-300-29757-6	整合与完满：埃里克森论老年	埃里克·埃里克森 等	69.00

当代西方社会心理学名著译丛

978-7-300-28793-5	偏见（第2版）	鲁珀特·布朗	98.00
978-7-300-28542-9	归因动机论	伯纳德·韦纳	59.80
978-7-300-28329-6	欲望的演化（最新修订版）	戴维·巴斯	79.80
978-7-300-28458-3	努力的意义：积极的自我理论	卡罗尔·德韦克	59.90
978-7-300-13011-8	语境中的社会建构	肯尼斯·格根	69.00
978-7-300-12765-1	社会支配论	吉姆·斯达纽斯 等	65.00
978-7-300-13004-0	自我归类论	约翰·特纳 等	45.00
978-7-300-13009-5	社会认同过程	迈克尔·豪格 等	59.00
978-7-300-13010-1	论辩与思考（新版）	迈克尔·毕利希 等	65.00

* * * *

Groups: Process and Practice, 10e
Marianne Schneider Corey, Gerald Corey, Cindy Corey

Cengage Learning Asia Pte. Ltd.
151 Lorong Chuan, #02-08 New Tech Park, Singapore 556741

北京市版权局著作权合同登记号 图字: 01-2022-0053

图书在版编目（CIP）数据

团体心理治疗：第10版 /（美）玛丽安娜·施奈德·科里，（美）杰拉尔德·科里，（美）辛迪·科里著；涂翠平，夏翠翠，张英俊译. --北京：中国人民大学出版社，2022.2

（心理学译丛）

书名原文：Groups: Process and Practice, 10th Edition

ISBN 978-7-300-30253-9

Ⅰ.①团… Ⅱ.①玛… ②杰… ③辛… ④涂… ⑤夏…⑥张… Ⅲ.①集体心理治疗 Ⅳ.①R459.9

中国版本图书馆CIP数据核字（2022）第005807号

心理学译丛

团体心理治疗（第10版）

［美］ 玛丽安娜·施奈德·科里（Marianne Schneider Corey）
杰拉尔德·科里（Gerald Corey） 著
辛迪·科里（Cindy Corey）

涂翠平　夏翠翠　张英俊　译

Tuanti Xinli Zhiliao

出版发行	中国人民大学出版社		
社　　址	北京中关村大街31号	**邮政编码**	100080
电　　话	010-62511242（总编室）		010-62511770（质管部）
	010-82501766（邮购部）		010-62514148（门市部）
	010-62515195（发行公司）		010-62515275（盗版举报）
网　　址	http://www.crup.com.cn		
经　　销	新华书店		
印　　刷	北京联兴盛业印刷股份有限公司		
规　　格	215mm×275mm　16开本	**版　　次**	2022年2月第1版
印　　张	22.25　插页2	**印　　次**	2022年2月第1次印刷
字　　数	559 000	**定　　价**	89.00元

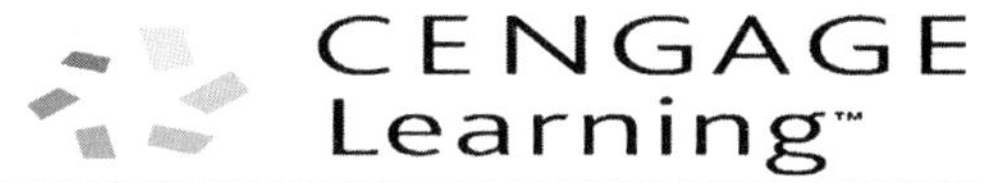

Supplements Request Form（教辅材料申请表）

<table>
<tr><td colspan="4">Lecturer's Details(教师信息)</td></tr>
<tr><td>Name:
(姓名)</td><td></td><td>Title:
(职务)</td><td></td></tr>
<tr><td>Department:
(系科)</td><td></td><td>School/University:
(学院/大学)</td><td></td></tr>
<tr><td>Official
E-mail:
(学校邮箱)</td><td></td><td rowspan="3">Lecturer's Address / Post Code:
(教师通讯地址/邮编)</td><td rowspan="3"></td></tr>
<tr><td>Tel:
(电话)</td><td></td></tr>
<tr><td>Mobile:
(手机)</td><td></td></tr>
</table>

<table>
<tr><td colspan="4">Adoption Details(教材信息)　原版□　　翻译版□　　影印版 □</td></tr>
<tr><td>Title:(英文书名)
Edition:(版次)
Author:(作者)</td><td colspan="3"></td></tr>
<tr><td>Local Publisher:
(中国出版社)</td><td colspan="3"></td></tr>
<tr><td>Enrolment:
(学生人数)</td><td></td><td>Semester:
(学期起止时间)</td><td></td></tr>
<tr><td colspan="4">Contact Person & Phone/E-Mail/Subject:
(系科/学院教学负责人电话/邮件/研究方向)
(我公司要求在此处标明系科/学院教学负责人电话/传真及电话和传真号码并在此加盖公章。)

教材购买由　我□　我作为委员会的一部分□　其他人□[姓名:　　　]决定。</td></tr>
</table>

Please fax or post the complete form to(请将此表格传真至)：

CENGAGE LEARNING BEIJING
ATTN：Higher Education Division
TEL:(86) 10-82862096/ 95 / 97
FAX：(86) 10 82862089
ADD: 北京市海淀区科学院南路 2 号
融科资讯中心 C 座南楼 12 层 1201 室　100080

Note: Thomson Learning has changed its name to CENGAGE Learning

VERIFICATION FORM/CENGAGE LEARNING